遺伝子医学MOOK別冊

シリーズ：最新遺伝医学研究と遺伝カウンセリング

シリーズ3

最新 多因子遺伝性疾患研究と遺伝カウンセリング

【編集】櫻井晃洋（札幌医科大学医学部遺伝医学教授）

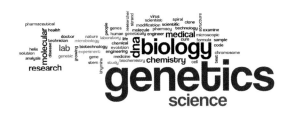
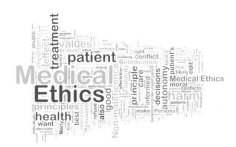
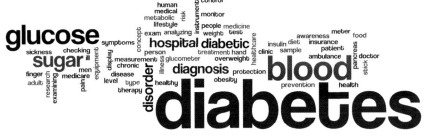
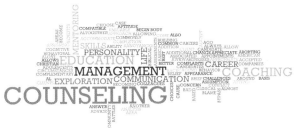
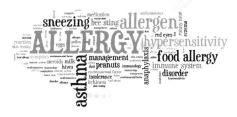

遺伝子医学MOOK別冊／シリーズ：最新遺伝医学研究と遺伝カウンセリング

シリーズ3　最新多因子遺伝性疾患研究と遺伝カウンセリング

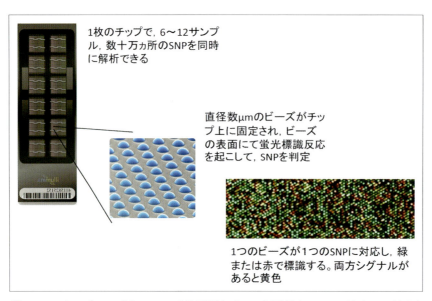

● DNAチップ，マイクロアレイの原理とSNPの型判定　　　（本文33頁参照）

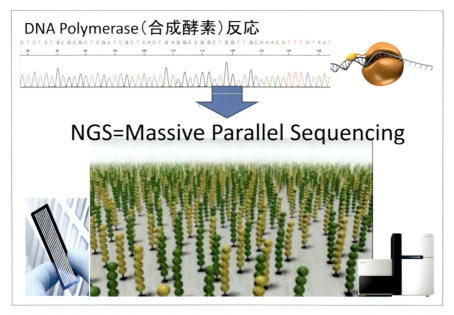

● 次世代シークエンサー（NGS）の原理　　　（本文34頁参照）

カラーグラビア

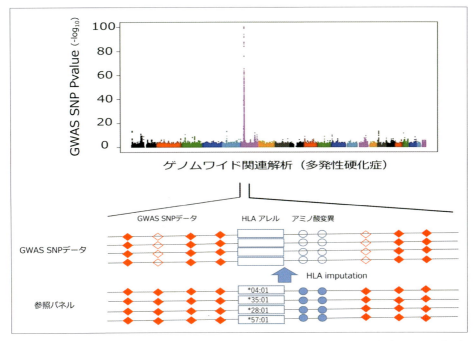

● HLA imputation 法　　　　　　　　　　　　　　　　　　（本文 41 頁参照）

多発性硬化症など多くの自己免疫疾患では，6番染色体上の MHC 領域に強い疾患感受性を認める。HLA imputation 法は HLA 遺伝子型をコンピュータ上で推定する遺伝統計解析手法である。本手法では一般集団において MHC 領域の高密度 SNP と HLA 遺伝子型を決定した参照パネルを作成する。疾患群の GWAS から得られた SNP データと参照パネルを用いることで HLA 遺伝子型を統計的に推定することが可能となる。

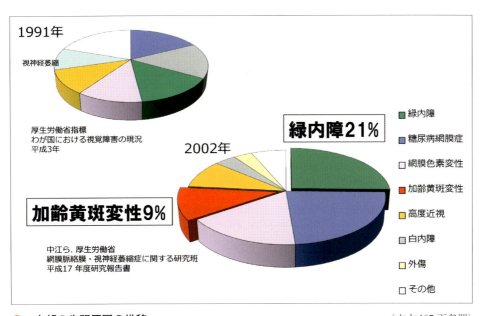

● 本邦の失明原因の推移　　　　　　　　　　　　　　　　　（本文 107 頁参照）

カラーグラビア

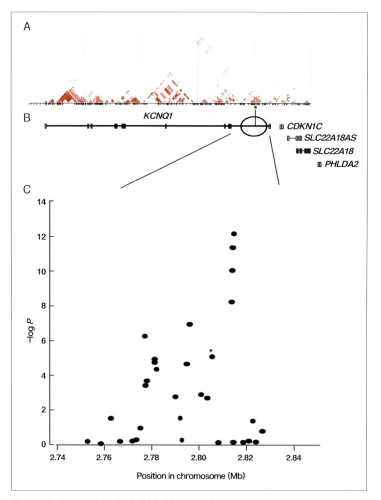

● **日本人2型糖尿病感受性遺伝子領域 *KCNQ1*** (文献10より)
(本文119頁参照)

2つの独立した日本人研究において, *KCNQ1* のイントロン15領域と2型糖尿病との関連が認められた.
A. この領域の連鎖不平衡地図
B. KCNQ1 遺伝子の構造. 赤丸の部分が日本人2型糖尿病疾患感受性領域
C. *KCNQ1* 内の SNPs と日本人2型糖尿病との関連

序文

　本書は遺伝子医学MOOK別冊，シリーズ「最新遺伝医学研究と遺伝カウンセリング」の第3弾として企画されたものである。20世紀の遺伝医学は，染色体異常や先天代謝異常のような新生児疾患に始まり，1980〜90年代にはPCR法の開発に代表される遺伝子工学の進歩により，多くの単一遺伝子疾患の原因遺伝子が同定された。まさにDNAという物質が秘める謎を分子生物学的に解きほぐすことにより，メンデル遺伝病の分子遺伝学が開花した時期であったといえる。21世紀に入ると，ワトソンとクリックの歴史的なDNA二重らせんの論文からちょうど50年を経た2003年にはヒトゲノムプロジェクトの完成が高らかに宣言され，遺伝医学は世代を超えた継承（縦糸）に加えて，個体の多様性（横糸）の研究に大きく踏み出すことが可能になった。さらにゲノムの多様性の研究はゲノムワイド関連解析，そして次世代シーケンサーの登場によって劇的な進歩を遂げ，個々の遺伝子の多様性のみならず，ゲノム全体のよりダイナミックな多様性，さらにはトランスクリプトーム，メタボロームといった生物現象全体の多様性を包括的にとらえることも可能になってきた。2015年1月に，当時のオバマ米国大統領は一般教書演説の中で"Precision Medicine Initiative"を発表した。これは従来の平均的・最大公約数的な医療から，個人の遺伝的多様性，環境，生活習慣も含めた個々の違いに基づいた，まさに個別の医療（予防，治療）を実現するための取り組みで，100万人以上の参加者からなる全米コホートを創設するものである。遺伝医学を含めた医療全体が，20世紀の物質の時代から21世紀の情報の時代に入ったことを象徴する事業といえる。

　本書はこうした新しいゲノム医科学の時代の最先端を行く研究とその医療実装への取り組みを幅広く紹介し，読者にその躍動を実感していただくことを目的としている。まず第1章では多因子疾患と遺伝学の総論として，わが国のゲノム医科学のリーダーの先生方にこの領域全体を俯瞰する総説を執筆していただいた。それに続く各論では，第2章の新生児〜小児期と第3章の成人期に分けて，主な多因子疾患の最新の遺伝医学研究や遺伝医学と結びついた診療について，それぞれの領域の第一人者の先生方に紹介していただいた。しばらく前にはまだブラックボックスの中にあった，これら疾患の遺伝的背景を解明する精力的な研究の現状を理解していただけることと思う。

　遺伝医療の現場では，メンデル遺伝病か多因子疾患かを問わず，遺伝の問題で不安や疑問を抱えるクライエントが遺伝カウンセリングに訪れる。多因子疾患の遺伝カウンセリングでは単一遺伝子疾患とは異なる情報提供の難しさ，意思決定支援の難しさがあるが，第4章ではこうした多因子疾患の遺伝カウンセリング経験が豊富な臨床遺伝専門医や認定遺伝カウンセラーの方々に，代表的な多因子疾患の遺伝カウンセリングについて，ケーススタディの形で紹介していただいた。理念や方法を解説するスタイルとは異なり，読者にも実際の遺伝カウンセリングの状況をイメージしていただけると思う。

　現在の網羅的なゲノム解析で得られる情報はサンガー法によって個々の遺伝子

を解析していた時代とは桁違いに膨大であり，この膨大な情報を適切に管理し，意味づけ，臨床や創薬に結びつけていくためには全地球的な国際協調が必要である．また機微にわたる個人の遺伝情報がデジタル化されて集積・活用されるには，情報提供者である個人を思わぬ不利益から守る取り組みも極めて重要である．さらに，DNAは医療機関を介さずとも唾液や毛髪などからも簡単に得られることから，こうした検体を使用して医療を介さずにゲノム解析サービスを行ういわゆるdirect-to-consumer遺伝子検査ビジネスもそのマーケットを広げている．こうした様々な問題については第5章で専門の先生方に解説していただいた．

　本シリーズが，多くのゲノム研究者，診療医，遺伝医療に関わる多くの医療者の方々にとって有用なものとなることを願ってやまない．

札幌医科大学
櫻井　晃洋

遺伝子医学MOOK別冊　シリーズ：最新遺伝医学研究と遺伝カウンセリング

シリーズ3

最新多因子遺伝性疾患研究と遺伝カウンセリング

目 次

編　集：**櫻井晃洋**（札幌医科大学医学部 遺伝医学 教授）

カラーグラビア ……………………………………………………………………………………… 4
● 序文 ………………………………………………………………………………………………… 7
　　　　　　　　　　　　　　　　　　　　　　　　　　　　　　　　　　　　　　櫻井晃洋

第1章　総　論

1. ヒトゲノムの多様性：その成り立ち，応用 ………………………………………………… 16
　　　　　　　　　　　　　　　　　　　　　　　　　　　　　　　　　　　　　井ノ上逸朗

2. 多因子疾患の遺伝学 …………………………………………………………………………… 20
　　　　　　　　　　　　　　　　　　　　　　　　　　　　　　　　　　　　　羽田　明

3. 多因子疾患の遺伝要因探索の歴史と現状 …………………………………………………… 26
　　　　　　　　　　　　　　　　　　　　　　　　　　　足立博子・徳田雄市・田代　啓・中野正和

4. 最新の遺伝子解析技術によるゲノム診断 …………………………………………………… 32
　　　　　　　　　　　　　　　　　　　　　　　　　　　　　　　　　　　　　中川英刀

5. ゲノムワイドデータの遺伝統計解析手法 …………………………………………………… 38
　　　　　　　　　　　　　　　　　　　　　　　　　　　　　　　　　小河浩太郎・岡田随象

第2章　主に新生児～小児期にみられる多因子疾患の遺伝医学研究・診療各論

1. 二分脊椎・神経管閉鎖不全 …………………………………………………………………… 44
　　　　　　　　　　　　　　　　　　　　　　　　　　　　　　　　　　右田王介・秦　健一郎

2. 口唇裂・口蓋裂 ………………………………………………………………………………… 49
　　　　　　　　　　　　　　　　　　　　　　　　　　　　　　　　　　　　　夏目長門

3. 川崎病の遺伝要因解明の現状と課題 ………………………………………………………… 56
　　　　　　　　　　　　　　　　　　　　　　　　　　　　　　　　　　　　　尾内善広

4. アトピー性皮膚炎とアトピー素因 63
　　　　　　　　　　　　　　　　　　　　　　　　　　　　　　広田朝光・玉利真由美

5. アレルギー性呼吸器疾患（気管支喘息とアレルギー性鼻炎） 69
　　　　　　　　　　　　　　　　　　　　　　　　　　　　　　　　　　　鈴木洋一

6. 食物アレルギーの遺伝学的側面 78
　　　　　　　　　　　　　　　　　　　　　　　　　　　　　　　　　　野口恵美子

7. 1型糖尿病 82
　　　　　　　　　　　　　　　　　　　　　　　　　　　　　馬場谷　成・池上博司

8. 先天性心疾患 89
　　　　　　　　　　　　　　　　　　　　　　　　　　　　　　　　　　　森崎裕子

9. 消化器疾患 95
　　　　　　　　　　　　　　　　　　　　　　　　　　　　　　　　　　　田村和朗

第3章　主に成人期にみられる多因子疾患の遺伝医学研究・診療各論

1. 脳血管障害 100
　　　　　　　　　　　　　　　　　　　　　　　　　　　　　　　　　　　山田芳司

2. 眼科領域の多因子疾患（加齢黄斑変性，緑内障など） 106
　　　　　　　　　　　　　　　　　　　　　　　　　　　　　　　　　　　布施昇男

3. 本態性高血圧の遺伝医学 113
　　　　　　　　　　　　　　　　　　　　　　　　　　　　　　　　　　　田原康玄

4. 2型糖尿病 117
　　　　　　　　　　　　　　　　　　　　　　　　　　　　　　　　　　　前田士郎

5. 肥満，肥満症，メタボリックシンドローム 125
　　　　　　　　　　　　　　　　　　　　　　　　　　　　　　　　　　　堀田紀久子

6. 遺伝子異常による脂質異常症 131
　　　　　　　　　　　　　　　　　　　　堀川幸男・塩谷真由美・武田　純

7. 骨粗鬆症 138
　　　　　　　　　　　　　　　　　　　　　　　　　　　　　　　　　　　浦野友彦

8. 自己免疫性甲状腺疾患（バセドウ病，橋本病） 145
　　　　　　　　　　　　　　　　　　　　　　　　　　　　　　　　　　　赤水尚史

9. 冠動脈疾患の遺伝学 150
　　　　　　　　　　　　　　　　　　　　　　　　　　　　　　　　　　　尾崎浩一

10. 慢性閉塞性肺疾患，間質性肺炎 158
　　　　　　　　　　　　　　　　　　　　　　　　　　　　　　　　　　　瀬戸口靖弘

11. 炎症性腸疾患（潰瘍性大腸炎・クローン病） ……………………………………… 165
　　　　　　　　　　　　　　　　　　　　　　　　　　　　　　　　　仲瀬裕志

12. 関節リウマチ ……………………………………………………………………… 170
　　　　　　　　　　　　　　　　　　　　　　　　　　　　　　　　　猪狩勝則

13. 全身性エリテマトーデス，全身性強皮症，ANCA関連血管炎 ……………… 174
　　　　　　　　　　　　　　　　　　　　　　　　　　　　　　　　　土屋尚之

14. アルコール依存症の遺伝研究：GWASからの知見 …………………………… 184
　　　　　　　　　　　　　　　　　　　　　　　　　　　　　　　　　木村　充

15. 腎泌尿器科領域の多因子疾患に対するゲノムワイド関連解析 ……………… 189
　　　　　　　　　　　　　　　　　　　　　　　　　　　山口浩毅・後藤　眞・成田一衛

16. 婦人科領域の多因子疾患 − 子宮内膜症 − ……………………………………… 194
　　　　　　　　　　　　　　　　　　　　　　　　　　　　　　　　　小林　浩

17. 感染症における宿主の遺伝的多様性と病態 …………………………………… 200
　　　　　　　　　　　　　　　鏡　卓馬・古田隆久・山出美穂子・魚谷貴洋・鈴木崇弘

第4章　多因子疾患の遺伝カウンセリングの実際（ケーススタディ）

1. 多因子疾患の遺伝カウンセリング ……………………………………………… 206
　　　　　　　　　　　　　　　　　　　　　　　　　　　　　　　　　西垣昌和

2. 口唇口蓋裂 ………………………………………………………………………… 214
　　　　　　　　　　　　　　　　　　　　　　　　　　　　　　　　　西川智子

3. 自閉スペクトラム症 ……………………………………………………………… 219
　　　　　　　　　　　　　　　　　　　　　　　　　　　　　　　　　谷合弘子

4. 糖尿病（妊娠も含めて） ………………………………………………………… 225
　　　　　　　　　　　　　　　　　　　　　　　　　　　　　　　　　岩﨑直子

5. 関節リウマチ ……………………………………………………………………… 232
　　　　　　　　　　　　　　　　　　　　　　　　　　　　　　浦野真理・斎藤加代子

6. アルツハイマー病（家族性でないもの） ……………………………………… 236
　　　　　　　　　　　　　　　　　　　　　　　　　　　　　　　　　池内　健

7. DTC遺伝子検査 …………………………………………………………………… 242
　　　　　　　　　　　　　　　　　　　　　　　　　　　　　　　　　福田　令

8. 全ゲノム（エクソーム）解析に伴う偶発的所見/二次的所見 ………………… 247
　　　　　　　　　　　　　　　　　　　　　　　　　　　　　　相澤弥生・川目　裕

第5章　多因子疾患の遺伝情報と社会

1. Precision Medicine Initiative とゲノム医療 …………………………………… 254
   福嶋義光
2. ゲノム医療における多因子疾患の位置づけと国際的動向 ………………………… 260
   加藤規弘
3. 網羅的ゲノム解析時代における倫理的法的社会的課題
   －遺伝情報に基づく差別に対する諸外国の法的規制の動向 ……………………… 266
   高島響子
4. わが国の「遺伝子検査ビジネス」の現状と課題 …………………………………… 272
   高田史男
5. DTC 遺伝学的検査の科学的検証 …………………………………………………… 277
   鎌谷洋一郎
6. 社会における遺伝リテラシー向上 …………………………………………………… 283
   渡邉　淳

索引 …………………………………………………………………………………………… 290

執筆者一覧（五十音順）

相澤弥生
東北大学 東北メディカル・メガバンク機構 広報渉外・企画分野　助手

赤水尚史
和歌山県立医科大学 内科学第一講座　教授

足立博子
京都府立医科大学 ゲノム医科学部門

猪狩勝則
東京女子医科大学 膠原病リウマチ痛風センター　准教授

池内 健
新潟大学 脳研究所 附属生命科学リソース研究センター バイオリソース研究部門 遺伝子機能解析学分野　教授

池上博司
近畿大学医学部 内分泌・代謝・糖尿病内科　主任教授

井ノ上逸朗
国立遺伝学研究所 人類遺伝研究部門　教授

岩﨑直子
東京女子医科大学 成人医学センター／糖尿病センター／遺伝子医療センター　准教授

魚谷貴洋
浜松医科大学 内科学第一講座　助教

浦野友彦
国際医療福祉大学医学部 老年病学講座　主任教授

浦野真理
東京女子医科大学 附属遺伝子医療センター　臨床心理士

塩谷真由美
岐阜大学医学部附属病院 糖尿病代謝内科　講師

岡田随象
大阪大学大学院医学系研究科 遺伝統計学　教授
大阪大学 免疫学フロンティア研究センター 免疫統計学　教授

小河浩太郎
大阪大学大学院医学系研究科 遺伝統計学
大阪大学医学部 神経内科学　医員

尾崎浩一
国立長寿医療研究センター メディカルゲノムセンター 臨床ゲノム解析推進部　部長
理化学研究所 統合生命医科学研究センター 循環器疾患研究チーム　客員研究員

尾内善広
千葉大学大学院医学研究院 公衆衛生学　准教授

鏡　卓馬
浜松医科大学 内科学第一講座 消化器内科学分野

加藤規弘
国立国際医療研究センター メディカルゲノムセンター　センター長

鎌谷洋一郎
京都大学大学院医学研究科 京都大学・マギル大学ゲノム医学国際連携専攻　准教授
理化学研究所 生命医科学研究センター 統計解析研究チーム　チームリーダー

川目 裕
東北大学 東北メディカル・メガバンク機構 遺伝子診療支援・遺伝カウンセリング分野　教授

木村 充
独立行政法人国立病院機構 久里浜医療センター 精神科　診療部長

後藤 眞
新潟大学大学院医歯学総合研究科 腎・膠原病内科学　准教授

小林 浩
奈良県立医科大学 産婦人科　教授

斎藤加代子
東京女子医科大学附属遺伝子医療センター　所長

櫻井晃洋
札幌医科大学医学部 遺伝医学　教授

鈴木崇弘
浜松医科大学 内科学第一講座

鈴木洋一
東北大学 東北メディカル・メガバンク機構 人材育成部門 遺伝疫学研究支援分野　教授
上尾中央総合病院 臨床遺伝科

瀬戸口靖弘
東京医科歯科大学大学院医歯学総合研究科 統合呼吸器内科学分野　特任教授

高島響子
国立国際医療研究センター メディカルゲノムセンター　上級研究員

高田史男
北里大学大学院医療系研究科 臨床遺伝医学講座　教授
北里大学病院 遺伝診療部　部長

武田 純
岐阜大学大学院医学系研究科 内分泌代謝病態学分野　教授
岐阜大学医学部附属病院 糖尿病代謝内科　科長

田代 啓
京都府立医科大学 ゲノム医科学部門　教授

谷合弘子
名古屋市中央療育センター　所長

田原康玄
京都大学大学院医学研究科 附属ゲノム医学センター ゲノム情報科学　准教授

玉利真由美
理化学研究所 統合生命医科学研究センター 呼吸器・アレルギー疾患研究チーム　チームリーダー
東京慈恵会医科大学 総合医科学研究センター 基盤研究施設（分子遺伝学）　教授

田村和朗
近畿大学大学院総合理工学研究科 理学専攻 遺伝医学研究室・遺伝カウンセラー養成課程　教授

土屋尚之
筑波大学医学医療系 分子遺伝疫学　教授

徳田雄市
京都府立医科大学 ゲノム医科学部門

中川英刀
理化学研究所 統合生命医科学研究センター ゲノムシークエンス解析研究チーム　チームリーダー

仲瀬裕志
札幌医科大学医学部 消化器内科学講座　教授

中野正和
京都府立医科大学 ゲノム医科学部門　准教授

夏目長門
愛知学院大学歯学部 口腔先天異常学研究室　特殊診療科教授
愛知学院大学歯学部附属病院 口唇口蓋裂センター　診療部長

成田一衛
新潟大学大学院医歯学総合研究科 腎・膠原病内科学　教授

西垣昌和
京都大学大学院医学研究科 人間健康科学系専攻 生体防御・病態看護学　准教授

西川智子
神奈川県立こども医療センター 遺伝科　認定遺伝カウンセラー

野口恵美子
筑波大学医学医療系 遺伝医学　教授

羽田　明
千葉大学大学院医学研究院 公衆衛生学　教授
千葉大学医学部附属病院 遺伝子診療部

秦　健一郎
国立成育医療センター研究所 周産期病態研究部　部長

馬場谷　成
近畿大学医学部 内分泌・代謝・糖尿病内科　講師

広田朝光
東京慈恵会医科大学 総合医科学研究センター 基礎研究施設（分子遺伝学）　講師

福嶋義光
信州大学医学部　特任教授

福田　令
北里大学大学院医療系研究科 臨床遺伝医学
（現所属）京都府立医科大学附属病院 遺伝子診療部　認定遺伝カウンセラー

布施昇男
東北大学 東北メディカル・メガバンク機構 ゲノム解析部門　教授

古田隆久
浜松医科大学 臨床研究管理センター　病院教授

堀田紀久子
大阪大学医学部附属病院 未来医療開発部　特任講師

堀川幸男
岐阜大学大学院医学系研究科 内分泌代謝病態学　臨床教授
岐阜大学医学部附属病院 医療連携センター　准教授

前田士郎
琉球大学大学院医学研究科 先進ゲノム検査医学講座　教授
琉球大学医学部附属病院 検査・輸血部　部長

右田王介
国立成育医療研究センター 周産期病態研究部　研究員
聖マリアンナ医科大学 小児科　講師

森崎裕子
榊原記念病院 臨床遺伝科　医長

山口浩毅
新潟大学大学院医歯学総合研究科 腎・膠原病内科学　医員

山田芳司
三重大学 地域イノベーション推進機構 先端科学研究支援センター ヒト機能ゲノミクス部門　教授

山出美穂子
浜松医科大学 内科学第一講座　助教

渡邉　淳
日本医科大学付属病院 遺伝診療科・ゲノム先端医療部　部長
日本医科大学 生化学・分子生物学（分子遺伝学）　准教授

第1章
総　論

第1章 総論

1．ヒトゲノムの多様性：その成り立ち，応用

井ノ上逸朗

　本特集は多因子疾患研究と遺伝カウンセリングを対象としている。多因子疾患はいわゆるありふれた疾患でもあり，遺伝要因と環境要因が相互に関与する疾患である。近年，ゲノムを網羅する100万ヵ所のSNPを同時にタイピングし，ゲノム全域患者対照アソシエーション解析を行うことで，多くの疾患において感受性遺伝要因が同定されるようになった。しかしながら，遺伝要因の疾患への関与を評価することは簡単でない。当然，遺伝カウンセリングにも特別な対応が必要となる。ゲノムを網羅する遺伝子多型は疾患遺伝子のみでなく，集団遺伝学にも大きな貢献をもたらしている。大規模SNP解析により，日本人集団の特徴，成り立ちなど，続々と新知見が得られている。本稿では，遺伝解析に役立つだろうことを期待して，ゲノム多様性について概観したい。

Ⅰ．世界中に拡散したヒト集団

　世界中のありとあらゆるところにヒト集団は拡散している。極地といっていい寒冷地に住むイヌイットや4000mの高地に住むチベット族なども存在する。乾燥地である砂漠を居住地とする集団も多い。これはヒト集団が様々な環境に適応していることを示し，同時に肌の色の違い，身長，髪の色，太さなど様々な形質の違いがある。これらのかなりの部分はゲノム多様性によるものであり，人類の進化の過程で獲得したといえる。もともと人類祖先はアフリカを起源としており，チンパンジーと分岐して（約600万年前といわれる）以来，様々な段階を経て現生人類となっている。その間，遺伝子を少しずつ変化させることで進化しつつ，世界中に拡散していった。旧人であるネアンデルタール人やデニソワ人は20～30万年前にアフリカを出て，ユーラシア大陸に棲息していたが，3万年ほど前に現生人類祖先に駆逐されたと考えられている。彼らは現生人類の祖先ではなくミトコンドリアゲノム解析から現生人類に彼らの痕跡はないといわれたが，最近の全ゲノム解析の結果から，集団によるが1～5％程度は旧人との交雑の痕跡があるようだ。ネアンデルタール人，デニソワ人は現生人類祖先より前にアフリカを出てユーラシア大陸に移住したとされる。そのためユーラシア大陸の環境によりよく適応していたと考えることもできる。そのため彼らの遺伝子を混入させることが進化的に有利に働いたケースがいくつか報告されている。

Ⅱ．疾患解析と関連したゲノム多様性

　1980年代，ハンチントン病，囊胞性線維症といった単一遺伝病の解析に多型性を有する遺伝マーカーを用いた連鎖解析が使われるようになった。当初はRFLP（restriction fragment length polymorphism）が用いられ，ミニサテライト，マイクロサテライトとなり，近年のSNPにつな

■ **Key Words**
SNP，ゲノム多様性，ヒト進化，多因子疾患，次世代シーケンサー，全エクソン解析，全ゲノム解析

がっている。RFLPは実際には一塩基多型であり、SNPに属する、すなわち多型性は低い。当時そんなに多くのRFLPが同定されたわけではないので、マーカーとしての有用性は限定的であった。マイクロサテライトは2〜4塩基リピートであり、多型性に富む。そのため家系を用いた連鎖解析には有用性の高い遺伝マーカーであった。現在でも有用性はあるのだが、タイピング（リピート数を決定する）の精度を確保するのが困難であり、かつゲノムを膨大な数で網羅するSNPの情報量で代替できるので、マイクロサテライトは使われることが減ってきている。もっとも犯罪捜査などのDNA鑑定にはマイクロサテライトがスタンダードとなっている。

ヒトゲノム計画は最初から配列決定していたわけではなく、遺伝マーカーのマッピングから始まった。遺伝マーカーのゲノム上の位置が遺伝的・物理的に決定されていく。マッピングといわれるようにゲノムの地図作りである。1989年、Lap Chee Tsuiらによる嚢胞性線維症のポジショナルクローニングの成功がヒトゲノム計画の後押しとなった。家系を用いた連鎖解析においては、用いた遺伝マーカーのco-segregationと組換え値から疾患遺伝子座と遺伝マーカーとの距離を推定する。ゲノムマッピングにより遺伝マーカーの場所はわかっているので、おおよそのゲノム上の領域を知ることができる。遺伝子座として示され、その領域のどこかに原因遺伝子があるといえる。当然ながら領域に存在する遺伝子がわかっていると解析しやすい。ヒトゲノムが完了した今ではすべての遺伝子とそれらの位置がデータベース化されているが、1990年代、ポジショナルクローニングは遺伝子座に存在する遺伝子を検出する作業からだったので、大変な仕事であった。現在でも家系情報は重要であるが、次世代シーケンサーのお蔭で全エクソン解析や全ゲノム解析により塩基配列の異常から疾患遺伝子原因を同定することが多くなった。

Ⅲ．どのようにSNPデータベースができたか

SNPという言葉はかなり浸透しているので、説明の必要はないかもしれないが、時間軸を少し戻して議論を始めたい。温故知新というし、先達はあらまほしきものともいう。ヒト遺伝子多型における一塩基多型をSNP（スニップ）という。snipはハサミで切るという意味である。ゲノムを切り刻むイメージであろうか。

ヒトが特殊な環境に置かれた場合、薬剤（副）作用も含む、これまで何も症状などを示さなかった遺伝子多型が突然、大きな意義を有することがある。例えば放射線に対する感受性、アルコール耐性などである。日本で起こった地下鉄サリン事件の際、サリンを分解する酵素パラオキシナーゼ1（*PON1*）の多型によって分解活性が異なり、被害を受けた方々の症状の違いとも関連したと想定されている。いうまでもなく通常、サリンに曝露されることはないので、特殊な環境に置かれた際に予想できなかった機能変化を示す遺伝子変異といえる。このような研究をきっかけにSNPデータベースの必要性がいわれ、ゲノムを網羅するSNPが整備されてきた。当初はアメリカのエネルギー省（DOE）がサポートした。

ありふれた疾患やヒトの様々な形質、人類集団の特徴などを研究するのにSNPデータベースが必要と考えられた。最初のラージスケールSNPs報告は1998年LanderのグループからScience誌に発表された。当時、その数は2227であった。そこからSNPが開発されデータベースの整備がなされる。当時、日本ではコード領域の遺伝子多型を網羅するcSNP開発が計画された。2000年に始まったミレニアムプロジェクトの目玉として東京大学医科学研究所にSNPセンターが開設され、中村祐輔教授がリーダーとなり、日本人におけるSNPの開発と同時にデータベース化がなされた。これが国際ハップマップ計画につながり、日本の貢献度が30％となるなど、国際的に中心的な役割を果たし、高い評価を得るにいたった。

Ⅳ. 次世代シーケンサーによるゲノム多型検出

次世代シーケンサー（NGS）によりヒト全ゲノムを1000ドル以下でシーケンシングできる時代となった。同時に多くの遺伝子多型（変異）が同定されている。多くは非常に頻度の低い変異にあたる（多型はある程度頻度があるものと定義されている）。2016年はVenterのグループから10,545人の全ゲノム配列決定が報告されている。最新のデータベースであるgenome aggregation database（gnomAD）にはヨーロッパ人を中心に多様な集団から15,496人の全ゲノム配列および123,136人の全エクソン配列情報が提供されている（表❶）。

今後もシーケンサーの能力は向上するので、より多くのゲノム多型が同定される。疾患遺伝子同定に寄与することは当然であり、多くの疾患遺伝子が同定されることであろう。最近は遺伝病の遺伝子変異をもっていても、病気にかからない人が話題になっている。このような人達がなぜ病気にかからないか、最近は修飾遺伝子の存在が明らかになっている。これも多くの人達（100万人レベル）の全ゲノム配列が決定されることにより、さらに理解されるようになるであろう。

Ⅴ. ゲノム多様性と進化

すべての生物に共通であるが、進化の駆動力は遺伝子変異である。ヒトにおいて、世代間での変異率は進化を知るのみならず疾患解析においても非常に重要な要素となる。変異率は世代を経るごとにどのくらい変異が入るかで示される。これまでは様々な推定値で計算されていたが、NGSのおかげで、親子間（トリオ）で全ゲノム配列を決定することにより直接算出することができるようになった。そうすると1世代で600の *de novo* 変異が検出できた。それより変異率は、「1.1×10^{-7}」と算出できる。1世代を20年とすると1万年前は500世代である。そうすると、1万年前と比べると30万の変異が入っていることとなる。全ゲノムは60億塩基なので0.005％にしか相当しない。ゲノムには様々な多型が存在している。SNPのみならず、in/del、CNVなどであり、シーケンシング技術のさらなる向上により詳細な変異検出

表❶　ヒトゲノム配列解読の推移

発表	ゲノム配列
IHGSC et al. 2001 Nature Venter et al. 2001 Science	ヒトゲノムのドラフト配列決定
IHGSC et al. 2004 Nature	ヒトゲノムの完全配列決定
Levy et al. 2007 PLoS Biol	サンガーシーケンスによる初の個人ゲノム解読（J. Craig Venter）
Wheeler et al. 2008 Nature	次世代シーケンサー（454 Life Sciences）による個人ゲノム解読（James D. Watson）
Bentley et al. 2008 Nature Wang et al. 2008 Nature Ahn et al. 2009 Genome Res	次世代シーケンサー（Illumina）による個人ゲノム解読（ナイジェリア男性、中国人男性、韓国人男性）
The 1000 Genomes Project Consortium. 2012 Nature	世界各地に分布する14集団から収集した1092名の全ゲノム配列情報
Tennessen et al. 2012 Science	ヨーロッパ系アメリカ人4300人およびアフリカ系アメリカ人2203人の全エクソン配列情報（Exome Sequencing Project［ESP］）
The 1000 Genomes Project Consortium 2015 Nature	世界各地に分布する26集団から収集した2504名の全ゲノム配列情報
Lek et al. 2016 Nature	ヨーロッパ人を中心に多様な集団から60,706人の全エクソン配列情報（Exome Aggregation Consortium［ExAC］）
Telenti et al. 2016 PNAS	10,545人の全ゲノム配列情報
The Genome Aggregation Database http://gnomad.broadinstitute.org/	ヨーロッパ人を中心に多様な集団から15,496人の全ゲノム配列および123,136人の全エクソン配列情報（The Genome Aggregation Database［gnomAD］）

が今後なされるであろう。

VI. ネアンデルタール人，デニソワ人との交雑による遺伝子移入

　現生人類がアフリカを出たのは8〜10万年前といわれる。ネアンデルタール人，デニソワ人はその前，20〜30万年前にアフリカを出てユーラシア大陸に定着した旧人である。ネアンデルタール人はヨーロッパ大陸を中心に，デニソワ人は中央アジアを中心にテリトリーがあったようである。現生人類の祖先である新人（ヨーロッパではクロマニヨン人）がユーラシア大陸に拡散した際，旧人との争いがあったようで，旧人は駆逐されたようである。ただし，旧人との交雑もあったことが最近示されている。

　ネアンデルタール人やデニソワ人の全ゲノム配列決定がなされるようになった。かつ現生人類においても様々な集団での全ゲノム解析が行われるようになった。結果，全ゲノムレベルでネアンデルタール人やデニソワ人の痕跡が認められるようになった。遺伝子侵入ともいわれる。デニソワ人塩基配列の頻度が最も高いのはパプア人で6%程度である。ヨーロッパ集団で数%程度となっている。また旧人の遺伝子配列が表現型に関与していることもある。チベットは4000 mの高地にあり，平地からの人間にとってそこでの居住は厳しいものがある。チベット人のゲノム解析を行ったところ，*EPAS1*に多型を認め，そのお蔭で高地適応が可能になったと予想された。かつ，この変異はデニソワ人から受け継いだものだった。メキシコ人で同定された糖尿病遺伝子がネアンデルタール人からきている報告もある。

　なんども述べているよう，旧人はユーラシア大陸に現生人類祖先よりはるか前に住み着いている。その分，様々な病原体への抵抗性があると予想され，免疫関連遺伝子の遺伝子侵入があると予想された。免疫に直接関連するHLA遺伝子がデニソワ人から受け継がれたとする論文が出たが，否定する論文も出ている。HLA遺伝子は多型性に富むので，アフリカ人が有していないアレルでも，進化の過程で生まれ系統樹解析でチンパンジーにおいて既に存在していることが示され，旧人からの遺伝子侵入とはいえない。自然免疫に関するToll様レセプター（TLR）ファミリーの転写調節領域が旧人の配列を利用しているという報告もあり，今後も様々な知見が出てくると予想される。

おわりに

　ゲノム多様性についてちょっと古い話から進めてみた。医学研究者にとって疾患遺伝子解析のためのゲノム多様性が重要となるだろうが，集団遺伝学についても若干述べてみた。全ゲノム解析が一般的となろうとしている現在なので，過去のいわばヒトゲノム以前の話をあえて記載してみた。若い研究者の今後に役立てば幸いである。

井ノ上逸朗
1988年　鹿児島大学大学院博士課程修了
1989年　ユタ大学生化学ポストドク
1991年　ユタ大学人類遺伝学リサーチアソシエート
1997年　群馬大学生体調節研究所助教授
2000年　東京大学医科学研究所客員助教授
2006年　東海大学医学部教授
2010年　国立遺伝学研究所人類遺伝学研究部門教授

第1章 総論

2．多因子疾患の遺伝学

羽田　明

多因子疾患は3人に2人が生涯に罹患するありふれた疾患である．ヒトゲノム計画の成果を基にしたゲノム医学研究が始まって十数年であるが，この間の急速な知見の集積によって，それまでの多因子疾患の遺伝学で提唱されてきた様々な疾患発症モデルや概念を，ゲノム解析レベルさらにはオミックス解析レベルで検討することが可能になりつつある．本稿では多因子疾患に関して提唱されてきた概念やモデルを解説し，今後の病態解明に向けた研究の現状について述べる．

はじめに

高血圧，心筋梗塞，脳血管疾患，糖尿病などの生活習慣病，気管支喘息，アトピー性皮膚炎，花粉症，リウマチ様関節炎などの免疫・アレルギー疾患，統合失調症，うつ病などの精神疾患，アルツハイマー病などの認知症，主に新生児期にみつかる口唇・口蓋裂，先天性心疾患などの先天異常のほとんどすべては多因子疾患である．およそ3人に2人がその生涯に罹患するありふれた疾患群で，早期死亡の原因となる．2003年に国際共同研究であるヒトゲノム計画の成果として，ヒトの全塩基配列が解読されたと発表されたが，その後の10数年間のゲノム研究の進歩はめざましく，多くの多因子疾患の発症に関与する遺伝子が明らかになってきた．それ以前は多因子疾患の本態を解明する手がかりさえ極めて限られていたため，多因子疾患の遺伝学に関する研究は，疾患の臨床像や実際のデータ分布を説明する遺伝学的モデルを提唱し，そのモデルの妥当性を議論することが中心であった．このモデルの提唱に用いられたデータとして，一卵性と二卵性の双生児を比較する双生児研究，血縁者を多く集めることによる家系分析，罹患者のいる家系内で血縁者における発症頻度などがある．これらの研究を通して，質的形質と量的形質や経験的再発率などの言葉の提唱，家族集積性および遺伝率など遺伝要因を評価する指標などが定義されてきた．

本稿ではまず，この時代から提唱されてきた言葉や概念を概説する．その後，ゲノム研究で明らかになってきた知見から，これらの言葉やモデルをどのように解釈していったらよいかなどの議論が始まっている現状を紹介したい．実際のところ，発症に関与する遺伝子はかなりの数，明らかになり，研究の手がかりは得られたものの，その遺伝子産物がどのようなパスウェイに属し，最終的にどのような遺伝子発現が変化することにより発症に至るかなどは，まだほとんど明らかになっていないのが現状である．

I．多因子遺伝とは

一般に1つの遺伝子のバリアントにより発症する疾患を単一遺伝子疾患，複数の遺伝子のバリアントと複数の環境要因が関与して発症する疾患を

■ *Key Words*
量的形質，質的形質，家族集積性，遺伝率，相加モデル，閾値モデル，missing heritability，ヒトゲノム計画，双生児研究

多因子疾患と定義している。ここでは単一遺伝子疾患の原因となる遺伝子を疾患原因遺伝子，多因子疾患の発症に関与する遺伝子を疾患関連遺伝子と呼ぶことにする。単一遺伝子疾患はまれな疾患が多く，多因子疾患はありふれた疾患が多い。また，多因子が関与するのは疾患に限ったものではなく，身長，血圧，皮膚の色，才能などにも同様に関与しているので，これらを多因子形質と呼ぶ。

多因子疾患（形質を含む）は「疾患発症の有無」などにより明確に 2 つに分けられる質的形質と，連続的な計測値で表される量的形質の 2 分類で考えられてきた。例えば，脳梗塞やリウマチ様関節炎などは質的形質，身長，血圧，血清コレステロール値など集団内で個人によって異なる連続値となる生理学的あるいは生化学的な測定値は量的形質である。

Ⅱ．量的形質について

量的形質はそれぞれある一定範囲内で連続的な値をとるが，正常範囲と呼ばれる集団の平均値を中心として形質ごとに設定した範囲を超えた場合，例えば血圧であれば高血圧あるいは低血圧という診断名となる。これまで量的形質は複数の遺伝子が関与していることからポリジーン理論で説明が試みられてきた。常染色体上に局在する遺伝子は 2 本の相同染色体上にコードされていることから 2 個のアレルからなる。仮に身長に関与する遺伝子が 10 個あるとすると合計 20 アレルが関与する。そのアレルの中には身長を高くさせるバリアント（高身長アレル）をもつものもあれば低下させるアレル（低身長アレル）もある。ここで単純化して理解しやすくするため以下の 3 つの条件を設定する。
①個々の遺伝子の作用は小さいが，その作用効果は等しい
②遺伝子全体の効果は個々の遺伝子効果を加えたものである（相加モデルという）
③遺伝子のみで身長が決定される

集団の中で高身長アレルのみを 20 個もつ場合，最も身長が高くなり，低身長アレルのみを 20 個もつ場合，最も低身長になると想定できる。一方，高身長アレルを 10 個，低身長アレルを 10 個もつ場合，集団の中での身長は平均値に近くなる。この結果，集団の身長分布は正規分布に近くなり，平均値集団が最も高頻度となる。

次にこの集団の中の 2 人が結婚して子供を作る場合を想定する。高身長アレルを多くもつヒト同士から生まれた子供は高身長アレルを多くもつので身長は高くなり，低身長アレルをもつヒト同士の結婚から生まれた子供は低身長アレルを多くもつので低身長の傾向となる。ゲノム研究が進んできた現在，後でも述べるように，実際には身長に関与する感受性遺伝子は 10 個よりもはるかに多く，個々の関連遺伝子の身長への関与は等しいとは限らず，遺伝子同士の交互作用もあるので必ずしも相加モデルが成り立つとは言えない。また栄養のような環境要因も大きく影響しているのは明らかであるので，上記の 3 つの条件はいずれも正しいとは言えない。しかし，現実の分布によく適合すること，高身長の両親から高身長の子供が生まれる傾向は明らかなので，単純化しすぎていることは確かだが，概念を説明するモデルとしては現在でも通用する。

Ⅲ．質的形質について

先天異常，生活習慣病，精神疾患，免疫・アレルギー疾患はいずれもその発症には複数の遺伝要因と複数の環境要因が関与していることから多因子疾患に分類される。そのうち，発症と未発症の 2 つに分けることができる形質を，量的形質に対して「質的形質」と呼ぶ。このような質的形質の発症を説明するために考えられたのが閾値モデルである。こちらも次のような条件を仮定する。
①ある病気への罹患しやすさ（疾患感受性）という量的形質を想定すると，この形質は複数の疾患関連遺伝子のアレル数により形成され正規分布をとる
②その連続した分布に境界線（閾値）が存在し，個体の疾患感受性がこの閾値を超えた場合に発症する（閾値モデル）

患者は高い疾患感受性をもつので，患者のゲノ

ムの1/2を共有する第一度近親（親・同胞）の疾患感受性は一般集団よりも高くなる。したがって，第一度近親者のうち閾値を超えているものの頻度は一般集団に比べて高くなるので，この疾患発症率は高くなる。さらに先天異常の場合は偶然要因（stochastic factor）の存在も知られている。これはゲノムが100％同じと考えられる一卵性双生児間でも発症一致率は100％ではないことからも明らかであるが，その分子的機序はまだ解明されたとは言えない。このモデルでは出生時に発症している先天異常は説明できるが，生活習慣などの環境要因が大きく関与する生活習慣病は説明しにくいので，図❶に示すような考え方となる。図ではA〜Cの3パターンを示しているが，出生時に疾患関連遺伝子のリスクアレルの量に個人差があり，年齢とともに生活習慣要因が付加されていくとする。同量の生活習慣要因が付加されるのであれば，出生時のリスクアレルが多いヒトがより若くして発症することになる。実際には，例えば家系で糖尿病発症者が多い場合，リスクが高いと察知して，できるだけ健康を維持できるような生活習慣となることも考えられ，その場合は発症を免れる可能性が高くなる。これが健康習慣が生活習慣病発症予防につながるという考え方の基盤となっている。

ところで多因子疾患の閾値は必ずしも固定されたものではない。例えば男児が発症しやすい肥厚性幽門狭窄症のように発症に性差がある疾患が知られている。男児が発症する量の疾患関連アレルをもっていても女児は発症しない。もし女児が発症すると疾患関連アレルは多いため，その血縁者が同じように発症する確率は男児の場合よりも多くなる，などが知られている。

Ⅳ．家族集積性

質的形質において，遺伝要因の関与の程度を示す指標として「家族集積性」がある。「λr」というシンボルを使うことが多いが，この「r」は

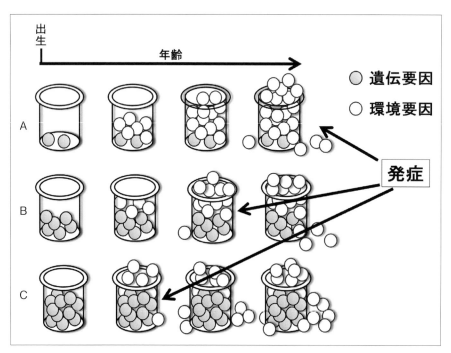

図❶　年齢とともに発症頻度が増加する疾患の閾値モデル
灰色の玉を遺伝要因，白色の玉を環境要因とし，玉の数で量を表す。AからCへと出生時の遺伝要因が多くなる。コップから玉がこぼれた場合を発症としている。Cが最も若くして発症し，Aは最も遅く発症する。

「relative（血縁者）」の頭文字である。最も多く使われる血縁者は1人の母親から生まれた兄弟姉妹を意味する同胞（sib）であるので，この場合，「λs（ラムダエス）」というシンボルを使う。計算は，「relative risk ratio（λs）＝患者の同胞の有病率／一般集団の有病率」で算出される。統合失調症12，自閉症150，双極性障害（躁うつ病）7，1型糖尿病35，クローン病25，多発性硬化症24などの数値が報告されている[1]。例えば，統合失調症の一般集団の頻度は1％であるので，同胞内で1人が罹患している場合，他の同胞が発症する確率は12％となる。

V．遺伝率

遺伝率（heritability, h^2 と表す）は，量的形質のばらつきにおける遺伝要因の寄与を数値化するために考案された。遺伝率は，量的形質の全表現型分布のうち遺伝子が決定する割合と定義され，0から1の値をとる。0の場合は遺伝要因の関与が全くない，1の場合は遺伝要因のみですべて説明できることになる。したがって，ある集団にみられる量的形質の分布に対して，各遺伝子座のアレルが及ぼす影響を測定したものといえる。遺伝率を最も簡単に算出する方法は双生児の発症頻度を用いるものであるが，親子・同胞など近親度が明らかとなっている血縁者間の相関から推測することもできる。双生児において，一卵性（MZ）と二卵性（DZ）を対象とした場合，MZではそのゲノム情報の共有は100％と見なせるが，DZでは50％で，同胞の場合と同じである。双生児間の身長の分散はDZのほうがMZよりも大きくなる。遺伝率はMZとDZの分散の差を分子とし，DZの分散を分母として計算するので，0から1までの数値をとる。これはあくまでも理論的な値であり，集団内で曝露する環境要因の共有度が高いと高値となり，医学の進歩によって発症が予防され発症頻度が下がると低値になるなど遺伝要因以外で変動する。しかし，例えば身長の遺伝率は0.8とされているので，身長は遺伝要因80％，環境要因20％で決まると言っても大きな間違いではないなど，わかりやすい目安であり，よく使われている。

遺伝率はもともと量的形質における指標だったが，Falconerという遺伝学者がこの遺伝率を質的形質でも計算する方法を提案したので，多因子疾患でも遺伝率が報告されている。例えば2型糖尿病では0.3～0.6とされている。ヒトゲノム計画を契機としてヒトゲノムの塩基配列情報をすべて解読できるようになり，さらにヒトゲノム中にある一塩基多型（single nucleotide variant：SNV）などの遺伝子多型をゲノム全体にわたって網羅的に遺伝子タイピングできるような技術が開発された。これを利用した，身長や2型糖尿病（T2D）に関与している遺伝子がどの染色体のどの部分にあるかを極めて正確に決めることができる解析手法をgenome-wide association study（GWAS：通常「ジーバス」と発音する）と呼ぶ。これが解析キットとして利用できるようになったのが2007年あたりで，現在までにまだ10年程度しかたっていない。しかしGWASの威力はすさまじいものがあり，それまで身長やT2D発症などに関与している遺伝子の報告はあっても，研究グループによって結果はバラバラであり，再現性がほとんどなかった状態から，どの研究グループが解析してもほぼ同じ結果，すなわち本当に関与している遺伝子が続々と見つかるようになった。例えばT2Dに関しては80ヵ所以上，身長に至っては423ヵ所の遺伝子座位にある697種類の遺伝子多型が関連遺伝子として報告されている。あまりにも急激に関連遺伝子が明らかになってきたので，ゲノム解析をすれば多くの疾患発症や身長，体重，さらには持って生まれた才能までもがわかると誤解されそうになった。ところが明らかになった関連遺伝子群で，遺伝率で想定される遺伝要因のどの程度が説明できるのか計算してみたところ，驚いたことにT2Dでは10％程度，身長でも20％程度であることがわかった。これだけ強力なGWASという手法を使ってもT2Dと身長の遺伝要因のそれぞれ90％および80％は説明できないため，「見つかっていない遺伝率（missing heritability）」と称し，この現象の解明が現在の遺伝医学研究の最もホットな研究課題の1つと

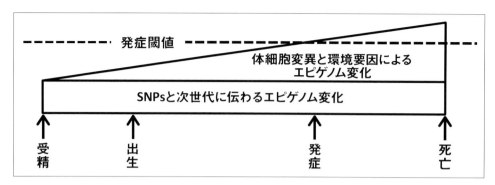

図❷ 世代を越えて伝わるエピゲノム変化を加味した閾値モデル

なっている。

この課題を解明するため，以下のような仮説が立てられ，検証されている。

① GWASで使われているSNVは，少ないほうのアレル頻度が5％以上である頻度の高いバリアントが使われているので見つかっていない。もっと頻度の低いバリアントでその影響が強いものが見つかれば解決する

②そもそも双生児研究などから計算された遺伝率は過大に評価されている

③網羅的ゲノム解析では明らかにならないエピゲノム変化が世代を越えて伝わるものが存在することが明らかになってきた。残りはこれで説明できる

などである。そのうち①に関しては検証が精力的に進められている。T2Dでは力任せと言ってもよいような勢いで，患者と対照をそれぞれ約6500人ずつ全エクソン部分のシーケンシング，1300人に関しては全ゲノムシーケンシングを行い検証し，その結果が2016年に発表された。結論は5％以下の低頻度SNVで説明できる遺伝要因はほとんど増えなかったというものであった[2]。一方，2017年に発表された大人の身長に関しては多少，異なっている。研究対象は46万人に近い膨大なヒト試料で，さすがにシーケンシングではなく，5％以下の低頻度SNVも解析できるゲノムアレイでの検討だったが，既知のSNVで23.3％，低頻度SNVで1.7％，新たに見つかったSNVで2.4％が説明できるとし，合計27.4％が説明できるようになったとしている[3]。とは言いながら，これでも遺伝要因の70％以上は説明できていないので，今後，低頻度SNVをさらに解析していっても解決できるとは思えない。②に関してはまだ手つかずの状態と言ってよい。③の仮説が正しければ，図❷のような閾値モデルが考えられるかもしれない。すなわち世代を越えて伝わるエピゲノム変化は当初は植物で明らかになったが，マウスでもその存在が示され，ヒトでも存在が示唆されるような知見が出てきた。現時点では見つかっていない遺伝率を説明できる候補としては最有力ではないかと思われる。

おわりに

本稿ではゲノム医学研究が始まる以前から提唱されてきた多因子遺伝に関する言葉とモデルの一部を解説した。ゲノム解析技術の急速な進歩にともなって，ヒトゲノムの全体像がおぼろげながらわかるようになってきたが，多因子疾患の分子レベルでの病態解明はまだ始まったばかりと言ってよい。既に明らかになった関連遺伝子がどのようなメカニズムで発症に関与しているかを含めて，現在，精力的な研究が世界中で進められているので，その成果がとても楽しみである。今後，1細胞レベルでのゲノムおよびエピゲノムを含めたオミックス解析も可能となってくる。個々に様々な遺伝子発現をしている細胞が集まる組織全体で健康な状態ではどのように制御されているか，どの制御が破綻すると疾患を発症するのかなどが明らかになれば，医療への貢献は膨大なものになると思われる。

参考文献

1) Nussbaum RL, et al : Thompson & Thompson Genetics in Medicine 8th ed, 136, Elsevier, 2015.
2) Fuchsberger C, et al : Nature 536, 41-47, 2016.
3) Marouli E, et al : Nature 542, 186-190, 2017.

羽田　明	
1978年	熊本大学医学部医学科卒業
1988年	同大学院医学研究科修了
1989年	ユタ大学ハワードヒューズ研究所 research associate
1991年	名古屋市立大学医学部講師
1993年	北海道大学医学部公衆衛生学講座助教授
1998年	旭川医科大学公衆衛生学講座教授
2002年	千葉大学大学院医学研究院公衆衛生学教授

3．多因子疾患の遺伝要因探索の歴史と現状

足立博子・徳田雄市・田代　啓・中野正和

　多因子疾患は，ヒトが生まれながらに有する遺伝要因と加齢に伴い曝露される環境要因との相互作用により発症に至る。近年のゲノム解析技術の進歩により，ヒトの遺伝要因の個人差を規定しているゲノム配列の違い（バリアント）を網羅的に同定する技術は確立されている。一方，多因子疾患の病因・病態の解明には，環境要因との長期間にわたる微弱な相互作用がもたらすエピジェネティックな変化を捉えることが必須である。
　本稿では，多因子疾患の遺伝要因探索におけるこれまでの歴史と多因子疾患の発症機序の解明に向けた今後の方向性について概説する。

はじめに

　DNAマイクロアレイや次世代シーケンサーに代表される近年の目覚ましいゲノム解析技術の進歩とこれらの技術革新がもたらした新しい遺伝学的解析手法によって，ヒトの様々な形質を規定している遺伝要因を生まれながらに有するゲノム配列の違い（バリアント）としてリスト化することが可能になった。がんや糖尿病などの多因子疾患においても，関連するバリアントを網羅的に同定する探索研究が推進されている。その結果，大多数の多因子疾患では個々の影響力が微弱な（オッズ比の小さい）バリアントが数十個から百個以上も同定され，それらの多くは遺伝子領域外のゲノム上に散在していることが判明した[1]。したがって，多因子疾患ではタンパク質の質的変化をもたらす遺伝子のエキソン上のバリアントよりむしろ，遺伝子発現の量的変化に影響を与える調節配列上のバリアントが発症に寄与していることが推察される。さらには，多因子疾患を罹患していない健常者からもリスクバリアント保有者が高頻度に検出されることから，特定の組み合わせのバリアントが環境要因と相互作用することで生じるエピジェネティックな変化の蓄積が多因子疾患の発症/未発症を規定していることが示唆される。

　本稿では，浅い歴史にもかかわらず飛躍的に進展している多因子疾患の遺伝要因探索における従来の経緯を振り返ったうえで，同定されたゲノム上の多数のバリアントから多因子疾患の病因・病態を解明していくための今後の方向性について概説する。

Ⅰ．多因子疾患の遺伝要因探索の歴史

　疾患の遺伝要因探索には，広大なゲノムに点在するマイクロサテライトなどの反復配列を遺伝マーカーとして用いてきた。1980年代後半のメンデル遺伝病の原因遺伝子探索には，罹患者を多く含む家系の中で遺伝マーカーと連鎖して継承されているゲノム領域を絞り込む連鎖解析が多用された。この手法を多因子疾患の罹患者が多い家系にも応用することがあったが，一般集団における罹患者と有病率に偏りのある家系とでは同定さ

■ **Key Words**
多因子疾患，遺伝要因，バリアント，ゲノムワイド関連解析，量的形質，環境要因，エピゲノム

れるゲノム領域が一致しないことが判明している[1]。

一方,一般集団から選別した形質の異なる2群間で頻度に差のあるバリアントを抽出する遺伝学的解析手法をケース・コントロール関連解析(相関解析)という.この1つに,従来の医学・生物学的知識から疾患との関係性が推測される遺伝子(主にエキソン)の配列情報をもとにバリアントを同定する候補遺伝子解析があり,多因子疾患もその対象とされてきた.しかし,概してエキソンの数や長さに応じて検体数が制限された解析が多く,再現性の高い結果が得られていない[1].これは,多因子疾患に関する現在の知見によれば,影響力の弱いバリアントを同定するためには多数の検体が必要であることや,そもそもリスクバリアントがエキソンから同定されることが稀であることに起因している.したがって,当時から一般集団における多因子疾患の遺伝要因を同定するためには,遺伝子領域外も含めた全ゲノムにわたる相関解析を多検体で行うことが可能な技術や遺伝マーカーの開発が切望されていた.

このような背景の中,2002年から始まった国際ハップマップ計画では,白人・アフリカ人・アジア人のゲノム全体のハプロタイプ(遺伝的に連鎖していることが統計学的に推定された複数のバリアントの組み合わせ)地図の構築をめざして,総計270検体×約300万個のコモンバリアント(アレル頻度が1%以上のSNP)のジェノタイプが決定された.この膨大なデータの取得を通じて,DNAマイクロアレイ上のプローブの高密度化およびハプロタイプ情報を活用した"タグSNP"(領域を代表するSNP)の選定によるプローブの質の向上が達成された.その結果,ゲノム上にまんべんなく配置されたSNPを遺伝マーカーとする新たな相関解析,いわゆるゲノムワイド関連解析(genome-wide association study: GWAS)が誕生し,これ以降,多因子疾患の遺伝要因の理解は飛躍的に進展することになる.

II. GWASによる遺伝要因探索

GWASを起点とする多因子疾患の遺伝要因の探索は,2005年の加齢黄斑変性[2]を契機に熾烈な競争へと発展する.それまで加齢黄斑変性との関連性が想像もされていなかった免疫系の補体の遺伝子(*CFH*)上からアミノ酸置換を伴うオッズ比の高い(> 2.0)バリアントが発見されたためである.この事実は,多因子疾患のGWASを通じて遺伝子を端緒とする発症の分子機序を解明する基礎研究が進展するだけでなく,オッズ比の高いバリアントを組み合わせて発症リスクを予測するゲノム診断が実現する可能性を端的に示している.その後,2007年にはGWASによる一連の成果がサイエンス誌の"Breakthrough of the Year"に選ばれ,その勢いは"ゴールドラッシュ"とさえ呼ばれた.この勢いはとどまることを知らず,国際コンソーシアムによる世界規模の検体を用いたGWASや複数施設のGWASを統合したメタ解析などを経て,2016年9月までに多因子疾患を含むヒトの形質に関連する24,218個ものバリアントが2518報の論文として報告されている[3].

では,われわれは果たして黄金の山を得ることができたのだろうか? 一例として,世界で4億人以上の罹患者がいる糖尿病のうち,遺伝要因の影響が比較的強い1型糖尿病ではゲノム上の53領域[4],罹患者の90%以上を占める2型糖尿病では既に100領域以上[5]が疾患に関連すると報告されている.しかし,いずれの病型においても大多数のバリアントは影響力が小さい(オッズ比1.2〜1.5程度)うえに,遺伝子の非翻訳領域や"遺伝子砂漠"から同定されている(表❶).すなわち,当初GWASに寄せられた過度な期待に反して,同定されたバリアントの数々は疾患の発症機序の解明やゲノム診断に直結していない.しかし,多因子疾患の遺伝要因を網羅的に同定するための一連の解析基盤は既に確立していることから(図❶),われわれは少なくとも金塊が眠るゲノム上の複数の鉱脈の入り口までは辿り着けているのではないだろうか.

III. 遺伝要因の理解の深化

最近,臨床的形質(病型や進行速度,ステージなど)に基づき疾患群をさらに亜分類し,それぞ

表❶ 糖尿病に関連するバリアント

病型	疾患群	正常群	人種	領域数	主要バリアント数			代表バリアント**		文献
					遺伝子上		遺伝子外 (遺伝子砂漠)	P値	オッズ比	
					翻訳領域	非翻訳領域*				
1型	9,934	16,956	白人	53	2	27	23	$5.7×10^{-11}$	0.7	4
2型	26,448	83,964	多人種	102	4	65	33	$7.8×10^{-75}$	1.4***	5

特徴：1型＝自己免疫性膵β細胞の破壊によるインスリン産生の欠如．小児・若年発症が一般的．糖尿病患者の約5%
　　　2型＝膵β細胞のインスリン抵抗性獲得によるインスリン分泌不足．中高年発症が一般的．糖尿病患者の90%以上
*　イントロン，5'UTR，3'UTR
**　最も強い相関を示したバリアント
***白人集団のみでのオッズ比

れに固有なバリアントを同定することにより多因子疾患の遺伝要因の理解を深める解析も相次いでいる（図❶）．病型別の解析例として，肺がんのGWASのメタ解析で同定された18領域のうち，8領域は肺腺がんに，3領域は扁平上皮がんに特異的であることが示されている[6]．また，われわれが実施した原発開放隅角緑内障（primary open-angle glaucoma：POAG）のGWASでは，POAG群を緑内障の最大のリスク因子である眼圧の高い群と低い正常眼圧緑内障群に分類して解析した結果，もともとPOAG群のバリアントとして同定された*CDKN2B-AS1*上のバリアントが正常眼圧緑内障患者に特有であることが判明した[7]．

さらに，診断機器や血液生化学検査などの測定値（量的形質）に関連するバリアントを同定するGWASを行うことによって，多因子疾患の遺伝要因を間接的に捉えられる可能性がある．例えば，緑内障に密接に関連する眼圧の場合，一般集団において眼圧の測定値に基づくGWASを行うとPOAGと共通のバリアントがいくつか抽出されてくる．量的形質のGWASの場合，臨床的形質によって人為的に2群に分けたGWASとは異なり，連続的な定量値に基づく回帰分析を行うため，一般集団で独自に同定された眼圧に関連するバリアントはリスク要因としてPOAGの発症にも関連している可能性が残される．このように，臨床的形質と量的形質による解析結果を統合して擦り合わせることによって，疾患を構成する複雑な遺伝要因の理解が深められることが期待される（図❶）．

Ⅳ．ポストGWASの方向性

GWASによって同定された個々のバリアントは，リスクアレルの有無によって何らかの生物学的な機能の違いを規定しているはずである．ポストGWASの課題として，何十個とあるバリアントのゲノム配列の違いがもたらす機能的な差を一つ一つ丁寧に解明する作業が始まっている（図❷A）．

エキソン上のアミノ酸置換を伴うバリアントについては，分子生物学的な解析によってその機能が解明されている．POAGに関連する*SIX6*（転写因子）上のバリアントの場合，アミノ酸の違いによって標的遺伝子（*CDKN2A*）の発現を亢進する程度が変化することによって，網膜の神経節細胞における老化細胞の割合が変化していた[8]．このアミノ酸は，転写因子のDNA結合ドメイン外に存在することから，標的遺伝子の発現のon/offに影響するのではなく，他の調節因子との親和性の変化によって標的遺伝子の発現量に微かな差が生じていると考えられ，まさにタンパク質の種類ではなく量の変化をもたらすという多因子疾患の本質に合致した結果であると言えよう．

一方，多因子疾患に関連する多くのバリアントはエキソンからではなく，イントロンや非翻訳領域，さらには遺伝子砂漠から同定され（表❶），その機能の多くは不明であった．しかし，次世代シーケンサーによる関連領域のリシークエンス解析やchromosome conformation capture（3C）法（遺伝子発現調節配列であるエンハンサーとプロモー

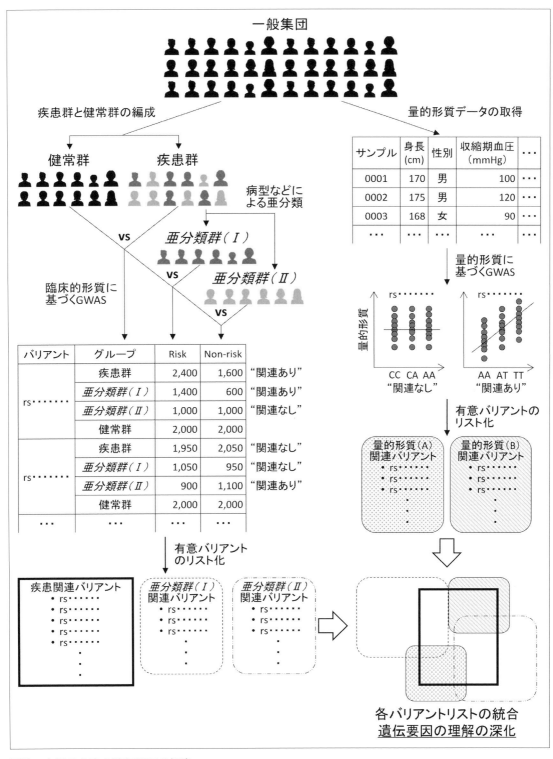

図❶ 多因子疾患の遺伝要因の探索
今後は GWAS によるバリアントのリスト化だけでなく，疾患群を亜分類した解析や量的形質の解析による遺伝要因の理解の深化がますます推進される．

ターが核内で調節タンパク質を介して物理的に会合している位置を塩基配列として同定する方法）によって機能が解明される例も散見されるようになった。冠動脈疾患[9]では，同定されたバリアントがエンハンサー上にあり，リスクアレルの有無によって転写因子（STAT1）との親和性が異なることが示された。さらに，このエンハンサーが約950 kbも離れた*IFNA21*のプロモーター領域と会合していることが3C法によって明らかにされ，冠動脈疾患が長期にわたる炎症によって発症に至る疾患である側面が浮かび上がった。同様に，肥満[10]では脱メチル化酵素をコードしている*FTO*のイントロンからバリアントが同定され，それらの関連性が盛んに議論されていたが，実は約500 kb離れた脂肪細胞の分化に関与する*IRX3*の発現を調節するエンハンサー上のバリアントだと判明し，肥満との関連性が強く示唆される遺伝子に辿り着いた意義深い先例となった。

個々のバリアントの機能が解明された後には，環境要因との相互作用によりそれらのバリアント

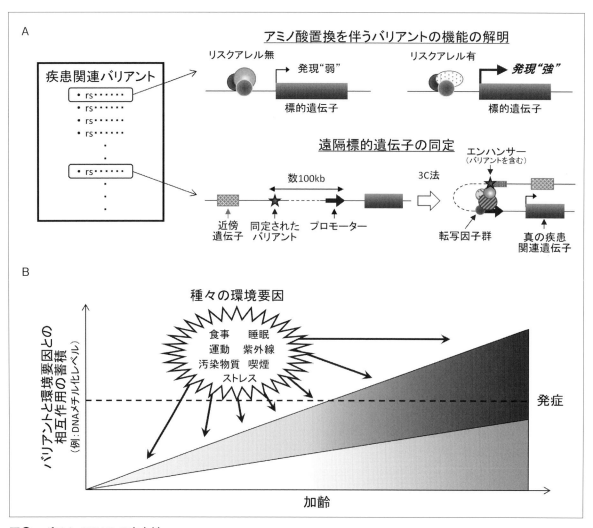

図❷　ポストGWASの方向性
A．リスト化された個々のバリアントの生物学的機能の解明
B．バリアントと環境要因との相互作用がもたらすエピジェネティックな変化の蓄積の解明

を含むゲノム配列がどのようなエピジェネティックな変化を受けて最終的に多因子疾患の発症に至るのか（あるいは至らないのか）を明らかにする必要がある（図❷B）。エピゲノムにおけるDNA修飾の代表例としてメチル化が挙げられるが，加齢と相関関係にあるメチル化・脱メチル化部位は多数あり，リンパ球のゲノムDNAの特定の部位のメチル化の状況を調べることにより高精度に実年齢を推定できることも報告されている[11]。すなわち，加齢と相関するエピジェネティックな変化は，環境要因への曝露の蓄積やその結果として生じる多因子疾患の発症とも大いに関連している可能性がある。アルツハイマー病などの神経性疾患も加齢とともに累積したメチル化が発症に影響していると考えられているが，複数の神経性疾患由来の脳組織における全ゲノム上のメチル化領域を探索した例では，灰白質において正常検体と顕著に異なるメチル化領域を同定している[12]。今後，解析対象となる多因子疾患の現場である細胞や組織において，加齢に伴うエピジェネティックな変化と遺伝要因としての多数のバリアントの機能を関連づけることによって，発症に至るまでの分子機序解明に向けた糸口が得られることが期待される。

おわりに

多因子疾患の病因・病態を解明するためには，遺伝要因としてのバリアントを単に羅列するだけでなく，個々のバリアントの生物学的意義を解明したうえで，それらのバリアントと環境要因との相互作用によりもたらされるエピジェネティックな変化の蓄積の影響を解明していくことが今後の重要な課題である。ゲノム解析技術の急速な進歩により遺伝要因探索の基盤が確立されたように，加齢を反映した網羅的なエピゲノム解析技術や動物モデルなどの周辺技術のさらなる技術革新が期待される。

参考文献

1) Kilpinen H, Barrett JC : Trends Genet 29, 23-30, 2013.
2) Klein RJ, Zeiss C, et al : Science 308, 385-389, 2005.
3) MacArthur J, Bowler E, et al : Nucleic Acids Res 45, D896-D901, 2017.
4) Bradfield JP, Qu HQ, et al : PLoS Genet 7, e1002293, 2011.
5) Mahajan A, Go MJ, et al : Nat Genet 46, 234-244, 2014.
6) McKay JD, Hung RJ, et al : Nat Genet 49, 1126-1132, 2017.
7) Nakano M, Ikeda Y, et al : PLoS One 7, e33389, 2012.
8) Skowronska-Krawczyk D, Zhao L, et al : Mol Cell 59, 931-940, 2015.
9) Harismendy O, Notani D, et al : Nature 470, 264-268, 2011.
10) Smemo S, Tena JJ, et al : Nature 507, 371-375, 2014.
11) Hannum G, Guinney J, et al : Mol Cell 49, 359-367, 2013.
12) Sanchez-Mut JV, Heyn H, et al : Transl Psychiatry 6, e718, 2016.

足立博子
2008年　京都府立大学農学部生物生産科学科卒業
2009年　京都府立医科大学大学院医学研究科ゲノム医科学研修員
2013年　同大学院医学研究科医科学専攻修士課程修了修士（医科学）
2017年　同大学院医学研究科統合医科学専攻博士課程修了博士（医学）
　　　　同分子医科学教室ゲノム医科学部門プロジェクト研究員

第1章 総論

4．最新の遺伝子解析技術によるゲノム診断

中川英刀

　次世代シークエンサー（NSG）の革命的な開発と普及により，NGSを用いた多数の遺伝子や網羅的なゲノム診断が最近普及しはじめている。複数の遺伝子やゲノム領域についてのゲノム診断を行う技術としては，DNAチップに始まり，現在ではNGSによりパネル診断（ターゲットシークエンス），全遺伝子のエクソンをシークエンスするエクソーム解析，そして全ゲノムについて探索する全ゲノムシークエンスが，臨床診断の場でも行われようとしている。本稿では，NGSを中心とした最新のゲノム解析技術について概説する。

はじめに

　ヒトゲノム計画の完了以後，アメリカではヒトゲノム計画によって培われた大量ゲノムシークエンスの技術とそのデジタル情報の解析技術を発展させようと，次世代シークエンサー（NGS）の技術開発に巨額の投資が行われた。その結果，2004年にDNAシークエンスの超並列化（massive parallel）が可能になった次世代シークエンサーが発売された。この初代のNGSを使って，DNA 2重構造の発見者の一人ワトソンの全ゲノムが100万ドル，2ヵ月で解読されたのは2008年のことである[1]。その後，NGS開発に関わる企業間の激しい競争により，今日（2018年時点）では，1台のNGSを使って1日で数人分の全ゲノム配列（約30億塩基の情報）の解読に必要なデータを産出することができ，その費用は千ドルを切ってきている。さらには，半導体技術やナノテクノロジーとの融合によって，第3世代，第4世代のNGSが出現してきており，数年以内に，個人の全ゲノムを解読するのに千ドルから数百ドルへ，1時間ほどの解析で可能になると期待されている。NGSから産出される超大量データ（10Tb/日）を処理するコンピュータや情報解析技術，クラウドコンピュータの進歩も加わって，近い将来には，病院に設置される通常の臨床検査機器，または一般的な診断技術として診療の場でNGSでの網羅的な遺伝子診断が行われることが考えられている。

　これまで，遺伝子診断の方法としては，1つの遺伝子や複数のエクソンを対象としたサンガーシークエンスが広く行われていたが，このNGSの革命的な開発と普及により，NGSを用いた多数の遺伝子や網羅的なゲノム診断が最近普及しはじめている。本稿では，NGSを中心とした最新のゲノム解析技術について概説し，これらのゲノム解析技術が臨床および遺伝子診断にどのように使われていこうとしているかを述べる。

I．DNAチップ，マイクロアレイ（図❶）

　小さな基板上に数百万個以上の核酸のhybridizationや酵素反応を同時に行い，蛍光色素

■ **Key Words**
DNAチップ，次世代シークエンサー（NGS），ターゲットシークエンス，エクソーム，深度（depth），全ゲノムシークエンス，rare variants，変異

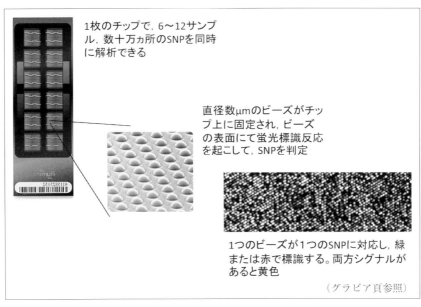

図❶ DNA チップ，マイクロアレイの原理と SNP の型判定

からのシグナルを検出するのが DNA チップやマイクロアレイである。多因子疾患を対象としたゲノム研究については，この DNA チップ，マイクロアレイを用いて，数十万ヵ所以上のゲノムワイドでの SNP の型判定を行って，GWAS（ゲノムワイド関連解析）が行われてきた。GWAS は，common な SNP（集団の 5% 以上が保有する）について，ケースとコントロールでのそれぞれの SNP を保有する頻度について比較を行い，ゲノム全体をカバーする数十万個以上の SNP について，ケース-コントロール間で頻度が統計学的に有意に違いがある場合を関連するものとする解析方法である。GWAS によって，これまで 3 万個以上もの SNP について多因子疾患との関連が報告されている（GWAS カタログ）[2]。そして，これらの多数の SNP を，DNA チップを用いて同時に解析し多因子疾患のリスク診断が行われている[3]。

Ⅱ．次世代シークエンサー（NGS）の原理

NGS は，300〜600 塩基の長さの DNA 断片を基板上に大量に貼りつけ，その両端の 100〜150 塩基を読む方法が主たるものである。サンガーシークエンスがそうであるように，基本的に DNA ポリメラーゼ（合成酵素）の反応を超並列化して行い（massive parallel），微小な蛍光シグナルを CDC カメラにて検出して，A・T・C・G の判定を行う（図❷）。現在，最高スペックの NGS では，3 日間で約 1800 ギガ塩基（20 人分の全ゲノム配列相当）のシークエンスデータを算出することができる。また，ゲノム診断機器として適応できるような小型 NGS も開発されており，1 例ずつの全ゲノムや複数サンプルのターゲットシークエンスを半日ほどで行うことができるプラットフォームも開発され，標的領域やサンプル数に応じて NGS でのゲノム解析や診断が行われている。

1．ターゲットシークエンス（図❸）

NGS の開発によって遺伝子診断は，多数のゲノム領域，複数の遺伝子の解析が迅速に安価で可能になった。これまではサンガー法による遺伝子診断がゴールドスタンダードであったが，サンガー法では多数のエクソンからなる大きな遺伝子の全体や複数の遺伝子の解析は容易ではなく，ホットスポット部位に限られることが多かった。

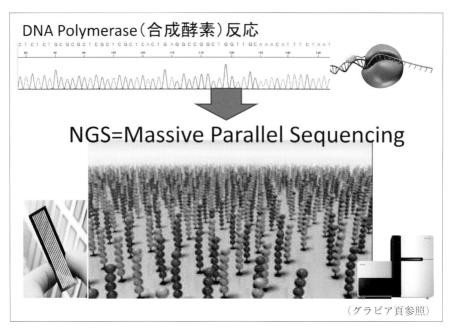

図❷ 次世代シークエンサー（NGS）の原理

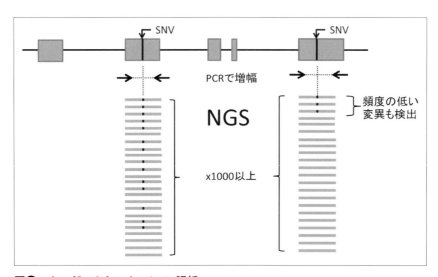

図❸ ターゲットシークエンス 解析

PCR や capture により，標的ゲノム領域を増幅または濃縮を行い，デスクトップ型の NGS で deep に配列を読んで（×1000 以上），領域の SNV を高感度・高精度に検出することができる。

しかし，NGS およびそこからの大量のデータを処理する IT 技術の進歩によって，複数の遺伝子のすべてのエクソンを容易にかつ安価にシークエンス解析を行うことが可能になった。また，同じゲノム領域を複数回（1000〜10,000 回）シークエンスを行うことができ，変異やバリアント同定の精度・感度の向上も達成している。複数の標的領域（エクソン）を NGS でターゲットシークエンスする場合，2 つの方法にて標的領域を絞り込むことが行われている。① hybridization-based capture は，RNA-DNA または DNA-DNA の hybridization によって濃縮を行うため，全エクソーム（50Mb）をはじめ，数100kbの広い領域を均等にカバーできる．しかし，on-Target率（シークエンスデータのうち標的シークエンスの割合）が比較的低く（30〜70％），コストが高くつく．② Multiplex PCR によって，1反応で複数の領域を PCR で増幅する．より安価に濃縮できるもののプライマーの設計上，解析困難な領域があり，カバー率が低くなり，さらに広い領域（100kb以上）をカバーするのは困難である．NGS での遺伝子診断において，どちらのプラットフォームを導入するかは，標的領域とその診断後の臨床応用（sensitivity, specificity のどちらを優先させるか），そしてコストを考慮して決められる．

2. エクソーム解析（Whole Exome Sequencing：WES）（図❹）

全ヒトゲノム配列（30億塩基：3Gb）のうち，タンパク質をコードするエクソンの配列（40〜50Mb，全ゲノムの1〜2％）に対して，大量の70〜120塩基長の核酸を合成し，それらを用いて hybridization による標的配列（エクソン）を含む NGS ライブラリーの濃縮（capture）を行うものである．エクソンの平均長は約100塩基ほどなので，その短い配列を NGS でシークエンス（100〜150塩基）を行い，エクソン内にある変異や多型を検出する．一般に NGS 解析の場合，深度（depth：標的領域の配列に対して，何倍の量のシークエンスを行ったか）によって変異や多型検出の精度が決まり，エクソームの標準 depth は×80〜100ある．診断レベルでは，まず疾患候補遺伝子に絞ったターゲットシークエンスを行い，変異が見つからなかった場合，エクソーム解析を行うことが多い．エクソーム解析によって，単一遺伝病の原因変異がみつかるのは疾患によって異なるが，一般的に40〜50％程度である．

3. 全ゲノムシークエンス解析（Whole Genome Sequencing：WGS）（図❺）

ヒトゲノム約30億塩基を×30の depth（90〜100Gb）でランダムにシークエンスを行い，エクソンや非コード領域を含む全ゲノム上での変異，多型を同定する．また，構造異常（大きな欠失，重複，逆位，転座）やコピー数異常，そしてウイルスなどの外来ゲノムの検出も可能である．データが大量になるため，全ゲノムシークエンスからのデータ解析＞変異・多型検出の方法が重要

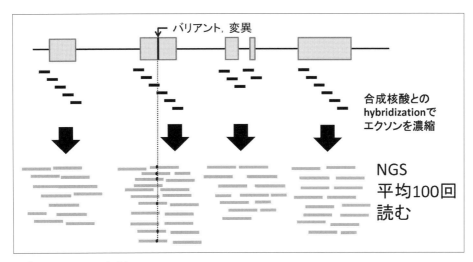

図❹　エクソーム解析
合成核酸との hybridization でエクソン（ゲノム全体の1〜2％）の配列を濃縮し，NGS でシークエンスを行う．通常，全エクソンについて，平均100xの深度でシークエンスを行い，エクソン（標的領域）内の SNP や変異を網羅的に検出することが可能である．

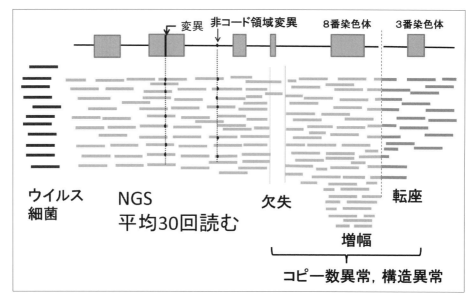

図❺ 全ゲノムシークエンス解析
全ゲノムシークエンス解析により，タンパク質をコードする遺伝子のポイント変異のみならず，プロモーターやエンハンサーなどの非コード領域の変異，コピー数異常や転座などの構造異常，ウイルスゲノムの挿入や細菌ゲノムの検出も行うことが可能であり，最も網羅性が高い。

である。標準的な方法としては，まずNGSからの短い配列をヒトゲノム計画で公開されているヒトゲノム参照配列に対して，高速コンピュータを使ってアライメントを行い，高度な統計解析によってSNV（single nucleotide variant）を検出する。99.5％以上の精度で検出できるが，解析対象とするのが30億塩基なので，0.1％のエラーであったとしても，計算上300万個のSNVに間違いがあることなる。特に，indel（数塩基までの欠失や挿入），構造異常の検出については精度や感度に問題がある。

4．NGSでのパネル遺伝子診断

2013年，米国FDAにて，cystic fibrosisのNGSでの遺伝子診断が初めて承認された。白人で最も頻度の高い遺伝性疾患の1つであるcystic fibrosisの変異データベースが以前より整備され，1つ1つの変異の意義づけが正確になされており，pathogenicである139個の*CFTR*遺伝子の変異/バリアントのNGSでの診断パネルが承認となった[4]。今後，このような変異/バリアントのデータベースの確立がNGSでの診断の大事な要素であり，FDAは変異/バリアントデータベースを意識してNGS診断を承認していくものと考えられる。

がんの領域では，*EGFR*や*BRAF*などのドライバー遺伝子を標的とした多数の分子標的薬が開発され，その効果が期待できる患者を選択するためのコンパニオン診断法（CDx）の開発が必要とされている。NGSによってもCDxの構築が行われ，数百の遺伝子を標的としたNGSでのパネル診断が実際に臨床の場で行われ，同定されて変異情報に基づく治療薬の選択が行われようとしている[5]。最近，ゲノム不安定を標的としたPARP1阻害剤が開発され，*BRCA1/2*遺伝子の変異がある卵巣がんが適応となっており，NGSを用いた*BRCA1/2*の遺伝子検査がCDxと承認されており，今後ますます*BRCA1/2*の遺伝子診断が積極的に行われていくものと考えられる。

Ⅲ．多因子疾患のおけるNGSを用いたゲノム診断

多因子疾患のゲノム研究においては，"common

disease-common variants"の仮説に基づき，GWASによって多数の疾患関連 common variants（いわゆる SNP）が同定されてきている。しかし，1つ1つの SNP の疾患寄与リスクは 1.1〜1.5 倍と弱いので，多因子疾患の遺伝子診断を行う場合，複数の SNP を組み合わせ，そして環境因子（飲酒や喫煙，体重など）の情報も含めて，総合的なリスク診断を行うことが求められる。複数の SNP を組み合わせた遺伝子診断を行う場合，DNA チップを用いて解析することが多い。

多因子疾患に関わるいわゆる rare variants, private variants（変異）は，保有頻度は稀ではあるが（100人に数人以下），そのリスク＝オッズは数倍から10倍までとなり，1つのバリアントであっても診断価値に値する。ペンシルバニア州の健康保険機構である Geisinger Health System では，6万人規模の大規模な臨床エクソーム解析が行われ[6]，脂質代謝に関わる *APOB*, *PCSK9*, *ANGPTL3* 遺伝子などの複数の rare variants が心血管病や動脈硬化のリスクと強く相関することが示され，Geisinger Health System では，臨床エクソームで同定され科学的に根拠のある疾患のリスク診断とその結果の開示が積極的に行われている。遺伝性乳卵巣がんの原因遺伝子である *BRCA1/2* は，家族性乳卵巣がん以外でも，数%の頻度であるが，散発性乳がんや前立腺がん，膵がんで見つかってきている。また，DNA 修復遺伝子の変異が一般的な大腸がん，子宮体がんの数%の症例で見つかってきており，これら多因子疾患であるがんにおいても，家族歴がなくても遺伝性腫瘍のゲノム診断が行われようとしている（Universal screening）[7]。今後，NSG を用いたこのような網羅的なゲノム解析（エクソーム，全ゲノムシークエンス）が，コストの低下にともなってますます遺伝子診断の場で行われ，多因子疾患についても多数の common SNP, rare variants を組み合わせた疾患リスクを予測するための遺伝子診断が実践されていくことになるであろう。

参考文献

1) Wheeler DA, Srinivasan M, et al : Nature 452, 872-876, 2008.
2) MacArthur J, Bowler E, et al : Nucleic Acids Res 45, D896-D901, 2017.
3) Chatterjee N, Wheeler B, et al : Nat Genet 45, 400-405, 2013.
4) Bijwaard K, Dickey JS, et al : Expert Rev Mol Diagn 15, 33-40, 2015.
5) Wagle N, Berger MF, et al : Cancer Discov 2, 82-93, 2012.
6) Dewey FE, Murray MF : Science 354, aaf6814, 2016.
7) Ward RL, Hicks S, et al : J Clin Oncol 31, 2554-2562, 2013.

中川英刀
1991年　大阪大学医学部卒業
　　　　大阪大学附属病院，国立大阪病院で8年間の外科医の臨床
1999年　オハイオ州立大学
2004年　東京大学医科学研究所ヒトゲノム解析センター
2008年　理化学研究所
2015年　AMED ゲノム医療実現化プロジェクトプログラムオフィサー（兼務）

第1章 総論

5．ゲノムワイドデータの遺伝統計解析手法

小河浩太郎・岡田随象

ゲノムワイドデータの解析には，これまでゲノムワイド関連解析（GWAS）が広く行われ多数の疾患感受性遺伝子を同定してきた．GWASではコンピュータ上で遺伝子配列を推測するSNP imputation法など数多くの遺伝統計解析手法が用いられている．次世代シークエンサーの発達によりGWASでは同定できない稀な変異の解析も可能となり，全エクソーム解析，全ゲノムシークエンス解析が広く行われている．GWASや次世代シークエンサーで得られたヒトゲノム情報の活用が重要となってきており，ドラッグリポジショニングなどへの応用が期待される．

はじめに

SNPマイクロアレイや次世代シークエンサーを代表とするヒトゲノム配列解析技術の発達により，大容量のヒトゲノムデータが日々生み出されている．またゲノム情報に加えて，マイクロバイオーム，プロテオーム，メタボロームなど多彩な領域の解析情報も研究対象となっており，扱う情報量は指数関数的に増大している．こうした大規模データに対応した情報解析技術の必要性から遺伝統計学の重要性が高まってきている．本稿ではゲノムワイドデータ解析の歴史，解析手法について概説し，後半では創薬などへの応用について述べる．

I．ゲノムワイド関連解析

2000年代前半に実施された国際HapMap計画により，アフリカ人，アジア人，欧米人270名を対象に約300万ヵ所の一塩基多型（single nucleotide polymorphism：SNP）の分布が明らかとなった[1]．連鎖不均衡（linkage disequilibrium：LD）の強いLDブロック領域が存在し，各領域を代表するtag SNPを解析することでゲノム全体のSNP情報を得ることが可能となった．

ゲノムワイド関連解析（genome-wide association study：GWAS）とは，ヒトゲノム全体のSNPを解析し，疾患の有無や形質との関連を評価する遺伝統計解析手法の1つである．2002年に理化学研究所で世界に先駆けて実施された[2]．

初期のGWASでは遺伝子多型の判定にインベーダー法が使用された．日本では同手法を用いて血管の炎症に関連する*LTA*が心筋梗塞の疾患感受性遺伝子であることが示された[2]．その後，商用SNPマイクロアレイが開発され，解析されるSNP数は数十万〜数百万個となった．アルツハイマー病における*ApoE*，関節リウマチのMHC領域などGWASが登場する前から疾患との強い関連を指摘されていた領域が，統計学的に最も強い影響をもつことが判明し，これまでのデータを裏づける形となった．これまで発見されていなかった疾患感受性遺伝子の発見も相次ぎ，多発性硬化症では*KIF1B*や*EVI5*，*TYK2*などの

■**Key Words**
ゲノムワイド関連解析，次世代シークエンサー，SNP imputation法，レアバリアント，全エクソーム解析，全ゲノムシークエンス解析，HLA imputation法，ドラッグリポジショニング

同定につながった[3)-5)]。もやもや病では *RNF213* など日本人集団で特異的にみられる疾患感受性遺伝子が同定された[6)]。

II. SNP imputation 法

2010年代前半には，次世代シークエンサーを活用した1000人ゲノムプロジェクトが実施された。2015年に発表された phase3 では世界各地から集められた約2500名の全ゲノムが解析され，約8400万個のSNPが報告された[7)]。

遺伝的背景の近い集団の全ゲノム配列データから得られたハプロタイプの情報を参考にすることで，タイピングされていない遺伝子型をコンピュータ上で推測する SNP imputation 法が開発された[8)]。この手法により数百万〜1千万ヵ所のSNPデータを新たに得ることが可能となり，ゲノム上の遺伝子変異の網羅度が高いデータが得られるようになっている。

SNP imputation 法は参照するハプロタイプの推定精度，集団背景に大きく影響を受けるため，疾患の遺伝的背景が近い集団で最新のデータを用いることが重要となる。日本人に関しては1000人ゲノムプロジェクトでの東アジア人データが広く用いられている。

2015年に東北メディカル・メガバンク機構にて日本人1070人の全ゲノム配列が解読され，日本人集団特異的な遺伝子変異が同定された[9)]。当該研究によって判明した日本人の遺伝子変異情報は，アレル頻度とともにウェブ上でダウンロードすることが可能になっており，今後の活用が期待される。

III. 複数人種を対象とした大規模な GWAS

SNPマイクロアレイのコスト低下により数千〜数万人の大規模な GWAS が施行されるようになった。多数の疾患感受性遺伝子が同定されたが，その多くは各人種集団で行われたものであった。

遺伝リスクが人種間で共通している疾患が多いことから，複数人種を対象とした GWAS の施行によって，より多くの感受性領域が発見されると考えられた。関節リウマチに対する欧米人，アジア人を含む10万人以上を対象にした大規模な GWAS を施行した[10)]。1000万SNPの網羅的な解析により42の新しい領域を含む101の関節リウマチ感受性遺伝子領域が明らかとなった。複数人種を統合した大規模な GWAS の有効性を示す結果となった。

このように大規模な GWAS を多様な人種，疾患群で行うことは対象疾患での疾患感受性遺伝子の同定のみでなく，疾患相互の遺伝背景の解明や創薬への応用が期待できる。現在では疾患・形質ごとに国際コンソーシアムが次々と構築されている。こうしたコンソーシアムを通じて多くの集団を対象とした解析が現在も行われている。

また GWAS によって得られた疾患感受性 SNP 情報を収集したデータベースとして GWAS Catalog や LD Hub が構築されており，既存データの活用も今後重要となる。

IV. レアバリアントの解析

GWAS により約1万個の新たな疾患感受性遺伝子が検出されたが，それぞれのオッズ比のほとんどは1.05から1.2の間と低値であった。GWASの結果から得られた疾患感受性遺伝子の影響を総合しても，これまでの家系研究で推定されていた遺伝率を説明することはできなかった。このことは missing heritability として話題となった[11)]。

近年の報告で遺伝子変異の99%が頻度1%未満であることが判明した[12)]。これまで考えられていた以上に稀な変異（レアバリアント）が多く存在することが明らかとなった。レアバリアントの影響を総合することで missing heritability を説明可能ではないかと考えられ，多因子遺伝疾患におけるレアバリアントの解析に注目が集まった。

GWAS においては，従来は1〜5%以上の比較的高頻度の遺伝子変異を検定していたが，先述の SNP imputation 法の利用により低頻度の遺伝子変異の検出が可能となっている。SNP imputation 法の参照配列となる全ゲノムデータの人数を増やすことでより低頻度の遺伝子変異の検出力を高めることができる。欧米人では数万人の全ゲノム

データを参照することで約0.1％の頻度の遺伝子変異まで検定することが可能となっている[12]。

さらに稀な遺伝子変異の検出はGWASでは困難であり，次世代シークエンサーによる塩基配列の解読が必要となる。次世代シークエンサーの技術革新により，2010年頃から全エクソン領域を解読する全エクソーム解析（whole exome sequencing：WES）が実施された。当初は単一遺伝子由来の希少疾患に用いられ，Miller症候群やKabuki症候群の原因遺伝子の同定に成功した[13)14)]。一方で多因子遺伝疾患においては，関節リウマチなどで欧米人において数百〜千人規模のWESが行われたが，effect sizeの大きなレアバリアントは検出されなかった[15]。

シークエンスコストの低下に伴い全ゲノムシークエンス解析（whole genome sequencing：WGS）も行われるようになっている。2016年には日本人肝臓がん患者300例でWGSを用いた解析が行われた。新規のがん遺伝子に加えて*NEAT1*や*MALAT1*などのnon-coding RNAの変異も検出した。これまでのWESでは得られなかった遺伝子発現に関連する異常の検出に成功している[16]。

V. HLA imputation法

6番染色体短腕の主要組織遺伝子複合体（major histocompatibility complex：MHC）領域は自己免疫疾患など多彩な疾患における疾患リスクとの関連が知られている。関節リウマチにおいては遺伝的背景の約1/3が同領域で説明され，同領域内の*HLA*遺伝子が原因であると考えられてきた。しかしながらHLA遺伝子型の同定には，HLA領域の複雑な構造，遺伝子配列の多様性，高額なタイピング費用の問題があり，同領域の疾患リスク遺伝子型の同定は進んでいなかった。

米国Harvard大学のRaychaudhuriらが2012年に発表したHLA imputation法はMHC領域の高密度SNPとHLA遺伝子型を参照データとし，独立サンプルにおけるSNPデータにおいてHLA遺伝子型を統計的に推測する手法である[17]（図❶）。

日本人集団においては，健常者約900人の参照データが作成され，95％の高精度でHLAの遺伝子型を推測できることが示された[18]。この参照データを用いることで，*HLA-DPB1*，*HLA-A*，*HLA-B*，*HLA-DRB1*遺伝子のアミノ酸配列の個人差がバセドウ病の発症リスクとなることが判明した[18]。

このようにGWASデータのみで追加の費用なく疾患バイオマーカーとしてのHLA遺伝子型を同定できることは意義深い。今後も様々な疾患での活用が期待される。

VI. 大規模ゲノムデータを用いたゲノム創薬

GWASや次世代シークエンサーの発達により大規模ゲノムデータが得られ疾患感受性遺伝子の同定につながった。一方で得られた情報を臨床現場に活用する手段については進捗の乏しい状況が続いていた。近年，既存の医学データベースと大規模ゲノムデータを横断的に解析することで新たな創薬につなげる方法が開発されている。

臨床試験対象の候補薬の9割が上市せず，新規創薬には莫大なコストがかかることが知られている。ゲノム情報を利用したゲノム創薬はこれまでにも行われており，キサンチン尿症の原因遺伝子であるキサンチンオキシダーゼ（*XOR*）を標的としたフェブキソスタットが痛風治療薬として開発されたことは記憶に新しい。しかしながら，こうしたこれまでのゲノム創薬は疾患原因遺伝子の同定後，遺伝子の病態への関与を検証する作業を経ており，要する時間や費用も大きかった。

新規創薬を模索する中で創薬コストの削減につながる手法が考案された。その1つにドラッグリポジショニングがある。ドラッグリポジショニングは既にヒトでの安全性・体内動態が確認されている既存薬から新たな薬効を見出し，他疾患の治療に役立てる手法である。乳がん治療薬であるラロキシフェンが骨粗しょう症の治療薬として有効であることが判明し広く使用されている例が有名である。ゲノムデータの活用はこれまでほとんど行われてこなかった。

2014年に施行された関節リウマチのGWASで

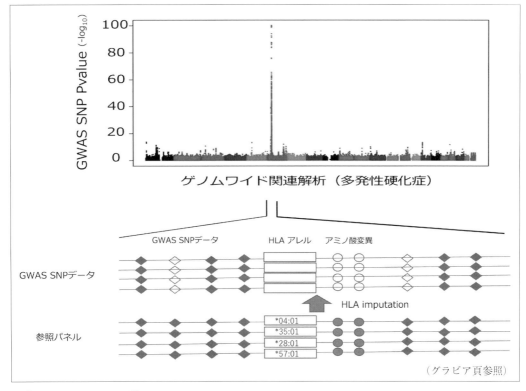

図❶　HLA imputation 法

多発性硬化症など多くの自己免疫疾患では，6番染色体上のMHC領域に強い疾患感受性を認める．HLA imputation 法はHLA遺伝子型をコンピュータ上で推定する遺伝統計解析手法である．本手法では一般集団においてMHC領域の高密度SNPとHLA遺伝子型を決定した参照パネルを作成する．疾患群のGWASから得られたSNPデータと参照パネルを用いることでHLA遺伝子型を統計的に推定することが可能となる．

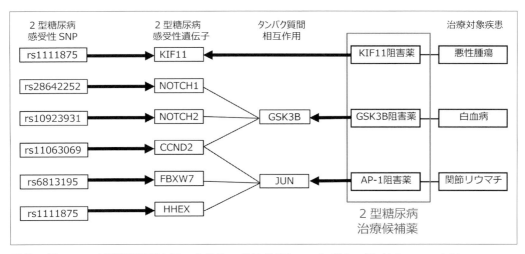

図❷　ゲノムワイド関連解析を用いたドラッグリポジショニングの一例（文献19より改変）

2型糖尿病感受性遺伝子とタンパク質間相互作用ネットワークを用いることで，悪性腫瘍，白血病，関節リウマチでそれぞれ治験中の薬剤であるKIF11阻害薬，GSK3B阻害薬，AP-1阻害薬がドラッグリポジショニング候補薬として同定された．

得られた疾患感受性遺伝子と創薬データベース情報との統合により，疾患感受性遺伝子群は既存の関節リウマチ治療薬とつながりをもつことが判明した。さらに大規模解析で得られた疾患感受性遺伝子と様々な既存の治療薬のネットワーク上のつながりを解析した。その結果，疾患修飾性抗リウマチ薬（DMARDs），生物学的製剤などの既存のリウマチ治療薬に加えて，関節リウマチ感受性遺伝子であるCDK4/6阻害薬がドラッグリポジショニングの候補として同定された。2型糖尿病でも，同様の手法を用いることでGSK3B阻害薬など他疾患での治験中薬剤がドラッグリポジショニングの候補として同定されている[19]（図❷）。

ゲノムデータを利用したドラッグリポジショニングは既存GWASデータを実際の臨床に活用する好例であり，今後さらに多くの疾患での実施が期待される。

おわりに

大規模ヒトゲノム解析の時代が到来し，多くのゲノム情報が生み出される時代となった。今後は得られたゲノム情報を適切に解釈し臨床に応用するデータ解析手法が重要となる。今回紹介した遺伝統計解析手法の応用が1つの有力な手段であり，今後の活用が期待される。

参考文献

1) International HapMap C : Nature 426, 789-796, 2003.
2) Ozaki K, et al : Nat Genet 32, 650-654, 2002.
3) Aulchenko YS, et al : Nat Genet 40, 1402-1403, 2008.
4) Hoppenbrouwers IA, et al : Genes Immun 9, 334-337, 2008.
5) Ban M, et al : Eur J Hum Genet 17, 1309-1313, 2009.
6) Kamada F, et al : J Hum Genet 56, 34-40, 2011.
7) Auton A, et al : Nature 526, 68-74, 2015.
8) Marchini J, et al : Nat Genet 39, 906-913, 2007.
9) Nagasaki M, et al : Nat Commun 6, 8018, 2015.
10) Okada Y, et al : Nature 506, 376-381, 2014.
11) Maher B : Nature 456, 18-21, 2008.
12) McCarthy S, et al : Nat Genet 48, 1279-1283, 2016.
13) Ionita-Laza I, et al : Am J Hum Genet 89, 701-712, 2011.
14) Ng SB, et al : Nat Genet 42, 790-793, 2010.
15) Diogo D, et al : Am J Hum Genet 92, 15-27, 2013.
16) Fujimoto A, et al : Nat Genet 48, 500-509, 2016.
17) Raychaudhuri S, et al : Nat Genet 44, 291-296, 2012.
18) Okada Y, et al : Nat Genet 47, 798-802, 2015.
19) Imamura M, et al : Nat Commun 7, 10531, 2016.

参考ホームページ

・1000人ゲノムプロジェクト
http://www.internationalgenome.org/

・東北メディカル・メガバンク機構
http://www.megabank.tohoku.ac.jp/

・GWAS Catalog
https://www.ebi.ac.uk/gwas/

・LD Hub
http://ldsc.broadinstitute.org/

小河浩太郎
2011年　大阪大学医学部医学科卒業
2015年　同大学院医学系研究科神経内科学入局
2016年　同大学院医学系研究科神経内科学博士課程入学
　　　　同医学部附属病院神経内科脳卒中科医員
2017年　同大学院医学系研究科遺伝統計学

大規模ゲノムデータの解析に従事。

第 2 章

主に新生児 〜 小児期にみられる多因子疾患の遺伝医学研究・診療各論

第2章 主に新生児～小児期にみられる多因子疾患の遺伝医学研究・診療各論

1．二分脊椎・神経管閉鎖不全

右田王介・秦　健一郎

　神経管閉鎖不全は，無脳児，二分脊椎などを総称した概念である。神経系は精緻な構造をもつ器官であり，発生の過程では多数の遺伝子が複雑に関与して構造が決定される。病因として複数の遺伝因子と環境因子が関与する多因子遺伝が想定されており，大部分の発症は病因不明である。葉酸の摂取によって発生頻度が低下することが報告され，葉酸代謝に関わる遺伝子群もリスク要素として報告されている。しかし，個々の症例で葉酸不足が発症に関与したかは結論できない。家族の疾患再発率は既知の家系解析による経験的な確率でのみ検討ができる。

I．神経管閉鎖不全の病態

　神経管閉鎖不全は，前脳と髄膜，頭蓋骨などが欠損している無脳児，椎弓の癒合が不完全で髄膜や神経が脱出する二分脊椎などを総称した概念である。これらの個々の疾患がしばしば同一家系内で同時にみられるため共通の発症機序が疑われており，1つの疾病概念として扱われることがある。神経管閉鎖不全は，1000妊娠の出生に0.5～2回程度の頻度で起こるといわれている。発症者の家系では同じ疾患の出生頻度は一般集団よりも高率であることが知られている。発症頻度には地域差もあり，例えばヨーロッパよりもわが国では頻度は少ない[1)2)]。さらに，カリフォルニア州で行われた調査では，母の民族別に発症頻度の差があることが報告された[3)]。これらの事実から，神経管閉鎖不全症の発症には社会的あるいは環境因子と遺伝因子の両方の関与が想定されている。一例として母体の葉酸摂取によるリスク低減が報告されており，妊娠可能年齢の女性への葉酸摂取が推奨されている。葉酸の代謝酵素や輸送分子などに関わる遺伝子多型によっても発症リスクを変えることが指摘され，葉酸それ自体か葉酸の関わる代謝経路と発症機序の関連が疑われている。さらに神経管閉鎖不全は多面発現性を示す疾患の症候の1つとして表れている場合やあるいは催奇形性のある物質の関与による発症を示唆される例も報告されている。しかしながら神経管閉鎖不全は大部分が病因不明であり，その発症機序の解明が待たれる疾患である。

II．神経管の発生と疾患

　神経管は脊椎動物の発生の過程で形成される胎児背側に存在する頭部から尾部にいたる管状の構造物である。妊娠初期に胚組織は内胚葉，中胚葉，外胚葉に分化するが，受胎後3～5週に主として外胚葉に由来する神経板（neural plate）が湾曲し最終的にくびれ切れて管状の構造へと形成する[4)]。この構造は，初期には未分化な神経上皮細胞から構成され，その後ニューロンやグリア細胞が生み出され，神経管の頭側が脳に，尾側は脊髄へと分化していく。この発生過程に障害のあった

■ *Key Words*

神経管閉鎖不全，外胚葉，無脳児，二分脊椎，髄膜瘤・脊髄破裂，多因子遺伝，経験的再発率，葉酸，one carbon metabolism，*MTHFR*遺伝子，出生前検査

場合に神経管奇形，神経管閉鎖不全が起こり，頭側端と尾側端に生じやすい。頭側で起こるものに無脳症があり，尾側で起こるものに二分脊椎がある。外胚葉のうち皮膚と神経管との分離が不十分であると，頭蓋・脊椎の骨が欠損し，髄膜やその内容物である脊髄が背側正中部で皮膚表面に露出あるいは突出している状態になる。突出した組織の内容や形状により髄膜瘤，脊髄髄膜瘤，脊髄破裂に分類される。症候の重症度は，無脳症のように多くが死産か生後数時間で亡くなるもの，脊髄髄膜瘤のように髄膜から神経まで突出するもの，脊椎の一部欠損にとどまり症状をほとんど示さない潜在性二分脊椎など様々な場合がある。脊髄の下部で生じた障害は両下肢の運動麻痺と感覚低下，膀胱直腸障害を生じやすく，頭部で水頭症やキアリ2型奇形を合併することがあり，脳の機能異常を呈することもある。

脳は，ヒトの知能や運動を司るきわめて精緻な構造をもつ器官であり，上記の発生の初期においても多数の遺伝子が複雑に関与して構造が決定されると考えられている。疾患の発症には，複数の遺伝因子とさらに環境因子が関与する多因子遺伝が想定されている。遺伝因子と発症機序について今後の知見が期待されている疾患である。

Ⅲ．環境因子：葉酸，耐糖能異常，抗けいれん薬

妊娠女性が曝露された環境因子が神経管閉鎖不全症の成立に影響を与える可能性が指摘されている。神経管閉鎖不全をもつ子供が生まれる可能性を低下させる因子として最も知られたものに葉酸がある[5]。1990年代より神経管閉鎖不全のリスクは妊娠中の母体血清葉酸レベルと逆相関していることが指摘され[6]，母親の血清葉酸レベル200 μg/L を閾値として，それ以下では有意にリスクが増加すると考えられている。葉酸はビタミンB群（B9）の1つであり，葉物野菜や豆類などに含まれており，細胞分裂や様々な代謝に関わり，様々な疾患との関連も示唆されている[7]。妊娠前および妊娠初期に葉酸を服用することで，神経管閉鎖不全の危険性は低下することが示され，さらに先天性心奇形のリスクをも低下させることが指摘されている[8,9]。現在では，妊娠前の1ヵ月から神経管が形成される妊娠初期（受胎後2ヵ月）に葉酸を継続して摂取することが推奨され[10,11]，さらに米国をはじめ複数の国々で国内で流通する穀物に葉酸の補充を必須とする公衆衛生的な介入が実施されている。この結果，これまでに葉酸添加が神経管閉鎖不全の発生リスクの低減に寄与したことが示されている[12,13]。また，バルプロ酸，母体の糖尿病，あるいは母体肥満など様々な因子の関連も指摘されている（表❶）[14]。ただし，このような知見は発症リスクの変化を指摘しているのみであり，たとえ妊娠中の極端な栄養摂取の問題があっても，そのことが児の神経管閉鎖不全を引き起こした原因とは言えないことに注意が必要である。

表❶　過去に神経管閉鎖不全に関連が報告された環境因子（文献14より改変）

カテゴリー	要因	想定される機序
葉酸阻害物質	カルバマゼピン トリメトプリム	葉酸吸収の阻害 葉酸代謝の障害
遺伝子発現調節の障害	フモニシン バルプロ酸	スフィンゴ脂質合成・代謝阻害 ヒストンの脱アセチル化阻害
血糖の調節障害	高血糖 肥満	神経原基の細胞死？ 不明
栄養欠乏	葉酸 イノシトール ビタミンB12 亜鉛	葉酸関連代謝異常 プロテインキナーゼC異常 葉酸関連代謝異常 不明
温度	高体温？	不明

Ⅳ. 遺伝因子：多因子あるいは複雑な遺伝と one carbon metabolism

多因子遺伝疾患とは，遺伝因子を含む環境要因との相互作用によって発症する疾患と定義され，一般に次のような特徴が挙げられる。患者の血縁者で同じ疾患に罹患する確率は一般集団の発症率よりも高く，しかしメンデル遺伝形式のいずれにも該当しない。同胞内発生が多くなるほど次子の再発率は高くなる一方で，遺伝的近親度が小さくなるほど再発率は低くなる。地域間，人種間での発症頻度は差があることが多い。このような特徴は，家系内での構成員同士は一般集団からランダムに選択された人同士よりも遺伝情報や生活環境を共有する部分が多いためと考えられている。神経管閉鎖不全はこのような多因子（multifactorial/polygenic）遺伝，あるいは複雑な（complex）遺伝をする疾患の1つである。しかし，どのような遺伝子が発症に関わっているのかいまだ不明である。

このような中，葉酸の摂取不足による同症状の発症が増加することから，葉酸代謝遺伝子と発症の関連が検討されてきた。代表的な遺伝子としてメチレンテトラヒドロ葉酸還元酵素（methylenetetrahydrofolate reductase：MTHFR）がある。この酵素は細胞質に存在し，主にホモシステインのメチル化によりメチオニンを生成する過程に関わるテトラヒドロ葉酸（THF）の再利用に関与している。MTHFR 遺伝子のある種の多型（c. 677C>T など）が存在すると酵素活性に影響をあたえ，母体血中の葉酸濃度を低下させ，ストレス下では血清ホモシステイン値の上昇につながっていると推定されている。神経管閉鎖不全の子をもつ母親では対照に比べ，このような MTHFR を不安定化する遺伝子変異アレルをもつ可能性が高いことが報告されている[15)-17)]。その一方，この変異は一般集団に広く存在し，神経管閉鎖不全をもつ子の母親すべてが，この変異アレルをもつわけではないことから，他の未知の遺伝要因あるいは環境要因によって引き起こされている可能性も示唆されている。そもそも母体での血清葉酸値の低下，あるいはホモシステイン値の上昇がどのように発生に作用しているのか，MTHFR 酵素が介する全く別の反応が神経管閉鎖不全に関与するのか，葉酸代謝が間接的に関連する DNA のメチル化を介するエピゲノムなど，様々な機能が発症に関与している可能性が仮説として存在するが，実際の神経管閉鎖不全発症への影響がどのような機序で起こっているのかはまだ明らかではない。

葉酸代謝関連酵素遺伝子異常は，多数の疾患の発症に関連することが指摘されている。例えば MTHFR 遺伝子変異と感音性難聴[18)] や，MTHFR 遺伝子プロモーター領域のメチル化は配偶子形成[19)] などとの関連が示唆されている。このような葉酸とメチオニンを含む代謝経路については one carbon metabolism という概念が提唱されている（図❶）[20)]。DNAやヒストンがメチル化修飾される際にメチル基の供与体として機能する S-アデノシルメチオニン（SAM）はこの経路の代謝物であり，MTHFR 遺伝子のように one carbon metabolism に関わる遺伝子あるいは物質（環境因子）が，メチル化を介したエピゲノム制御機構へ作用する可能性が注目されている。このようなエピゲノム制御機構が神経管閉鎖不全を含む先天異常の病態に関与する可能性を示唆するものとして，神経管閉鎖不全のある児のメチル化パターンに着目し，その異常を指摘した研究も報告されている[21)]。神経管閉鎖不全には様々な要素が複雑に絡み合いながら疾病発症に関わっていることが想定されている。

Ⅴ. 出生前検査と発生の低減

胎児の神経管閉鎖不全の罹患について，超音波検査や羊水中の alpha-fetoprotein（AFP）濃度や胎児由来の物質の過剰な存在によって検討することが可能である。さらに，母体血清の AFP や胎児由来の物質の測定によるスクリーニングも検討されることもある。

神経管閉鎖不全をもつ親は将来の妊娠においても再発率は一般集団よりは高いと考えられる（経験的再発率は5～7%程度といわれる）。すでに

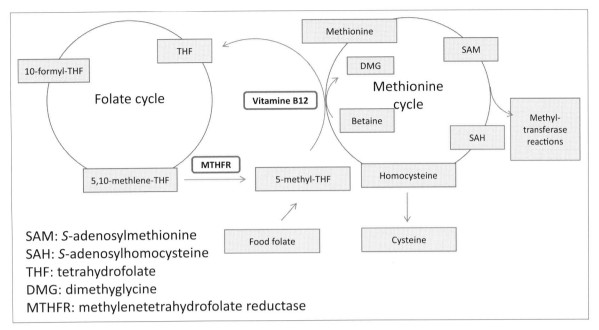

図❶ One carbon metabolism の概要（文献20より改変）

見てきたように，これらのリスクは食事あるいはサプリメントとしての葉酸の補給によって減少させうる可能性がある。しかし，すべての妊娠が計画的に成立するわけではないため妊娠前からの葉酸摂取は困難な場合がある。やはりいくつかの国で試みられているように食物への葉酸の強制添加は今後多くの国で検討するべき可能性があると考えられる。もちろん，葉酸添加ですべての発症を予防できるわけではないので，疾患機序へのさらなる検討が必要である。

Ⅵ．遺伝カウンセリングのポイント

多因子遺伝は，遺伝因子と環境要因がからみあって疾患の発症に関わる。神経管閉鎖不全の葉酸の摂取量を増やすことが発生頻度を低下させる効果があるとしても，葉酸の不足が子の疾患の発症原因であると短絡的に結論できない。

また，メンデル遺伝をする単一遺伝子疾患と異なり，理論的に再発率を計算することは困難である。こうした疾患では，既知の家系解析によって蓄積された経験的再発率が推定値とされるが，あくまで経験に基づく確率であることに留意した説明が必要である。さらに多因子遺伝では，環境要因の影響が想定以上に大きく，その影響が時代や地域，生活様式によって変化している可能性がある。あるいはまた，多因子遺伝と考えられる疾患であっても，その一部の症例は希少な単一遺伝性疾患の多面的症候の1つを見ている可能性も指摘される。丁寧な診察や十分な家族歴聴取などで，特定の遺伝様式が疑われることがないのか十分に留意する必要がある。

参考文献

1) Khoshnood B, Loane M, et al : BMJ 351, h5949, 2015.
2) https://www.icbdsrj.jp/
3) Feuchtbaum LB, Currier RJ, et al : Genet Test 3, 265-272, 1999.
4) Lemire RJ : JAMA 259, 558-562, 1988.
5) MRC Vitamin Study Research Group : Lancet 338, 131-137, 1991.
6) Daly LE, Kirke PN, et al : JAMA 274, 1698-1702, 1995.
7) Stover PJ : Nutr Rev 62（Suppl 1）, S3-12, 2004.
8) Czeizel AE, Dudás I, et al : Nutrients 5, 4760-4775,

2013.
9) Liu S, Joseph KS, et al : Circulation 134, 647-655, 2016.
10) CDC : MMWR Morb Mortal Wkly Rep 41(RR-14), 1-7, 1992.
11) Czeizel AE, Dudas I : N Engl J Med 327, 1832-1835, 1992.
12) Honein MA, Paulozzi LJ, et al : JAMA 285, 2981-2986, 2001.
13) Ray JG : Food Nutr Bull 29, S225-230, 2008.
14) Copp AJ, Greene ND : J Pathol 220, 217-230, 2010.
15) Yan L, Zhao L, et al : PLoS One 7, e41689, 2012.
16) Zhang T, Lou J, et al : PLoS One 8, e59570, 2013.
17) Yadav U, Kumar P, et al : Metab Brain Dis 30, 7-24, 2015.
18) Pollak A, Mueller-Malesinska M, et al : DNA Cell Biol 31, 1267-1273, 2012.
19) Wu W, Shen O, et al : PLoS One 5, e13884, 2010.
20) Yang M, Vousden KH : Nat Rev Cancer 16, 650-662, 2016.
21) Price EM, Peñaherrera MS, et al : Epigenetics Chromatin 9, 6, 2016.

右田王介
1999年　筑波大学医学専門学群卒業
2005年　同大学院博士課程人間総合科学研究科修了
　　　　国立成育医療センター遺伝診療科レジデント
2009年　カナダ The Hospital for Sick Children リサーチフェロー
2012年　国立成育医療研究センター研究所研究員
2014年　聖マリアンナ医科大学講師

第2章　主に新生児～小児期にみられる多因子疾患の遺伝医学研究・診療各論

2．口唇裂・口蓋裂

夏目長門

口腔先天異常は非常に多くの種類があるが，その中でも口唇口蓋裂は非常に重要な疾患である．本稿では口唇口蓋裂に関して，遺伝子カウンセリングに最低限必要な事項について概述する．

はじめに

口唇裂・口蓋裂は，日本人において最も頻度の高い外表奇形で，おおよそ500～600人に1人の割合で発生する．その治療は，生下時より成長が終了するまで継続する必要があり，小児科，口腔外科，形成外科，矯正歯科，小児歯科，歯科補綴科などの歯科医師，産科，耳鼻咽喉科，臨床遺伝専門医などの医師に加え，言語聴覚士，管理栄養士，臨床心理士などがチームを組んで一貫治療を行う（チームアプローチ）治療が必要である．

Ⅰ．発生頻度と家族内発現率

口唇裂・口蓋裂の発生頻度は人種により異なり，日本人を含む黄色人種はおおよそ500人に1人と最も多く，ついで白人のおおよそ1000人に1人，黒人はおおよそ1500人に1人と最も少ないと考えられているが，最近では種々の報告がある．

口唇裂・口蓋裂は口唇から歯槽にかけて披裂のある「口唇裂」（図❶），口蓋に披裂のある「口蓋裂」（図❷），両者を合併した「口唇口蓋裂」（図❸）に大別され，その発生頻度は口唇口蓋裂が最も多く，ついで口唇裂，口蓋裂と続く．調査により多少の違いはあるが，筆者らは1843名の口唇口蓋裂患者の中で対象者を一度近親者とし，両親，同胞（兄弟，姉妹），家族歴に口蓋裂患者がいる

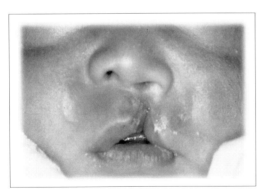

図❶　口唇裂

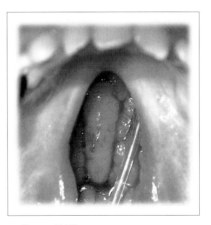

図❷　口蓋裂

■ **Key Words**
口唇裂，口蓋裂，口腔先天異常，家族内発現と性差，出生前相談，披裂パターンモデル

49

発端者の場合に，披裂パターンを 16 区分（口唇裂部 6 区分，顎裂部 4 区分，口蓋裂部 6 区分）に分類した披裂パターンモデル[1]を用いて調査，検討をした（図❹）。その結果は以下のごとくであった。

1. 対象者の裂型と性差

対象者の裂型別の人数は，口唇裂は 430 名（34.4％），口唇口蓋裂 561 名（45.0％），口蓋裂 257 名（20.6％）であった。裂型別の性差は，口唇裂：男 251 名，女 179 名，口唇口蓋裂：男 344 名，女 217，口蓋裂：男 101 名，女 156 名であった（表❶）。

2. 口蓋裂発端者の中で家族歴を認めた者

口蓋裂発端者の中で家族歴を認めた者は 37 名（男 11 名，女 26 名）で，口蓋裂発端者の 8.5％に口唇・口蓋裂の家族歴が認められた。裂型別では，口唇裂 3 名（男 3 名，女 0 名），口唇口蓋裂 1 名（男 1 名，女 0 名），口蓋裂 33 名（男 7 名，女 26 名）であった。女性の口蓋裂発端者からは，口唇裂および口唇口蓋裂は認められなかった。P4 は 8 名（男 1 名，女 7 名），P3 は 12 名（男 3 名，女 9 名），P2 は 7 名（男 2 名，女 5 名），P1 は 10 名（男 5 名，女 5 名）であった（図❺）。

3. 家族歴に口蓋裂を認めた口唇・口蓋裂発端者

家族歴に口蓋裂患者を認めた発端者は 39 名（男 10 名，女 29 名）であり，発端者の 2.1％が家族内発現者の裂型が口蓋裂であった。裂型別では，口唇裂 1 名（男 1 名，女 0 名），口唇口蓋裂 5 名（男 2 名，女 3 名），口蓋裂 33 名（男 7 名，女 26 名）であった。披裂パターンモデルでは，口唇裂は L2A2 が 1 名であった。口唇口蓋裂では L3A2P5 は 4 名，L6A4P6 は 1 名ですべて完全型であった。口蓋裂で P4 は 8 名（男 1 名，女 7 名），P3 は 11 名（男 2 名，女 9 名），P2 は 5 名（男 0 名，女 5 名），P1 は 9 名（男 4 名，女 5 名）であった。

4. 家族歴に口蓋裂を認めた口唇・口蓋裂発端者の披裂パターン（図❻）

(1) 父が口蓋裂の場合

父に口蓋裂を認めた発端者は 6 名であり，すべて女性であった。裂型は，口蓋裂 5 名，口唇口蓋裂 1 名であった。披裂パターンモデルでは，P3 は 2 名，P2 は 2 名，P4 は 1 名，L3A2P5 は 1 名であった。

(2) 母が口蓋裂の場合

母に口蓋裂を認めた発端者は 6 名であり，すべ

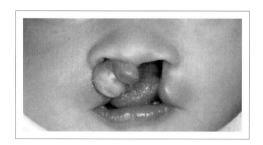

図❸　口唇口蓋裂

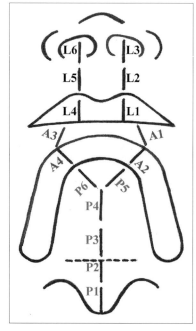

図❹　披裂パターンモデル

表❶　裂型と性別

	口唇裂	口唇口蓋裂	口蓋裂	合計
男	251（名） 36.1（％）	344（名） 49.4（％）	101（名） 14.5（％）	696（名）
女	179（名） 32.4（％）	217（名） 39.3（％）	156（名） 28.3（％）	552（名）
合計	430（名） 34.4（％）	561（名） 45.0（％）	257（名） 20.6（％）	1,248（名）

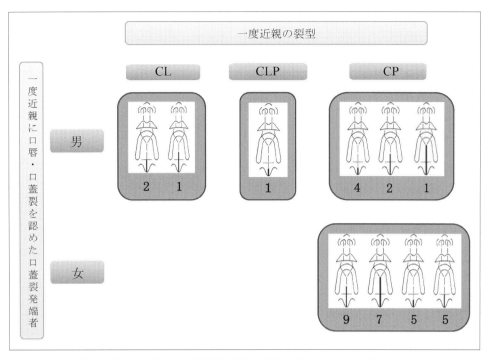

図❺　一度近親に家族歴を認めた口蓋裂発端者の性別と披裂パターン数

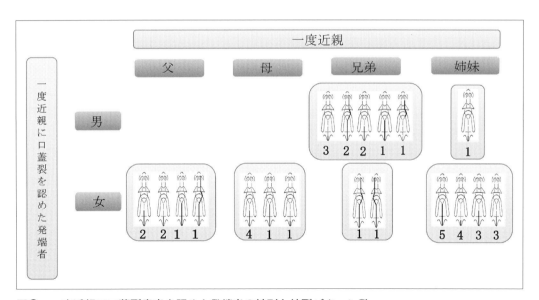

図❻　一度近親に口蓋裂患者を認めた発端者の性別と披裂パターン数

て女性であり，男性はいなかった．裂型は，口蓋裂6名であった．披裂パターンモデルでは，P3は4名，P4は1名，P1は1名であった．

(3) 兄弟が口蓋裂の場合

兄弟に口蓋裂を認めた発端者は11名であった．

性差は男性9名，女性2名であった．裂型は，口蓋裂6名（男6名，女0名），口唇口蓋裂4名（男2名，女2名），口唇裂1名（男1名，女0名）であった．披裂パターンモデルでは，P1は3名，P3は2名，P4は1名，L3A2P5は4名，L2A2は

1名であった。
（4） 姉妹が口蓋裂の場合
　姉妹に口蓋裂を認めた発端者は16名であった。性差は男性1名，女性15名であった。裂型は，16名すべてが口蓋裂であり，口唇裂および口唇口蓋裂は認めなかった。女性の披裂パターンモデルは，P4は5名，P1は4名，P3は3名，P2は3名であった。男性の披裂パターンモデルはP1であった。

5. 口蓋裂発現と関連遺伝子との関わり
　本調査結果では，父母のうちどちらかが口蓋裂の場合，その子供はすべて女性であり，性差が認められた。さらに姉妹が口蓋裂の場合，発端者の裂型はすべて口蓋裂であり，性差は1名のみ男性で，その他15名は女性に認められた。一方，兄弟が口蓋裂の場合，発端者は男女ともに認められたが，女性に口蓋裂の発端者を認めず，完全型の口唇口蓋裂のみであった。このことから，口蓋裂の家族内発現には，性と強く関連していることが示唆された。本調査において，一度近親が口蓋裂の発端者の場合，ほぼ女性で完全型の口蓋裂が多く認められた。このことより，両親いずれかのX染色体に口蓋裂の発現と披裂程度に影響する情報が存在している可能性が考えられた。現在までに，口唇・口蓋裂出生に関与する遺伝子としてIRF6[2)3)]，TGFB3[4)-6)]，MSX1[7)]，PAX9[6)8)]，RYK[9)]などが報告されるとともに，ヒトX染色体連鎖型口蓋裂の原因遺伝子の1つとしてT-box型転写因子のTbx22が報告されており[10)-12)]，口蓋裂出生と性染色体との関与が裏づけられている。このことは，一度近親が口蓋裂で，その発端者において女性の口蓋裂が多い理由と考えられた。また，常染色体上に存在するとされるSox9は性決定に関与する因子と報告されるとともに[13)]，口蓋裂の発生にも関与しているとも報告されている[14)]。現在までに性決定および性分化過程に関与する遺伝子としてSF1[15)]，Sry[16)]，Dax1[17)]などが報告されており，今後，性に関与する遺伝子と口蓋裂の関係について遺伝解析や組織学的解析が重要になると思われた。

6. 家族内発現と性差について
　北欧における一度近親の口唇・口蓋裂の再発率は一般集団の発現率の24～82倍と報告されている[18)19)]。特にGrosenら[20)]の報告によると，両親における口蓋裂の再発危険率は10倍であった。そのことより，一度近親内に口唇・口蓋裂がいる場合，父母が口蓋裂の場合ではその子供での，同胞が口蓋裂の場合ではその次の子供での口唇・口蓋裂の発現が高まると考えられた。
　1988年までに一度近親の罹患率に関する報告は本邦において6報告[21)-26)]あったが，その後，同様な報告はわれわれが渉猟しうるかぎりなかった。それによると，男性の口蓋裂発端者の一度近親の罹患率は0～2.58％で，その平均は1.79％，女性の口蓋裂発端者の一度近親の罹患率は0.84～1.98％で，その平均は1.27％であった。
　本調査では父および母が口蓋裂患者の場合，将来，着床前診断の発達や倫理的問題がクリアされれば，その子供が口唇口蓋裂として生まれてきたのはすべて女性であった。また姉妹が口蓋裂の場合，P1である口蓋垂裂の男性1名を除き，裂を認めたものは女性であった。この結果より，両親のいずれかが口蓋裂患者で子供を生む場合，男性を選択すれば遺伝子の継代なく口蓋裂患児は出生しないと考えられた。同様に，第1子に女性の口蓋裂の子供が生まれた場合，第2子に男性を選択することで口蓋裂の出生および重度な口蓋裂を予防できる可能性があると考えられた。

II．原因
　胎生期に各種突起が発現し，突起がしかるべきところで癒合することで，顔面ならびに口腔が形成されるが，この突起の癒合が行われないと披裂が生じる。口唇裂は内側鼻突起尖端の球状突起と上顎突起の癒合不全，口蓋裂は左右口蓋突起の癒合不全，口唇口蓋裂は両者の合併により生じるといわれている[27)-33)]。
　先天異常の原因は遺伝的要因と環境的要因に大別される。単一の遺伝的要因だけ（単一遺伝子疾患）であればメンデルの遺伝様式（優性遺伝，劣性遺伝）に従うが，口唇裂・口蓋裂はこの様式に

従わない。一方，環境的要因だけであれば，家族内集積性がなく，血族における罹患率は一般集団と同じになるが，口唇裂・口蓋裂の血族における罹患率は一般集団よりも高い。そこで非症候性口唇裂・口蓋裂においては，複数の遺伝的要因と多くの環境的要因が相加的に積み上がり，ある閾値を超えた時に発生する多因子しきい説が有力視されている。

環境的要因としてはステロイドホルモンやビタミンAなどの化学物質の曝露，喫煙，アルコール摂取，貧血，ウイルス感染，葉酸の摂取不足などが挙げられており，遺伝的要因として口唇裂・口蓋裂の発生に関与する遺伝子とされているものには，MTHFR，MSX1，TBX22，IRF6，PVRL1，FOXC2，TGFA，TGFB3，RARAなどがある。なお，症候群の症状としての口唇裂・口蓋裂（症候群性口唇裂・口蓋裂）は，それぞれの症候群の原因による[34)-41)]。

Ⅲ．治療法

本邦ではいくつかの治療法があるが，ここでは著者の治療の流れについて述べる。

1．哺乳指導

口唇裂・口蓋裂を有する患児が，最初に遭遇する問題が哺乳である。口唇裂・口蓋裂を有する患児は口腔内を陰圧にすることが困難で吸啜力が弱く，また披裂から入り込んだ乳首による鼻中隔の褥創性潰瘍などにより哺乳障害に陥り，なかには経管栄養に頼っている患児もみられる。このような場合は各種哺乳器や乳首より患児にあったものを選択し，哺乳指導を行うとともに，できるだけ早期にHotz（ホッツ）床を装着する。Hotz床は本来歯槽部や口蓋の術前矯正に用いられるものであるが，披裂を封鎖することにより，鼻腔側への乳首の入り込みを防ぎ，吸啜力を上昇させることに有効である。

経口摂取が不可能な場合は，経管栄養や経静脈栄養の対象となるが，消化器系に異常がなければ，より生理的な経管栄養が望まれる。吸啜，嚥下と満腹感との関係を維持させるために経管栄養注入時におしゃぶりや空乳首（哺乳瓶の乳首部分のみ）をくわえさせ，吸啜運動をさせながら注入する。いずれの場合も，口唇，頬，舌の粘膜や筋に刺激を与え，本来備わっている哺乳運動を賦活化させることで経口哺乳へ導く必要がある。

2．術前矯正

口唇裂手術前には鼻孔の，口蓋裂手術前には歯槽・口蓋形態の矯正を行う。

鼻孔矯正については不完全裂であれば鼻孔リテーナーを用いるが，完全裂の場合は鼻腔底がなく鼻孔リテーナーの保持が困難であるため，Hotz床に外鼻形態矯正装置（ネーザルステント）を付与して用いる。

3．口唇形成術

口唇裂の手術は多くの施設で生後3ヵ月，体重6kgをめどに行われる。両側裂の場合は，この時期に左右同時に行う場合と，この時期に片側，3～4ヵ月後に反対側と2回に分けて行う場合がある。術前鼻孔矯正を行っている場合はその効果を待ち，初回手術を生後6ヵ月頃行う場合もある。

手術の目的は単に口唇の披裂を閉鎖するだけでなく，断裂した口輪筋を構築し機能的に改善することであり，また披裂により変形した外鼻や口唇の形態を正常に近づけることで審美的にも改善する。

4．口蓋形成術

口蓋裂の手術は1歳6ヵ月頃，体重10kgをめどに行われることが多い。これは構音の自然習得という観点から適期とされているが，上顎の発育，全身麻酔や手術に対する抵抗力，軟口蓋諸筋の成長などに観点を変えると，できるだけ後で行ったほうが有利である。したがって，発達遅滞などにより発語がない場合は，摂食機能に問題がなければ，単に暦年齢で考えるだけでなく，発達年齢も考慮して手術時期を決めることが望ましい。上顎の発育を考えて，口蓋形成を2回に分け，この時期に軟口蓋のみ閉鎖し，上顎の発育抑制につながる硬口蓋の手術は発育を待ち，5歳前後で行う方法もある。

手術の目的は口唇裂と同様，単に披裂を閉鎖するだけでなく，口蓋帆挙筋，口蓋咽頭筋など軟口蓋の筋肉群を正常な位置に構築し，鼻咽腔閉鎖機

能を獲得させることにある。そのために口蓋骨後端に付着した筋を剥離し、本来の位置である後方へ移動させた後，左右の筋肉群を縫合し，筋輪（muscle sling）を形成する必要がある。

5. 言語治療

出生直後，定期的に言語聴覚士による発達評価および哺乳や摂食訓練が行われる。鼻咽腔閉鎖機能に関しては，X線検査や鼻咽腔ファイバースコープ検査も併用し，正確な評価が求められる。著者らの施設では，言語聴覚士が手術前より介入し，患児とも信頼関係を築き，リラックスして訓練が受けられるようにしている。また児の能力開発も並行して行っている。

6. 矯正治療と顎裂部骨移植術

通常，矯正歯科治療は永久歯に対して行うものであるが，口唇裂・口蓋裂患者で上顎の劣成長がみられる場合，できるだけ早期（患者の受け入れが可能な4～5歳頃）に治療を開始する。この時期は乳歯列であり，永久歯と交換する乳歯の歯列不正を矯正しても意味がない。この時期に行う治療は，上顎が後退していれば前方牽引，歯列が狭窄していれば側方拡大と，歯牙ではなく歯槽骨の矯正を行う。特に前方牽引はこの時期に開始しないと移動が困難となる。

十分な側方拡大ができたところで，犬歯の萌出時期を目安に開大した顎裂部に骨移植を行う。移植骨は腸骨，脛骨，下顎骨などから採取した海綿骨細片である。海綿骨細片は骨改造が早く，移植操作も簡便であるが，吸収される可能性もあるため，移植床は十分減張し，閉創時にも移植骨に強い圧がかからないよう作製する必要がある。また，移植床内面は骨または骨膜で覆われるように作製することが望ましい。なお，顎裂部に瘻孔がある場合は同時に閉鎖を行う。

移植骨が生着し，骨の厚みが保たれれば，顎裂部への歯牙の移動が可能となる。

7. 顎矯正手術

口唇裂・口蓋裂患者は上顎の劣成長をきたすことが多く，これにより中顔面が後退し，相対的な下顎前突症（実際は上顎後退症）を生じる。矯正歯科治療で咬合の改善が見込まれない場合は，顎の成長が終了したところで顎矯正手術を行う。顎矯正手術に伴い，術前・術後の矯正歯科治療が必要なため，矯正歯科医と手術を担当する外科医が綿密な連絡をとり，治療方針を決定する。

下顎に対しては下顎枝矢状分割術，上顎に対してはLe Fort（ル・フォー）I型骨切り術が多用される。口蓋裂を有する患者は不用意な上顎の前方移動により鼻咽腔閉鎖機能が損なわれる場合もあるので，移動量の決定は慎重に行う必要がある。移動量が多い場合は一期的に移動するのではなく，上顎に骨延長器を取り付け，1日1mm程度ずつ骨延長を行ったほうが鼻咽腔閉鎖機能に関しては安全である。

8. 遺伝カウンセリング

心理サポート，主治医・担当医はもとより臨床心理士や臨床遺伝専門家による患者への各種サポートが必須である。

おわりに

口唇口蓋裂は審美障害や構音障害，さらには偏見などもあり，病院の機能だけでは対応できないので，口唇口蓋裂の援助団体（国連認定法人 日本口唇口蓋裂協会，E-mail: jcpf@jcpf.or.jp）を紹介して，専門家により悩みの電話相談や最新の情報を入手できるようにアドバイスすることが重要である。

参考文献

1) Nagase Y, Natsume N, et al : J Maxillofac Oral Surg 9, 389-395, 2010.
2) Zucchero TM, Cooper ME, et al : N Engl J Med 351, 769-780, 2004.
3) Kondo S, Schutte BC, et al : Nat Genet 32, 285-289, 2002.
4) Sato F, Natsume N, et al : Plast Reconstr Surg 107, 1909-1910, 2001.
5) Beaty TH, Hetmanski JB, et al : Genet Epidemiol 22, 1-11, 2002.
6) Ichikawa E, Watanabe A, et al : J Hum Genet 51, 38-46, 2006.

7) Blanco R, Chakraborty R, et al : Hum Biol 73, 81-89, 2001.
8) Das P, Hai M, et al : Am J Med Genet A 118A, 35-42, 2003.
9) Watanabe A, Akita S, et al : Cleft Palate Craniofac J 43, 310-316, 2006.
10) Braybrook C, Doudney K, et al : Nat Genet 29, 179-183, 2001.
11) Braybrook C, Lisgo S, et al : Hum Mol Genet 11, 2793-2804, 2002.
12) Marçano AC, Doudney K, et al : J Med Genet 41, 68-74, 2004.
13) Wagner T, Wirth J, et al : Cell 79, 1111-1120, 1994.
14) Benko S, Fantes JA, et al : Nat Genet 41, 359-364, 2009.
15) Lourenço D, Brauner R, et al : N Engl J Med 360, 1200-1210, 2009.
16) Sinclair AH, Berta P, et al : Nature 346, 240-244, 1990.
17) Swain A, Narvaez V, et al : Nature 391, 761-767, 1998.
18) Skjaerven R, Wilcox AJ, et al : N Engl J Med 340, 1057-1062, 1999.
19) Mitchell LE, Christensen K : Am J Med Genet 61, 371-376, 1996.
20) Grosen D, Chevrier C, et al : J Med Genet 47, 162-168, 2010.
21) 讃井善治：人類遺伝誌 7, 194-223, 1962.
22) 田中俊彦：人類遺伝誌 16, 278-308, 1972.
23) 佐藤和則：日口蓋誌 13, 157-181, 1988.
24) Koguchi H : Jpn J Hum Genet 20, 207-221, 1975.
25) Tanaka K, Fujino H, et al : Jpn J Hum Genet 12, 141-149, 1967.
26) Fujino H, Tashiro H, et al : Jpn J Hum Genet 12, 62-68, 1967.

夏目長門

1985 年	愛知学院大学大学院歯学研究科修了（口腔外科学専攻）
	愛知学院大学歯学部口腔外科学第二講座助手
1986 年	同講師
1995 年	愛知学院大学歯学部附属病院口唇口蓋裂センター医局長
1997 年	カナダ ダルハウズイ大学客員教授（現在に至る）
	愛知学院大学歯学部口腔外科学第二講座助教授
1998 年	モンゴル国立医科大学客員教授（現在に至る）
	ヤンゴン大学歯学部客員教授（現在に至る）
1999 年	愛知学院大学歯学部特殊診療科教授，愛知学院大学歯学部附属病院口唇口蓋裂センター部長（現在に至る）
	国立ハノイ医科大学客員教授（現在に至る）
	モンゴル国立医科大学学長顧問（現在に至る）
2001 年	愛知学院大学歯学部付属病院言語治療外来科長（現在に至る）
	国立ラオス医科大学客員教授（現在に至る）
2006 年	愛知学院大学歯学部口腔先天異常学研究室特殊診療科教授（兼務）（現在に至る）
2007 年	愛知学院大学歯学部寄附講座「口腔先天異常遺伝学・言語学」兼担特殊診療科教授（現在に至る）
2014 年	名古屋大学医学部・医学系研究科ヤング・リーダーズ・プログラム招へい教員
2015 年	エチオピアアジスアベバ大学名誉教授（現在に至る）
	AMED（国立研究開発法人日本医療研究開発機構）研究分担者（現在に至る）

第2章 主に新生児～小児期にみられる多因子疾患の遺伝医学研究・診療各論

3. 川崎病の遺伝要因解明の現状と課題

尾内善広

　国内外で川崎病の罹患感受性遺伝子の同定を目的とした大規模研究が行われ，現在までに関連の再現性の高い6つの遺伝子座位が確認されている。成人領域の自己免疫性疾患と共通の遺伝要因の発症への関与に加え，Ca^{2+}/NFAT経路の活性化の亢進が川崎病の発症および重症化の背景として注目されている。後者の知見が後押しとなり，同経路を標的とした既存薬剤の重症川崎病患児への適応拡大をめざす drug repositioning 研究が行われている。今後はレアバリアントや人種特異的な罹患の遺伝要因のさらなる追求に加え，重症化などの背景にある遺伝要因を詳細な臨床情報を用いたゲノムワイドな層別化解析により検索することが課題になると思われる。

はじめに

　川崎病は1967年に日本で見出された原因不明の小児の急性熱性疾患である。多因子遺伝性疾患であり，罹患感受性や罹患した際の重症化に関わる遺伝要因の特定が進んでいる。

Ⅰ．疫学上の特徴

　川崎病は発熱や発疹を主徴とし，1歳前後の小児に好発する全身性の血管炎症候群であり，年間の新規罹患者数は約15,000人であり，増加傾向にある。元来自然軽快することが多く予後は良好だが，5％未満の患児に合併症として生じる冠動脈瘤などの病変（CAL）のために，近年先進国では小児の後天性心疾患の原因の筆頭となっている。何らかの感染が契機となり生じると考えられているが，病原因子は特定されておらず，詳細な発症メカニズムは未解明である。明確な遺伝形式が想起される家系は存在しないが，同胞例や親子例が一般の罹患率から期待される頻度より多いことや，疫学上の最大の特徴である東アジア系の人種での高罹患率から，民族間・個人間に遺伝的素因による罹患しやすさ（感受性）の違いがある多因子遺伝性疾患であると認識されている。

Ⅱ．初期の川崎病の遺伝学的研究

　自己免疫性疾患の多くの場合と同様，主としてHLAやサイトカイン遺伝子などの免疫疾患，炎症性疾患の候補遺伝子を中心にありふれた遺伝子多型と川崎病との関連を探る研究がヒトゲノム解読終了前には多くなされた[1]。1990年代になり，多因子遺伝性疾患の解析に導入された同胞罹患例を対象としたノンパラメトリック連鎖解析によって，川崎病と連鎖の傾向を認める10ヵ所の染色体領域（図❶）が2007年に報告されている[2]。

Ⅲ．ポストゲノム時代の川崎病遺伝学的研究の成果

　ヒトゲノムの解読が終了し，一塩基多型（SNP）およびハプロタイプ地図が整備され，さらには高効率なSNPタイピング手法が開発されたことにより，多因子遺伝性疾患の感受性遺伝子の特定は

■ **Key Words**
川崎病，小児，血管炎，冠動脈瘤，多因子遺伝性疾患，Ca^{2+}/NFAT パスウェイ

3. 川崎病の遺伝要因解明の現状と課題

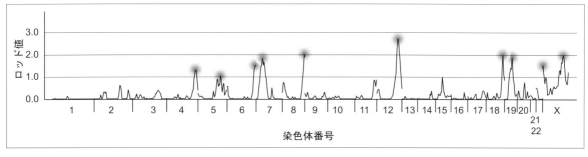

図❶　罹患同胞対解析の結果
78組の罹患同胞間でのマイクロサテライトマーカーの同祖的対立遺伝子の共有の頻度を1-22番, X染色体について合計399ヵ所調べ, 多点連鎖解析を実施した. ロッド値が1.0を超す領域を灰色の丸で示す.

それまでにないペースで行われるようになった. 上述の連鎖解析に引き続く関連解析やゲノムワイド関連解析（GWAS）により, 川崎病に関し現在までに以下に示す6つの感受性遺伝子（座）が特定されている.

1. inositol 1,4,5-trisphosphate 3-kinase C (ITPKC)

連鎖解析[2]で見出された19番染色体長腕（q13.2）の候補領域に存在する ITPKC 遺伝子のイントロン1内のSNP（rs28493229 G/C）が日米に共通して川崎病と関連する機能的多型として2008年に報告されている[3]. ITPKC は細胞が種々の細胞表面の受容体からの刺激に応答する際のシグナル伝達の経路の1つ（Ca^{2+}/NFAT パスウェイ）においてセカンドメッセンジャーとして働くイノシトール3リン酸（IP3）にリン酸基を1つ付加し IP4 へと変換する酵素である. 末梢血単核球を刺激すると ITPKC mRNA の発現が上昇することから, 炎症細胞の活性化を負に制御する役割を担うと考えられる（図❷）. GからCへの塩基置換によりスプライシングの効果が低下することが実験で確認されており, 末梢血単核球に発現する ITPKC mRNA の量にアレル間で差がある（G>C）ことも確かめられた. このことから感受性アレル（C）を有することにより転写産物の一部がイントロンが残存し正常に翻訳されない無効な mRNA となる結果, シグナル伝達の制御が不十分となることが炎症細胞の過剰な活性化に関係すると想定されている.

2. Caspase3 (CASP3)

4番染色体長腕（4q）の候補領域に存在する CASP3 遺伝子のエクソン1の非翻訳領域内のSNP（rs113420705 G/A）が日本人, 米白人に共通して川崎病と関連することが2010年に報告された[4]. SNPの部位に転写因子 NFAT の結合配列があり, 感受性アレル（T）で NFAT の結合が低下すること, 末梢血単核球内で CASP3 mRNA の発現量にアレル間の差（G>A）があることが同時に示されている. CASP3 は細胞のアポトーシスに関わるプロテアーゼであり, 特に活性化したT細胞や好中球といった免疫系の細胞が適切に排除されて炎症が収束するメカニズムに重要だと考えられている. 多数知られている CASP3 の分解基質には NFAT や IP3 受容体も含まれ, ITPKC との同様の機序での関与の可能性が考えられている（図❷）.

3. Fc fragment of IgG, low affinity IIa, receptor (FCGR2A)

1番染色体長腕（q23）の Fc ガンマ受容体遺伝子クラスター内にあるSNP群と川崎病との関連は2011年に欧米人を対象とした GWAS の結果, 見出されている[5]. 最も有意な関連は FCGR2A 遺伝子のアミノ酸置換を伴うSNP（rs1801274 A/G）に観察されている. FCGR2A は好中球やマクロファージの細胞表面に発現し免疫複合体によって架橋されると細胞内に活性化のシグナルを伝達する. rs1801274 は FCGR2A タンパクの131番目のコドンの翻訳が変化する非同義SNPであり,

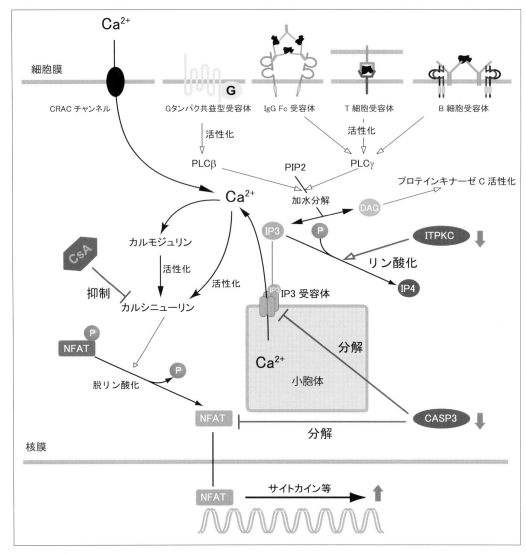

図❷ Ca²⁺/NFAT パスウェイと川崎病感受性遺伝子
DAG：ジアシルグリセロール，IP3：イノシトール3リン酸，PLC：ホスホリパーゼ，PIP2：ホスホイノシトール2リン酸，CsA：シクロスポリン A，CRAC チャネル：カルシウム遊離活性化カルシウムチャネル，NFAT：nuclear factor of activate T cells

感受性アレル（A）に対応するヒスチジンでは，G アレルに対応するアルギニンと比較し，IgG2 サブクラスに対する結合親和性が上昇することが過去に報告されている．

4. B lymphoid kinase（BLK）

日本と台湾でイルミナ社の HumanHap550K，アフィメトリクス社の SNP Array6.0 をそれぞれ用い独立に実施された GWAS 研究により，8 番染色体短腕（p23-p22）の *BLK* 遺伝子の近傍の SNP と川崎病との有意な関連が 2012 年に同時報告された[6,7]．有意な関連を示す SNP は *BLK* の 5' 上流，*FAM167A*（family with sequence similarity 167, member A）遺伝子との間の領域から *BLK* のイントロン1内の範囲にかけて存在する．この領域の SNPs は SLE や関節リウマチなどと関連し，自己免疫性疾患の共通の罹患感受性遺伝子座とし

て知られている。BLKはsrcファミリーのチロシンリン酸化酵素であり，同じファミリーのタンパクであるLYN, FYNとともに主にB細胞に発現しB細胞受容体のシグナル伝達に関わっている。現時点ではFAM167Aの機能は明らかではなく，自己免疫性疾患の発症機序にB細胞が主たる役割を演ずることから*BLK*が感受性遺伝子である可能性が広く支持されている。川崎病と関連がみられるSNP群の感受性アレルには*BLK*に対しては負の，*FAM167A*に対しては正のeQTL効果が白血球でみられる。BLKの感受性ハプロタイプの保有者ではクラススイッチを経たメモリーB細胞増加がみられるという報告もある[8]。

5. *CD40*（CD40）

CD40はTNF受容体スーパーファミリーに属する膜タンパク質であり，20番染色体長腕（q12-q13.2）に位置する。抗原提示細胞や血管内皮細胞などに発現し，活性化したCD4$^+$ T細胞が発現するCD40Lとの結合により，細胞内に分化や活性化のシグナルが伝達される。B細胞においては免疫グロブリンのクラススイッチに必須な分子であり，CD40の欠損は高IgM血症を特徴とする常染色体劣性の原発性免疫不全症候群（高IgM症候群）の原因となる。*CD40*遺伝子座にはSLEやGraves病などとの関連が知られるSNPが存在し，BLK同様，自己免疫性疾患の共通の罹患感受性遺伝子の1つであると考えられる。川崎病と関連し連鎖不平衡の関係にあるSNP群には開始コドンの1塩基5'側に位置し，感受性アレル（C）がタンパクの翻訳効率の上昇をもたらすrs1883832（C/T）が含まれる[6,7]ほか，SNP群の感受性ハプロタイプから転写されたRNAにおいて，膜貫通領域を失うスプライシングバリアントの発生率が低いことが報告されており[6]，いずれもメカニズムからもCD40の機能が相対的に高い状態が川崎病発症に促進的に作用すると解釈可能である。

6. *HLA*クラス2領域

川崎病とHLAとの関連に関してはそれまで高いエビデンスで肯定もしくは否定の結論づけをした研究がなかったが[1]，2012年に報告された日本人におけるGWAS研究では，HLAクラス2の*HLA-DOB*および*DQB2*の遺伝子間領域に川崎病と有意な関連を示すSNPの存在が見出され[6]，その後の追試によっても日本人では関連の再現性が高いことがわかっている（著者ら未発表データ）。少なくとも日本人に関してはHLA領域内に遺伝子多型が罹患感受性に関与することは確実と言えそうだが，領域内の真の感受性遺伝子は現時点では明らかではない。また，台湾[7]や韓国[9]で実施されたGWASにおいても同領域に関連は確認されていないことから，人種や民族によって関連の有無もしくは関連するSNPの状況が大きく異なることが予想される。

IV．重症化関連遺伝子

川崎病の臨床においても最大の課題は，現行の標準的治療法によりCALの発生を100％抑えることができていないことである。免疫グロブリン大量静注療法（IVIG）と経口アスピリンの組み合わせによる標準治療の奏効率は85〜90％であると言われており，初回治療にて解熱が得られない"不応例"はCALのハイリスク群となる。CALの発生は発症後10日前後から起きることが多く，可能な限りそれ以前の病日に炎症を終息させることが極めて重要である。しかし現状では，正確かつ早期に行える不応の診断法，不応のメカニズムに即した強化初期治療法として十分なものは未開発であり，最も重篤な合併症である直径8mmを超す巨大冠動脈瘤を形成，死に至るケースもあるのが実情である。Onouchiらは治療内容と有効性評価の基準を統一した臨床研究に参加した川崎病患者群を解析し，*ITPKC*および*CASP3*の感受性SNPが免疫グロブリンへの応答性やCALの合併リスクと関連することを見出し報告している[10]。特に，両遺伝子のリスクアレルを同時に保有する場合に不応リスクとの関連が最も強く（表❶），ITPKC, CASP3が同一経路内（Ca^{2+}/NFATパスウェイ）で協調的に炎症の抑制を行っていると考えるモデル（図❸）や，次段で述べるIVIG不応重症川崎病症例に対するセカンド・サードラインの治療としてのシクロスポリ

● 第 2 章　主に新生児〜小児期にみられる多因子疾患の遺伝医学研究・診療各論

表❶　川崎病の罹患感受性遺伝子座の代表 SNP のアレル頻度と各遺伝モデルにおけるオッズ比

遺伝子 代表的 SNP [*1]	FCGR2A rs1801274 A/G	CASP3 rs113420705 G/A	HLA rs2857151 A/G	BLK rs2254546 A/G	ITPKC rs28493229 G/C	CD40 rs4813003 C/T
感受性アレル頻度 [*2]	0.808	0.380	0.712	0.721	0.149	0.630
オッズ比（95% 信頼区間）[*3]						
アレルモデル	1.38 (1.25 - 1.51)	1.20 (1.11 - 1.29)	1.27 (1.16 - 1.38)	1.85 (1.54 - 2.23)	1.43 (1.30 - 1.57)	1.28 (1.18 - 1.38)
優性遺伝モデル	1.87 (1.40 - 2.51)	1.22 (1.01 - 1.36)	1.52 (1.22 - 1.88)	1.88 (1.53 - 2.32)	1.49 (1.34 - 1.67)	1.48 (1.23 - 1.77)
劣性遺伝モデル	1.41 (1.26 - 1.57)	1.33 (1.16 - 1.53)	1.29 (1.16 - 1.43)	1.63 (1.47 - 1.81)	1.78 (1.30 - 2.42)	1.33 (1.20 - 1.47)
感受性アレル頻度（中国人）[*4]	0.665	0.320	0.714	0.777	0.068	0.694
感受性アレル頻度（白人）[*5]	0.515	0.753	0.601	0.879	0.096	0.869

[*1] 感受性アレルに下線を付した
[*2] 日本人川崎病患者約 3800 人および対照約 2300 人によるデータ（未発表）
[*3] 104 人の東京在住日本人（HapMap JPT）
[*4] 103 人の北京在住漢民族（HapMap CHB）
[*5] 99 人のアメリカユタ州在住白人（HapMap CEU）

遺伝子座とモデルの説明		患者サブグループ	低リスク 人数 (%)	高リスク 人数 (%)	オッズ比 (95% 信頼区間)	P 値
ITPKC rs29493229 GG GC CC	リスクアレル (A) をもつと不応リスク が高くなる （優性遺伝モデル）	IVIG 反応群	277 (63.4%)	160 (36.6%)	1.83 (1.15 - 2.93)	0.011
		IVIG 不応群	50 (49.0%)	52 (51.0%)		
CASP3 rs113020705 GG GA AA	リスクアレル (C) をもつと不応リスク が高くなる （優性遺伝モデル）	IVIG 反応群	161 (36.8%)	276 (63.2%)	2.08 (1.12 - 3.56)	0.0074
		IVIG 不応群	23 (22.5%)	79 (77.5%)		
2 ローカスモデル rs113020705 rs29493229	2 つの SNP の リスクアレルを 同時にもつと 不応リスクが 高くなる	IVIG 反応群	341 (78.0%)	96 (22.0%)	2.79 (1.71 - 4.57)	0.000042
		IVIG 不応群	58 (56.9%)	44 (43.1%)		

図❸　*ITPKC*，*CASP3* の SNP と川崎病罹患児の IVIG 不応リスクとの関連

1 回もしくは 2 回の IVIG 投与で解熱した症例を反応群，2 回目の IVIG にても解熱しなかった症例を IVIG 不応群と分類した．ロジスティック回帰分析において患児の年齢，性別，IVIG 投与量による補正を行った．

ンの可能性を支持する根拠となっている．

V．遺伝学的研究成果の臨床への応用

シクロスポリンは小児科領域でも臓器移植後やネフローゼ症候群の患児に対し長期間投与の実績が豊富にある免疫抑制剤である．川崎病に対しては IVIG 不応の際に適応外使用で効果が得られた症例の経験から，小児科医の一部においては川崎病に対する有効性の認識は高かった．Ca^{2+}/NFAT パスウェイの活性化が川崎病の重症化の背景にある可能性が浮上したことを受け，同パスウェイ内の分子であるカルシニューリンの阻害剤であるシ

クロスポリンが再注目されることとなり，川崎病の遺伝学的研究の成果から派生したトランスレーショナル研究として，安全性の確認を目的とした臨床研究[11]に続き，保険収載をめざす医師主導治験が現在実施されている[12]。

Ⅵ．今後の展開と課題

疫学上の最大の特徴である川崎病罹患率の人種差は，これまでに特定された感受性遺伝子座のリスクアレルの頻度からは説明されず（表❶），同定されていない遺伝要因はいまだ多いと推定されている．GWASのメタ解析により新規罹患感受性を特定する試みが日本・台湾・韓国の研究グループの協働により進行中であり，あるB細胞特異的遺伝子内のSNPに有意な関連が確認されている（論文作成中）．川崎病の病態に関する研究からはB細胞の関与についてこれまで着目されてこなかったが，BLK周辺の多型の関連もあいまって，今後，病因・病態におけるB細胞の役割についての理解が進む契機となると予想する．レアバリアントや患者固有の遺伝子変異の多因子遺伝性疾患への関与はありふれた遺伝子多型で説明しきれない部分を担うものとして注目されており，川崎病でも候補遺伝子解析によりCRACチャネル（図❷）の1つであるORAI1の頻度の低い（0.1％未満）アミノ酸挿入バリアントが川崎病と関連することが報じられている[12]．関連の統計学的な検出に要するサンプルサイズ，イルミナ社のHiSeqなどの次世代シークエンサーによるタイピング手法からくるコストなど克服すべき点はあるが，罹患感受性や重症化に関わるレアバリアントのゲノムワイドな検索は，遺伝要因の全貌解明に向けて実施が期待される．現在そして将来の川崎病研究のために有効活用可能な貴重な資源として，試料および情報の効率的な収集を行う共同研究組織「川崎病遺伝コンソーシアム」が2009年に発足しており，これまで約1800人の川崎病患者試料が収集済みである．充実した臨床情報を伴っており，様々な視点からの遺伝学的解析が行われようとしている．

おわりに

病因・病態，さらには主たる治療法の有効性の機序に至るまで，川崎病は謎の多い疾患である．このような病気に関しては確実な遺伝要因を見出すことが謎の解明に大きな意義をもつ．川崎病が見出され，世界で最も多くの罹患者を有する日本が責任をもって研究をリードすべきであると考える．

参考文献

1) Onouchi Y : Pediatr Res 65, 46R-54R, 2009.
2) Onouchi Y, Tamari M, et al : J Hum Genet 52, 179-190, 2007.
3) Onouchi Y, Gunji T, et al : Nat Genet 40, 35-42, 2008.
4) Onouchi Y, Ozaki K, et al : Hum Mol Genet 19, 2898-2906, 2010.
5) Khor CC, Davila S, et al : Nat Genet 43, 1241-1246, 2011.
6) Onouchi Y, Ozaki K, et al : Nat Genet 44, 517-521, 2012.
7) Lee YC, Kuo HC, et al : Nat Genet 44, 522-525, 2012.
8) Simpfendorfer KR, Armstead BE, et al : Arthritis Rheumatol 67, 2866-2876, 2015.
9) Kim JJ, Hong YM, et al : Hum Genet 129, 487-495, 2011.
10) Onouchi Y, Suzuki Y, et al : Pharmacogenomics J 13, 52-59, 2013.
11) Suzuki H, Terai M, et al : Pediatr Infect Dis J 30, 871-876, 2011.
12) Aoyagi R, Hamada H, et al : BMJ Open 5, e009562, 2015.

参考ホームページ

- KAICA trial
  http://www.chiba-crc.jp/kaica_trial-pc/index.html
- 川崎病遺伝コンソーシアム
  http://raise.umin.jp/jkdgc/

尾内善広

1994 年	大阪大学医学部卒業 同医学部附属病院小児科
1995 年	市立伊丹病院小児科
1998 年	東京大学医科学研究所ヒトゲノム解析センター国内留学
2001 年	大阪大学大学院医学研究科博士課程（内科系）修了 東京大学医科学研究所ヒトゲノム解析センター客員研究員
2002 年	理化学研究所遺伝子多型研究センター消化器系疾患関連遺伝子研究チーム研究員
2005 年	同上級研究員
2008 年	理化学研究所ゲノム医科学研究センター循環器疾患研究チーム上級研究員
2011 年	千葉大学大学院医学研究院環境医学講座公衆衛生学講師
2012 年	同准教授

第2章 主に新生児〜小児期にみられる多因子疾患の遺伝医学研究・診療各論

4．アトピー性皮膚炎とアトピー素因

広田朝光・玉利真由美

　アトピー性皮膚炎やアトピー素因に関するGWASにより信頼性の高い関連領域が数多く同定され，アレルギー疾患の病態機構の理解に貢献している。GWASにより同定された関連領域より，病態に関与する候補遺伝子を絞り込むうえで，eQTLやエピジェネティクスなどの公共データベースは極めて有用であり，今後の更なる拡充が期待される。多くの関連領域が同定される一方で，missing heritability と呼ばれる未解決の課題もあり，今後の更なる研究の進展が望まれる。

はじめに

　多くのcommon disease（ありふれた疾患）と同様に，アトピー性皮膚炎やアトピー素因においても，疾患と関連するゲノム領域（以下，関連領域）を同定する遺伝学的な解析方法として，ゲノムワイド関連解析（GWAS：genome-wide association study）が，現在，広く用いられている。これは，近年のゲノム情報の基盤整備や，分子生物学的手法の技術的向上によるところが大きい。それぞれのアレルギー疾患においても，世界規模で数多くの集団を用いた大規模なGWAS（総サンプル数：〜数十万検体）が行われ，信頼性の高い報告が次々と行われている。それらの関連領域の中には，アレルギー疾患全般に共通するものや，そのアレルギー疾患に特異的なものなどが含まれ，アレルギー疾患の病態機構を理解するうえで有益な情報が得られている。

　本稿ではGWASでの成果を中心に，アトピー性皮膚炎とアトピー素因に関する関連領域について解説する。

I．アトピー性皮膚炎のGWAS

　2009年にアトピー性皮膚炎（AD：atopic dermatitis）のGWASが報告されて以来，これまでに主なものとして5報のGWAS（ドイツ，中国，ヨーロッパ中心のメタ解析が2報，日本）と，1報のImmunochip[用解1]による報告が行われている（表❶）。これまでの知見から強力な候補遺伝子を含む領域，数多くの遺伝子が密集して存在する領域，機能未知の遺伝子のみ存在する領域，数Mbpにわたり既知の遺伝子が存在しない領域，いわゆる遺伝子砂漠（gene desert）と呼ばれる領域まで，様々な関連領域がGWASにより同定されている。

　最近の自己免疫疾患のGWASをまとめて解析した報告では，病態に関与すると予測されるゲノム配列の変異（以下，変異）は，約9割が非翻訳領域に存在し，また約6割が免疫細胞においてエンハンサー領域と予測される領域に存在することが示されている[1]。つまり，GWASで同定された大部分の変異は，遺伝子発現量の調節によって病態に関与していることが推察される。このた

■ **Key Words**
GWAS，アレルギー疾患，アトピー性皮膚炎，アトピー素因，総IgE値，抗原特異的感作，eQTL，pleiotropy，missing heritability

め，変異と遺伝子発現量との相関をみる eQTL（expression Quantitative Trait Locus）データベースは，GWAS 後の関連領域内からの候補遺伝子の探索，機能的解析において重要な手がかりとなる。

以下に AD の代表的な関連領域について解説する。

1. 1q21：*FLG*（*filaggrin*）

2006 年に，*FLG* の機能喪失変異が AD 患者の約半数で認められたことをきっかけに[2]，*FLG* の機能喪失変異と AD との関連についての検証が様々な人種について行われ[3]，再現性の得られた報告が数多くなされ，また GWAS においてもゲノムワイド水準を満たす関連が繰り返し認められている。FLG はケラチン線維を凝集させることにより角層構造を強固にし，また FLG 分解産物（低分子量のペプチド）は保湿因子として働き，皮膚のバリア機能において重要な働きを担っていると考えられている。

FLG の AD と関連する変異に特徴的なことは，フレームシフトやナンセンス変異といった遺伝子に対して極めて大きい影響力をもつことである（機能喪失型変異）。このため *FLG* は，これまで確認されている AD の罹患に寄与する変異の中で最大のエフェクトサイズをもつ。

また，皮膚における FLG の機能喪失によるバリア機能の減弱は，局所のみならず全身的なアレルギー炎症を惹起または増悪させることがマウスモデルで示され[4]，AD の発症のみならず，アレルギー疾患全体の発症機構に密接に関与している可能性が示唆されている。

2. 11q13

この領域は，AD の GWAS の第一報としてドイツのグループを中心に報告された関連領域である[5]。その後の AD の GWAS においても関連

表❶　GWAS により報告されたアトピー性皮膚炎の主な関連領域

報告年	著者 PMID[*2]	遺伝子座[*3]	近傍遺伝子[*3]
2009	Esparza-Gordillo et al 19349984	**1q21** **11q13**	**FLG** **C11orf30/LRRC32**
2011	Sun et al 21666691	5q22.1 20q13.33	TMEM232/SLC25A46 TNFRSF6B/ZGPAT
2012	Paternoster et al 22197932	11q13.1 19p13.2 5q22.1	OVOL1 ACTL9 KIF3A/IL13
2012	Hirota et al 23042114	**2q12** 3p21.33 3q13.2 6p21.3 7p22 10q21.2 11p15.4 20q13	**IL1RL1/IL18R1/IL18RAP** GLB1 CCDC80 HLA 領域 CARD11 ZNF365 OR10A3/NLRP10 CYP24A1/PFDN4
2013	Ellinghaus et al[*1] 23727859	4q27 11p13 **16p13.13** 17q21.32	IL2/IL21 PRR5L **CLEC16A/DEXI** ZNF652
2015	Paternoster et al 26482879	1q21.2 2p25.1 2p16.1 **2p13.3** 3p21.1 5p13.2 8q21.13 10p15.1 11q24.3 14q13.2 17q21.2	C1orf51/MRPS21 LINC00299/– PUS10 **CD207/VAX2** SFMBT1/RFT1 IL7R/CAPSL MIR5708/ZBTB10 IL15RA/IL2RA –/ETS1 PPP2R3C STAT3

[*1] Immunochip の解析
[*2] PubMed Unique Identifier
[*3] 太字は本文で解説した領域

が繰り返し再現され，また気管支喘息[6]，アレルギー性鼻炎[7]，抗原特異的感作[7,8] においても関連領域として報告され，様々なアレルギー疾患の病態に幅広く関与する最も重要なアレルギー疾患関連領域の 1 つといえる。さらに，この領域は，アレルギー疾患と同様に免疫機構が密接に関与する炎症性腸疾患であるクローン病の GWAS においても関連領域としても報告されている[9]。この関連領域のように，複数の疾患と関連を示すことは pleiotropy[10] と呼ばれ，それぞれの疾患の病態機構の解明への重要な手がかりとなる。

この領域内に存在する *C11orf30*（*chromosome*

11 open reading frame 30）は，正式には *EMSY* と呼ばれ，がん抑制遺伝子である *BRCA2*（breast cancer 2）との相互作用などが知られているが，アレルギー疾患との関わりは現在のところ不明である．一方，*LRRC32*（leucine rich repeat containing 32）は，活性化 Foxp3$^+$ Treg の表面マーカーであり，細胞表面で潜在型 TGF-β の受容体として働き，エフェクター T 細胞の抑制に関与することが報告されており[11]，この関連領域の候補遺伝子としての可能性が注目されている．

3. 2q12

この領域には，*IL1RL1*（interleukin 1 receptor-like 1），*IL18R1*（interleukin 18 receptor 1），*IL18RAP*（interleukin 18 receptor accessory protein）遺伝子などが含まれている．IL1RL1 は，IL-33 の受容体として働き，IL-33 は寄生虫感染防御に重要な役割を果たし，Th2 サイトカイン産生の誘導を介し IgE 産生の増強，および Th2 型炎症を惹起し，アレルギー疾患において現在，最も注目されるサイトカインの 1 つである．この領域は，小児気管支喘息の GWAS においても繰り返し関連が認められている重要な関連領域の 1 つであり，小児気管支喘息とアトピー性皮膚炎の共通の遺伝要因であることが示唆され注目されている．肺組織を用いた大規模な eQTL 解析によると，小児気管支喘息と強い関連を示した変異は，*IL1RL1* の発現量と相関を示すことが報告されている[12]．

4. 16p13.13

この関連領域は，AD のほかに，アレルギー性鼻炎を合併する気管支喘息[13]の GWAS においても関連の報告があり，また炎症性腸疾患，1 型糖尿病，多発性硬化症など自己免疫疾患の GWAS においても関連が報告され，前述の pleiotropy の観点からみて興味深い領域である．

AD との関連が報告された変異は，*CLEC16A1*（C-type lectin domain family 16 member A）のイントロンに存在するが，この近傍の SNP と単球における *DEXI*（Dexi homolog）遺伝子（*CLEC16A1* と隣接する遺伝子）の発現量と相関が確認されている（eQTL）[14]．アレルギー性鼻炎を合併する気管支喘息の GWAS の報告では，リスクアレルで *DEXI* の発現量が低下することが示されている．興味深いことに，この結果は自己免疫疾患におけるリスクアレルと発現量の関係と一致している．また別の報告では，*CLEC16A1* のイントロンと *DEXI* のプロモーター領域が核内で 3 次元的に互いに近接し，*CLEC16A1* のイントロン領域が *DEXI* の遺伝子発現に関与する可能性も示されている〔3C（chromosome conformation capture）assay〕[15]．しかしながら *DEXI* は，肺，CD4 陽性 T 細胞，B 細胞などで発現は確認されているものの，現在その遺伝子の機能は不明であり，今後の検討が望まれる．

5. 2p13.3

この関連領域は，世界の各研究施設で実施された AD の GWAS をメタ解析した報告で同定された領域である[16]．この報告では，ヨーロッパ人および日本人における関連解析，不死化 B 細胞における DNase I 高感受性領域，ヒストンのメチル化・アセチル化の情報，皮膚組織における eQTL の情報を用いて，この関連領域内の機能的変異の絞り込みを行っている．その結果，*CD207* 遺伝子の 15kbp ほど上流に存在し，*CD207* 遺伝子の発現量と相関があり，エピジェネティクスの情報からエンハンサーとしての機能が予測される領域の変異を AD の病態に関与する変異として報告している．*CD207* 遺伝子は，Langerin という細胞内パターン認識受容体タンパクをコードし，表皮の Langerhans 細胞，真皮の一部の樹状細胞に特異的に発現している．Langerin は，C 型レクチンに属し，糖類との結合により抗原の取り込みや認識を行い，ウイルスや真菌などに対する防御機構に関わることが知られている．このことは，AD 患者の皮膚がヘルペスウイルス，マラセチア真菌に易感染性を示すことが知られており，大変興味深い．

II．アトピー素因に関する GWAS

アトピー性皮膚炎のみならず，様々なアレルギー疾患に密接に関わるアトピー素因についての GWAS も数多く報告されている．一般的にア

トピー素因とは，アレルギー疾患の家族歴・既往歴があることと，IgE 抗体を産生しやすいことをさすが，GWAS で主に報告が行われているのは後者の IgE に関するものであり，血清中の総 IgE 値や抗原特異的感作に関する領域が報告されている（表❷）。以下に代表的な領域について述べる。

1. 総 IgE 値

ある集団において量的形質である総 IgE 値と遺伝子変異との相関についてゲノムワイドに検討したもので，ケース群とコントロール群を用いる GWAS とは異なる解析を行っている。

(1) 1q23.2

この領域は，総 IgE 値に相関する領域として，ドイツのグループによりゲノムワイドを対象とした検討の第一報として報告され[17]，その後，アメリカ，ドイツ，イギリスの共同での報告[18]でも再現性がとれている領域である。最も強い相関を示した変異は，*FCER1A* (*Fc fragment of IgE receptor Ia*) のイントロン領域に存在している。*FCER1A* は，肥満細胞や好塩基球などに発現している高親和性 IgE 受容体の α サブユニットをコードし，ヒスタミンなどの生理活性物質の放出（脱顆粒）やシグナル伝達に関与している。興味深いことに，この領域は，アレルギー疾患の GWAS では現在まで報告されていない。総 IgE 値が高値になりやすいこととアレルギー疾患の発症の遺伝要因は，必ずしも一致しないことが示唆されているのかもしれない。

(2) MHC 領域

総 IgE 値と相関する領域として，*MHC* 領域の class Ⅰ (*HLA-A*) と class Ⅱ (*HLA-DQA2*) が報告されている[18]。MHC class Ⅱ は，外来抗原に対する IgE 産生などの液性免疫において重要であることは広く知られており，以前よりこの領域とアレルギー疾患との関連は報告されている。一方，MHC class Ⅰ は感染細胞や腫瘍細胞に対する細胞性免疫において重要であることが知られているが，アレルギー疾患との関連についての報告は class Ⅱ での報告と比べ少なく，不明な点が多い。最近，小児における RS（respiratory syncytial）ウイルスの感染と特異的 IgE の上昇との関連が報告されていることから[19)20]，class Ⅰ の変異がウイルス感染細胞への免疫応答を介して，IgE 産生に影響する可能性がある。また，後述する抗原特異的感作の GWAS においても，*MHC* 領域の class Ⅰ，class Ⅱ 領域は，ともに関連が報告されている[7)8]。

表❷ GWAS により報告されたアトピー素因の主な関連領域

対象	報告年	著者 PMID[*1]	遺伝子座[*2]	近傍遺伝子[*2]
総 IgE 値	2008	Weidinger et al 18846228	**1q23.2** 5q31.1	***FCER1A*** *RAD50/IL13*
	2012	Granada et al 22075330	***MHC* 領域** ***MHC* 領域** **12q13.3**	***HLA-A*** ***HLA-DQA2*** ***STAT6***
抗原特異的感作 　雑草花粉	2011	Ramasamy et al 22036096	5q22.1 ***MHC* 領域** 11q13.5	*TMEM232/SLC25A46* ***HLA-DQB1*** *C11orf30/LRRC32*
ダニ，草木花粉，真菌， 動物，食物など	2013	Bønnelykke et al 23817571	2q12.1 3q28 4p14 4q27 ***MHC* 領域** 8q24.21 **12q13.3**	*IL1RL1/IL18R1* *LPP* *1LR1/1LR6/1LR10* *IL2/ADAD1* ***HLA-B/MICA*** *MYC/PVT1* ***STAT6***

[*1] PubMed Unique Identifier
[*2] 太字は本文で解説した領域

2. 抗原特異的感作

抗原特異的感作の有無に関するGWASの報告では，何らかの抗原に対して特異的IgEやプリックテストで陽性を示す集団をケース群，陰性を示す集団をコントロール群として検討がなされている．

(1) 12q13.3

この領域の中で最も強い関連を示した変異は，*STAT6*（signal transducer and activator of transcription 6）上に存在する[8]．STAT6は，B細胞におけるIgGやIgEなどへのクラススイッチの中心的な役割を果たす分子であり，Th2免疫応答に深く関与していることが知られている．関連を示した変異は，不死化B細胞株，全血においてeQTL効果を示し，リスクアレルで*STAT6*遺伝子の発現量が高いことが示されている．また*STAT6*はGWAS以前から，候補遺伝子アプローチにより総IgE値との相関が報告されており[21,22]，前述のゲノムワイドの総IgE値との相関解析においても有意な相関が報告されている[18]．

おわりに

本稿では，アトピー性皮膚炎とアトピー素因のGWASで報告された代表的な関連領域について解説を行った．現在では，GWASにより同定された疾患の関連領域から関連遺伝子を絞り込む際に有用なGenotype-Tissue Expression（GTEx）projectや，Roadmap Epigenomics projectなどのeQTLやエピジェネティクス関連の公共データベースの構築や拡充がなされ，関連遺伝子の同定に大きく貢献をしている．今後，その重要性はますます高まると考えられる．

また数多くの信頼性の高い関連領域が報告されている一方で，それらの関連領域をすべて合わせても遺伝的要因の一部しか説明することができないという，いわゆるmissing heritability[23]と呼ばれる課題も残されており，今後の更なる研究の進展が期待される．

用語解説

1. **Immunochip**：全ゲノム上の変異を対象とせず，自己免疫疾患や炎症性疾患を中心とした初期のGWASの結果をもとに約200領域，約20万の変異にフォーカスしたカスタムアレイ．全ゲノムを対象とするGWASの網羅性は失われるが，コストとスループットを向上させ，かつターゲット領域に関してGWASより詳細な解析が可能となる．このアレイより，多くの自己免疫疾患や炎症性疾患においてGWASでは見つからなかった関連領域が報告されている．同様な発想をもとに作られたMetabochipも広く用いられている．

参考文献

1) Farh KK, Marson A, et al : Nature 518, 337-343, 2015.
2) Palmer CN, Irvine AD, et al : Nat Genet 38, 441-446, 2006.
3) Osawa R, Akiyama M, et al : Allergol Int 60, 1-9, 2011.
4) Fallon PG, Sasaki T, et al : Nat Genet 41, 602-608, 2009.
5) Esparza-Gordillo J, Weidinger S, et al : Nat Genet 41, 596-601, 2009.
6) Ferreira MA, Matheson MC, et al : Lancet 378, 1006-1014, 2011.
7) Ramasamy A, Curjuric I, et al : J Allergy Clin Immunol 128, 996-1005, 2011.
8) Bønnelykke K, Matheson MC, et al : Nat Genet 45, 902-906, 2013.
9) Barrett JC, Hansoul S, et al : Nat Genet 40, 955-962, 2008.
10) Solovieff N, Cotsapas C, et al : Nat Rev Genet 14, 483-495, 2013.
11) Edwards JP, Fujii H, et al : J Immunol 190, 5506-5515, 2013.
12) Hao K, Bossé Y, et al : PLoS Genet 8, e1003029, 2012.
13) Ferreira MA, Matheson MC, et al : J Allergy Clin Immunol 133, 1564-1571, 2014.
14) Zeller T, Wild P, et al : PLoS One 5, e10693, 2010.
15) Davison LJ, Wallace C, et al : Hum Mol Genet 21, 322-333, 2012.
16) Paternoster L, Standl M, et al : Nat Genet 47, 1449-1456, 2015.
17) Weidinger S, Gieger C, et al : PLoS Genet 4, e1000166, 2008.
18) Granada M, Wilk JB, et al : J Allergy Clin Immunol 129, 840-845.e21, 2012.
19) Schauer U, Hoffjan S, et al : Eur Respir J 20, 1277-1283, 2002.
20) Sigurs N, Gustafsson PM, et al : Am J Respir Crit Care Med 171, 137-141, 2005.
21) Schedel M, Carr D, et al : J Allergy Clin Immunol 114, 1100-1105, 2004.

22) Weidinger S, Klopp N, et al : J Med Genet 41, 658-663, 2004.

23) Maher B : Nature 456, 18-21, 2008.

広田朝光	
2002 年	鹿児島大学歯学部卒業
2006 年	同大学院歯学研究科口腔細菌学専攻博士課程修了
	理化学研究所遺伝子多型研究センターアレルギー体質関連遺伝子研究チームリサーチアソシエイト
2011 年	同ゲノム医科学研究センター呼吸器疾患研究チーム研究員
2013 年	同統合生命医科学研究センター呼吸器・アレルギー疾患研究チーム研究員
2017 年	東京慈恵会医科大学総合医科学研究センター基盤研究施設（分子遺伝学）講師

第2章 主に新生児～小児期にみられる多因子疾患の遺伝医学研究・診療各論

5．アレルギー性呼吸器疾患（気管支喘息とアレルギー性鼻炎）

鈴木洋一

　ゲノムワイド関連解析（GWAS）によって，喘息やアレルギー性鼻炎などのリスクと関連するゲノムワイドに有意な遺伝子のバリアントが数多く見つかってきた。しかしながら，個々のアレルの疾患発症への影響は小さいため，またこれまでのGWASで見逃しているバリアントの存在も推定され，現状では臨床の現場で利用できるバリアントからのリスク推定ができる段階にはない。特にアレルギー性疾患においては遺伝子環境の相互作用も大きく影響するため，エピジェネティクス，環境要因，バイオマーカーなども含めた統合的な情報からのリスク予測法の確立が今後求められている。

はじめに

　アレルギー性疾患は，多因子疾患の中でも環境要因の影響が大きく，遺伝子の効果が環境によっては逆転する場合も知られている。遺伝要因の同定については，ゲノムワイド関連解析（genome-wide association study：GWAS）による疾患感受性の同定の時代となってから，信頼性の高い結果が得られてきたが，個々の遺伝子のバリアントの効果は，他の多因子疾患同様，小さなものがほとんどである。本稿では，近年行われてきたアレルギー性呼吸器疾患として喘息とアレルギー性鼻炎・花粉症のこれまでのGWASの結果をまとめ，今後の本分野の方向性について考えてみることとする。

Ⅰ．喘息のGWAS

　国際HapMapプロジェクト[1]の進展により，2007年頃より，数十万ヵ所の一塩基多型をゲノム全体にわたって一気に解析できるDNAマイクロアレイが実用化され，まさにGWAS時代となった。多くの疾患同様，喘息をはじめアレルギー性疾患についてもいくつか大規模な研究が報告されている。OrtizとBarnesの2015年のレビュー[2]での段階では，GWAS catalog[3]を検索した結果，アレルギー性疾患の分野では，40の喘息，3つのアトピー，3つのアトピー性皮膚炎のGWASの報告があるとしている。初回の関連解析集団のP値が10^{-5}未満の座位ということで，喘息に関しては116座位，アトピー性皮膚炎で29座位，アレルギー性鼻炎で10座位が掲載されている。ここで座位といっているのは，一塩基バリアント（SNV）ないし一塩基多型（SNP）と同義である。2017年7月上旬の時点のGWAS catalog[4]では，asthmaをキーワードとして検索すると，asthmaおよびそれに関連する表現型，すなわち成人発症

■ **Key Words**

GWAS，喘息，アレルギー性鼻炎，花粉症，遺伝子環境相互作用，17q21，ウイルス感染，CD14，LPS，endotype

喘息，小児期発症喘息，化学物質による喘息（職業喘息），喘息患者の肺機能などを含め，55の形質が検出され，研究としては84件，関連解析のP値として10^{-5}未満を示しているものとして，597個のSNV（一部重複あり）に関する結果が登録されている。このうち，成人発症喘息および小児期発症喘息に表現型を絞り，P値が10^{-7}を切る座位に絞った結果を表❶に示した。喘息の感受性遺伝子としては99座位（= SNV）のリストとなっている。

本表に示している喘息の感受性SNVについて，2015年以降の変化で一番影響を与えているのが，43のGWAS，42の表現型をまとめ，28,399人の欧米人症例，128,843人の欧米人対照例の関連をメタ解析したPickrellらの報告[5]である。表のP値が最小のトップ5は本報告由来となっている。

アレルギー性疾患の分野で最も最初にGWASから同定された領域は，17q21.1のバリアントであり，ORMDL3遺伝子のSNVが本遺伝子の発現とも関連していることも報告された[6]。この領域にはセントロメア側から，遺伝子がZPBP2, GSDMB, ORMDL3, GSDMAと並んでおり，しかもSNV間の連鎖不平衡が強い領域である。表中の連番1, 7, 9, 14, 45, 50, 62（9と同じSNV），68の7つのSNVがこの領域にあり，喘息のリスクと関連するほぼ確実な領域といってよいであろう。大規模なコンソーシアムベースの結果の最初であった2010年の報告[7]でも，ゲノムワイドに有意な遺伝子座としてGSDMBとGSDMAのSNVが検出されている。これらの遺伝子群が独立で，あるいは相互作用を示しつつ喘息のリスクにどのように関係するのか現在検討が進められている。

GWASで検出された遺伝子で機能的に関連性が認められるのは，IL33遺伝子とIL1RL1遺伝子である。IL-33は気道上皮細胞が傷害を受けた場合に分泌され，修復応答の構成因子を動員するアラーミンの一種であり，その受容体がIL-1 receptor like 1（IL1RL1，別称ST2）である[8]。表では，9p24.1のIL33遺伝子近傍のSNVとして，表の連番3, 31, 33, 52, 55のSNVがある。一方IL1RL1の存在する領域2q12.1では，連番5, 18, 43, 53, 56, 91のSNVがリストアップされている。またIL-33の作用を受けるType 2 innate lymphocyte（ILC2）の分化に必須といわれるRORA遺伝子（領域15q22.2）[8]のSNVも表の連番41に入っている。

気道上皮から分泌され，2型の免疫反応を惹起することで候補遺伝子アプローチから喘息との関連が示唆されたTSLP遺伝子（領域5q22.1）については，機能が示されているrs1837253についてGWASでも関連が確立したといってよいであろう。本SNVは表の連番10, 23, 54, 93にリストされている。以上の遺伝子群の機能から，喘息の発症には，気道上皮における細菌やウイルスに対する防御機構が関わっていることが強く示唆される。

喘息との感受性座位でやはり目につくのは，他の多くの免疫系が関係する疾患でも再三浮かび上がってくる6番染色体短腕のHLA領域である。表には，6p21.31, 6p21.32, 6p21.33の染色体領域で絞った場合，連番2, 6, 12, 15, 19, 21, 25, 26, 29, 34, 35, 39, 49, 57, 63, 73, 79, 95と18座位が含まれており，表全体の約2割を占めていることがわかる。主要な関連SNVはすべて違っている。この領域には多くの遺伝子があり，しかも連鎖不平衡が強いため，喘息感受性へ機能的に真に貢献しているSNVを確定することは非常に困難である。しかし，病気のリスクを推定するために，これらSNVを利用することは可能であろう。

表のSNVのオッズ比（OR）について見ると，他の多因子疾患での例と同様に，1.1〜1.2ほどで小さいものが多い。現状では，これまで見つかってきているSNVを組み合わせても，ほとんど喘息の発症頻度は説明できていないとされている[7]。この問題は，失われた遺伝率（missing heritability）の問題と一般的に言われており[9]，GWAS研究の限界の1つとされている。この原因としては，以下のようなことが挙げられる。これまで行われてきたGWASではアレル頻度5%以上の頻度のSNV（SNP）が主に解析可能で，

表❶ GWAS catalog による喘息関連バリアントの表

連番	表現型	染色体領域	遺伝子名	dbSNP ID	P値	Odds Ratio (OR) or 係数	OR or BETA 95%信頼区間	PubMed ID
1	Asthma	**17q21.1**	*ZPBP2*	rs11655198	1.00E-63	1.18	[1.16-1.2]	27182965
2	Asthma	**6p21.32**	*HLA-DRB5, HLA-DQA1*	rs3104367	1.00E-40	1.15	[1.12-1.17]	27182965
3	Asthma	**9p24.1**	*RANBP6, IL33*	rs144829310	1.00E-31	1.17	[1.136-1.195]	27182965
4	Asthma	5q22.1	*SLC25A46, TSLP*	rs1837253	3.00E-31	1.14	[1.12-1.17]	27182965
5	Asthma	**2q12.1**	*IL1RL2, IL1RL1*	rs202011557	5.00E-31	1.19	[1.15-1.22]	27182965
6	Asthma	**6p21.32**	*NOTCH4*	rs404860	4.00E-23	1.21	[1.16-1.25]	21804548
7	Asthma (childhood onset)	**17q21.1**	*GSDMB*	rs2305480	6.00E-23	1.32	[1.23-1.39]	24241537
8	Asthma	15q22.33	*SMAD3*	rs56375023	2.00E-21	1.11	[1.09-1.14]	27182965
9	Asthma (childhood onset)	**17q21.1**	*GSDMA*	rs3894194	3.00E-21	1.59	[1.44-1.76]	24241537
10	Asthma	**5q22.1**	*TSLP*	rs1837253	1.00E-16	1.17	[1.13-1.22]	21804548
11	Asthma	11q13.5	*C11orf30, LRRC32*	rs7936323	1.00E-16	1.08	[1.06-1.1]	27182965
12	Asthma	**6p21.33**	*HLA-C, MICA*	rs2428494	1.00E-16	1.09	[1.06-1.11]	27182965
13	Asthma	5q31.1	*RAD50*	rs2244012	2.00E-16	1.10	[1.077-1.128]	27182965
14	Asthma	**17q21.1**	*GSDMB*	rs11078927	2.00E-16			21804549
15	Asthma	**6p21.32**	*PBX2*	rs204993	2.00E-15	1.17	[1.12-1.21]	21804548
16	Asthma	10p14	*LOC338591*	rs10508372	2.00E-15	1.16	[1.12-1.21]	21804548
17	Asthma	2q37.3	*D2HGDH*	rs34290285	2.00E-15	1.11	[1.079-1.135]	27182965
18	Asthma	**2q12.1**	*IL1RL1*	rs3771180	2.00E-15			21804549
19	Asthma	**6p21.32**	*C6orf10*	rs3129943	3.00E-15	1.17	[1.12-1.21]	21804548
20	Asthma	16p13.13	*CLEC16A*	rs7203459	4.00E-15	1.09	[1.068-1.117]	27182965
21	Asthma	**6p21.32**	*HLA-DQB1*	rs7775228	5.00E-15	1.17	[1.12-1.21]	21804548
22	Asthma	1q23.3	*B4GALT3, ADAMTS4*	rs4233366	5.00E-15	1.09	[1.067-1.114]	27182965
23	Asthma	**5q22.1**	*TSLP*	rs1837253	1.00E-14			21804549
24	Asthma (childhood onset)	7q22.3	*CDHR3*	rs6967330	3.00E-14	1.26	[1.18-1.33]	24241537
25	Asthma and hay fever	**6p21.32**	*HLA-DQB1*	rs9273373	4.00E-14	1.24	[1.17-1.30]	24388013
26	Asthma	**6p21.32**	*HLA-DQ*	rs9273349	7.00E-14	1.18	[1.13-1.24]	20860503
27	Asthma	12q13.2	*IKZF4*	rs1701704	2.00E-13	1.19	[1.14-1.25]	21804548
28	Asthma	1q31.3	*CRB1, DENND1B*	rs2786098	2.00E-13			20032318
29	Asthma	**6p21.32**	*HLA-DRA*	rs3129890	5.00E-13	1.15	[1.11-1.20]	21804548
30	Asthma	8q24.11	*SLC30A8*	rs3019885	5.00E-13	1.34	[1.24-1.45]	21814517
31	Asthma (childhood onset)	**9p24.1**	*IL33*	rs928413	9.00E-13	1.24	[1.17-1.32]	24241537
32	Asthma	4q31.21	*LOC729675*	rs7686660	2.00E-12	1.16	[1.11-1.21]	21804548
33	Asthma	**9p24.1**	*IL33*	rs2381416	2.00E-12			21804549
34	Asthma	**6p21.32**	*BTNL2*	rs3117098	5.00E-12	1.16	[1.11-1.21]	21804548
35	Asthma	**6p21.32**	*HLA-DQA2*	rs9275698	5.00E-12	1.18	[1.12-1.24]	21804548
36	Asthma and hay fever	4p14	*TLR1*	rs4833095	5.00E-12	1.20	[1.14-1.26]	24388013
37	Asthma	10p14	*GATA3*	rs12413578	8.00E-12	1.12	[1.09-1.16]	27182965
38	Asthma	8q21.13	*TPD52, ZBTB10*	rs10957978	1.00E-11	1.07	[1.05-1.09]	27182965
39	Adult asthma	**6p21.33**	*PSORS1C1*	rs3095318	2.00E-11	0.35	[0.25-0.45] unit increase	27611488

40	Asthma and hay fever	5q22.1	WDR36	rs1438673	3.00E-11	1.16	[1.11-1.21]	24388013
41	Asthma	15q22.2	RORA	rs10519068	4.00E-11	1.10	[1.069-1.132]	27182965
42	Asthma	4p14	TLR1	rs5743618	4.00E-11	1.08	[1.057-1.107]	27182965
43	Asthma and hay fever	2q12.1	IL1RL1	rs10197862	4.00E-11	1.24	[1.16-1.32]	24388013
44	Asthma	6q15	BACH2	rs58521088	7.00E-11	1.07	[1.05-1.09]	27182965
45	Asthma	17q12	GSDMB	rs7216389	9.00E-11	1.45	[1.17-1.81]	17611496
46	Asthma	1q31.3	DENND1B, CRB1	rs2786098	9.00E-11	1.43		20032318
47	Asthma	12q13.2	CDK2	rs2069408	1.00E-10	1.15	[1.10-1.20]	21804548
48	Asthma	12q13.3	STAT6, LRP1	rs3001426	1.00E-10	1.07	[1.05-1.09]	27182965
49	Asthma	6p21.32	HLA, DPB1	rs987870	2.00E-10	1.40	[1.26-1.55]	21814517
50	Asthma and hay fever	17q21.1	GSDMA	rs7212938	4.00E-10	1.16	[1.11-1.20]	24388013
51	Asthma	9p21.2	MOB3B, EQTN, TEK	rs72721168	7.00E-10	0.60	[0.41-0.79] unit decrease	27611488
52	Asthma	9p24.1	IL33	rs1342326	9.00E-10	1.20	[1.13-1.28]	20860503
53	Asthma	2q12.1	IL18R1, IL1RL1	rs13408661	1.00E-09	1.23	[1.15-1.31]	23028483
54	Asthma and hay fever	5q22.1	TSLP	rs1837253	1.00E-09	1.17	[1.12-1.24]	24388013
55	Asthma and hay fever	9p24.1	IL33	rs72699186	2.00E-09	1.26	[1.16-1.35]	24388013
56	Asthma	2q12.1	IL18R1	rs3771166	3.00E-09	1.15	[1.10-1.20]	20860503
57	Asthma	6p21.32	HLA-DOA	rs9500927	4.00E-09	1.13	[1.09-1.18]	21804548
58	Asthma	15q22.33	SMAD3	rs744910	4.00E-09	1.12	[1.09-1.16]	20860503
59	Asthma	1q23.1	PYHIN1	rs1101999	4.00E-09			21804549
60	Asthma and hay fever	15q22.33	SMAD3	rs17294280	4.00E-09	1.18	[1.11-1.25]	24388013
61	Asthma and hay fever	8q21.13	ZBTB10	rs7009110	4.00E-09	1.14	[1.09-1.19]	24388013
62	Asthma	17q21.1	GSDMA	rs3894194	5.00E-09	1.17	[1.11-1.23]	20860503
63	Asthma	6p21.31	GRM4, HGMA1	rs1776883	5.00E-09	0.22	[0.15-0.3] unit decrease	27611488
64	Asthma	3q28	LPP	rs73196739	7.00E-09	1.08	[1.05-1.11]	27182965
65	Asthma (childhood onset)	11q24.2	NR	rs7927044	7.00E-09	0.16		22560479
66	Asthma (childhood onset)	9p23	intergenic	rs16929097	8.00E-09			23829686
67	Asthma	22q12.3	IL2RB	rs2284033	1.00E-08	1.12	[1.08-1.16]	20860503
68	Asthma	17q21.1	ORMDL3	rs4794820	1.00E-08	1.33	[1.20-1.45]	22561531
69	Asthma	1q32.1	ADORA1	rs6683383	1.00E-08	1.06	[1.040-1.084]	27182965
70	Asthma	2p25.1	ID2	rs13412757	1.00E-08	1.06	[1.040-1.084]	27182965
71	Asthma	1q24.2	CD247	rs1723018	1.00E-08	1.06	[1.04-1.08]	27182965
72	Asthma and hay fever	16p13.13	CLEC16A	rs62026376	1.00E-08	1.17	[1.11-1.24]	24388013
73	Asthma	6p21.32	HLA-DRA, BTNL2	rs9268516	1.00E-08	1.15	[1.10-1.21]	23028483
74	Asthma	1q21.3	IL6R	rs4129267	2.00E-08	1.09	[1.06-1.12]	21907864
75	Asthma	11q13.5	LRRC32	rs7130588	2.00E-08	1.09	[1.06-1.13]	21907864
76	Asthma	14q24.1	RAD51B	rs3784099	2.00E-08	1.06	[1.04-1.08]	27182965
77	Asthma	7q22.3	CDHR3	rs6959584	2.00E-08	1.09	[1.055-1.117]	27182965
78	Asthma	9p21.2	EQTN, TEK, MOB3B	rs72721168	2.00E-08	0.93	[0.6-1.25] unit decrease	27611488
79	Asthma	6p21.32	HLA-DQA1	rs9272346	2.00E-08			23181788
80	Asthma (childhood onset)	3p26.2	IL5RA	rs9815663	2.00E-08	0.17		22560479
81	Asthma (childhood onset)	4q12	intergenic	rs17218161	2.00E-08			23829686
82	Atopic march	6p12.2	EFHC1, PAQR8, TRAM2	rs9357733	2.00E-08	1.27	[1.17-1.38]	26542096
83	Asthma	5q31.3	NDFIP1	rs200634877	3.00E-08	1.06	[1.04-1.09]	27182965

84	Asthma	1q25.1	TNFSF18, TNFSF4	rs6691738	3.00E-08	1.06	[1.04-1.08]	27182965
85	Asthma	1p36.22	PEX14	rs662064	3.00E-08	1.06	[1.04-1.08]	27182965
86	Asthma	5q12.1	PDE4D	rs1588265	3.00E-08	1.18	[1.08-1.30]	19426955
87	Asthma	9q34.11	PTGES	rs11788591	4.00E-08			27611488
88	Asthma	10q21.3	JMJD1C	rs75446656	4.00E-08	0.97	[0.63-1.31] unit increase	27611488
89	Asthma	10q21.3	REEP3	rs36080042	5.00E-08	0.96	[0.62-1.31] unit increase	27611488
90	Asthma (childhood onset)	10q24.2	HPSE2	rs12570188	5.00E-08			23829686
91	Asthma	**2q12.1**	IL18R1, IL1R1	rs9807989	6.00E-08	1.33	[1.20-1.47]	22561531
92	Asthma (childhood onset)	3q12.2	ABI3BP	rs9823506	6.00E-08			23829686
93	Asthma	**5q22.1**	TSLP	rs1837253	7.00E-08			27611488
94	Asthma	4q31.21	GAB1	rs3805236	7.00E-08	1.12	[1.08-1.17]	21804548
95	Adult asthma	**6p21.33**	PSORS1C1	rs3095318	7.00E-08			27611488
96	Adult asthma	1q42.13	HIST3H2A	rs2147959	7.00E-08			27611488
97	Asthma (childhood onset)	7p15.3	intergenic	rs886448	7.00E-08			23829686
98	Asthma (childhood onset)	3q13.31	ZNF80	rs9846423	8.00E-08	0.31	[0.2-0.42] unit increase	27611488
99	Asthma (childhood onset)	10q22.1	PSAP	rs11000019	8.00E-08			23829686

注：染色体の領域で太字は，テキスト内の記述があるもの
注：遺伝子名欄の NR: 候補遺伝子が特定できない

それより頻度の低い SNV は検討できていない。またコピー数多型（CNV）についても十分に検討されてこなかった。関連の検出は SNV 単独といくつかの調整要因の単純な回帰モデルがほとんどであり，遺伝子間相互作用や，遺伝子環境相互作用を含めた高度なモデルでは解析されてこなかった。さらに数十万回以上の多重比較による偽陽性率のコントロールのため，非常に低い P 値を有意水準とせざるを得ないため，数万人規模の大規模な研究であっても遺伝子の効果が小さく P 値がマイナス 4 乗程度にとどまっている真のリスク因子が捨てられていると推定される。統計学では，真の関連をもつ SNV なのか，関連がない SNV での検定結果の P 値のランダムな分布の一部なのかを識別することは困難である[10]。

II．アレルギー性鼻炎の GWAS

喘息の場合と同様に，GWAS catalog をキーワード「allergic rhinitis」で検索すると，関連する表現型の単語として，allergic rhinitis in non-asthmatics, allergic rhinitis in asthmatics, IgE grass sensitization, allergic rhinitis, atopy, asthma and hay fever がリストアップされ，その状態で，7 つの研究，遺伝子座位は 73 個という結果となった。このうち，total IgE，IgE grass sensitization と atopy を除くアウトカムのみを対象とし，P 値が 10^{-6} を下回る座位に絞った結果を表❷に掲載した。結果として，表に含まれる SNV は，2011年の Ramasamy らの論文[11]，2014 年に発表された Ferreira ら[12] と Bunyavanich らの論文[13]によるもので占められている。最も P 値が低い一群の SNV（連番 1 ～ 9 の SNV，領域は表❷を参照）は，Ferreira らの論文からの結果が占めるが，表現型としては asthma+hay fever を調べている。すなわち，アレルギー性鼻炎特有というより喘息との共通な関連因子である。上気道，下気道のアレルギー性呼吸器疾患は共通基盤をもつとする one-ariway-one-disease 説[14]をサポートする遺伝子群ともいえる。本研究では患者群 6685 人，喘息もアレルギー性鼻炎もない対照者群 14,091 人との比較の結果であり，アレルギー性鼻炎を対象とした研究では最もサンプル数が多いものとなっている。一方，Bunyavanich らの研究では allergic rhinitis を表現型とした研究であり，5633 人の

表❷ GWAS catalog によるアレルギー性鼻炎（花粉症）に関連するバリアント

連番	疾患	染色体領域	遺伝子名	dbSNP ID	P 値	Odds Ratio (OR)	OR の 95% 信頼区間	PuMed ID
1	Asthma and hay fever	**6p21.32**	HLA-DQB1	rs9273373	4.00E-14	1.24	[1.17-1.30]	24388013
2	Asthma and hay fever	**4p14**	TLR1	rs4833095	5.00E-12	1.20	[1.14-1.26]	24388013
3	Asthma and hay fever	**5q22.1**	WDR36	rs1438673	3.00E-11	1.16	[1.11-1.21]	24388013
4	Asthma and hay fever	**2q12.1**	IL1RL1	rs10197862	4.00E-11	1.24	[1.16-1.32]	24388013
5	Asthma and hay fever	**17q21.1**	GSDMA	rs7212938	4.00E-10	1.16	[1.11-1.20]	24388013
6	Asthma and hay fever	**5q22.1**	TSLP	rs1837253	1.00E-09	1.17	[1.12-1.24]	24388013
7	Asthma and hay fever	**9p24.1**	IL33	rs72699186	2.00E-09	1.26	[1.16-1.35]	24388013
8	Asthma and hay fever	**15q22.33**	SMAD3	rs17294280	4.00E-09	1.18	[1.11-1.25]	24388013
9	Asthma and hay fever	**8q21.13**	ZBTB10	rs7009110	4.00E-09	1.14	[1.09-1.19]	24388013
10	Allergic rhinitis	**10p15.1**	AKR1E2	rs17133587	5.00E-09	1.80	[1.61-2.00]	25085501
11	Allergic rhinitis	3q29	DLG1	rs6583203	1.00E-08	1.65	[1.48-1.83]	25085501
12	Asthma and hay fever	16p13.13	CLEC16A	rs62026376	1.00E-08	1.17	[1.11-1.24]	24388013
13	Allergic rhinitis	7p21.1	FERD3L	rs7780001	2.00E-08	1.37	[1.19-1.61]	25085501
14	Allergic rhinitis	11q13.5	LRRC32, C11orf30	rs2155219	4.00E-08	1.17	[1.11-1.24]	22036096
15	Allergic rhinitis	2p22.3	LINC00486	rs11680788	4.00E-08	2.13	[1.35-5.26]	25085501
16	Allergic rhinitis	**19q13.43**	ZNF776	rs12973620	5.00E-08	1.56	[1.40-1.72]	25085501
17	Allergic rhinitis	7p22.3	FAM20C	rs6583337	1.00.E-07	2.17	[1.33-5.56]	25085501
18	Allergic rhinitis	15q26.1	ST8SIA2	rs1352323	1.00.E-07	1.33	[1.23-1.44]	25085501
19	Allergic rhinitis	**12p13.32**	DYRK4	rs2884670	2.00.E-07	1.28	[1.19-1.37]	25085501
20	Asthma and hay fever	5q22.1	SLC25A46	rs3853750	2.00.E-07	1.15		24388013
21	Allergic rhinitis	8q12.3	NKAIN3	rs10156309	3.00.E-07	3.23	[1.33-]	25085501
22	Asthma and hay fever	12p11.22	PTHLH	rs11049300	3.00.E-07	1.41	[1.28-1.55]	24388013
23	Allergic rhinitis in asthma	8p22	FGF20	rs1523643	3.00.E-07			25085501
24	Allergic rhinitis	18q11.2	LAMA3	rs7237244	4.00.E-07	1.72	[1.39-2.13]	25085501
25	Allergic rhinitis	**22q13.2**	RBX1	rs7287939	4.00.E-07	2.19	[1.89-2.50]	25085501
26	Allergic rhinitis in non-asthmatics	5q23.2	NR	rs17152484	4.00.E-07	2.17	[1.32-6.67]	25085501
27	Allergic rhinitis in non-asthmatics	6q22.31	NR	rs2606618	4.00.E-07	1.60	[1.33-1.92]	25085501
28	Allergic rhinitis in non-asthmatics	7p21.1	NR	rs7780001	4.00.E-07	1.64	[1.25-2.44]	25085501
29	Asthma and hay fever	17q21.1	IKZF3	rs12450323	4.00.E-07	1.16	[1.1-1.22]	24388013
30	Asthma and hay fever	8p23.1	XKR6	rs6982751	4.00.E-07	1.19	[1.12-1.25]	24388013
31	Allergic rhinitis	16p13.3	RBFOX1	rs12597084	5.00.E-07	1.43	[1.19-1.82]	25085501
32	Allergic rhinitis in non-asthmatics	21q22.12	NR	rs2834629	5.00.E-07	5.88	[1.16-]	25085501
33	Asthma and hay fever	10p15.1	RBM17, IL2RA	rs41295115	5.00.E-07	1.28	[1.18-1.37]	24388013
34	Asthma and hay fever	5q14.3	EDIL3	rs72766477	5.00.E-07	1.34	[1.23-1.45]	24388013
35	Allergic rhinitis	6p24.2	SYCP2L	rs4713039	6.00.E-07	1.57	[1.39-1.75]	25085501
36	Allergic rhinitis	9p21.2	TUSC1	rs10124907	6.00.E-07	1.43	[1.19-1.75]	25085501
37	Allergic rhinitis	16q12.2	FTO	rs7187423	6.00.E-07	2.02	[1.75-2.30]	25085501
38	Allergic rhinitis in non-asthmatics	5q23.2	NR	rs12520745	6.00.E-07	2.13	[1.3-5.56]	25085501
39	Asthma and hay fever	2q35	TNS1	rs76043829	6.00.E-07	1.21	[1.14-1.29]	24388013
40	Allergic rhinitis	5q22.1	TMEM232, SLCA25A46	rs17513503	7.00.E-07	1.28	[1.16-1.41]	22036096
41	Allergic rhinitis	**1p36.32**	PRDM16	rs868688	7.00.E-07	1.89	[1.28-3.57]	25085501
42	Allergic rhinitis	1p32.3	BSND	rs2149039	7.00.E-07	1.56	[1.22-2.17]	25085501
43	Allergic rhinitis	11p14.3	SVIP	rs11027293	7.00.E-07	3.38	[2.90-3.86]	25085501

74

44	Allergic rhinitis	**11q13.4**	CHRDL2	rs1893361	7.00.E-07	1.66	[1.46-1.86]	25085501
45	Allergic rhinitis	15q26.1	ST8SIA2	rs1352323	7.00.E-07	1.47	[1.32-1.63]	25085501
46	Asthma and hay fever	1p13.3	VAV3	rs7521681	7.00.E-07	1.15	[1.09-1.2]	24388013
47	Allergic rhinitis	2p22.3	LINC00486	rs11680788	8.00.E-07	1.72	[1.39-2.13]	25085501
48	Allergic rhinitis	9q31.1	ABCA1	rs2472448	8.00.E-07	1.82	[1.27-3.13]	25085501
49	Allergic rhinitis in non-asthmatics	21q21.1	NR	rs2823048	8.00.E-07	1.92	[1.28-3.85]	25085501
50	Allergic rhinitis in non-asthmatics	21q21.1	NR	rs2823053	8.00.E-07	1.96	[1.28-4.35]	25085501
51	Allergic rhinitis	17p12	PMP22	rs2061	9.00.E-07	2.04	[1.3-4.76]	25085501

注：染色体の領域で太字は，テキスト内の記述があるもの
注：遺伝子名欄のNR: 候補遺伝子が特定できない

民族的に多様なサンプルを利用し，GWASと末梢血の発現と関連するexpression single nucleotide（eSNP），coexpression networkといった手法をとっている．その結果，連番10の*AKR1E2*（領域10p15.1）をはじめ，表❶には含まれない，アレルギー性鼻炎にユニークな，または喘息よりよりアレルギー性鼻炎に強い影響を示す座位が検出されている．本研究では，coexpression network解析でミトコンドリアの機能に関連するクラスターとされた，*AKR1E2*（連番10），*ZNF776*（連番16，領域19q13.43），*DYRK4*（連番19，領域12p13.32），*RBX1*（連番25，領域22q13.2），*PRDM16*（連番41，領域1p36.32），*CHRDL2*（連番44，領域11q13.4）がアレルギー性鼻炎と関連する座位を含むことから，ミトコンドリアの機能がアレルギー性鼻炎のリスクと関連するのではないかと結論している．この結果の再現研究の報告はまだない．

Ⅲ．GWAS研究からわかったこと

過去10年ほどの間に報告された多因子疾患のGWASの結果は，次のような結果として総括できる[15]．
① 関連するバリアント（SNVなど）の90％以上は，タンパク質をコードする領域にない
② 関連バリアントはDNAaseⅠ感受性領域（オープンな染色体構造の部分）に多い
③ 大部分のバリアントは遺伝子の発現レベルに影響を与えるタイプのものである

すなわち，多因子疾患と関連するバリアントは基本的に遺伝子発現に影響する機能を有するものが多いということである．この結論は，アレル頻度が4％未満のSNVの関連解析でも同様であった[16]．

Ⅳ．遺伝子・環境相互作用

アレルギー性疾患の発症には環境要因が大きく関わっており，特に集団の4割から5割が罹患する日本におけるアレルギー性鼻炎・花粉症においては，もはや遺伝的要因の大小を議論しても仕方がないとも極論できる．サブタイプに分けるとそれぞれの疾患頻度が1％以下の喘息においては，個々人のリスクにとって遺伝的要因はアレルギー性鼻炎よりは重要と言ってよいであろう．いずれにしろ，喘息の発症には環境要因が大きく関わっており，環境と遺伝子の相互作用について興味深い現象が報告されている．

遺伝子と環境の相互作用でしばしば報告されてきたものに*CD14*遺伝子と環境中（ホコリなど）の細菌の成分，リポポリサッカライド（LPS）濃度の関連がある．LPSの環境中の濃度と喘息やアトピー性皮膚炎の有病率とは，逆相関の関連がある．LPSは*CD14*を含む複合受容体を介して細胞へ影響を与えるが，*CD14*遺伝子のプロモーターにあるrs2569190多型（アレルはCまたはT）は，血清CD14のレベルとも関連する．4つの異なった民族での研究では，Cアレルは高いLPSの環境（古典的な農家の環境や家畜を買っている環境）でアレルギー発症に抑制的に働くの

であるが，一方，低い LPS 濃度の環境（都会的で細菌の少ない環境）では促進的に働くという疫学的結果が得られている。詳細は，Simpson らによる総論[17]を参照されたい。また，この環境に曝露されることに関しては時間軸も大事であり，この効果がみられるのは乳幼児期に限られるという[18]。

日本人における 2 歳までの通園歴の有無と *CD14* の SNV についても，小学生時点での総 IgE 値への影響に対する相互作用が認められることをわれわれのグループが報告している[19]。

一方ウイルス感染との関係では，感染時にゼーゼーという呼吸音（喘鳴）を示す乳幼児は，一部は喘息に進展し，一部は喘鳴の症状が消失してしまうことが知られているが，これについて Ober らのグループは，乳児が喘鳴を起こした際に，原因ウイルスが human rhinovirus（HRV）なのか respiratory syncytial virus（RSV）なのかを鑑別し，17q12 に存在する SNV（rs7216389）との関連を検討した[20]。その結果，この SNV は，3 歳までの HRV の喘鳴と関連するが，RSV 喘鳴とは関連しなかった。この SNV の T アレルと喘息のリスクとの関連はゲノムワイドで有意であるが（**表❶**，連番 45），この関連は HRV 感染で喘鳴を起こした児に限ってみられ，RSV で喘鳴を起こした児ではみられなかった（ウイルスと SNV の相互作用の P 値は 0.004）。この相互作用は同論文中の初期解析とは異なる集団での再現性も示された。まとめると，特定のウイルス感染と遺伝子多型の組み合わせが，その後の喘息への進展と関連していることが示されたのである。このバリアントは *ORMDL3*，*GSDMB* の末梢血単核細胞での発現量との関連も示され，17q21 領域付近の遺伝子群の発現量の個人差が最終的に喘息と関係するということも示唆している。

V．喘息とアレルギー性鼻炎の遺伝カウンセリング

これまで，喘息とアレルギー性鼻炎の遺伝子についての最新の知見について GWAS の結果を中心に述べたが，見つかった SNV について個人あるいは家族の喘息発症リスクを推定するための定量的なデータはいまだないため，クライアントの家族におけるリスク推定は家族歴からの推定によるしかないのが現状である。同胞再発率は，53～92％という報告がある[21]。λs は報告がない。

アレルギー性鼻炎，花粉症については，ほとんど遺伝的な背景によるリスクが問題になることはないと思われる。

おわりに

喘息をはじめとする多因子疾患においては，バリアントの情報を単純な線形モデルで考えても，リスク予測という点では不十分であることが明らかになった。今後は，エピジェネティクス，末梢血液細胞の遺伝子発現情報，血漿オミックス情報，さらには環境因子を考慮に入れることで，喘息の発症リスクの理解が進むものと思われる。一方，「喘息」が 1 つの病態ではなく，多くの種類の病態から生じる「症状」であるという理解から，喘息のサブタイプを，個人の臨床情報，バイオマーカーなどから分類したうえで，遺伝子との関連を多変量的にみる様々なモデル（機械学習も含む）の提唱が行われつつある。アレルギー性疾患の分野では背景にある病態に応じた表現型のサブタイプを endotype と呼び，様々な分類法が提唱されつつある段階である[22]。喘息の病態の全体像がわかるまでには，今後さらに多くの研究がなされなければならない。

参考文献

1) International HapMap Consortium : Nature 437, 1299-1320, 2005.
2) Ortiz RA, Barnes KC : Immunol Allergy Clin North Am 35, 19-44, 2015.
3) Welter D, MacArthur J, et al : Nucleic Acids Res 42, D1001-1006, 2014.
4) MacArthur J, Bowler E, et al : Nucleic Acids Res 45, D896-D901, 2017.
5) Pickrell JK, Berisa T, et al : Nat Genet 48, 709-717, 2016.

6) Moffatt MF, Kabesch M, et al : Nature 448, 470-473, 2007.
7) Moffatt MF, Gut IG, et al : N Engl J Med 363, 1211-1221, 2010.
8) Nakae S, Morita H, et al : Allergol Int 62, 13-20, 2013.
9) Manolio TA, Collins FS, et al : Nature 461, 747-753, 2009.
10) Lee SH, Wray NR, et al : Am J Hum Genet 88, 294-305, 2011.
11) Ramasamy A, Curjuric I, et al : J Allergy Clin Immunol 128, 996-1005, 2011.
12) Ferreira MA, Matheson MC, et al : J Allergy Clin Immunol 133, 1564-1571, 2014.
13) Bunyavanich S, Schadt EE, et al : BMC Med Genomics 7, 48, 2014.
14) Grossman J : Chest 111, 11S-16S, 1997.
15) Ober C : Ann Am Thorac Soc 13 Suppl 1, S85-90, 2016.
16) Igartua C, Myers RA, et al : Nat Commun 6, 5965, 2015.
17) Simpson A, Martinez FD : Clin Exp Allergy 40, 209-223, 2010.
18) Lau MY, Dharmage SC, et al : Allergy 69, 1440-1453, 2014.
19) Suzuki Y, Hattori S, et al : J Allergy Clin Immunol 123, 1408-1411 e1, 2009.
20) Caliskan M, Bochkov YA, et al : N Engl J Med 368, 1398-1407, 2013.
21) Thomsen SF, van der Sluis S, et al : Clin Exp Allergy 40, 1054-1061, 2010.
22) Muraro A, Lemanske RF Jr, et al : J Allergy Clin Immunol 137, 1347-1358, 2016.

参考ホームページ

・GWAS catalog
　https://www.ebi.ac.uk/gwas/

鈴木洋一	
1982 年	東北大学医学部卒業
1988 年	同医学系研究科小児科大学院修了
1989 年	同医学部病態代謝学講座助手
1995 年	米国インディアナ大学医学部分子生物学ポスドク（～1999 年）
1999 年	東北大学大学院医学系研究科遺伝病学分野助手
2002 年	同講師
2004 年	千葉大学大学院医学研究院公衆衛生学助教授
2012 年	東北大学東北メディカル・メガバンク機構人材育成部門教授
2017 年	上尾中央総合病院臨床遺伝科科長

第2章　主に新生児〜小児期にみられる多因子疾患の遺伝医学研究・診療各論

6．食物アレルギーの遺伝学的側面

野口恵美子

　食物アレルギーは近年増加傾向にあり，成人で突然発症する例やアナフィラキシーショックなどの重篤な症状を呈する場合があること，保育や教育の場における給食対応が求められることから，医学的・社会的な要請が高い疾患である。喘息，アトピー性皮膚炎など，他のアレルギー疾患と比較して，食物アレルギーの遺伝学的な解析に関する報告は多くはない。現在までに候補遺伝子解析として免疫関連遺伝子，CD14，SPINK5，interleukin 10，interleukin 13，HLA-classⅡ，フィラグリンなどの報告がある一方で，全ゲノム関連解析については2つの報告があるのみである。本稿では，食物アレルギーの遺伝子解析についての現状と今後の展望について概説する。

はじめに：食物アレルギーの概要

　食物アレルギーとは，「食物によって引き起こされる抗原特異的な免疫学的機序を介して生体にとって不利益な症状が惹起される現象」と定義されている（食物アレルギー診療ガイドライン2012）[1]。食物アレルギーは近年増加傾向にあり，有症率は0〜6歳が5〜10％，6〜15歳が1〜2％と報告されている[2]。食物アレルギーは乳幼児の罹患率が高く，主に1歳以下のアトピー性皮膚炎との合併例が多く認められる。2011年に行われた即時型食物アレルギー全国モニタリング調査では，年齢，性別，原因アレルゲンが特定された2954例の調査結果が報告されている[3]。年齢分布として0歳が最も多く（34.1％），原因アレルゲンとしては鶏卵（39.0％），牛乳（21.8％），小麦（11.7％）と報告されている。特に小児例では自然に緩解していく例が多いが，近年では成人で突然発症する例やアナフィラキシーショックなどの重篤な症状を呈する場合があること，保育や教育の場における給食対応が求められることから，医学的・社会的な要請が高い疾患である。治療法としては2000年初め頃までは該当食物を避けることが推奨されてきたが，ピーナッツアレルギーなど[4]，様々な食品で該当食物を避けることがかえって発症リスクを高める可能性が指摘されるようになった。さらに近年行われた二重盲検試験による鶏卵アレルギーに対する発症を評価した研究では，離乳初期から少量の卵の摂取により鶏卵アレルギーの予防につながることが報告された[5]。これらの結果を踏まえて，2017年の日本アレルギー学会と日本小児アレルギー学会から発表されたガイドライン[6]では，妊娠期・授乳期にアレルゲン性の高い食物を摂取することを避けることは推奨されていない。すでに発症している小児に対しては，アレルギー専門医のもとで該当食物摂取についての管理指導がなされているが，症状のない小児に対して，予防を目的としたアレルゲン性の高い食物の除去，摂取開始時期を遅らせることは推奨されていない。

　食物アレルギーの免疫学的機序としては，該当食物に対する特異的IgE抗体依存性の反応と，

■ **Key Words**
食物アレルギー，フィラグリン，遺伝率，全ゲノム関連解析，アトピー性皮膚炎

非IgE依存性反応に分類され，多くの食物アレルギー患者はIgE依存性免疫応答を有する。食物アレルギーに対する感作成立（特異的IgE抗体が産生されること）の経路は，経口のみでなく，吸入，注射，経皮，経粘膜などいずれの経路もとりうる。食物アレルギーはしばしばアトピー性皮膚炎と合併しており[7]，皮膚の脆弱性に関与するフィラグリン遺伝子の機能喪失変異が，アトピー性皮膚炎だけでなく食物アレルギーにも関係していることが報告されており[8]，また出生コホート研究によるランダム化臨床研究介入試験により，新生児期から保湿剤塗布を行うことによりアトピー性皮膚炎の発症リスクが3割以上低下することが報告されている[9]。以上から，食物アレルギーの発症に関与する経皮感作の重要性が近年注目されている。

Ⅰ．食物アレルギーの遺伝学的研究

1．家族集積性と遺伝率

喘息，アトピー性皮膚炎など，他のアレルギー疾患と比較して，食物アレルギーの遺伝学的な解析は多くはない。Tsaiらは米国の581家系2004人のデータを解析して食物アレルギーの家族集積性についての調査を行い，食物アレルギーと食物アレルゲンに対する感作に強い家族集積性があることを報告した[10]。Sichererらによる双生児研究ではピーナッツアレルギーの遺伝率が81.6%であることが報告されている[11]。中国人の双生児研究ではピーナッツと甲殻類に対する感作の遺伝率がそれぞれ0.51，0.54であることが報告されている[12]。

2．食物アレルギーの候補遺伝子解析

遺伝学的解析では，疾患の分子メカニズムに基づいた候補遺伝子解析とすべての遺伝子を対象として行う網羅的な全ゲノム関連解析が行われる。候補遺伝子としては，免疫関連遺伝子，*CD14*, *SPINK5*, interleukin 10（*IL10*），*IL13*，HLA-classⅡ遺伝子などとの報告がある[13]。本項では食物アレルギーの候補遺伝子解析として皮膚バリア機能に関わるフィラグリン遺伝子について述べる。

フィラグリンは表皮顆粒層のケラトヒアリン顆粒を構成する成分で，角層では天然保湿因子となって皮膚表面の水分不感蒸泄を調整し，アレルゲンや有害物質，感染性病原体の侵入を防ぐ役割を担っている。

フィラグリンは10〜12個の繰り返し配列構造をもち，ナンセンス変異またはフレームシフトによりストップコドンが生じる機能喪失変異が人種特異的に多数報告されている[8]。ヨーロッパ人においてフィラグリン機能喪失変異と尋常性魚鱗癬との関連が初めに報告され[14]，のちにアトピー性皮膚炎と関連することが報告された[15]。その後，ピーナッツアレルギーとフィラグリン機能喪失変異との関連が報告され[16]，さらに食物アレルゲンへの感作との関連も報告されている[17]。最近行われた全ゲノム関連解析で検出された遺伝子にフォーカスした候補遺伝子解析においても，フィラグリン機能喪失変異と食物アレルギーとの関連が追認されている[18]。フィラグリン機能喪失変異は人種特異的であり，アジア人であっても異なる機能喪失変異が観察されている[19]。これらのフィラグリン機能喪失変異の1つ1つのアレル頻度は1%以下のものが多く，いわゆるレアバリアントであるが，疾患発症に対するオッズ比は2以上と，ありふれた疾患であるアレルギー疾患の遺伝子関連解析としては例外的に高いオッズ比を示している。

3．食物アレルギーの全ゲノム関連解析

ヒトゲノム配列の差異をもとに疾患発症に関連する遺伝子変異を同定する試みは古くから行われていたが，技術的な制限もあり限られた疾患にのみ行われていた。1980年代にMullisらによりPCR法が開発された後，1990年代には簡便な制限酵素を使用したrestriction fragment length polymorphism（RFLP，制限酵素断片長多型）を用いた遺伝子型決定法が普及するようになった。2000年初め頃からマイクロアレイによるsingle nucleotide polymorphism（SNP）タイピング法が実用段階に入り，1人あたり数十万から数百万の遺伝子多型をタイピングすることが可能となり，その手法を用いた全ゲノム関連解析（genome-wide association study：GWAS）がアレルギー，糖尿病やがんなど common diseases で盛んに行われるようになった。

しかし，食物アレルギーの全ゲノム関連解析については，現在までに2つの報告があるのみである。2015年に Hong らはピーナッツ，卵，牛乳に対するアレルギーまたは食物アレルギー（アレルゲンの種類を問わない）の小児患者サンプルを使用した全ゲノム関連解析を行い，ピーナッツアレルギーと6番染色体の HLA-DR および DQ 領域の SNP との関連を報告した[20]。さらに，ピーナッツアレルギー患者とコントロールの全血のメチル化の状態について検討を行い，72ヵ所の有意差のあるメチル化領域を同定し，そのうち29領域のメチル化の割合について，ピーナッツアレルギーの全ゲノム関連解析で関連が認められた2つの SNPs（rs7192 と rs9275596）の遺伝子型との関連が認められたことが報告されている。Martino らはピーナッツアレルギー患者サンプルとアレルギーのない乳幼児のサンプル（オーストラリア人）を用いて全ゲノム関連解析を行い，Hong らの HLA-DRB1 領域の関連を追認したことを報告している[21]。

著者らは，小麦の加水分解産物含有石鹸を使用したのちに重度の食物アレルギーを発症した特殊型の小麦アレルギー患者の全ゲノム関連解析を行い，HLA の classⅡ 領域に疾患との関連を検出している。本疾患はアレルゲン侵入経路として経皮感作が確実である患者群であるため，当初はフィラグリンの機能喪失変異と関連すると考えていたが，遺伝子型解析の結果，関連は認められなかった（P＞0.05）。洗顔を主な目的とした石鹸ではあるが，多くの量のアレルゲンが皮膚からのみでなく，経粘膜的（鼻腔や眼など）からも曝露したため，皮膚のバリア機能の低下の有無にかかわらずアレルゲンが侵入していたためと推察している。

おわりに：遺伝子型による食物アレルギーの予見は可能か？

食物アレルギーに限らず，遺伝子型による発症予測は糖尿病や腫瘍性疾患など，多くの common diseases にとって待ち望まれていることであるが，メンデル遺伝病と違い，多因子疾患であるこれらの病気の発症予測の精度を担保することは困難である。

欧米人集団を使用した解析では，全ゲノム関連解析で関連が認められた SNP とフィラグリン機能喪失変異を組み合わせるとアトピー性皮膚炎の遺伝率の21.5％が説明できることが報告されている[22]。頻度が高い SNP の場合，例えば IL18R1/IL18RAP/SLC9A4（rs759382，アレル頻度24％）では遺伝率の0.6％，RAD50/IL13/IL4/KIF3A（rs848，アレル頻度20％）では1.6％を説明できるが，フィラグリンの機能喪失変異では遺伝率の7％を説明できる[22]。

遺伝子解析の結果は，今まで不明だった疾患発症にかかわる分子メカニズムの解明につながり，新たな治療薬の選択につながることが期待されている。ゲノム解析のコストが大幅に下がり，大量の遺伝子型解析の結果を得ることができる時代になった一方で，これらの膨大な情報を人間が一つ一つ文献を PubMed で検索して結果の解釈を行うことが困難な時代になっている。今後は環境要因と遺伝要因を合わせたデータを人工知能を用いて解析することにより，予測精度を高め，早期の介入につなげていくことが期待される。ゲノム解析のみならず，医療そのものが大きな転換点を迎える時代に突入していると感じている。

参考文献

1) Imai T：Arerugi 63, 164-169, 2014.
2) Ebisawa M, Nishima S, et al：Pediatr Allergy Immunol 24, 704-714, 2013.
3) Imai T, Sugizaki C, et al：Arerugi 65, 942-946, 2016.
4) Du Toit G, Sayre PH, et al：N Engl J Med 374, 1435-1443, 2016.
5) Natsume O, Kabashima S, et al：Lancet 389, 276-286, 2017.
6) Ebisawa M, Ito K, et al：Allergol Int 66, 248-264, 2017.
7) Bergmann MM, Caubet JC, et al：J Allergy Clin Immunol Pract 1, 22-28, 2013.
8) Irvine AD, McLean WH, et al：N Engl J Med 365,

1315-1327, 2011.
9) Horimukai K, Morita K, et al : J Allergy Clin Immunol 134, 824-830 e6, 2014.
10) Tsai HJ, Kumar R, et al : Clin Exp Allergy 39, 101-109, 2009.
11) Sicherer SH, Furlong TJ, et al : J Allergy Clin Immunol 106, 53-56, 2000.
12) Liu X, Zhang S, et al : Clin Exp Allergy 39, 991-998, 2009.
13) Hong X, Tsai HJ, et al : Curr Opin Pediatr 21, 770-776, 2009.
14) Smith FJ, Irvine AD, et al : Nat Genet 38, 337-342, 2006.
15) Palmer CN, Irvine AD, et al : Nat Genet 38, 441-446, 2006.
16) Brown SJ, Asai Y, et al : J Allergy Clin Immunol 127, 661-667, 2011.
17) Nomura T, Tsuge I, et al : Ann Allergy Asthma Immunol 110, 388-390 e1, 2013.
18) Hirota T, Nakayama T, et al : J Allergy Clin Immunol 140, 1713-1716, 2017.
19) Park J, Jekarl DW, et al : J Dermatol 42, 867-873, 2015.
20) Hong X, Hao K, et al : Nat Commun 6, 6304, 2015.
21) Martino DJ, Ashley S, et al : Clin Exp Allergy 47, 217-223, 2017.
22) Schaarschmidt H, Ellinghaus D, et al : J Allergy Clin Immunol 136, 802-806, 2015.

野口恵美子
1991年　筑波大学医学専門学群卒業
1994年　同大学院博士課程
1998年　英国オックスフォード大学客員研究員
2000年　学術振興会特別研究員
2002年　筑波大学基礎医学系講師
2009年　同大学院人間総合科学研究科准教授
2014年　同医学医療系教授

第2章　主に新生児～小児期にみられる多因子疾患の遺伝医学研究・診療各論

7．1型糖尿病

馬場谷　成・池上博司

1型糖尿病は，複数の遺伝子と環境因子が発症に関与する多因子疾患である．それぞれの遺伝子は，疾患発症の"しやすさ"（疾患感受性）を規定する（疾患感受性遺伝子）．本邦における小児1型糖尿病発症率は，欧米の10分の1程度であり，患者の家族に1型糖尿病を認めることは稀である．たとえ患者の家族が疾患感受性遺伝子のリスクアリル[用解1]を多数保持していたとしても，必ずしも1型糖尿病を発症するわけではなく，むしろ発症しないケースが大部分である．遺伝カウンセリングの際には，これらのことを念頭に適切に行う．1型糖尿病の治療の目標は，健全な身体・精神の発育と合併症の予防であり，そのためには医療従事者・家族・学校関係者など多くの人々の協力が必要となる．

はじめに

1型糖尿病は，インスリン産生細胞である膵β細胞の破壊により生じ，著しいインスリン欠乏状態から，最終的には外部からのインスリン投与を行わなければ，生命を維持できない状態（インスリン依存状態）に至る疾患である．治療により適切な血糖コントロールが得られなければ，糖尿病特有の合併症である細小血管症（網膜症：失明，腎症：透析，神経障害：しびれ・無痛覚など）が発症・進展する．さらには，大血管症（心血管疾患：心筋梗塞など）の発症リスクとなる．典型的な1型糖尿病である急性発症1型糖尿病は，いずれの年齢層にも発症しうるが，小児例では11～12歳の思春期にピークがあり，成人例では日本全体における実態調査の報告はこれまでに存在しない．

1型糖尿病を発症した患者，特に小児例においては，その家族を含め突然大きな不安をかかえることになる．したがって，病状説明の際には心理面に配慮し，適切な情報を元に行う必要がある．本稿では，1型糖尿病の病態，診療および遺伝医学研究について概説する．本稿が病状説明，遺伝カウンセリングの際の一助となれば幸いである．

Ⅰ．1型糖尿病の病態（表❶）

1．1型糖尿病の分類

1型糖尿病は，自己免疫機序により発症する「自己免疫性（1A）」と，成因がいまだ明らかではない「特発性（1B）」に分類される．ただし実際の臨床現場では，発症・病態の進行スピードによって分類されることが多く，次の3つのタイプに大別される．すなわち，①典型的な急性発症1型糖尿病，②β細胞破壊が非常に急激で糖尿病診断時にはほとんどβ細胞が存在しない劇症1型糖尿病，③β細胞破壊がゆっくりで糖尿病診断後すぐには必ずしもインスリンを必要としない緩徐進行1型糖尿病である．小児では，ほとんどが急性発症1型糖尿病であるが，なかには劇症1型糖尿病[1]，緩徐進行1型糖尿病[2]も発症する．成人で

■ **Key Words**
急性発症1型糖尿病，劇症1型糖尿病，緩徐進行1型糖尿病，多因子疾患，疾患感受性遺伝子，HLA

の病型の詳細は不明であるが，いずれも相応に存在する[1)3)]。

2. 1型糖尿病の特徴

急性発症1型糖尿病は，比較的急激に発症し，数週間から数ヵ月程度でケトーシスあるいはケトアシドーシスに陥り，インスリン加療を必須とする。インスリン治療開始後，一時的にインスリンが不要になる時期（ハネムーン期）を有する症例も存在するが，基本的には生涯を通じてインスリン治療が必須である。

劇症1型糖尿病は，急激なβ細胞量の低下を認めるため，症状出現後急速にケトーシスに至り，

表❶ 1型糖尿病の分類と特徴，および関連するHLA-classⅡ *DRB1-DQB1* ハプロタイプ
（文献11，12より作表）

	急性発症	劇症	緩徐進行
発症形式[*1]	3ヵ月以内に進行（週の単位で進行）	1週間前後以内（日の単位で進行）	3ヵ月以上で進行（月〜年の単位で進行）
成因	自己免疫性	特発性	自己免疫性
膵島関連自己抗体	基本的には陽性	原則として陰性	陽性
***DRB1-DQB1* ハプロタイプ[*2]**			
DRB1*01:01-DQB1*05:01	—	↓	—
DRB1*04:05-DQB1*04:01	↑	↑	↑
DRB1*04:06-DQB1*03:02	↓	—	—
DRB1*08:02-DQB1*03:02	↑	—	—
DRB1*08:02-DQB1*04:02	↓	—	—
DRB1*08:03-DQB1*06:01	↓	↓	—
DRB1*09:01-DQB1*03:03	↑	↑	↑
DRB1*12:02-DQB1*03:01	↓	—	—
DRB1*15:01-DQB1*06:02	↓	—	—
DRB1*15:02-DQB1*06:01	↓	↓	↓

↑ 疾患感受性
↓ 疾患抵抗性
— 中立（感受性・抵抗性に変化をきたさない），もしくは，これらのハプロタイプを有する人が少ないため検討できない

[*1] 糖尿病の症状（口渇，多飲，多尿，体重減少など）出現から，ケトーシス，ケトアシドーシス（インスリン依存）までの期間
[*2] 表に記載されていないハプロタイプは，中立，もしくは，これらのハプロタイプを有する人が少ないため検討できないハプロタイプ

診断・治療が遅れると生命に危険が及ぶ[4]。診断後直後から一生涯，インスリン加療が必須である。

緩徐進行1型糖尿病は，病態進行のスピードは緩徐であり，糖尿病発症からインスリン治療開始まで3ヵ月以上を要し，さらにインスリン依存状態となるまで年単位の期間を必要とする。このため，糖尿病発症時は臨床的には2型糖尿病として，食事療法や内服加療を行っている症例も多くみられる。このタイプにおいても，インスリン治療を行うのが基本的治療である。

II．1型糖尿病の診療

1型糖尿病患者およびその家族が抱える心理的不安は，特に患者が年少者である場合には非常に大きくなる。毎日のインスリン自己注射や血糖自己測定という物理的・身体的制約や，医療費負担という経済的問題のみならず，将来の就職や結婚，合併症発症やハイリスク妊娠など多数の不安要因を抱える。さらには，病気に遺伝も関与するとなると，将来の家族発症に対する不安も生じる。医療従事者は，患者・家族の社会的状況・心理的状況を考慮し，患者が健全な精神的・肉体的成長を遂げることができるよう十分配慮して診療にあたらなければならない。

急性発症1型糖尿病および劇症1型糖尿病は，インスリンの絶対的不足が原因であるためインスリン治療が必須である。インスリンのきめ細かい調整が良好な血糖コントロール状態の維持に必要なため，インスリン療法は頻回注射療法を行う。すなわち，毎食前に速効型あるいは超速効型インスリン製剤を投与し，持効型インスリン製剤を1日1～2回投与する。また，より良い血糖管理をめざすためには，携帯型インスリン注入ポンプを用いた持続皮下インスリン注入療法（continuous subcutaneous insulin infusion：CSII）が推奨される[5]。

緩徐進行1型糖尿病も，できるだけ早期にインスリン治療を開始するのが基本である。なぜなら，糖尿病での血糖コントロールの難易度は残存している内因性インスリン分泌能に依存し，早期にインスリン治療を開始することで膵β細胞機能の温存が可能となり，生涯にわたる糖尿病管理に有利となる[6]。膵β細胞機能保護には，インクレチン製剤の有用性も示唆されている[7][8]。

III．1型糖尿病の遺伝医学研究

1．遺伝性疾患としての1型糖尿病の特徴

遺伝性疾患は単一遺伝子疾患と多因子疾患に大別される。1つの遺伝子の変化が発症に直結する疾患は単一遺伝子疾患であり，その関与する遺伝子は原因遺伝子と呼ばれるのに対し，複数の遺伝子が関与し，それらの遺伝子それぞれが，疾患発症の"しやすさ"（疾患感受性）を規定しているような遺伝子は疾患感受性遺伝子と呼ばれる。疾患感受性遺伝子は，発症の"しやすさ"を規定するものであるから，その遺伝子に変異を有するだけでは疾患に直接結びつかない。欧米において行われた1型糖尿病全ゲノム関連解析を集計したメタ解析において，多数の1型糖尿病の疾患感受性遺伝子座が同定されたことは（図❶）[9][10]，1型糖尿病の遺伝素因が数多くの遺伝子座が集積して構築されていることを示す結果であり，1型糖尿病が典型的な多因子疾患の特徴を備えていることを示している。なお，日本人1型糖尿病サンプルを用いたGWASは現在進行中であり，個々の疾患感受性遺伝子と1型糖尿病との関連には人種間で違いが見出されていることから，これまでとは異なる新しい遺伝子が見出される可能性が高く，成果が期待されている。

2．1型糖尿病疾患感受性遺伝子座

本項では遺伝カウンセリングという趣旨から，日本人において関与が示された疾患感受性遺伝子座について述べる。

(1) HLA (human leukocyte antigen) 遺伝子 [用解2]

HLA-クラスIIは，免疫応答の開始時に機能するため，1型糖尿病発症に関与する最も重要な遺伝子である。疾患感受性・抵抗性を示すHLA-クラスII *DRB1-DQB1* ハプロタイプ [用解1] を，表❶にまとめた[11][12]。

HLA-クラスIは，自己免疫応答の最終段階である細胞傷害性T細胞との親和性と関連する。

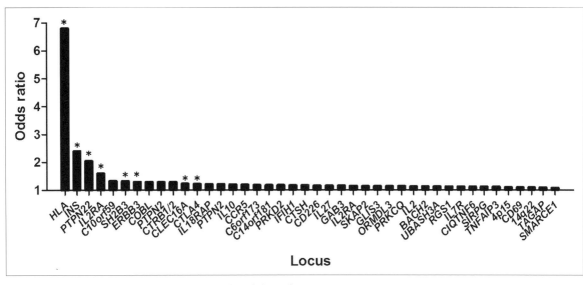

図❶　1型糖尿病疾患感受性遺伝子のオッズ比（欧米人）（文献10より改変）
＊日本人1型糖尿病との関連が検討・報告されているもの

日本人においてクラスⅠ領域に疾患感受性や発症年齢を修飾する遺伝子の存在が示唆されている[13)14)]。

(2) インスリン遺伝子（INS）

1型糖尿病では，膵β細胞だけが自己免疫機序により特異的に破壊される。膵β細胞破壊の最初の標的自己抗原は，膵β細胞で合成されるインスリンそのものである[15)]。インスリン遺伝子は古くから1型糖尿病との関連が報告されており，その領域はIDDM2と命名されている。現在，IDDM2の本体は，インスリン遺伝子5'上流の繰り返し配列多型VNTR（variable number of tandem repeat）であると考えられ，日本人では欧米白人と同様に，VNTRのクラスⅠが1型糖尿病感受性と関連していることが証明されている。ただし，日本人でのVNTRは一般集団の大部分（90％以上）がクラスⅠを保有している[16)]。

(3) Cytotoxic T-lymphocyte-associated protein 4 遺伝子（CTLA4）

CTLA4はT細胞上に発現する分子であり，免疫のブレーキ役という機能をもつため，CTLA4をコードする遺伝子CTLA4は，1型糖尿病のみならず自己免疫疾患全般の重要な候補遺伝子である。CTLA4多型と1型糖尿病の関連を研究した本邦での報告では，1型糖尿病単独とは明らかな関連を示さず，甲状腺自己免疫を合併した1型糖尿病と強い関連を示すことが明らかとなっている[17)]。

(4) LYP（lymphoid protein tyrosine phosphatase）遺伝子（PTPN22）

PTPN22がコードするLYPは，T細胞内のシグナル伝達系を負に制御しており，1型糖尿病のみならず自己免疫疾患の重要な候補遺伝子である。日本人においては，PTPN22のプロモーター領域に存在する多型と1型糖尿病との間に関連が示唆されている[18)]。

(5) その他の1型糖尿病感受性遺伝子

IL-2 receptor-α遺伝子（IL2RA）[19)]，vitamin D receptor遺伝子（VDR）[20)]，v-erb-b2 erythroblastic leukemia viral oncogene homolog 3遺伝子（ERBB3），C-type lectin domain family 16, member A 遺伝子（CLEC16A）[21)]，SUMO4（small ubiquitin-related modifier 4）遺伝子（SUMO4）[22)]が，本邦において報告されている。

Ⅳ. 遺伝カウンセリング

1. 1型糖尿病の疫学

　糖尿病の大半を占める2型糖尿病では，家系内に2型糖尿病の家族歴を有する症例に多く遭遇する。これに対し1型糖尿病では，家系内に1型糖尿病の家族歴を有する症例は極めて少ない。このため，発症に遺伝素因が関与していないように考えられがちであるが，それは間違いである。1型糖尿病患者に家族歴がみられにくいのは単に，本邦の一般人口における1型糖尿病の有病率が，2型糖尿病に比し極めて低いことに起因する。

　本邦での一般集団における1型糖尿病有病率は，0.01〜0.02％と低率である。患者の同胞（兄弟姉妹）を解析した統計では，その有病率は1〜4％と一般集団に比べると100倍以上の高率となることが報告され，遺伝素因が疾患発症に関与する可能性が示されている[23]。ただし，家族は遺伝因子のみならず環境因子も共有しているため，家族内集積率のみで遺伝因子の関与を証明することはできない。このため，1型糖尿病の双生児比較が必要である。すなわち，一卵性および二卵性双生児では，ほぼ同様の環境因子を共有すると考えられるが，遺伝因子の共有度に関しては異なるため，この両者を比較することで遺伝因子の疾患発症に対する効果を調査できる。本邦では，1型糖尿病一致率は二卵性双生児で7.6％であるのに対し，一卵性双生児では47.3％と高率である[24]。したがって，双生児における1型糖尿病発症率の差は，共通に有している遺伝子の差を反映しているものと考えられ，1型糖尿病における遺伝因子の関与が明らかにされてきた。

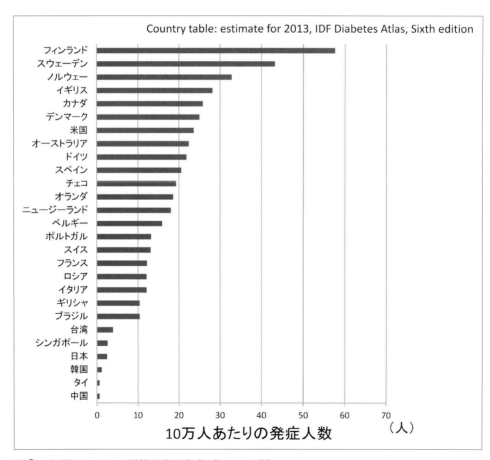

図❷　各国における1型糖尿病発症率（0〜14歳）

一卵性双生児といえども，約半数（52.7％）は1型糖尿病を発症しない。これは，親から受け継いだ遺伝情報のみならず，偶然遭遇した環境因子，偶然発現する遺伝情報，偶然に起こる免疫担当細胞の遺伝子再構成，およびそれらの組み合わせなどによって規定されると考えられる。このように多因子疾患の発症は，単一遺伝子疾患とは異なり，子に伝達される遺伝子情報以外の要因も重要な役割を果たしていることに注意が必要である。

2．1型糖尿病は遺伝するのか？

　「（妊娠の際），自分自身と同じく，生まれてくる子供が1型糖尿病を発症するのではないか」，「（子供の1人が1型糖尿病を発症した際），別の子供も1型糖尿病になるのではないか」と考え，「1型糖尿病は遺伝するのか」といった質問が行われる。これらの質問に対して，過度の不安を与えないように適切に答えることが肝要である。

① 1型糖尿病は，1つの強力な遺伝子で発症が決まる疾患（単一遺伝子疾患）ではなく，多くの小さな影響力のもつ遺伝子群と，さらに環境因子が加わって初めて発症する疾患である。したがって，遺伝に関わりはあるものの，感受性アリルを多数保持していたとしても必ずしも1型糖尿病を発症するわけではなく，むしろ発症しないケースが大部分である。もちろん，一方の親から子に受け継がれる遺伝情報のみでは，発症が規定されることはない。また，これまで知られている遺伝子群の検査を行っても，発症予知は困難である。

② 本邦での1型糖尿病発症率は欧米に比し極めて低く，0～14歳までの1型糖尿病発症率は，10万人あたり2.4人である（図❷）。

③ 1型糖尿病患者の子供が，1型糖尿病に罹患している確率は，不明である。逆に，1型糖尿病患者の親が，1型糖尿病に罹患している確率は，欧米での報告ではあるが3％程度となっており[25]，発症率の低い本邦ではそれよりもかなり低いと予想される。

④ 1型糖尿病患者の兄弟が，1型糖尿病に罹患している確率は，1～4％である[23]。

おわりに

　1型糖尿病の遺伝子は，疾患になりやすさを規定する疾患感受性遺伝子であり，1つの遺伝子単独で疾患に罹患するような原因遺伝子ではない。さらには環境因子も加わり，その発症メカニズムは非常に複雑である。しかし，1型糖尿病発症の分子メカニズムの解明と，それに基づく予防法・治療法の構築に結びつくことから，遺伝因子の解明に向けた研究が精力的に進められており，今後のさらなる発展が期待される。

用語解説

1. **リスクアリルとハプロタイプ**：ある1つの遺伝子は，父親と母親それぞれから由来する2つの対立遺伝子（アリル）で構成される。リスクアリルとは，疾患の危険性（感受性）を上昇させる対立遺伝子のこと。ハプロタイプは，いずれかの片親に由来する対立遺伝子の組み合わせのこと。
2. **HLA遺伝子**：6番染色体短腕上に存在し，病原体など外来抗原に対する免疫応答や自己・非自己の区別において，中心的な役割を果たしている。構造と機能から，クラスⅠとクラスⅡに大別される。クラスⅡ分子は，樹状細胞やマクロファージといった抗原提示機能を有する細胞に限局して発現しており，病原体などの外来抗原をヘルパーT細胞に提示して，免疫応答開始のシグナルを発する際の拘束分子である。クラスⅠ分子は，ほとんどすべての体細胞表面に発現しており，細胞が「自己の細胞である」ことを示す目印となるタンパク質である。

参考文献

1) Imagawa A, Hanafusa T, et al : Diabetes Care 26, 2345-2352, 2003.
2) Ohtsu S, Takubo N, et al : Pediatr Diabetes 6, 221-229, 2005.
3) 田中昌一郎，粟田卓也，他：糖尿病 54, 65-75, 2011.
4) Hanafusa T, Imagawa A : Nat Clin Pract Endocrinol Metab 3, 36-45, 2007.
5) Pickup JC : Diabetes Care 29, 1449-1452, 2006.
6) Maruyama T, Tanaka S, et al : J Clin Endocrinol Metab 93, 2115-2121, 2008.
7) Kielgast U, Krarup T, et al : Diabetes Care 34, 1463-1468, 2011.

8) Varanasi A, Bellini N, et al : Eur J Endocrinol 165, 77-84, 2011.
9) Barrett JC, Clayton DG, et al : Nat Genet 41, 703-707, 2009.
10) Pociot F, Akolkar B, et al : Diabetes 59, 1561-1571, 2010.
11) Kawabata Y, Ikegami H, et al : Diabetologia 52, 2513-2521, 2009.
12) Tsutsumi C, Imagawa A, et al : J Diabetes Investig 3, 62-69, 2012.
13) Fujisawa T, Ikegami H, et al : Diabetologia 38, 1493-1495, 1995.
14) Kawabata Y, Ikegami H, et al : Ann NY Acad Sci 1079, 278-284, 2006.
15) Nakayama M, Abiru N, et al : Nature 435, 220-223, 2005.
16) Kawaguchi Y, Ikegami H, et al : Biochem Biophys Res Commun 233, 283-287, 1997.
17) Ikegami H, Awata T, et al : J Clin Endocrinol Metab 91, 1087-1092, 2006.
18) Kawasaki E, Awata T, et al : Am J Med Genet A 140, 586-593, 2006.
19) Kawasaki E, Awata T, et al : J Clin Endocrinol Metab 94, 947-952, 2009.
20) Shimada A, Kanazawa Y, et al : J Autoimmun 30, 207-211, 2008.
21) Awata T, Kawasaki E, et al : J Clin Endocrinol Metab 94, 231-235, 2009.
22) Guo D, Li M, et al : Nat Genet 36, 837-841, 2004.
23) Ikegami H, Noso S, et al : Rev Diabet Stud 5, 64-72, 2008.
24) Matsuda A, Kuzuya T : Diabetes Res Clin Pract 24 Suppl, S63-67, 1994.
25) Steck AK, Barriga KJ, et al : Diabetes Care 28, 296-300, 2005.

参考ホームページ

・小児慢性特定疾病情報センター
https://www.shouman.jp/details/7_1_1.html
・IDF DIABETES ATLAS 6th edition
https://www.idf.org/e-library/epidemiology-research/diabetes-atlas/19-atlas-6th-edition.html

馬場谷　成	
1996 年	近畿大学医学部卒業
2000 年	大阪大学大学院博士課程修了（医学博士）
2004 年	米国コロラド大学バーバラ・デービスセンター研究員
2006 年	近畿大学医学部内分泌・代謝・糖尿病内科医学部講師
2011 年	同講師

池上博司	
1981 年	大阪大学医学部卒業
1985 年	同大学院博士課程修了（医学博士） 米国ハーバード大学ジョスリン糖尿病センター研究員
1989 年	大阪大学医学部老年病医学助手
2002 年	同大学院医学系研究科加齢医学助教授
2005 年	同大学院医学系研究科内分泌代謝内科助教授
2006 年	近畿大学医学部内分泌・代謝・糖尿病内科主任教授

第2章 主に新生児〜小児期にみられる多因子疾患の遺伝医学研究・診療各論

8．先天性心疾患

森崎裕子

　先天性心疾患は，新生児の約100人に1人に認められる最も頻度の高い先天奇形である．ダウン症などの染色体異常の合併症としても高頻度に認められるほか，単一遺伝子の変異に由来するものも知られているが，一般的には多因子疾患と考えられている．先天性心疾患では，第一度近親における再発率は数％にすぎないことから環境要因の関与が大きいとされてきたが，一方で，近年の遺伝子解析技術の進歩により，多数の de novo の CNV や SNV が非家族性の先天性心疾患患者において高頻度で認められることが明らかとなり，先天性心疾患の発症における遺伝要因の関与が従来考えられていたより大きいことと考えられるようになってきた．

はじめに

　先天性心疾患は，新生児期に認められる先天奇形としては最も頻度が高い．一般的な統計では，0.6〜1％とされ[1)-3)]，大動脈二尖弁を含めると約3％にもなる．ヒトの心臓は，胎生20日頃から原基形成が始まり，胎生50日頃までにほぼ完成するが，この間の心臓の分化は，脊椎動物の系統発生を繰り返すように厳密にプログラムされている．こうした心臓の発生分化に関わる遺伝子は，マウスの研究では500以上もあることがわかっており[4)]，ゲノム上に広く分散して存在しているが，これらの多くの遺伝子が時空間的に厳密に制御されながら働くことが心臓の発生分化において極めて重要である．

　先天性心疾患などの先天奇形は，一般的には遺伝要因と環境要因の両者が発症に関与する多因子疾患とされるが，単一遺伝子病や染色体異常に合併する場合など，遺伝要因がより強い場合があることも知られていた．さらに近年の遺伝子解析技術の進歩により，多数の de novo の CNV や SNV が非家族性の先天性心疾患患者において高頻度で認められたことから，遺伝要因の関与が従来より大きいと考えられるようになっている．そのほか，non-coding RNA の異常やエピゲノム性変化なども成因の一部であることが判明している．

I．心臓の発生・分化に関わる遺伝子

　心血管系は個体の循環系を担うため，その発生過程において最も早期に機能を開始する臓器である．ヒトでは，胎生3週に中胚葉から心原基が作られることに始まり，原始心筒の形成，ルーピング，心室・心内膜床の形成，流出路・心室中隔・心房の形成などの過程を経て，胎生50日頃までにほぼ完成する．こうした分化に関わる遺伝子の研究は，マウスやゼブラフィッシュで特に進んでおり，マウスを用いた研究では，遺伝子機能をノックアウトされることにより心臓形態に異常をきたす遺伝子は500以上にも及ぶことがわかっている[4)]．これらには，転写因子・シグナル伝達

■ **Key Words**
先天性心疾患，多因子疾患，遺伝要因，環境要因，染色体異常症，染色体微小欠失，CNV，SNV，修飾遺伝子

分子・構造タンパク・エピゲノム制御因子など多彩な遺伝子が含まれており，ゲノム上に広く分散して存在している。このことは，ヒトにおける染色体異常症の多くに先天性心疾患の合併を認める理由の1つと考えられる。一方，複雑な進化過程のそれぞれに複数の遺伝子が関わっていることから，異なる遺伝子の変異であっても，最終的には類似の形態異常を呈する場合が多く，表現型と遺伝子型の関連研究をさらに困難にしている。逆に同一の遺伝子変異であっても，異なる表現型を呈する場合が一般的であり，これは母胎循環などの環境要因の違いで説明されることが多いが，いったん生じた構造異常の修復過程に関わる遺伝子など，他の遺伝子との相互作用も関与していると考えられる。

II．ヒトにおける先天性心疾患の遺伝子研究の歴史的推移

先天性心疾患の遺伝要因としては，染色体異常症がふるくから知られていた。ダウン症では約50％の患者に心内膜床欠損や心室中隔欠損を認め，18トリソミーでは90％以上，13トリソミーでも80％以上に先天性心疾患を合併する。また，22q11.2欠損（DiGeorge症候群）ではファロー四徴症などの円錐動脈管異常を高頻度に合併し，7q11.23欠損（Williams症候群）では大動脈弁上狭窄や末梢性肺動脈狭窄を認めるなど，染色体上の欠損部位の違いにより異なる心奇形を発症することも知られていた。

1990年代後半からは，マウスなどの心臓発生研究の成果をうけ，候補遺伝子アプローチにより *NKX2.5* [5]，*GATA4* [6]，*MYH6* [7] などが原因遺伝子として同定された（**表❶**）。また，シークエンス技術の飛躍的進歩とともにヒト疾患遺伝子研究はさらに加速し，Holt-Oram症候群，Alagille症候群，Noonan症候群など先天性心疾患を合併する多くの遺伝性症候群の原因遺伝子が次々と同定された（**表❷**）。一方，マイクロアレイを用いた解析も進み，多くの染色体微小欠失に合併した先天性心疾患の存在も明らかになってきた。しかし，こうした単一遺伝子の変異で説明されるものは全体のわずか数％にすぎず，染色体異常や遺伝性症候群を伴わない非症候群性の先天性心奇形の多くは多数の遺伝子が発症に関わる多因子遺伝病とされてきた。

2010年以降は，次世代シークエンサーを用いた全エクソーム解析が非症候群性や孤発性の先天性心疾患患者においても盛んに行われるようになり，その結果，これらの患者において，親に由来しない *de novo* のCNVやSNVが高頻度で認められるという論文報告が次々なされた[8)-11)]。現在では，先天性心疾患の原因は，染色体異常に関係するものが12％，*de novo* のCNVによる場合が15％，*de novo* 遺伝子変異が10％，親由来の遺伝子変異による場合が1.3％とされており，先天性心疾患の約1/3は遺伝要因が主要因であるという報告も出ている[12)]（**図❶**）。

さらに，*de novo* のCNVあるいはSNVの多くは，心外奇形や発達障害を伴う重症例に認められることが多い点も指摘されている。こうした遺伝

表❶　非症候群性先天性心疾患の原因遺伝子

NKG2.5	ASD，TOF，房室ブロック，三尖弁形態異常
GATA4	ASD，VSD
TBX20	ASD
MYH6	ASD，肥大型心筋症
ACTC1	ASD，肥大型心筋症
CRELD1	房室中隔欠損
NOTCH1	大動脈二尖弁
MED13L（*PROSIT240*）	大血管転位
GJA5	TOF

ASD：心房中隔欠損，TOF：ファロー四徴，VSD：心室中隔欠損

的負荷の大きな変異が次世代に継承されることは少ないと予測され，このことは，これまでの疫学研究において同胞あるいは次世代再発率が低かった理由の1つとも考えられる．

Ⅲ．多因子疾患としての先天性心疾患

「先天性心疾患は多因子疾患である」という説は，同胞再発率・親子間再発率ともに数％であり，一般人頻度に比べ有意に高いこと，双生児研究において，一卵性双生児の疾患一致率は二卵性

表❷　先天性心疾患の合併を認める主な遺伝性疾患と原因遺伝子

疾患名	心血管系	心外奇形ほか	先天性心疾患合併頻度	原因遺伝子・染色体変異
Alagille 症候群	末梢性肺動脈狭窄，PS，TOF，VSD，ASD，CoA	胆汁うっ滞，顔貌異常，精神発達遅滞，腎形成不全，眼異常，蝶型脊椎	90	*JAG1*，*NOTCH2*
Cat-Eye 症候群	左心低形成，総肺静脈還流異常，VSD，ASD	虹彩裂，鎖肛，耳介変形，小顎，腎形成異常	50	22q11.1 重複
CHARGE 連合	TOF，AVSD，Ebstein 奇形，TGA	虹彩欠失，後鼻孔閉鎖，腎形成異常，発達遅滞，耳介変形，食道気管瘻，性器低形成	70	*CHD7*，*SEMA3E*
Down 症候群	AVSD，VSD，ASD，鎖骨下動脈起始異常	顔貌異常，精神運動発達遅滞，消化管閉鎖，甲状腺機能低下	50	21 トリソミー
Holt-Oram 症候群	ASD，VSD，伝導障害	橈骨系骨異常，上肢低形成	95	*TBX5*
Kartagener 症候群	右胸心，修正大血管転位	慢性副鼻腔炎，気管支拡張症，内臓逆位		
Noonan 症候群	PS，肥大型心筋症，ASD	低身長，特異顔貌，胸郭異常，リンパ浮腫，凝固異常	70-80	*PTPN11*，*RAF1*，*SOS1*，*KRAS* 他
Turner 症候群	CoA，大動脈二尖弁，左心低形成	胎児浮腫，四肢リンパ浮腫，低身長，翼状頚，卵巣発育不全	35	X 染色体モノソミー
Williams 症候群	大動脈弁上狭窄，肺動脈末梢部狭窄	特異顔貌，高 Ca 血症，精神発達遅延	98	7q11
VATER 連合/VACTERL 連合	VSD，TOF，ASD，PDA	椎骨異常，鎖肛，気管食道瘻，橈骨奇形，腎奇形	80	
13 トリソミー	VSD，PDA，ASD	全前脳胞症，小頭症，多指症，前額部傾斜，眼間開離，小眼球症，重度精神運動発達遅滞，揺り椅子様足底	80	13 トリソミー
18 トリソミー	VSD，PDA，AS，PS，両大血管右室起始	IUGR，羊水過多，指の重なり，揺り椅子様足底，顔貌異常，重度精神運動発達遅滞	90	18 トリソミー
4p 欠失症候群	ASD，VSD，PDA	小頭，特異顔貌，腎奇形，精神運動発達遅滞	40	4p16.3
5p 欠失症候群	VSD，PDA，ASD	小頭，特異顔貌，猫啼き様啼泣，精神運動発達遅滞	20	5p14-15
22q11.2 欠失症候群	TOF，VSD，大動脈弓離断，両大血管右室起始，総動脈幹症，TGA，鎖骨下動脈起始異常	特異顔貌，胸腺低形成，低カルシウム血症，腎奇形，脊椎異常	80	22q11.2
内臓錯位	右側心房相同：単心房，共通房室弁，単心室，総肺静脈還流異常，肺動脈閉鎖（狭窄） 左側心房相同：奇静脈結合，下大静脈欠損，ASD，両大血管右室起始症	無脾・多脾，肺分葉異常，腸回転異常，総腸間膜症	50-90	*ZIC1*，*LEFTY A*，*CFC1* 他

PS：肺動脈弁狭窄，TOF：ファロー四徴，VSD：心室中隔欠損，ASD：心房中隔欠損，CoA：大動脈縮窄，AVSD：房室中隔欠損，PDA：動脈管開存，AS：大動脈弁狭窄，TGA：大血管転位

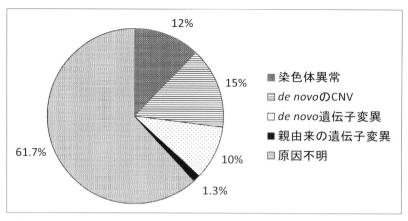

図❶　先天性心疾患の遺伝要因（文献12より改変）
単一の遺伝的要因で説明されるものが全体の約1/3を占めており，その多くは親に由来しない de novo の変異であった。

双胎に比べて明らかに高いことなどから提唱された[13]。実際，比較的最近の本邦における疫学調査においても，遺伝的には同一であるはずの一絨毛膜性双胎においても疾患の完全一致率は6％，心疾患の共有率で見ても26％にすぎないという統計結果が出ており[1]，遺伝要因以外の要素が発症に関わっていることはやはり疑いのない事実である。

また染色体異常症の多くは，欠損あるいは重複している遺伝子領域は全く同一であるにもかかわらず，表現型である心奇形は多様である。また，単一遺伝子病や染色体微細欠失に合併した心奇形であっても，一般的に表現型は多彩であり，責任領域以外の遺伝子あるいは環境要因が表現型の多様性に関与していると予測される。しかし，多因子疾患の発症因子としての遺伝要因の解釈については，従来の単純な多遺伝子説から，単一遺伝子や少数の主働遺伝子の関与を認める方向に転換してきている。

1. 先天性心疾患における遺伝要因

新生児における先天性心疾患の発症率は，どの国においても0.6〜1％でほとんど差がなく，また統計が取られるようになってからの数十年間は，若干の増加傾向は認めるものの，疾患の定義や医療経済的背景，診断時期の差を考慮するとほとんど変わっていない。このことは，先天性心疾患の主原因が環境要因より遺伝要因であるという根拠の1つになっている。ただ遺伝要因として，従来は多遺伝子説（Polygene説）が有力であったが，最近の高密度遺伝子解析の結果，患者において，親に由来しない de novo 変異が高頻度で見つかったことから，先天性心疾患の発症に単一遺伝子や少数の主働遺伝子の関与がより大きいと考えられるようになってきている。

こうした背景には，先天性心疾患の疾患特性がある。もともと心血管系の発生が高度に障害された場合は胎生致死となることから，ヒトの先天性心疾患の遺伝子解析では，こうした選択を免れた一部の集団をみているにすぎなかった。また以前には，重症先天性心疾患の多くは予後不良であり生殖年齢に達することは稀であったし，中等度以上の先天性心疾患を有する女性が妊娠出産することはさらに難しかったことから，従来の疫学研究における再発率の算定において比較的軽症例に偏ったバイアスがあったことは否めなかった。特に，先天性心奇形患者の13〜20％[3]に心外奇形を認め，発達障害の合併も多いことは以前より知られていたが，こうした患者は従来の再発率の推定からは除外されていた。しかし，従来なら新生児期をのり越えることができなかったとされる重症例の多くが，近年の外科的手術成績の向上で生存可能となり，中には生殖年齢に達する症例も増

えてきている。このように，解析の対象となる患者集団が以前とは変わってきており，それに加え次世代シークエンサーを用いた全エクソーム解析が非症候群性や孤発性の先天性心疾患患者においても盛んに行われるようになった結果，これらの患者において親に由来しない *de novo* の CNV や SNV が高頻度で認められたという論文報告が次々となされている。特にこの傾向は，重症心疾患や心外病変を伴う患者群で強いとされており，こうした一群では，「多数の小さい効果の関連遺伝子」ではなく「単一あるいは少数の責任遺伝子」が発症において大きな役割を果たしていると考えられるようになってきた。

一方，原因遺伝子として同定された遺伝子の多くが，転写因子やヒストン修飾因子など，複数の遺伝子の発現に関わる分子やシグナル伝達系に関わる分子であることも注目に値する。つまり，単一遺伝子の変異による遺伝子機能異常が発症のきっかけであったとしても，実際にはそれに関連する多くの分子に制御異常を生じることによって最終的に心構築異常という表現型をとると考えられることから，制御の対象となる遺伝子の多様性が表現型の多様性につながっているともいえる。また，原因遺伝子が異なっても同じ表現型をとることも，複数の分子が共通の制御機構に関与していることから説明可能である。こうした主働遺伝子の効果の多様性に関わる修飾（modifier）遺伝子は，マウスモデルで研究が進んでいる[14)-16)]。また最近のゲノム解析では，タンパクをコードしない non-coding 領域に心臓発生に関わる主要遺伝子の発現を制御する因子が多数あることも報告されており[17)]，全エクソーム解析で説明できなかった残りの部分のうち，ある程度はこうしたエクソン以外の遺伝因子による可能性は十分予測できる。

2. 先天性心疾患における環境要因

先天性心奇形の発症機序の説明として，「胎児期初期の心臓発生期に生じた，血流障害，低酸素，血圧変化などが，心筋・弁・血管のリモデリングに影響し，その後の心臓形成カスケードが変わってしまうことが心構築異常につながる」という胎児曝露（embryonic insult）説がある。この際の曝露因子としては，環境因子とは限らず，遺伝子の機能異常も含まれるが，多くの環境要因の関与はこれにより説明可能である[18)]。

胎児における先天性心奇形の発症リスクとして，これまでに明らかにされている環境要因として，糖尿病，フェニルケトン尿症，感染症（風疹，インフルエンザ，熱性疾患），てんかんなどの母体疾患のほか，麻薬，ビタミンA製剤（レチノイン酸），薬剤（抗痙攣薬，NSAID，サリドマイド，葉酸拮抗薬，ACE阻害薬，他），有機製剤，喫煙[19) 20)] などがある。過度の飲酒，カフェイン，肥満などは関与の可能性は示唆されているが，確定はされていない。

一方，葉酸，マルチビタミン製剤は，発症を予防する効果があることが統計的に示されており，妊婦における摂取が推奨されている。ただし，胎児期において心臓は最も早期に分化を開始し妊娠9週までにほぼ完成する臓器であることから，妊娠可能年齢の女性には妊娠前から葉酸不足にならないような食事指導が大切である。

Ⅳ．再発リスクの推定で注意すべきこと

両親や兄姉などの近い親族に先天性心疾患患者を認める場合，先天性心疾患の再発リスクがしばしば問題となる。前述のように，非症候群性の先天性心奇形は多くの場合，複数の遺伝要因と複数の環境要因の総和として発症する多因子疾患であることから，疾患による差はあるものの，一般的には家系内での再発の可能性は第一度近親でも2～6％にすぎない。しかし，同一心奇形に限らず何らかの先天性心奇形を認める確率はこれよりやや高く，また家系内に複数患者を認める場合の再発率は孤発例に比べてやや高いことも知られている。その他，母親が先天性心疾患の有病者の場合の再発率は，父あるいは同胞が有病者の場合に比べ2倍以上高くなるとされる。それでも，単一遺伝子異常による一部の疾患を除き，親族での再発率は10％以下である。

一方，単一の遺伝子異常による先天性心疾患の場合には再発率は理論上最大50％となるが，最

近の全エクソーム解析研究で,「重症例や精神運動発達遅滞などの心外病変を認める症例では親に由来しない *de novo* 変異によるものが多く,親由来の変異の多くは非症候群性あるいは浸透率の低い変異であった」という結果は注目に値する。これは,先天性心疾患患者の一部には遺伝子解析が有効な例があることを示すとともに,先天性心疾患の遺伝要因の解明は同胞における再発率の推定や遺伝カウンセリングにおいても有用な情報となり得ることを意味し,さらなる研究の進展が期待される。

参考文献

1) 日本小児循環器学会疫学委員会,松岡瑠美子,他:日小児循環器会誌 19, 606-621, 2003.
2) Moons P, Sluysmans T, et al : Acta Paediatr 98, 472-477, 2009.
3) Egbe A, Uppu S, et al : Pediatr Cardiol 35, 1239-1245, 2014.
4) Andersen TA, Troelsen Kde L, et al : Cell Mol Life Sci 71, 1327-1352, 2014.
5) Schott JJ, Benson DW, et al : Science 281, 108-111, 1998.
6) Kennedy SJ, Teebi AS, et al : Am J Med Genet 104, 79-80, 2001.
7) Ching YH, Ghosh TK, et al : Nat Genet 37, 423-428, 2005.
8) Zaidi S, Choi M, et al : Nature 498, 220-223, 2013.
9) Glessner JT, Bick AG, et al : Circ Res 115, 884, 2014.
10) Homsy J, Zaidi S, et al : Science 350, 1262, 2015.
11) Sifrim A, Hitz M-P, et al : Nat Genet 48, 1060-1065, 2016.
12) Akhirome E, Walton NA, et al : Circ J 81, 629-634, 2017.
13) Nora JJ : Circulation 38, 604-617, 1968.
14) Guris DL, Duester G, et al : Dev Cell 10, 81-92, 2006.
15) Prall OW, Menon MK, et al : Cell 128, 947-959, 2007.
16) Laforest B, Nemer M : Dev Biol 358, 368-378, 2011.
17) Postma AV, Bezzina CR, et al : J Hum Genet 61, 13-19, 2016.
18) Lalani SR, Belmont JW : Eur J Med Genet 57, 402-413, 2014.
19) Jenkins KJ, Correa A, et al : Circulation 115, 2995-3014, 2007.
20) Sullivan PM, Dervan LA, et al : J Pediatr 166, 978-984. e972, 2015.

森崎裕子
1980 年 東京大学医学部医学科卒業
 同医学部附属病院小児科研修医
1987 年 医学博士(東京大学医科学研究所)
1991 年 米国 Duke 大学医学部内科研究員
1994 年 米国 Pennsylvania 大学医学部内科研究員
 国立循環器病センター研究所研究員
1998 年 同室長
2003 年 国立循環器病センター遺伝カウンセリング外来担当医(併任)
2010 年 国立循環器病研究センター臨床遺伝科医長(併任)
2016 年 榊原記念病院臨床遺伝科医長

第2章 主に新生児〜小児期にみられる多因子疾患の遺伝医学研究・診療各論

9．消化器疾患

田村和朗

　小児期から思春期・若年成人に発症する消化器疾患は狭窄／閉塞／回転異常など器官形成異常，壁内神経叢の伸展異常に起因する機能異常，急性／慢性炎症，免疫異常，腫瘍症候群，消化性潰瘍など極めて多彩である。その中で多因子閾値モデル疾患として乳児肥厚性幽門狭窄症（IHPS）が知られている。IHPSのゲノムワイド連鎖解析が進み，現在IHPS1〜IHPS5の候補遺伝子座が同定され，さらに遺伝学的解明が進展することが期待されている。

はじめに

　小児期から思春期・若年成人（adolescent and young adult：AYA）に発症する消化器疾患は狭窄／閉塞／回転異常など器官形成異常，壁内神経叢の伸展異常に起因する機能異常，急性／慢性炎症，免疫異常，腫瘍症候群，消化性潰瘍など極めて多彩である。その中には明らかにメンデル遺伝に合致した疾患も見受けられるが，遺伝形式が明確でなく多因子遺伝のカテゴリーに属するものが知られてきた。
　今回，比較的多くみられる乳児肥厚性幽門狭窄症（infantile hypertrophic pyloric stenosis：IHPS，MIM#179010）を取り上げて概説する。

I．乳児肥厚性幽門狭窄症（IHPS）

1．概念

　IHPSは幽門の筋層肥大あるいは過形成の結果，胃幽門の機能的かつ機械的閉塞として知られる。その特徴は生後4〜8週頃に授乳後の溢乳から始まり，次第に噴水様嘔吐として知られる激しい嘔吐をきたす。ただし，胆汁は含まない。一方，胃粘膜の出血や逆流性食道炎を合併することで，コーヒー残渣様の吐物がみられる場合がある。初期には嘔吐後も比較的元気であるが，治療が遅れると次第に低クロール血症，低カリウム血症，代謝性アルカローシスが進行し，体重増加遅延，栄養失調，代謝変化，嗜眠というように段階的に重篤な病態へ進むことがある。
　歴史的には1888年にHirschsprungが乳児に生じる先天性の嘔吐と発育不良をきたす疾患として記載した[1]。1907年にはRamstedtらが外科的に幽門筋切開術を提唱し[2]，標準治療とされてきた。

2．疫学

（1）年齢

　新生児期の1週〜3ヵ月頃までにみられるが，4〜8週頃が最も多くみられる。未熟児は遅く発症する傾向があり，病態を見誤る可能性があるため注意を要する。遅発性として14歳男性や17歳女性の報告もある[3,4]。

（2）人種

　出生1000人あたりの乳児累積発症率は，白人2.4人，ヒスパニック1.8人，黒人0.7人，アジア人0.6人であった[5]。

（3）性，同胞

　IHPSは男児の罹患率が高く，男女比は2：1

■ Key Words
噴水様嘔吐，多因子閾値モデル，カーター効果，発症率の性差，NOS1，IHPS1〜IHPS5

〜 5：1 の範囲である。また，第 1 子に多いことが知られている。よって，患者は第 1 子かつ男児の場合が多い[5)6)]。

双生児研究によると，二卵性双生児間の一致率は 0.05 〜 0.10 に対し，一卵性双生児間の一致率は 0.25 〜 0.44 と 4 〜 5 倍高い。二卵性双生児における一致率が一卵性双生児の一致率に比較し 1/2 以下であることから，常染色体優性遺伝疾患ではなく，1/4 以下の可能性があり，常染色体劣性遺伝疾患を完全に否定できないが，多因子遺伝の可能性が高いことを示唆している[5)]。

3．病因

(1) 一酸化窒素シンターゼの欠損

IHPS の原因としては幽門輪を形成する平滑筋細胞，神経および神経節細胞，カハールの介在細胞などの構成要素に関心が集まった。Vanderwinden らは一酸化窒素（NO）は哺乳動物の消化管における筋弛緩のメディエーターとして知られていることに着目した。神経線維の一酸化炭素シンターゼ（NOS）と NADPH ジアホラーゼは同一分子として知られるが，幽門組織を組織化学反応を用いて解析した[7)]。その結果，対照者の幽門組織では輪状筋，神経叢の神経および神経束，縦走筋内の神経線維に NADPH ジアホラーゼ活性が認められた。一方，IHPS 患者の幽門組織では縦走筋内の神経線維にこそ活性はみられるものの，肥大した輪状筋には活性がないことが明らかになった。

(2) 他の症候群との合併

1) Smith-Lemli-Opitz 症候群（SLOS #270400）

Smith-Lemli-Opitz 症候群（SLOS）は 7-デヒドロコレステロールレダクターゼ欠損によって生じる先天性の多発奇形症候群である。出生前あるいは出生後の成長障害，小頭症，知的障害，心奇形に加え，口蓋裂，指趾異常など様々な表在奇形を伴うことが知られている。原因遺伝子は *DHCR7*（11q13.4 *602858）で，罹患者の 96％で変異が検出される。SLOS は IHPS，Hirschsprung 病，外性器異常を伴うことがあり外科的処置の必要な疾患として知られてきた[8)]。

(3) マクロライド系抗菌剤の曝露

乳児，妊娠後期および出産後早期（2 週未満）の母親へのマクロライド系抗菌剤の投与は IHPS の発症を高めることがメタアナリシスで明らかになった〔OR2.45（1.12-5.35），p＝0.02〕[9)]。

4．感受性遺伝子座位（表❶）

(1) IHPS1（12q）

Chung らは 27 家系を基に *NOS1* 遺伝子（12q24.22 *163731）の 2 種類の遺伝子内多型である NOS1a と NOS1b を用いて解析し，NOS1a と IHPS に有意な伝達不平衡が存在し，子孫への伝達にはアレル 7 が関わっていることを見出し，*NOS1* 遺伝子は IHPS の感受性座位であると報告した[10)]。しかし，Soderhall らによるスウェーデンの IHPS 罹患者の多い家系の解析で，*NOS1* との関連を否定しており，いまだ結論を得ていない[11)]。

(2) IHPS2（16p13-p12）

常染色体優性遺伝形式に合致する IHPS 家系（図❶）に対し，SNP-based genomewide scan 解析を行ったところ，16p13-p12 が感受性遺伝子の候

表❶　IHPS の感受性遺伝子座位

座位名	Locus	MIM number	関連する SNP	文献
IHPS1	12q	% 179010		10，11
IHPS2	16p13-p12	% 610260		12
IHPS3	11q14-q22	% 612017	rs541821	13
IHPS4	Xq23	% 300711	rs3027802	13
IHPS5	16q24.3	% 612525	rs7197068，rs750740	14

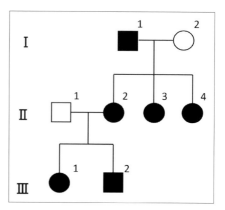

図❶　常染色体優性遺伝形式様の IHPS
（文献 12 より改変）

補として明らかになった（lod score 3.23）[12]。しかし，同部に存在する *GRIN2A* 遺伝子（16p13.2）および *MYH11* 遺伝子（16p13.11）には病的変異が見当たらず原因遺伝子から除外された。

(3) IHPS3（11q14-q22）および IHPS4（Xq23）

81 の IHPS 家系を対象にノンパラメトリックおよびパラメトリック連鎖解析を行ったところ，11q14-q22 と Xq23 の 2 ヵ所に遺伝子座が同定された。11q14-q22 は SNP *rs541821* で lod score 3.9（p＜0.00005）を得た。Xq23 は SNP *rs3027802* で 4.3 に達した。これらの存在する染色体領域にはそれぞれ鉄イオンチャネルの canonic transient receptor potential family に属する機能遺伝子が存在し，平滑筋の制御に潜在的な役割を演じていると考えられる[13]。

(4) IHPS5（16q24.3）

7 人の IHPS を含む大家族のゲノムワイド連鎖解析の結果，16q24.3（*rs7197068*）に感受性候補遺伝子座を同定した（lod score 3.7）。また，*rs7197068* と *rs750740* の 4.2-Mb が重要な領域であると報告された[14]。

5．再発率

Carter は罹患児の後に生まれる子（同胞）が男児であれば 10％，女児であれば 1.5〜2％と推定し，男児のほうが女児に比較して再発率が高いことを示した[5]。その後，さらに詳細に検討を加え，罹患者の同胞の再発率と，罹患者が親になった際の子どもの再発率を性別に分け示した（表❷）。発症率に性差があるとき，発症率の低いほうの性の罹患者がいる家系では血縁者の再発率は高いことが知られている。これはカーター効果（Carter effect）として知られる知見であるが，多因子閾値モデルを基に明らかにされた[15]。

6．診断

(1) 病歴・理学的所見

生後 4〜8 週頃に溢乳から始まり，次第に噴水様嘔吐（projectile vomiting）をきたすが，脱水や電解質異常を伴わない場合は比較的活気があり哺乳力が保たれるといった病歴の特徴を把握する。蠕動亢進（visible peristalsis）や右上腹部の示指頭大の表面平滑・可動性のある腫瘤「オリーブ」の触知が有効である（60〜80％）。

(2) 病態生理

HCl を含む胃液を頻回に失うことにより，低クロール血症，低カリウム血症をきたし，代謝性アルカローシスになる。適切な処置をせずに放置すると，低体重，低タンパク血症，貧血を生じる。

(3) 画像診断

超音波検査は非侵襲的検査法で多用される。幽門筋の肥厚（＞4mm）と幽門管の延長（＞14mm）が特徴である。腹部単純 X 線撮影による single bubble sign が確認できれば参考になる。また，上部消化管撮影では string sign，umbrella sign，mushroom sign が特徴とされる。ただし，この際用いる造影剤は非イオン性造影剤が適切である。

(4) 鑑別診断

嘔吐をきたす胃食道逆流症（GERD），消化管回転異常症，十二指腸閉鎖，輪状膜，胃腸炎，腸閉塞，副腎不全，感染症，中枢神経障害，頭蓋内出血などを鑑別する。

7．治療

(1) 全身状態の改善

脱水，電解質異常，代謝性アルカローシスに対する補液療法を行い，全身状態の改善をめざす。

(2) 内科的治療

アトロピン療法，あるいはアトロピンとニトログリセリンの併用療法が用いられ，手術を回避できる場合がある。

(3) 外科的治療

Ramstedt が考案した粘膜外幽門筋切開術が標準である[2]。現在は腹腔鏡を用いた幽門筋切開術が増加しており，合併症の発生頻度は開腹術と同程度である。腹腔鏡を用いると回復時間が短縮されるとともに，美容的効果も優れている[16][17]。

最後に

消化器領域の多因子遺伝疾患として肥厚性幽門

表❷　IHPS の再発率の推定（文献 15 より）

	同胞の再発率		子どもの再発率	
	男児	女児	男児	女児
男児（患者）	2.7%	2.2%	5.5%	2.4%
女児（患者）	10.0%	6.3%	18.9%	7.0%

狭窄は古くから研究が進んでおり，多因子閾値モデルで説明されてきた．また，生後1年以内の外科的医療介入を必要とする疾患としても知られる．ゲノムワイド連鎖解析が進み，現在 IHPS1 〜 IHPS5 の候補遺伝子座が同定されているが，今後さらに詳細な遺伝子解析が進み，遺伝学的解明が進展することが期待される．

参考文献

1) Hirschsprung H : Jb Kinderheik 27, 61, 1888.
2) St Peter SD, Holcomb GW 3rd, et al : Ann Surg 244, 363-370, 2006.
3) Selzer D, Croffie J, et al : J Laparoendosc Adv Surg Tech A 19, 451-452, 2009.
4) Wolf LL, Nijagal A, et al : Pediatr Surg Int 32, 1013-1016, 2016.
5) Carter CO : Brit Med Bull 17, 251-254, 1961.
6) Schechter R, Torfs CP, et al : Paediatr Perinat Epidemiol 11, 407-427, 1997.
7) Vanderwinden J-M, Mailleux P, et al : N Engl J Med 327, 511-515, 1992.
8) Craigie RJ, Ba'ath M, et al : Pediatr Surg Int 21, 482-484, 2005.
9) Murchison L, De Coppi P, et al : Pediatr Surg Int 32, 1147-1152, 2016.
10) Chung E, Curtis D, et al : Am J Hum Genet 58, 363-370, 1996.
11) Soderhall C, Nordenskjold A : Clin Genet 53, 421-422, 1998.
12) Capon F, Reece A, et al : Am J Hum Genet 79, 378-382, 2006.
13) Everett KV, Chioza BA, et al : Am J Hum Genet 82, 756-762, 2008.
14) Everett KV, Capon F, et al : Eur J Hum Genet 16, 1151-1154, 2008.
15) Carter CO, Evans KA : J Med Genet 6, 233-254, 1969.
16) Siddiqui S, Heidel RE, et al : J Pediatr Surg 47, 93-98, 2012.
17) Oomen MW, Hoekstra LT, et al : Surg Endosc 26, 2104-2110, 2012.

田村和朗

1978年	兵庫医科大学卒業
1983年	同第2外科
1994年	同大学院医学研究科博士課程修了
1995年	同遺伝学
1999年	同先端医学研究所家族性腫瘍部門
2007年	近畿大学大学院総合理工学研究科理学専攻遺伝医学・遺伝カウンセラー養成課程　同理工学部生命科学科

第3章

主に成人期にみられる多因子疾患の遺伝医学研究・診療各論

第3章 主に成人期にみられる多因子疾患の遺伝医学研究・診療各論

1. 脳血管障害

山田芳司

脳血管障害は死亡率が高く，後遺症も重篤であるため，個人の体質に合った最適な予防（個別化予防）を推進することが重要である。欧米の大規模なゲノムワイド関連解析により生活習慣病の発症に関連する多数の一塩基多型（SNPs）が同定されたが，これらはアリル頻度が5%以上のcommon SNPsであり，疾患感受性においてそれほど大きな影響を及ぼしていないことが明らかになった。脳血管障害の発症に関連するSNPsはアリル頻度の低いものを含めると数百種類あると推定され，これらのSNPsに加えてエピジェネティクスの要因が特定できれば，個別化予防が可能になると考えられる。個人が自分のゲノムを調べ病気の予防や健康作りに役立てる精密医療（precision medicine）の時代が到来する日も近い。

はじめに

わが国の脳血管障害の患者数は117万9千人であり，年間死亡数は111,973人（脳梗塞64,523人，脳出血32,113人，クモ膜下出血12,476人，その他2861人）であり（2015年人口動態統計），脳血管障害の医療費は年間1兆7821億円に上る。近年，医療技術の発達により脳血管障害発症後の治療法は格段に進歩したが，予防対策はいまだ十分とはいえない。また塩分制限など従来の予防法は集団としては一定の効果が認められるが，必ずしもすべての人にとって有効とはいえない。今後さらに高齢化が進むわが国においては，脳血管障害の発症に関連する遺伝子群を確定し，個人の体質に合った最適な予防（個別化予防）を積極的に推進することが重要である。

遺伝形式から脳血管障害を分けると，メンデル型の遺伝形式で家族性に発症する単一遺伝子疾患と，遺伝因子と環境因子・ライフスタイルの相互作用により発症が規定される多因子遺伝疾患がある。本稿では，発症頻度の高い多因子遺伝疾患としての脳血管障害の遺伝要因について概説する。

I．ゲノムワイド関連解析の現状と問題点

従来の関連解析では，脳動脈硬化・血栓症，高血圧，脳動脈瘤などの脳血管障害の病因に関与することが推定される遺伝子について検討する候補遺伝子アプローチが多く行われてきた。しかし，この手法では既知の遺伝子は解析できるが，未知の遺伝子については検討できないという限界がある。近年，マイクロアレイを用いた一塩基多型（single nucleotide polymorphism：SNP）の解析方法の進歩により，450万種類にも及ぶSNPsを同時に解析することが可能になり，関連解析の主流は候補遺伝子アプローチからゲノムワイド関連解析（genome-wide association study：GWAS）[用解1]へと移行した。大規模なGWASにより多くの疾患や形質に関連するSNPsおよびそれらが存在する遺伝子や染色体領域が報告され，それらのデー

■ **Key Words**
脳血管障害，脳梗塞，脳出血，クモ膜下出血，脳動脈瘤，一塩基多型，ゲノムワイド関連解析，精密医療

タはGRASP Search，GWAS CatalogやGWAS Centralに掲載されている。この中には日本人に関するGWAS論文も含まれているが，欧米の白人に比べると日本人のデータは少ない。日本人と白人・黒人では遺伝要因だけでなく食習慣などの環境要因が異なる。今までに行われたGWASにおいて，欧米の白人や黒人と日本人との間で疾患感受性遺伝子が異なる場合が多く認められる。さらに日本人固有の疾患感受性遺伝子が存在する可能性もあるため，日本人の脳血管障害感受性遺伝子を特定するためには日本人の集団で探索することが必要不可欠である。

欧米では大規模なGWASにより生活習慣病の発症に関連する多数のSNPsが同定されたが，これらのSNPsはアリル頻度が比較的高い（≥5％）common SNPsであり，疾患感受性においてそれほど大きな影響を及ぼしていないことが明らかになった。その原因として以下の点が考えられている。①今までのGWASでは，国際HapMap計画[用解2]で報告されたcommon SNPsを用いていたため，アリル頻度が低く（<5％）効果の大きいSNPsを見逃していた。②遺伝子間の相互作用および遺伝因子と環境因子の相互作用が検討されていなかった。③DNAのメチル化やヒストンの修飾などのエピジェネティクス[用解3]の要因が検討されていなかった。このような現状を考えると，common SNPsだけでなく，アリル頻度が低く効果の大きい（疾患発症のオッズ比が大きい）SNPsを発見することが今後のGWASの焦点となる。さらに，単に疾患感受性のマーカーとなるSNPsではなく，疾患の病態に関与する機能的SNPsを特定することが重要である。最近では，次世代シークエンサーによりエクソームシークエンシングや全ゲノムシークエンシングが行われている。これらの大規模なシークエンシングにより，アリル頻度が非常に低いSNPsの情報を得ることができるが，1サンプルあたりの解析費用が高価であり，解析に時間を要することから多数のサンプルを解析することは困難である。大規模な関連解析には，ヒトゲノムの全エクソンに位置する機能的SNPsを解析するエクソームアレイ（イルミナ）が用いられるようになった。エクソームアレイでは，エクソーム全領域に存在する非同義置換SNPs（アミノ酸の置換を伴うSNPs）に加え，スプライシング部位，ストップコドン部位およびプロモーター領域などに位置する機能的SNPsで，common SNPsだけでなくアリル頻度の低い（0.5～5％）SNPsやrare variant（<0.5％）も解析することができる。

Ⅱ．脳血管障害のGWAS

脳梗塞の発症における遺伝要因の占める割合（遺伝率，heritability）は，大血管アテローム硬化が40.3％，心原性脳塞栓が32.6％，小血管病変が16.1％であり，脳梗塞全体では37.9％と推定されている[1]。GWASのメタアナリシスにより脳梗塞に関連する染色体領域が16ヵ所同定されている[2)-5)]（表❶）。9番染色体p21.3領域はGWASにより当初，冠動脈疾患・心筋梗塞に関連する領域として同定されたが[6)-9)]，その後，脳梗塞にも関連することが報告された[10)-12)]。この領域はCDKN2B-AS1を含み，血管の炎症[13]や血管平滑筋細胞の増殖[14)15)]，血小板の活性化[16]に関与することが明らかになった。大規模なGWASにより，HDAC9のSNP（rs11984041）が脳梗塞（large artery disease）に関連することが報告された[17]。HDAC9は大血管の血管内膜および平滑筋に発現し，血管平滑筋の増殖に関与する。HDAC9のインヒビターは血管平滑筋の増殖を抑制し，炎症性サイトカインの発現を減少させることからHDAC9が脳動脈硬化を促進する可能性が示唆された[18)-20)]。また，GWASにより心原性脳塞栓と関連するSNPs（rs2200733，rs10033464）およびその近傍のPITX2が特定されたが[21]，このSNPは心房細動に関連するSNPsと同一であった。また，ZFHX3のSNP（rs7193343）が心房細動と心原性脳塞栓に関連することが明らかになった[22]。大規模なコホート研究におけるGWASにより，NINJ2のSNPs（rs11833579，rs12425791）が脳梗塞に関連することが報告されたが[23]，大規模なメタアナリシスでは関連は再現されなかった[24]。日本人の脳梗塞，特にラクーナ梗塞に関連する

表❶ ゲノムワイド関連解析で同定された脳血管障害感受性遺伝子と SNPs

染色体領域	遺伝子	SNP	塩基置換	脳血管障害	文献
脳梗塞(ischemic stroke)					
1p34.1	KLF17	rs12240184	A → G	large vessel disease	3
1p13.1		rs12122341	C → G	large vessel disease	4
3p25		rs2930144	T → C	large vessel disease	3
4q25		rs12646447	T → C	all ischemic stroke	3
		rs2634074	A → T	all ischemic stroke	4
		rs6843082	G → A	cardioembolic stroke	2, 3
		rs2200733	C → T	cardioembolic stroke	4
		rs12646447	T → C	cardioembolic stroke	5
4q31.2		rs17007400	A → G	large vessel disease	3
6p25.3	LINC01394	rs12204590	T → A	all stroke	5
7p21.1	HDAC9	rs2023938	A → G	all ischemic stroke	3
		rs11984041	C → T	large vessel disease	4
7p21		rs2107595	C → T	large vessel disease	2, 3
		rs2107595	C → T	all ischemic stroke	4
10q26.1		rs2281673	A → T	all ischemic stroke	3
12q24.12	ALDH2	rs10744777	C → T	all ischemic stroke	3, 4
		rs10744777	C → T	small artery occlusion	4
12q24.13	NAA25	rs17696736	A → G	all ischemic stroke	3
13q31		rs4597201	T → C	large vessel disease	3
14q31		rs12323577	G → A	large vessel disease	3
16p13.11	ABCC1	rs74475935	C → G	undetermined	4
16q22.2-q22.3	ZFHX3	rs879324	C → T	cardioembolic stroke	2, 3
		rs7193343	T → C	cardioembolic stroke	4
19q13.1		rs8113518	T → C	all ischemic stroke	3
脳出血(intracerebral hemorrhage:ICH)					
1q22	PMF1	rs2984613	C → T	nonlobar ICH	30
12q21.1	LINC02444	rs11179580	C → T	lobar ICH	30
脳動脈瘤(intracranial aneurysm:ICA)					
2q23		rs74972714	A → C		38
		rs12472355	C → A		38
		rs1429412	T → C		40
2q33.1	BOLL	rs700651	G → A		31, 40
	ANKRD44	rs919433	T → C		38
4q31.22-q31.23	EDNRA	rs6842241	A → C		33
		rs6841581	G → A		40
5q31.1	FSTL4	rs113816216	C → G		38
6q24.3	EPM2A	rs75018213	G → A		38
7p21.2	AGMO	rs4628172	G → T		40
7p21		rs10230207	T → G		39
18q11.2		rs11661542	C → A		32
8q11.23-q12.1	RP1	rs9298506	A → G	ICA	32, 40
8q12		rs10958409	G → A		31, 40
9p21.3	CDKN2B-AS1	rs1333040	C → T		31, 40
		rs10757272	C → T		33
		rs1333042	A → G		38
		rs10733376	C → G		39
		rs2891168	A → G		40
		rs10757278	A → G		40
10q24.32	CNNM2	rs12413409	G → A		32
12q22	FGD6	rs6538595	A → G		40
13q13.1-q13.2	STARD13	rs9315204	C → T		32
20p12.1	RRBP1	rs1132274	G → A		40

PRKCH の G → A（Val374Ile）が同定された[25]。この SNP は日本人には認められるが，欧米人にはほとんど存在しないため，日本人または東アジア人に特有な疾患感受性遺伝子であると推定された。

脳出血（ICH）には，高血圧性 small-vessel disease（nonlobar ICH）と高血圧を伴わない lobar ICH があり，後者はアミロイドアンギオパチーが主な原因である[26]。この lobar ICH は *APOE* 多型と関連することが報告されており[27]，この関連は *APOE* とアミロイドアンギオパチーとの関連に起因するものと考えられている[28]。脳出血の heritability は nonlobar ICH が 34％，lobar ICH が 73％と推定されている[29]。大規模な GWAS のメタアナリシスにより nonlobar ICH に関連する 1 番染色体領域 q22 の *PMF1* の SNP（rs2984613）と lobar ICH に関連する 12q21.1（near *TRHDE*）が同定された[30]（表❶）。

脳動脈瘤は家族歴が危険因子であることから，遺伝要因が重要であると考えられている。GWAS のメタアナリシスにより脳動脈瘤に関連する染色体領域が 15 ヵ所特定された（表❶）。国際共同研究により，脳動脈瘤に関連する SNPs として rs700651（*BOLL*），rs10958409（*SOX17*），rs1333040（*CDKN2B-AS1*）が同定された[31]。同グループはさらに大規模な集団で解析を行い，新たに脳動脈瘤に関連する rs9298506（*SOX17*），rs12413409（*CNNM2*），rs9315204（*STARD13*），rs11661542（*RBBP8*）を同定した[32]。しかし，脳動脈瘤の病態におけるこれらの遺伝子の機能的役割については明らかではない。日本人の脳動脈瘤に関連する SNPs として rs6842241 と rs6841581（*EDNRA*）および rs10757272（*CDKN2B-AS1*）が報告された[33]。9p21.3（*CDKN2B-AS1*）の SNPs は冠動脈疾患・心筋梗塞，脳梗塞，脳動脈瘤，大動脈瘤[34]だけでなく，2 型糖尿病[35)-37)]にも関連することが報告された。さらに，脳動脈瘤と関連するアリル頻度の低い SNPs[38]や新規の SNPs[39)40)]も同定されている。

Ⅲ．脳血管障害の Precision medicine（精密医療）

大規模な GWAS によって特定された 202 種類の SNPs で冠動脈疾患の遺伝要因のうち 28％が説明できることが報告された[41]。脳血管障害に関して詳細は不明であるが，今後アリル頻度の低い SNPs や rare variant が同定できれば，400～500 種類の SNPs で脳梗塞・脳出血・クモ膜下出血の遺伝要因の 60～70％を説明できるのではないかと推定している。既知の危険因子をもたない人の突然発症を予防するため，またはゲノム創薬の観点から，とりわけ効果の大きい rare variant の特定が重要である。また，DNA のメチル化やヒストンの修飾などのエピジェネティクスの要因が解明されることも期待したい。脳血管障害感受性 SNPs およびエピジェネティクスの要因がすべて明らかにされ，妥当な価格で検査ができるようになれば，病院・クリニックまたは健診センターなどにおいて，希望者に対して既知の危険因子と SNPs や DNA のメチル化に関する検査を行い，脳梗塞・脳出血・クモ膜下出血の発症リスクを予測することが可能になるであろう。結果については，医師や遺伝カウンセラーなどの判断を含めカウンセリングを行い，とりわけ発症リスクが高い場合には禁煙や食事療法などの生活習慣の改善に加え，高血圧・糖尿病・慢性腎臓病などの危険因子の早期治療により発症リスクがどれだけ減少するかを明確にし，個人個人に適した個別化予防を積極的に推進することが重要である。特に脳血管障害の家族歴のある人への適用が有効である。また，SNPs の機能と病態との関連についてのエビデンスが蓄積されれば，個人の SNP 情報に基づいた積極的な予防（予防的投薬）を行うことも可能になる。

2015 年 1 月 20 日にオバマ前大統領は，「precision medicine（精密医療）の推進」に対して 2 億 1500 万ドル（約 260 億円）の資金を投じることを発表した。ゲノム情報・環境要因・ライフスタイルが健康維持・疾患発症にどのように影響するかを，100 万人以上を対象に調べることにより，特定の

疾患の罹患性について患者や潜在的罹患者をサブグループに分け，そのグループごとに適切な治療法や予防法を開発することを目的としている。personalized medicine（個別化医療）との違いは，personalized medicine が治療や薬の開発を主な目的とし，予防に関してはあまり重点を置いていなかったのに対し，precision medicine は精密な診断方法に基づく患者のサブグループ分類に焦点を置いており，サブグループごとの治療法の確立および予防医療の提供を主たる目的としている。最近では precision medicine よりさらに広い取り組みとして precision health が提唱されている。precision health は，疾患の発症を予測し予防することにより，できるだけ長く健康や生活の質を維持する，いわゆる健康長寿を目標としている。データ科学のツールを活用して，膨大な研究と臨床のデータを医師や患者が利用できる情報として提供することにより，ビッグデータの解析に基づいた高精度かつ的確な健康の維持・管理を目的としている。

おわりに

脳血管障害に関連する遺伝因子の解明は世界的に急速な勢いで進行している。これらのアプローチは疾患の病態を解明し，precision medicine や precision health の実現に結びつくと期待されている。脳梗塞・脳出血・クモ膜下出血の病態において重要な役割を果たす遺伝子が同定できれば，その遺伝子またはタンパク質をターゲットにした創薬の可能性が生まれてくる。脳血管障害の大規模なゲノム疫学研究により，さらに多くのエビデンスが蓄積され，それに基づいた precision medicine が実際に臨床の場で行われる日もそれほど遠くないと予想される。個人の遺伝要因に応じた疾患の新しい予防法や治療法が開発され，個人が自分のゲノムを調べ病気の予防や健康作りに役立てる precision health の時代が到来する日も近い。

用語解説

1. **ゲノムワイド関連解析（genome-wide association study：GWAS）**：ヒトゲノム全体に存在する1000万個以上の一塩基多型（single nucleotide polymorphism：SNP）のうち，数十万個以上の SNPs の遺伝子型を決定し，アリル頻度または遺伝子型の分布と，特定の表現型（量的な形質や疾患発症の有無など）との関連を統計学的に解析する方法。GWAS では SNPs を位置マーカーとして用い，表現型と関連する SNPs を特定し，その近傍に存在する感受性遺伝子を同定する。
2. **国際 HapMap 計画（International HapMap Project）**：ヒトゲノムの全塩基配列を基準として，各地域のヒト集団を対象として一塩基多型（SNP）の頻度からハプロタイプを決定し，ヒトの病気や薬に対する反応性に関する遺伝子を発見するための基盤を整備するプロジェクト。
3. **エピジェネティクス（epigenetics）**：ゲノム DNA の塩基配列の変化（多型や変異）以外のメカニズムで遺伝子発現を制御し，細胞や生体に変化を生じる現象であり，細胞分裂を通して娘細胞に受け継がれるという遺伝的な特徴をもつ。エピジェネティクスの主なメカニズムとして，DNA のメチル化とヒストンの修飾（メチル化やアセチル化）がある。エピジェネティクスによる制御は，化学的に安定した修飾であるが，食事，喫煙，大気汚染，酸化ストレスへの曝露などの環境要因によって動的に変化するため，遺伝因子と環境要因の架け橋となる機構である。

参考文献

1) Bevan S, Traylor M, et al：Stroke 43, 3161-3167, 2012.
2) Traylor M, Farrall M, et al：Lancet Neurol 11, 951-962, 2012.
3) Kilarski LL, Achterberg S, et al：Neurology 83, 678-685, 2014.
4) NINDS Stroke Genetics Network（SiGN）; International Stroke Genetics Consortium（ISGC）：Lancet Neurol 15, 174-184, 2016.
5) Neurology Working Group of the Cohorts for Heart and Aging Research in Genomic Epidemiology（CHARGE）Consortium; Stroke Genetics Network（SiGN），et al：Lancet Neurol 15, 695-707, 2016.
6) McPherson R, Pertsemlidis A, et al：Science 316, 1488-1491, 2007.
7) Helgadottir A, Thorleifsson G, et al：Science 316, 1491-1493, 2007.
8) Wellcome Trust Case Control Consortium：Nature 447, 661-678, 2007.
9) Samani NJ, Erdmann J, et al：N Engl J Med 357, 443-453, 2007.
10) Matarin M, Brown WM, et al：Stroke 39, 1586-1589, 2008.
11) Gschwendtner A, Bevan S, et al：Ann Neurol 65, 531-539, 2009.

12) Anderson CD, Biffi A, et al : Stroke 41, 1123-1131, 2010.
13) Harismendy O, Notani D, et al : Nature 470, 264-268, 2011.
14) Jarinova O, Stewart AF, et al : Arterioscler Thromb Vasc Biol 29, 1671-1677, 2009.
15) Visel A, Zhu Y, et al : Nature 464, 409-412, 2010.
16) Musunuru K, Post WS, et al : Circ Cardiovasc Genet 3, 445-453, 2010.
17) The International Stroke Genetics Consortium (ISGC); the Wellcome Trust Case Control Consortium 2 (WTCCC2) : Nat Genet 44, 328-333, 2012.
18) Markus HS, Makela KM, et al : Stroke 44, 1220-1225, 2013.
19) Okamoto H, Fujioka Y, et al : J Atheroscler Thromb 13, 183-191, 2006.
20) McKinsey TA : Mol Med 17, 434-441, 2011.
21) Gretarsdottir S, Thorleifsson G, et al : Ann Neurol 64, 402-409, 2008.
22) Gudbjartsson DF, Holm H, et al : Nat Genet 41, 876-878, 2009.
23) Ikram MA, Seshadri S, et al : N Engl J Med 360, 1718-1728, 2009.
24) Rosand J, Meschia JF, et al : N Engl J Med 362, 1547-1550, 2010.
25) Kubo M, Hata J, et al : Nat Genet 39, 212-217, 2007.
26) Sacco RL : N Engl J Med 342, 276-279, 2000.
27) O'Donnell HC, Rosand J, et al : N Engl J Med 342, 240-245, 2000.
28) Greenberg SM, Vonsattel JP, et al : Neurology 50, 961-965, 1998.
29) Devan WJ, Falcone GJ, et al : Stroke 44, 1578-1583, 2013.
30) Woo D, Falcone GJ, et al : Am J Hum Genet 94, 511-521, 2014.
31) Bilguvar K, Yasuno K, et al : Nat Genet 40, 1472-1477, 2008.
32) Yasuno K, Bilguvar K, et al : Nat Genet 42, 420-425, 2010.
33) Low SK, Takahashi A, et al : Hum Mol Genet 21, 2102-2110, 2012.
34) Helgadottir A, Thorleifsson G, et al : Nat Genet 40, 217-224, 2008.
35) Zeggini E, Weedon MN, et al : Science 316, 1336-1341, 2007.
36) Scott LJ, Mohlke KL, et al : Science 316, 1341-1345, 2007.
37) Saxena R, Voight BF, et al : Science 316, 1331-1336, 2007.
38) Kurki MI, Gaál EI, et al : PLoS Genet 10, e1004134, 2014.
39) Foroud T, Lai D, et al : Stroke 45, 3194-3199, 2014.
40) Alg VS, Sofat R, et al : Neurology 80, 2154-2165, 2013.
41) CARDIoGRAMplusC4D Consortium : Nat Genet 47, 1121-1130, 2015.

参考ホームページ

・GRASP Search
http://grasp.nhlbi.nih.gov/Search.aspx
・GWAS Catalog
http://www.ebi.ac.uk/gwas/
・GWAS Central
http://www.gwascentral.org/
・dbSNP
https://www.ncbi.nlm.nih.gov/SNP/

山田芳司	
1982年	名古屋大学医学部医学科卒業
	医療法人エスエル会SLセントラル病院
1985年	社会保険中京病院循環器科
1986年	名古屋大学大学院医学研究科内科系専攻
1990年	国立豊橋病院循環器内科
	The Program in Human Molecular Biology and Genetics, The Eccles Institute of Human Genetics, University of Utah
1994年	国立療養所中部病院循環器科
1996年	国立長寿医療研究センター老年病研究部内科系総合診療研究室室長
2000年	財団法人岐阜県国際バイオ研究所遺伝子治療研究部主任研究員・副部長・部長研究員
2003年	三重大学生命科学研究支援センター教授
	三重大学大学院医学系研究科教授（兼）
2008年	三重大学疾患ゲノム研究センター長
2016年	三重大学先端科学研究支援センター教授

第3章 主に成人期にみられる多因子疾患の遺伝医学研究・診療各論

2．眼科領域の多因子疾患（加齢黄斑変性，緑内障など）

布施昇男

　1990年代に網膜色素変性の原因遺伝子解析から始まった眼科領域の遺伝子解析は，単一遺伝子疾患の原因遺伝子変異（mutation）探索から多因子疾患に関連する遺伝子多型（variation）探索へと移行してきた。近年，一塩基多型（single nucleotide polymorphism：SNP）をはじめとするゲノムデータベースは急速に充実してきており，SNPを用いたゲノムワイド相関解析（GWAS：genome-wide association study）によって，疾患に関連する遺伝子多型を検出することが可能となった。眼科領域の罹患予測，リスク判定の個別化予防や個別化医療に近いcommon diseaseである加齢黄斑変性と緑内障の遺伝子解析の現状を述べる。

I. 加齢黄斑変性と緑内障の遺伝子検査

　眼科領域の多因子疾患の遺伝子検査については，今のところ保険収載されておらず，臨床において使用されている遺伝子検査はない。低頻度の多型 rare variant が関連するメンデル遺伝を示す単一遺伝子病は罹患のオッズ比が高いが，高頻度の多型 common variant が関連する病気はオッズ比が低く，遺伝子多型が表現型に与える影響が小さく，有用性が限られるということを考慮する必要がある。多因子疾患の遺伝子検査から，例えばオッズ比1.2〜1.5倍特定の疾患にかかりやすいという情報を得ても，その個人への検査結果の適応は今のところ難しく，加齢黄斑変性と緑内障の遺伝子検査はいまだ研究ベースで進められているのが現状である。

II. 加齢黄斑変性

1. 加齢黄斑変性の疫学

　加齢黄斑変性は，加齢により網膜の中心部である黄斑に障害が生じ，視力低下や，見ようとするところが見えにくくなる中心暗点，歪んで見える変視症といった症状をきたす病気である（図❶）。

　加齢黄斑変性は，欧米をはじめとした先進国において，成人の失明や視力低下の主原因となっている。1980年代までは，本邦では実際の臨床現場で目にする頻度は少なく，失明原因の推移（図❷）をみれば，1991年においては失明原因上位には数えられてはいなかった。しかし2002年には，失明原因の9％，失明原因の第4位まで上昇している。久山町研究などの加齢黄斑変性の疫学研究の結果から，わが国の50歳以上の1.1％が加齢黄斑変性を有しており[1]，約70万人の方が加齢黄斑変性であると推測される。近年の加齢黄斑変性の発症率は欧米とほぼ同等であり，加齢黄斑変性が増加傾向にあることが明らかとなった。久山町研究では，初期黄斑変性病変の頻度は，50〜59歳9.1％，60〜69歳10.3％，70〜79歳16.9％，80歳以上27.8％とされている。来たる超高齢化社会では今以上に患者数が増加することが

■ Key Words

common disease，加齢黄斑変性，緑内障，ゲノムワイド相関解析（GWAS），表現型（endophenotype），direct-to-consumer（DTC）遺伝子検査，次世代シークエンサー

2. 眼科領域の多因子疾患（加齢黄斑変性，緑内障など）

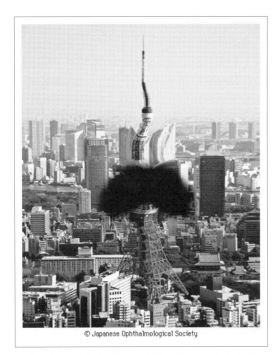

図❶　加齢黄斑変性：中心部の歪みと中心暗点の見え方の例

日本眼科学会 http://www.nichigan.or.jp/public/disease/momaku_karei.jsp より許可を得て掲載

予想される。

加齢黄斑変性は，遺伝的要因に種々の環境的要因が影響し，発症すると考えられる。わが国での加齢黄斑変性罹患率の増加は，平均寿命の上昇と生活様式の欧米化によると考えられている。欧米における population-based study では，加齢黄斑変性の有病率と発症率は女性に多いと報告しているものが多いが，本邦では男性に多い[1]。また本邦の有病率は，海外の報告と比較すると，白人より少なく黒人より多いと推定される[1)-4)]。

加齢黄斑変性には大きく分類すると萎縮型と滲出型の2種類がある。萎縮型は神経網膜内層の網膜色素上皮が徐々に萎縮していき，網膜が障害され視力が徐々に低下していく。滲出型は異常脈絡膜新生血管が脈絡膜から網膜色素上皮の上あるいは下に侵入して網膜が障害され視力が低下する。網膜下に大きな出血が起こると突然，著しい視力低下をきたすことがあり，萎縮型と滲出型を比較すると，滲出型のほうが進行が速いことが多い。

2. 加齢黄斑変性のゲノム解析

加齢黄斑変性は発症年齢が50歳以上と高齢な

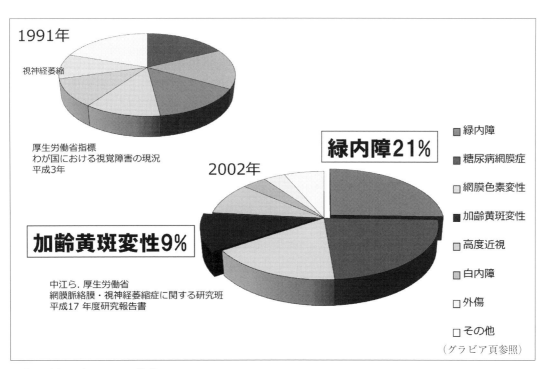

図❷　本邦の失明原因の推移

107

がら，以前より遺伝性を示すことは欧米で指摘されていた。一卵性双生児を対象とした研究では，遺伝率は進行した加齢黄斑変性で高く（0.71；加齢黄斑変性全体 0.46），環境因子より遺伝子の関与が高いことが示されている[5]。

2005年以前は，加齢黄斑変性遺伝子検索は，家系を用いた染色体上のマッピングと，候補遺伝子解析が行われており，常染色体1番長腕，常染色体10番長腕をはじめとして候補遺伝子座は10数個に及んでいた[6]。2005年には，遂にゲノムワイド相関解析（GWAS）[7] とターゲットシークエンス[8) 9)] によって，1q23に存在している補体因子H（CFH）遺伝子が加齢黄斑変性と関連していることが明らかとされ，加齢黄斑変性に慢性炎症が関与していることが示唆された。KleinらのGWASでは，わずか加齢黄斑変性96例とコントロール50例を用い，11万のSNPが搭載されたチップ（Affymetrix GeneChip Mapping 100K Set）で解析された。加齢黄斑変性の全ゲノム解析はGWAS解析が効率よく成功した例として知られる。2006年には，GWAS[10]とターゲットシークエンス[11]により，セリンプロテアーゼである HTRA1 遺伝子のプロモーター領域の多型が加齢黄斑変性と関連していることが報告された。これは以前より家系を用いたマッピングなどにより関連が示唆されている10q26と一致し，それまでの先行研究のエビデンスを裏づけした。また，HTRA1 遺伝子の上流に存在する ARMS2（age-related maculopathy susceptibility 2）遺伝子も加齢黄斑変性と関連していることが報告され[12]，10番染色体の ARMS2-HTRA1 領域の遺伝子多型が加齢黄斑変性と強く相関することが明らかとなった。機能としては，HtrA1をそれぞれ全身に強制発現させたトランスジェニックマウスの網膜継時的観察実験から，網膜におけるBruch膜の脆弱化と放射状の血管新生を引き起こし，滲出型加齢黄斑変性の発症に大きく関係している可能性が示唆されている[13]。また，ARMS2 遺伝子多型のリスクアリル頻度が病型により違うこと[14]，ARMS2 遺伝子多型は表現型である病変面積にも関連していることが報告されている[15]。今までのGWASから，加齢黄斑変性に関与する遺伝子としては大きく CFH 遺伝子多型と ARMS2-HTRA1 領域の遺伝子多型が挙げられる。加齢黄斑変性は，遺伝子多型と疾患との関連が特に強いものとして知られており，同胞の罹患率から5つの遺伝子座で説明される遺伝率（heritability）は約50％といわれる[16]。前述の CFH，HTRA1 や ARMS2 遺伝子に加え，さらに CFI，C3，C9 [17]などの補体系遺伝子の関与が明らかになってきている。現在まで30以上の遺伝子座が報告されており[18]，GWASで解析された種々の common variant に加えて，CFH，CFI，TIMP3 などの rare variant も関連していることが明らかとなっている[18]（表❶）。加齢黄斑変性の原因は，炎症に関連する補体経路と，血管新生であると考えられる。

加齢黄斑変性の，疾病のリスク評価に基づく個別化医療に向けた遺伝子検査は，次の段階である。近年，唾液などの試料から遺伝子を解析し，病気のなりやすさ，個人の体質・能力などを判定・評価するいわゆる「遺伝子検査ビジネス」が急速に拡大してきている。消費者とインターネットなどで直接検査キットおよび検査結果をやり取りする遺伝子検査を，direct-to-consumer（DTC）遺伝子検査と呼ぶが，欧米，特に米国においてはDTC遺伝子検査が広く行われてきている。日本においては，遺伝子数，表現型への対応のエビデンスに基づくものが少ない。2014

表❶ 加齢黄斑変性に関連する遺伝子（common variant）
(文献18より)

加齢黄斑変性関連遺伝子/近傍遺伝子	SNP	オッズ比	P値
CFH	rs10922109	0.38	1×10^{-618}
CFI	rs10033900	1.15	5×10^{-17}
C9	rs62358361	1.80	1×10^{-14}
C2/CFB/SK1V2L	rs116503776	0.57	1×10^{-103}
ARMS2/HTRA1	rs3750846	2.81	7×10^{-735}
C3	rs2230199	1.43	4×10^{-69}
APOE	rs429358	0.70	2×10^{-42}
SYN3/TIMP3	rs5754227	0.77	1×10^{-24}

2．眼科領域の多因子疾患（加齢黄斑変性，緑内障など）

表❷　日本における眼科的疾患を含む，主な Direct-to-consumer（DTC）遺伝子検査

サービス名	検査項目	眼科的疾患，形質	特徴
Genequest（ジーンクエスト）	約290項目（約5000遺伝子）	**加齢黄斑変性**，**緑内障**，屈折異常，強度近視，角膜乱視・曲率，虹彩の色	DNAチップを用いた解析により，30万個以上のSNPを解析する。疾患リスクや形質・体質など約290項目の情報が得られる。「日本初の個人向け大規模遺伝子解析サービス」を唱っている
GeneLifeZero（ジェネシスヘルスケア）	70項目203遺伝子	**加齢黄斑変性**，**緑内障**，強度近視，角膜乱視	肥満遺伝子，肌老化遺伝子，メタボ遺伝子，骨粗しょう症遺伝子の4遺伝子から展開開始
DearGene がん＋生活習慣病遺伝子解析キットなど（エバージーン）	がん10種，体質18種，生活習慣病7種など	**加齢黄斑変性**	DNAチップを用いた解析により，数十万個のSNPを解析する。胃がん，肺がん，食道がんなど，がん関連遺伝子の解析を前面に打ち出している
MYCODE（DeNA）	280項目 がん38項目 19種の体質など	**加齢黄斑変性**，**落屑緑内障**，**緑内障**，強度近視，角膜乱視，円錐角膜など	病気（がん・生活習慣病）から体質など目的に合わせて3種の検査メニューが用意されている。項目は最多級

年に入り，Genequest（ジーンクエスト）社などのDNAチップを用いた解析が開始されている（表❷）。一般に遺伝型の判定（遺伝子タイピング）は正確であると考えられるが，Ngらは3つのDTC検査会社にオーダーした5人の同一人物の7つの疾患に関する報告結果を比較し，2社間の疾患発症リスクの一致率は50％以下であると報告している[19]。原因は，遺伝型からリスクを予測する過程，アルゴリズムにあると考えられる。また加齢黄斑変性に対する4つのDTC検査（23andMe，deCODEme，Easy DNA，Genetic Testing Laboratories）の検討から，個々人の生涯の発症リスクはDTC検査によって異なり，これは限定されたSNP，参照している人種の相違，リスク計算の方法の相違によるものであり，DTC検査はまだ臨床的には適応ではないとしている[20]。しかし，加齢黄斑変性のSNP情報と環境情報を組み入れた発症リスク予測は，AUC（area under the curve，ROC曲線下面積）が0.8を超えるとされており[21]，個別化医療に向けてターゲットになる疾患の1つである。今後，加齢黄斑変性に関する遺伝的要因と環境要因のエビデンスの蓄積が必要である。

Ⅲ．緑内障

緑内障は，視神経と視野に特徴的な視神経障害および視野障害をきたす，進行性かつ非可逆的な疾患である。通常，眼圧を十分に下降させることにより視神経障害の進行を抑制することができる疾患である。失明原因の推移（図❷）を見れば，近年失明原因の第1位になり，40歳以上の約5％の有病率を示すcommon diseaseである。図❸のように徐々に進行する疾患であり，遺伝子解析が進めば個別化予防の一助になるものと考えられる。

1．緑内障の遺伝子解析

（1）大多数の緑内障は common disease である

メンデル遺伝を示す症例もみられるが，全体の数％と比率が少ない。その中でも，1997年に単離された*MYOC*遺伝子[22]は，若年かつ眼圧が上昇するため，早期診断に有用である。一般の開放隅角緑内障（緑内障のサブタイプ）においては，その頻度は2〜4％と考えられる[23)24]。*MYOC*変異のデータベース[25]も存在し，病因となる変異は約180個記載されており，各変異における診断時年齢，最高眼圧，外科的介入の有無，浸透率の情報が掲載されている。自験例では，特に若年発症で眼圧の高い症例，家系内に2，3人以上の緑内障が発症している場合においては，*MYOC*遺伝子変異の有無を調べることは有用である。また，*MYOC*遺伝子以外にも*OPTN*遺伝子，*WDR36*遺伝子などがメンデル遺伝を示す緑内障の原因遺伝子である。

一般にみられる緑内障は家族歴がなく，複数の

遺伝因子と環境因子が関係する common disease と考えられ，その候補遺伝子は多岐にわたる。落屑症候群，落屑緑内障（OMIM:177650）は，臨床的には落屑物質が前眼部に蓄積し緑内障を引き起こす extracellular matrix の異常を原因とする疾患である。落屑物質には基底膜成分や弾性線維組織のエピトープが含まれる。加齢とともに増加し，60代以降の発症率が多い[26]。2007年，Thorleifssonらによる SNP を用いた GWAS により，常染色体15番長腕に位置する *LOXL1* 遺伝子の3つの SNP が落屑緑内障と強く相関すると発表されたが[27]，これは緑内障関連領域で最も早く成功した GWAS である。日本においても多施設で関連があることが追試された。それ以降，緑内障の原因遺伝子の解析は，一塩基多型（SNP）を用いた GWAS が主流となった。*LOXL1* 遺伝子は，エラスチンポリマー線維の架橋，複雑なエラスチン線維のネットワークに関係しており，これが房水流出を阻害する落屑物質を産生していると考えられる。他の遺伝子との関連など，これからの解析が待たれる。

緑内障においては，原因遺伝子は多岐にわたり，仮説を立てて解析する候補遺伝子解析のみでは系統的かつ網羅的に解析することが難しい。2009年には初めて GWAS の手法が一般的な開放隅角緑内障に用いられ，日本人検体を用いた GWAS で *ZP4* 遺伝子などの

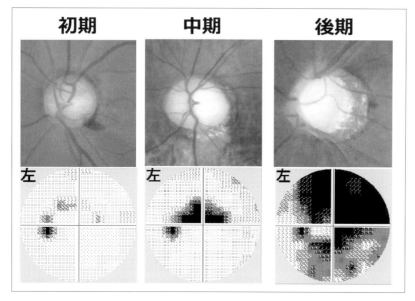

図❸　緑内障性視野障害
病期が進行するほど視野欠損は増加する（下段：視野検査，黒点部分）。

表❸　緑内障に関連する遺伝子（common variant）（文献31より）

緑内障関連遺伝子/近傍遺伝子	SNP	人種	オッズ比	P値
TMCO1	rs4656461	オーストラリア人	1.51	6×10^{-14}
SRBD1	rs3213787	日本人	2.80	3×10^{-9}
AFAP1	rs4619890	欧米人	1.20	7×10^{-10}
FOXC1	rs2317961	欧米人	0.76	3×10^{-8}
GMDS	rs11969985	欧米人	1.31	8×10^{-10}
CAV1/CAV2	rs4236601	欧米人	1.36	5×10^{-10}
CDKN2B-AS1	rs4977756	欧米人，アジア人	1.39	1×10^{-14}
ABCA1	rs2472493	中国人	1.31	2×10^{-19}
ATXN2	rs7137828	欧米人	1.17	9×10^{-10}
SIX1/SIX6	rs33912345	欧米人	記載なし	2×10^{-9}
PMM2	rs3785176	中国人	1.30	6×10^{-10}
GAS7	rs9913911	欧米人，アジア人	0.80	3×10^{-13}
TXNRD2	rs35934224	欧米人	0.78	4×10^{-11}

＊各 SNP は代表的なものを表示している。

候補遺伝子が抽出され[28]，他にも正常眼圧緑内障（緑内障のサブタイプ）に関連する*SRBD1*遺伝子[29]などが関連解析で報告されている．その後，オーストラリアから発表された開放隅角緑内障と相関すると報告された*CDKN2B-AS1*遺伝子のSNP[30]は，日本人を含め複数の人種で関連が確認された．ただし，このGWASによって統計学的に有意なSNPのオッズ比は1.5に満たないものが多く，他の生活習慣病と同様の効果サイズである（表❸）[31]．

(2) 表現型と遺伝子多型の関連

視神経形態（視神経面積，C/D比），角膜厚，眼圧などの表現型（endophenotype）が遺伝子多型と関連していることが明らかになってきている（表❹）．これらのendophenotypeは，量的形質であり，緑内障に関連する．大別すれば，視神経形態，眼圧，角膜厚に関連する多型に分類される．視神経形態に関連する多型は，視神経，篩状板の脆弱に関連し，緑内障を発症すると考えられる．前述の*CDKN2B-AS1*遺伝子，*ATOH7*遺伝子，*SIX6*遺伝子多型[32]などが報告されている．

眼圧に関連する多型は，*GAS7*遺伝子[33]の多型などが報告されている．また，*ABCA1*遺伝子[34)-36)]は眼圧と関連しているとともに，神経節細胞層で発現しており，緑内障と関連していることが多施設から報告された．

角膜厚は，遺伝率が0.71〜0.95と高い形質である．薄い角膜厚は緑内障になる強い指標であるとされている[37]．*COL5A1*遺伝子[38]，*FOXO1*遺伝子[39]などが角膜厚と関連していると報告されている．

表❹ 緑内障Endphenotypeと関連する遺伝子

Endphenotype	遺伝子名/遺伝子領域名
視神経乳頭 (乳頭陥凹比， 視神経面積など)	*ATOH7*
	CDC7-TGFBR3
	CDKN2B-AS1
	SIX6
眼圧	*ABCA1*
	ABO
	FNDC3B
	GAS7
	TMCO1
角膜厚	*COL5A1*
	FOXO1

Ⅳ．これからの眼科領域の遺伝子解析

近年，マーカーを用いた相関解析から次世代シークエンサー（NGS：next-generation sequencer）を用いた網羅的な解析へと移行してきている．今後は，全ゲノム解析，全エクソン解析のデータ蓄積により，common diseaseと単一遺伝子病の解析は一連のものとなり，網羅的・総合的に解析することが可能となる．

これからの眼科領域の遺伝子解析は，
- 疾患の罹患予測，リスク判定
- 確定診断
- 進行予測
- 薬剤選択，薬物反応予測

の個別化予防，個別化医療に向かうと考えられる．

参考文献

1) Oshima Y, Ishibashi T, et al : Br J Ophthalmol 85, 1153-1157, 2001.
2) Klein R, Klein BE, et al : Ophthalmology 99, 933-943, 1992.
3) Mitchell P, Smith W, et al : Ophthalmology 102, 1450-1460, 1995.
4) Schachat AP, Hyman L, et al : Arch Ophthalmol 113, 728-735, 1995.
5) Seddon JM, Cote J, et al : Arch Ophthalmol 123, 321-327, 2005.
6) Fisher SA, Abecasis GR, et al : Hum Mol Genet 14, 2257-2264, 2005.
7) Klein RJ, Zeiss C, et al : Science 308, 385-389, 2005.
8) Haines JL, Hauser MA, et al : Science 308, 419-421, 2005.
9) Edwards AO, Ritter R 3rd, et al : Science 308, 421-424, 2005.
10) Dewan A, Liu M, et al : Science 314, 989-992, 2006.
11) Yang Z, Camp NJ, et al : Science 314, 992-993, 2006.
12) Rivera A, Fisher SA, et al : Hum Mol Genet 14, 3227-3236, 2005.
13) Nakayama M, Iejima D, et al : Invest Ophthalmol Vis Sci 55, 6514-6523, 2014.
14) Hayashi H, Yamashiro K, et al : Invest Ophthalmol Vis

15) Akagi-Kurashige Y, Yamashiro K, et al : Ophthalmology 122, 2295-2302 e2292, 2015.
16) Manolio TA, Collins FS, et al : Nature 461, 747-753, 2009.
17) Seddon JM, Yu Y, et al : Nat Genet 45, 1366-1370, 2013.
18) Fritsche LG, Igl W, et al : Nat Genet 48, 134-143, 2016.
19) Ng PC, Murray SS, et al : Nature 461, 724-726, 2009.
20) Buitendijk GH, Amin N, et al : Invest Ophthalmol Vis Sci 55, 6167-6174, 2014.
21) Buitendijk GH, Rochtchina E, et al : Ophthalmology 120, 2644-2655, 2013.
22) Stone EM, Fingert JH, et al : Science 275, 668-670, 1997.
23) Fingert JH, Heon E, et al : Human Mol Genet 8, 899-905, 1999.
24) Mengkegale M, Fuse N, et al : Mol Vis 14, 413-417, 2008.
25) http://www.myocilin.com/variants.php
26) Yamamoto T, Iwase A, et al : Ophthalmology 112, 1661-1669, 2005.
27) Thorleifsson G, Magnusson KP, et al : Science 317, 1397-1400, 2007.
28) Nakano M, Ikeda Y, et al : Proc Nat Acad Sci USA 106, 12838-12842, 2009.
29) Meguro A, Inoko H, et al : Ophthalmology 117, 1331-1338 e1335, 2010.
30) Burdon KP, Macgregor S, et al : Nat Genet 43, 574-578, 2011.
31) Liu Y, Allingham RR : Exp Eye Res 160, 62-84, 2017.
32) Ramdas WD, van Koolwijk LM, et al : PLoS Genet 6, e1000978, 2010.
33) van Koolwijk LM, Ramdas WD, et al : PLoS Genet 8, e1002611, 2012.
34) Chen Y, Lin Y, et al : Nat Genet 46, 1115-1119, 2014.
35) Gharahkhani P, Burdon KP, et al : Nat Genet 46, 1120-1125, 2014.
36) Hysi PG, Cheng CY, et al : Nat Genet 46, 1126-1130, 2014.
37) Sng CC, Ang M, et al : Curr Opin Ophthalmol 28, 120-126, 2017.
38) Vithana EN, Aung T, et al : Hum Mol Genet 20, 649-658, 2011.
39) Lu Y, Vitart V, et al : Nat Genet 45, 155-163, 2013.

布施昇男
1991年　東北大学医学部卒業
2000年　米国ミシガン大学ケロッグアイセンター研究員
2003年　東北大学医学部眼科講師
2005年　同准教授
2012年　東北メディカル・メガバンク機構教授

第3章 主に成人期にみられる多因子疾患の遺伝医学研究・診療各論

3．本態性高血圧の遺伝医学

田原康玄

　本態性高血圧は，わが国で最も有病率が高い疾患である。高血圧は，生活習慣などの環境因子と遺伝因子の影響を受ける多因子疾患であることから，そのリスク評価や病因解明に向けて感受性遺伝子の解析が精力的に行われてきた。近年のゲノム網羅的解析からは多数の感受性遺伝子が同定され，その一部は高血圧の病因解明にも寄与した。反面，遺伝子情報に基づく高血圧のリスク評価については，意義を見出すことは難しいと言わざるを得ない。

はじめに

　わが国における本態性高血圧の有病率は，平成22（2010）年度の国民栄養調査[1]の30歳以上を対象とした解析において，男性で60.0％，女性で44.6％であり（収縮期血圧140mmHg以上または拡張期血圧90mmHg以上，もしくは降圧薬の服用），男性では平成12（2000）年度の集計値に比べて増加傾向であった。同じ調査で推計された糖尿病が強く疑われる者（ヘモグロビンA1cが6.1％以上，または糖尿病の治療中）の割合が男性で17.4％，女性で9.6％であったことと比較しても，高血圧の有病率がいかに高いかがうかがえる。

　高血圧は心血管系疾患の最も強いリスク因子であり，疫学研究に基づく試算では，年間約10万人が高血圧に起因する心血管系疾患で死亡している[2]。また，循環器疾患基礎調査の追跡研究であるNIPPON DATA80の試算では，高血圧による平均余命の短縮は男性で2.2年，女性で2.9年であった[3]。高血圧の心血管系疾患に対するハザード比は，高齢者よりも中壮年者で大きいことからも[4]，ハイリスク者に対する発症や重症化の予防介入は国民の健康維持に大きな意義をもつ。

　高血圧のリスク因子は加齢を除けば，食塩，肥満，アルコールなどの生活習慣である。上述の国民栄養調査では，日本人の食塩摂取量は漸減しているものの，1日あたり男性で11.5g，女性で9.9gと，健康日本21で定めた目標値である8.0gにはほど遠い。一方，肥満の割合は男性で増加傾向にあり，高血圧の有病率を押し上げる1つの要因といえよう。しかし自検例では，これら環境因子や年齢で説明しうるのは血圧変動の25％程度であり，高血圧をきたす因子の大部分が未解明のままである。

　高血圧は生活習慣などの環境因子と遺伝因子の影響を受ける多因子疾患であることから，未知の高血圧リスクを解明すべく，1990年代後半より感受性遺伝子解析が活発化した。疾患に関わる遺伝因子の解明によって，高血圧の発症や重症化のリスク評価はもとより，高血圧発症のメカニズムの解明に手がかりを与えることも大いに期待されていた。

　本稿では，これまでの高血圧の遺伝子解析の成果と，その限界について最新の知見も含めてまとめる。

■ **Key Words**
本態性高血圧，ゲノム網羅的解析，感受性遺伝子，リスク評価

Ⅰ．本態性高血圧の遺伝子解析の変遷

ヒトゲノムに散在する一塩基多型（single nucleotide polymorphism：SNP）を網羅的に解析可能な SNP アレイが実用化されたことで，高血圧をはじめとする多因子疾患の感受性遺伝子解析が大きく進んだ。感受性遺伝子解析の黎明期では，研究者が候補として選んだ遺伝子上の数個の SNP を少数例で解析することがほとんどであったため，様々なバイアスが否定できず，結果の再現性も乏しかった。SNP アレイの実用化によって，機械的に選別された数十万個の SNP を多数例で解析できるようになったこと（genome-wide association study：GWAS）が，感受性遺伝子解析に大きな進歩をもたらした。

なお，黎明期における少数例の解析結果を寄せ集めてメタ解析を行い，血圧との関連を論じる論文が最近になっても散見されるが，上記の理由で極めて信頼性に乏しい成績であるので注意されたい。

Ⅱ．本態性高血圧の GWAS

本態性高血圧の GWAS に関する成績は多数発表されているが，ランドマーク研究は筆者らも参画した International Consortium for Blood Pressure Genome-Wide Association Studies（ICBP）による世界規模でのメタ解析であろう[5]。白人を中心に 20 万人規模で高血圧 GWAS のメタ解析を行い，*ATP2B1* や *GNAS*，*CYP17A1* など，東アジア人でも共通して高血圧に感受性を示す遺伝子を多数同定した。*ATP2B1* が高血圧に感受性を示すことはわれわれも先駆けて報告しており[6]，その後の大規模集団を対象とした検討で再現性を確認するとともに[7]，分子メカニズムも解明した[8]。

高血圧に限らず多くの GWAS は，白人を対象とした成績がほとんどであった。そのため，遺伝的背景の異なる集団での GWAS によって新たな感受性遺伝子を同定すべく，筆者らも参画して東アジア人を中心とする GWAS コンソーシアム（Asian Genetic Epidemiology Network Blood：AGEN）が立ち上がった。AGEN による約 2 万人を対象とした GWAS メタ解析[9]では，*ATP2B1* や *FGF5* など既知の感受性遺伝子の再現性を確認するとともに，*ST7L-CAPZA1* や *FIGN-GRB14*，*ENPEP*，*NPR3* などの新規感受性遺伝子が同定された。なお，この解析で高血圧と最も強く関連した遺伝子はアルデヒド脱水素酵素（*ALDH2*）であった。*ALDH2* は東アジア人で飲酒量と強く関連することが知られており，*ALDH2* と高血圧とは主に飲酒量を介した関連といえる。

近年になり，GWAS メタ解析の大規模化がさらに進んだ。AGEN を含め，約 10 万人での GWAS メタ解析を核とする 32 万人規模での遺伝子解析[10]からは，血管平滑筋の増殖分化や腎機能と関連する 12 の新規感受性遺伝子が同定されている。さらにごく最近では，英国の UK バイオバンクによる 15 万人規模での GWAS メタ解析と 19 万人規模での再現性検証を主とした検討から，既知の 75 遺伝子を含む 107 の感受性遺伝子が同定された[11]。当該研究の解析時点で 122 の感受性遺伝子が報告されており[11]，この結果を含めると総計で 154 の感受性遺伝子が同定されたことになる。

Ⅲ．GWAS の成果に基づく疾患リスク評価

同定された複数の SNP と疾患や量的形質との関連を検討する場合，最もシンプルな方法は，個人ごとにリスクアレルの保有数を合算して遺伝リスクスコア（genetic risk score：GRS）を算出する方法である。ヒトの染色体は 2 倍体であるため，1 つの感受性 SNP でリスクアレルの数は 0，1，2 のいずれかとなる。したがって，例えば 10 の感受性 SNP からなる GRS は 0～20 の範囲をとる。一般に GRS の分布はほぼ正規性を示すため，極めて遺伝リスクが高い（あるいは低い）ケースは一般集団の中でわずかとなる。実例として，UK バイオバンクの成績[11]では，50 歳以上を対象とした解析において，267 の感受性 SNP から求めた GRS の上位 20％ は，低リスク群（下位 20％）に比して性別調整後の収縮期血圧が 9.3 mmHg 高く，高血圧のオッズ比は 2.32 であっ

た。また，循環器疾患に対するオッズ比（性別調整後）は，脳卒中が1.34，冠動脈疾患が1.38，総循環器疾患が1.35であった。

一方，32の高血圧感受性SNPから求めたGRSと循環器イベントとの関連を白人約32,000人で検討した成績[12]では，GRSはベースラインの血圧と強く関連し，血圧調整後も平均9.8年間の追跡における循環器イベントと有意に関連した。しかし，GRSとイベントとの関連は，コレステロール値や喫煙などから得られるリスク指標であるフラミンガムスコアの調整後には消失したことから，GRSの予後予測能は限定的といえる。同様の成績は，中国からも報告されている[13]。最近，米国のAtherosclerosis Risk in Communities（ARIC）研究を含む3つの大規模コホートのメタ解析において，50の冠動脈疾患感受性遺伝子から求めたGRSと冠動脈イベントとの関連を検討した成績[14]が報告された。GRSは，環境因子とは独立してイベント発症リスクを押し上げたものの，GRS高値であっても適切なライフスタイルを維持することでイベントリスクは低GRS群と同等まで減少することが示され，ライフスタイルの改善によって遺伝的リスクは緩和されることが示された。

このように，GRSと予後との関連がさほど強くないことは断面研究および長期縦断研究いずれにおいても同様であり，このことは他の生活習慣病にも当てはまる。また，GRSの算出に用いるSNP数を増やしたり，あるいは個々のSNPごとに重みをつけてGRSを求めても，予後との関連はほとんど変わらない。

Ⅳ．GWASの成果に基づく予防介入・行動変容

自身の遺伝的リスクを知ることが，特に遺伝的リスクが高い場合において健康行動にポジティブに作用することが期待されてきた。このような行動変容に関する研究は2型糖尿病に関するものが多く，その一例としてGenetic Counseling and Lifestyle Change for Diabetes Prevention研究[15]では，2型糖尿病と関連する36のSNPから求めたGRSの対象者への事前開示が，12週間の生活習慣介入効果に与える影響を検討している。その結果，108例を対象とした小規模な検討ではあるが，生活習慣の介入は体重を大きく減少させたのに対し，遺伝子検査の実施およびGRSの事前開示は体重減少になんら寄与しなかった。

おわりに

GWASの成果は，本態性高血圧のメカニズム解明に大きく寄与した。われわれは，ATPを消費して細胞内からカルシウムを能動的に汲み出すポンプの一種である*ATP2B1*の発現減弱と，それに起因する細胞内カルシウム貯留の亢進が，血管平滑筋の収縮亢進を介して血圧上昇をきたすことを突き止めた[7) 8)]。同様にGWASで同定された感受性遺伝子ウロモジュリン（*UMOD*）に関する海外の検討からは，*UMOD*が腎臓のみで発現すること，過剰発現で血圧上昇をきたしたマウスや*UMOD*のリスクアレルをもつヒトではループ系利尿薬によるナトリウム利尿が高いことが報告されており[16]，本態性高血圧の分子メカニズムの解明に加えて，治療薬の選択にもつながる可能性を秘めている。

一方，感受性遺伝子を用いたリスク評価は実用的とは言いがたい[17]。UKバイオバンクからの報告に示されたように，GRSに比例して血圧平均値が上昇した結果としての，集団平均で9 mmHg近い血圧格差は公衆衛生学的に大きな意味をもつ。しかし，GRSの分布が正規分布に近似しているためにそういった高リスクに該当するケースは少ないこと，浸透率（penetrance）が低いため高リスク群であっても必ずしも全例で血圧が高いわけではなく，生活習慣の適正化によってリスクを相殺できることが，遺伝子情報によるリスク評価を困難にする要因といえる。

最近ではやや下火になった印象があるが，インターネット関連企業やIT系企業から，医療機関を通さず直接消費者とやりとりする（direct-to-consumer：DTC）体質遺伝子検査キットが提供されている。消費者は唾液を事業者に送り，事業者は唾液から抽出したDNAを鋳型に大規模SNP

解析を行って，独自のアルゴリズムで複数の疾患の遺伝的リスクをレポートする仕組みである．単一遺伝子変異に起因し，遺伝子解析によって診断が可能となる極めて稀な先天性の血圧異常症を除けば，現状で高血圧に関して言えば，一般市民を対象にこの種の体質診断によってもたらされる結果に意義は見出しにくい．

参考文献

1) 平成22年国民健康・栄養調査結果の概要 http://www.mhlw.go.jp/stf/houdou/2r98520000020qbb.html
2) Ikeda N, Saito E, et al：Lancet 378, 1094-1105, 2011.
3) Turin TC, Murakami Y, et al：Hypertens Res 35, 954-958, 2012.
4) Fujiyoshi A, Ohkubo T, et al：Hypertens Res 35, 947-953, 2012.
5) International Consortium for Blood Pressure Genome-Wide Association Studies：Nature 478, 103-109, 2011.
6) Kohara K, Tabara Y, et al：Hypertens Res 31, 203-212, 2008.
7) Tabara Y, Kohara K, et al：Hypertension 56, 973-980, 2010.
8) Kobayashi Y, Hirawa S, et al：Hypertension 59, 854-860, 2012.
9) Kato N, Takeuchi F, et al：Nat Genet 43, 531-538, 2011.
10) Kato N, Loh M, et al：Nat Genet 47, 1282-1293, 2015.
11) Warren HR, Evangelou E, et al：Nat Genet 49, 403-415, 2017.
12) Havulinna AS, Kettunen J, et al：Hypertension 61, 987-994, 2013.
13) Lu X, Huang J, et al：Hypertension 66, 786-792, 2015.
14) Khera AV, Emdin CA, et al：N Engl J Med 375, 2349-2358, 2016.
15) Grant RW, O'Brien KE, et al：Diabetes Care 36, 13-19, 2013.
16) Trudu M, Janas S, et al：Nat Med 19, 1655-1660, 2013.
17) 日本高血圧学会：高血圧治療ガイドライン2014.

田原康玄
2002年　愛媛大学大学院医学系研究科博士課程修了　同医学部助手
2005年　同大学院医学系研究科講師
2012年　京都大学大学院医学研究科准教授

第3章 主に成人期にみられる多因子疾患の遺伝医学研究・診療各論

4．2型糖尿病

前田士郎

ゲノムワイド関連解析（GWAS）の導入により2型糖尿病に関しては90以上の疾患感受性遺伝子領域の同定が達成されている。この情報を利用した発症予測および効率的介入の試みもなされているが，一部のハイリスク群の抽出は可能であるものの，現時点では必ずしも有用な情報とは言えない。一方，糖尿病腎症などの糖尿病合併症に関しては，GWASによっても確立した感受性領域の同定には至っていない。検出力が足りないことも一因ではあるが，腎症などの診断あるいは対照群の選択基準などに問題がある可能性もある。今後ゲノム情報を2型糖尿病診療に応用するためには合併症や薬剤反応性などの情報を精力的に探索することが必要と考えられる。

はじめに

ゲノムワイド関連（相関）解析（genome-wide association study：GWAS）が導入された後，2型糖尿病に関しては，既に90ヵ所を超える関連ゲノム領域が同定されており[1]，ゲノム情報を用いた発症リスク診断の試みもなされている。現時点では精度の面で問題があり，さらなる情報の蓄積が必要である。一方，同じ罹病期間，血糖コントロール状況にあっても腎症や網膜症の発症進展に差が認められることは多くの糖尿病診療医が経験している。疫学研究においても糖尿病腎症あるいは糖尿病網膜症の家族内集積が1型糖尿病，2型糖尿病ともに認められている。さらにAfrican，Mexican，American Indianなどでは腎症発症頻度が高いなど人種差が認められることから，何らかの遺伝要因が関与するとされている。しかしながら，糖尿病合併症に関しては遺伝要因の関与が強く示唆されているにもかかわらず2型糖尿病ほどの成果は得られていないのが現状である。本稿では，2型糖尿病および糖尿病合併症のゲノム解析研究の進歩と今後の課題について最新の知見をふまえ概説する。

I．2型糖尿病のゲノム研究の現状

1．欧米人における2型糖尿病疾患感受性遺伝子研究

2007年，欧米の複数のグループにより2型糖尿病GWASの結果が一斉に報告され，古典的手法により同定されていた*TCF7L2*領域[2]に加え，*SLC30A8*，*IGF2BP2*，*CDKAL1*，*HHEX*，*FTO*，*CDKNA/B*，*PPARG*，*KCNJ11*，*HNF1B*，*WFS1*の10領域が新たな欧米人の2型糖尿病関連遺伝子領域として確立された[3]。2008年にはこれらのGWASのメタ解析が行われ，6領域が新規の2型糖尿病領域として報告され，その後，さらに大規模なメタ解析[4]，空腹時血糖値などの量的形質解析を数万人規模で解析することで解析パワーを増し[5]，オッズ比が1.1程度の関連遺伝子座を同定することが精力的に行われている（図❶）。

GWASで同定された欧米人2型糖尿病疾患感受性領域の1つである*MTNR1B*に関して，約

■ **Key Words**

TCF7L2, KCNQ1, TBC1D4, ACACB, 糖尿病腎症, 糖尿病網膜症, 糖尿病神経障害, メトホルミン

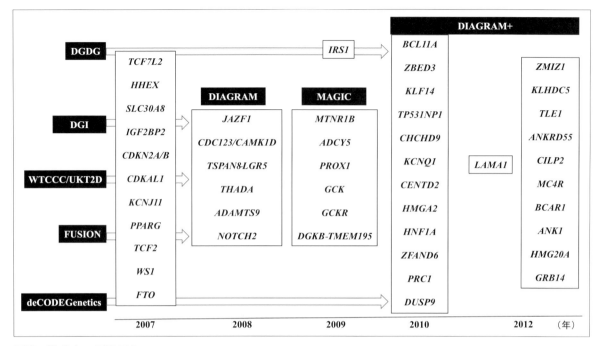

図❶ 欧米人2型糖尿病GWAS

2007年に5つのグループが一斉にGWASの結果を発表した．その後はそれぞれの結果を統合することで解析規模を拡大し，効果の比較的弱い領域の同定が行われている．■はスタディ名，□は同定された2型糖尿病感受性ゲノム領域．
DGDG：Diabetes Gene Discovery Group，DGI：Diabetes Genetics Initiative，WTCCC/UKT2D：Wellcome Trust Case Control Consortium/United Kingdom Type 2 Diabetes Genetics Consortium，FUSION：Finland-United States Investigation of Non-Insulin Dependent Diabetes Mellitus Genetics，DIAGRAM：DIAbetes Genetics Replication and Meta-analysis，MAGIC：the Meta-Analyses of Glucose and Insulin-related traits Consortium

7500人のエクソンシーケンスが行われ，多数の*MTNR1B*内の受容体機能に影響するrare variantsが同定され，いずれかを保有することで2型糖尿病のリスクは3～5倍程度となることが示されている[6]．一方，次世代シーケンサーを用いて，GWASで同定された領域周辺の115遺伝子についてエクソンシーケンス解析が行われ，*SLC30A8*内のnonsense variantが2型糖尿病のリスクを低下させると報告されている[7]．さらに2630人のアイスランド人の全ゲノムシーケンスおよびその検証から，*CCND2*，*PAM*，*PDX1*内のrare variantsと2型糖尿病との関連が報告されている[8]．2657人の欧米人について，全ゲノムシーケンスデータ，エキソームシーケンスデータおよびSNPアレイデータを組み合わせて2520万SNPs，150万の挿入欠失，8880の構造多型を解析し，その結果を44,414人で再解析した結果，1領域が新たな2型糖尿病感受性領域として同定されている[9]．さらに多民族12,940人での全エクソンシーケンスおよび，79,854人でのエキソームアレイ解析を行っており，さらに1領域が新たな領域として同定されている．しかしながら，いずれもアレル頻度5％以上のcommon variantであり，当初想定されていた単独効果の強いrare variantは同定されなかった．

2. 日本人における2型糖尿病疾患感受性遺伝子研究

2008年，2つの日本人2型糖尿病GWASの結果が同時に報告され，強力な日本人2型糖尿病関連遺伝子領域として*KCNQ1*が同定されている（図❷）[10)11)]．*KCNQ1*は心筋に多く発現しているカリウムチャネルで遺伝性QT延長症候群の原因遺伝子として知られていた．*KCNQ1*の発現は膵β細胞でも確認されており，インスリン分泌調節

に関与することが想定されている。*KCNQ1*領域と2型糖尿病との関連は日本人だけでなく，他の東アジア民族，欧米人をはじめ多くの民族で再現されている。

2010年には規模を拡大した日本人GWASが行われた結果，*KCNQ1*などの既知領域に加え，新たに3番染色体の*UBE2E2*領域および15番染色体の*C2CD4A-C2CD4B*領域が日本人2型糖尿病感受性領域として同定された[12]。さらに，遺伝子型推定（imputation）により得られた200万ヵ所以上のSNPs情報をもとに*ANK1*領域が同定されている[13]。これら新規3領域については，欧米人においても2型糖尿病との強力な関連が認められている。その後，日本人GWASのさらなる規模拡大により*SLC16A13*，*MIR129-LEP*，*GPSM1*の3領域が新たに同定されている[14]。この3領域については欧米人では明らかな関連は認められていないが，*SLC16A13*（*SLC16A11*）領域はメキシコ人で強力な感受性遺伝子領域であることが示されている。

前述のGWAS結果[14]と独立した新たな日本人GWASの結果をメタ解析で統合した解析が行われている〔計41,646人（2型糖尿病15,463人，対照26,183人），5,800,000 SNPs〕。得られた候補領域（$p<10^{-7}$）について，さらに独立の日本人13,575人（2型糖尿病7936人，対照5539人）で検証し，すべての結果をメタ解析で統合したところ，新たに7領域（*CCDC85A*，*FAM60A*，*DMRTA1*，*ASB3*，*ATP8B2*，*MIR4686*，*INAFM2*）が日本人2型糖尿病感受性領域として同定された[1]。この7領域について日本人以外の複数の民族（東アジア人，南アジア人，欧米人，

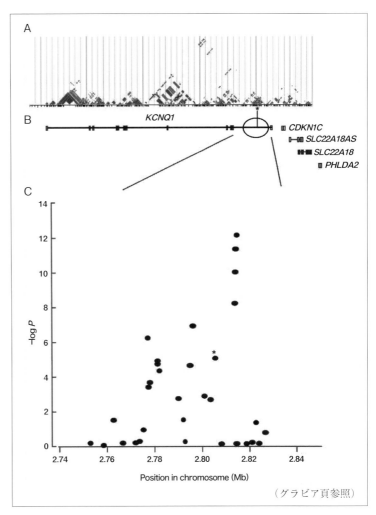

（グラビア頁参照）

図❷　日本人2型糖尿病感受性遺伝子領域*KCNQ1*（文献10より）
2つの独立した日本人研究において，*KCNQ1*のイントロン15領域と2型糖尿病との関連が認められた。
A．この領域の連鎖不平衡地図
B．*KCNQ1*の構造。赤丸の部分が日本人2型糖尿病疾患感受性領域
C．*KCNQ1*内のSNPsと日本人2型糖尿病との関連

メキシコ人）の2型糖尿病患者65,936人と対照158,030人を用いて検証解析を行った。7領域のうち5領域では疾患感受性との関連が再現されたが，2領域（*CCDC85A*，*ASB3*）については他の民族では関連が認められなかったことから，現時点ではこの2領域については日本人2型糖尿病に特有の感受性遺伝子領域である可能性がある。

3. 特徴ある集団での2型糖尿病疾患感受性遺伝子研究

グリーンランドのイヌイット民族を詳細に解析した結果から，2型糖尿病の新たな疾患感受性遺伝子として*TBC1D4*が同定されている。グリーンランド人では，この遺伝子内にnonsense variant（Arg684Ter, c2050C>T, rs6176969）が17%で認められ，このvariantのホモ接合体では2型糖尿病のオッズ比は10.3となると報告されている。欧米人，東アジア人，アフリカ人ではこの684Ter variantはほとんど認められない[15]。*TBC1D4*はその後，骨格筋のインスリン抵抗性に関与することが明らかとなり，グリーンランド人のみならず，全世界の2型糖尿病患者の新規治療標的となることが示されている。このように遺伝学的に孤立した集団においては，比較的効果の強いvariantが保存されている可能性があり，今後わが国における同様の解析により新規領域の同定が期待される。2016年末までに同定された2型糖尿病感受性遺伝子領域を図❸に示す。

Ⅱ．糖尿病腎症のゲノム研究の現状

1. 日本人における糖尿病腎症疾患感受性遺伝子研究

日本人2型糖尿病症例での糖尿病腎症GWASにより*SLC12A3*[16]，*ELMO1*[17]，*NCALD*[18]，*ACACB*[19]の4領域が同定されている。*NCALD*以外の領域については日本人以外でも糖尿病腎症との関連が報告されている。*SLC12A3*は腎臓の遠位尿細管に特異的に発現しているサイアザイド感受性Na-Cl共輸送体をコードしており，全身血圧あるいは糸球体内圧の調節に関与すると考えられる。エクソン23内のnon-synonymous SNP（rs11643718, Arg913Gln）の913Gln variantが腎症に対して防御的に働くことが示唆されているが，その後の追試研究の結果は一定ではない。*ELMO1*についても複数の民族で腎症との関連が報告されているが，報告により関連の認められるSNPは様々である。さらに現時点で*SLC12A3*，*ELMO1*，*NCALD*に関しては，腎症との関連は

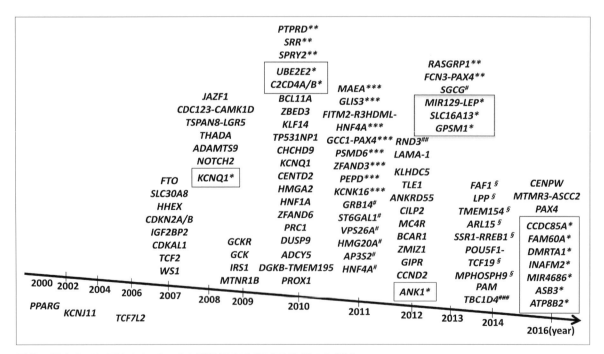

図❸ 現在までに同定されている2型糖尿病疾患感受性ゲノム領域

*日本人GWAS，**漢民族GWAS，***東アジア人GWAS，# 南アジア人GWAS，## アフリカ系アメリカ人GWAS，### グリーンランドイヌイットGWAS，§ Trans-ethnic GWASで同定された領域，それ以外は欧米人解析で同定された領域

ゲノムワイド水準の関連を得るには至っていない。ACACB はアセチル CoA をマロニル CoA に変換する酵素 acetyl coenzyme A carboxylase β をコードしており，最も強い関連を認めた SNP (rs2268388) はゲノムワイド水準の関連を示した（図❹）。さらに，rs2268388 と糖尿病腎症との関連は中国人 2 型糖尿病集団，インド人 2 型糖尿病集団でも確認されている。1 型糖尿病患者では rs2268388 と糖尿病腎症との明らかな関連は認められず，1 型糖尿病と 2 型糖尿病で腎症疾患感受性領域に差があることが示唆されている。

現在，日本人における大規模な糖尿病腎症 GWAS が進行中である。この解析では顕性腎症 2809 人と対照 5592 人について約 570 万 SNPs を解析し，77 ヵ所の候補領域（$p<10^{-4}$）が得られている。その結果をさらに顕性腎症 1213 人，対照 1298 人で検証した結果，1 領域がゲノムワイド水準の関連を示し（$p=7.74 \times 10^{-10}$），さらに検証を進めている。

2. 欧米人における糖尿病腎症疾患感受性遺伝子研究

欧米人 1 型糖尿病を用いた糖尿病腎症 GWAS では，FRMD3 領域など 4 ヵ所の糖尿病腎症関連座位が報告されている。いずれもゲノムワイド水準には達していない。欧米人 1 型糖尿病では，複数の腎症 GWAS の結果を統合した大規模

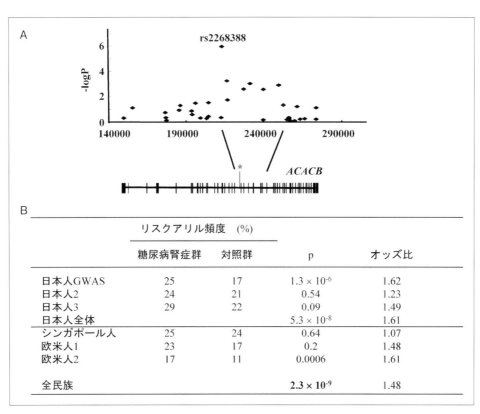

図❹ ACACB の SNP（rs2268388）と糖尿病腎症との関連
A. 日本人 GWAS 解析の結果。横軸は染色体上の位置。縦軸は関連解析の P 値の常用対数の絶対値。rs2268388（*）と日本人糖尿病腎症との強い関連が認められたが（$p=1.3\times10^{-6}$），この時点ではゲノムワイド水準には達していない。
B. 複数の民族による検証結果。すべての 2 型糖尿病集団において，糖尿病腎症を発症した集団は，コントロール（2 型糖尿病で糖尿病腎症を発症していない人の集団）に比べて，リスクアリル（rs2268388-T）頻度が高くなっており，メタ解析で統合するとゲノムワイド水準に達した（文献 19 より改変）。

糖尿病腎症GWASがGenetics of Nephropathy-an International Effort（GENIE）コンソーシアムにより行われている[20]。4409人の顕性タンパク尿，末期腎不全（ESRD）症例と6691人のコントロールを解析した結果，2番染色体の*ERBB4*内のrs7588550が腎症と最も強い関連を示したが，ゲノムワイド水準には達していない。サブ解析で行われた1786人のESRD症例と8718人の非ESRD症例（コントロールおよび顕性タンパク尿）との比較では，2領域がゲノムワイド水準の関連を示しているが，日本人2型糖尿病では再現されていない。一方，性別による階層化解析で2q31.1のrs4972593が糖尿病末期腎不全と女性においてのみゲノムワイド水準の関連が認められている[21]。さらにin silicoの遺伝型予測（imputation）により11,133,962 SNPsを解析し，*SORBS1*領域を候補領域として同定しているが，ゲノムワイド水準には達していない。

糖尿病症例におけるアルブミン尿に関するGWASでは，既報の*CUBN*領域がゲノムワイド水準の関連を認めている。この解析では糖尿病患者5825人におけるrisk variantの効果は，非糖尿病症例（46,061人）における効果の約4倍とされている[22]。

3. その他の民族での糖尿病腎症疾患感受性遺伝子研究

アフリカ系米国人2型糖尿病症例と非糖尿病対照を用いたGWASの結果，前述の欧米人GWASで同定された*FRMD3*領域と腎症との関連が報告されている[23]。この関連は非糖尿病末期腎不全の確立した感受性領域である*MYH9-APOL1*領域の遺伝型を考慮した場合にのみ認められている。アフリカ系末期腎不全2型糖尿病965症例と糖尿病も腎疾患も有しない対照1029例について832,357 SNPsを解析した結果，*MYH9*領域に加え*RPS12*，*LIMK2*，*SFI1*領域などが2型糖尿病患者の末期腎不全の疾患感受性領域候補として報告されている。しかしながら，いずれの領域もゲノムワイド水準には達していない。このうち，*MYH9*，*LIMK2*，*SFI1*領域については糖尿病腎症のみならず，他の腎疾患による末期腎不全の感受性遺伝子領域であることが示唆されている。

African American, American Indian, European, Mexicanの多人種GWASの結果を統合した解析では6番染色体（6q25.2）のrs955333と糖尿病腎症との関連がゲノムワイド水準で認められている[24]。

III. 糖尿病網膜症のゲノム研究の現状

欧米人集団での進行した糖尿病網膜症（黄斑浮腫あるいは増殖網膜症）に関するGWASの結果では，1番染色体のrs476141など複数の領域と網膜症との関連が示唆されているが，いずれもゲノムワイド水準には達していない。一方，在豪白人2型糖尿病で進行した網膜症GWASの結果を別の在豪白人2型糖尿病症例，1型糖尿病症例およびインド人2型糖尿病症例で検証した結果，*GRB2*近傍のrs9896052と進行網膜症との関連がゲノムワイド水準で認められている[23]。

日本人2型糖尿病症例における網膜症GWASではnon-coding RNA（*RP1-90L14.1*）のイントロン内のrs9362054との関連が，中国人2型糖尿病での網膜症GWASでは3領域との関連が示唆されているが，いずれもゲノムワイド水準には達していない。さらに，少数例であるがエキソーム解析により3遺伝子が候補遺伝子として報告されている。

われわれは糖尿病網膜症についても日本人2型糖尿病症例（網膜症群5523人，対照5565人）を用いて700万SNPsあまりを解析し，85の候補領域（$p<10^{-4}$）を得ており，現在検証を行っている。

IV. 糖尿病神経障害のゲノム研究の現状

糖尿病神経障害に関しては欧米人2型糖尿病症例において有痛性神経障害572症例と対照2491例を用いたGWASが行われている。その結果，8番染色体（8p21.3）の*GFRA2*近傍の複数のSNPsとの関連が示唆されているが，ゲノムワイド水準には達していない。同様の解析の規模拡大により，*ZSCAN20-TLR12P*領域が女性特有の，*HMGB1P46*領域が男性特有の有痛性神経障害の感受性領域候補として報告されている。

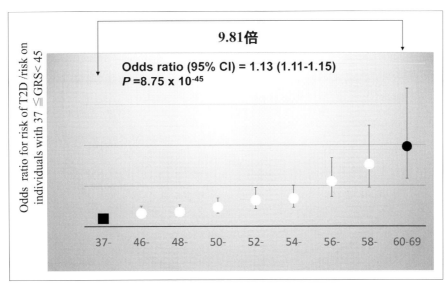

図❺ 49の2型糖尿病感受性SNPリスク保有数と2型糖尿病発症との関連
(文献25より改変)

保有数が多くなるに従い，糖尿病発症リスクは有意に上昇し，最も多く保有する群（●）は最も少ない群（■）よりも糖尿病発症リスクが9.81倍となっている。最も多く保有する群は全人口のおよそ5%であった。
GRS：genetic risk score．49の2型糖尿病関連SNPsについて個人がもつリスクアレル数の総和

おわりに

現在，2型糖尿病などではゲノム情報を利用した疾患発症予測，さらには個別化予防の試みもなされているが，現時点でのゲノム情報ではそれぞれの疾患の遺伝的要因を最大でも1割程度しか説明できないとされている。得られているゲノム情報は臨床応用のためには不十分であり，ゲノム情報単独では全人口の5%程度のハイリスク群を抽出できるのみである（図❺）[25]。一方，糖尿病合併症に関しては信頼できる情報はいまだ得られていないことから，発症予測に基づく有効な介入策は現時点では行えない。メトホルミンに対する反応性に関与する領域も同定されているが，臨床応用には至っていない。糖尿病診療にゲノム情報を活用するためには，今後，合併症あるいは治療反応性などに関するゲノム情報蓄積が必要である。

参考文献

1) Imamura M, Takahasi A, et al : Nat Commun 7, 10531, 2016.
2) Grant SF, Thorleifsson G, et al : Nat Genet 38, 320-323, 2006.
3) Frayling TM : Nat Rev Genet 8, 657-662, 2007.
4) Morris AP, Voight BF, et al : Nat Genet 44, 981-990, 2012.
5) Dupuis J, Langenberg C, et al : Nat Genet 42, 105-116, 2010.
6) Bouatia-Naji N, Bonnefond A, et al : Nat Genet 41, 89-94, 2009.
7) Flannick J, Thorleifsson G, et al : Nat Genet 46, 357-363, 2014.
8) Steinthorsdottir V, Thorleifsson G, et al : Nat Genet 46, 294-298, 2014.
9) Fuchsberger C, Flannick J, et al : Nature 536, 41-47, 2016.
10) Unoki H, Takahashi A, et al : Nat Genet 40, 1098-1102, 2008.
11) Yasuda K, Miyake K, et al : Nat Genet 40, 1092-1097, 2008.
12) Yamauchi T, Hara K, et al : Nat Genet 42, 864-868, 2010.
13) Imamura M, Maeda S, et al : Hum Mol Genet 21, 3042-

14) Hara K, Fujita H, et al : Hum Mol Genet 23, 239-246, 2014.
15) Moltke I, Grarup N, et al : Nature 512, 190-193, 2014.
16) Tanaka N, Babazono T, et al : Diabetes 52, 2848-2853, 2003.
17) Shimazaki A, Kawamura Y, et al : Diabetes 54, 1171-1178, 2005.
18) Kamiyama M, Kobayashi M, et al : Hum Genet 122, 397-407, 2007.
19) Maeda S, Kobayashi M, et al : PLoS Genet 6, e1000842, 2010.
20) Sandholm N, Salem RM, et al : PLoS Genet 8, e1002921, 2012.
21) Sandholm N, McKnight AJ, et al : J Am Soc Nephrol 24, 1537-1543, 2013.
22) Teumer A, Tin A, et al : Diabetes 65, 803-817, 2016.
23) Burdon KP, Fogarty RD, et al : Diabetologia 58, 2288-2297, 2015.
24) Iyengar SK, Sedor JR, et al : PLoS Genet 11, e1005352, 2015.
25) Imamura M, Shigemizu D, et al : J Clin Endocrinol Metab 98, E1667-1673, 2013.

前田士郎
1985年　滋賀医科大学卒業
1993年　ミシガン大学病理学教室研究員（〜1996年）
1999年　滋賀医科大学第3内科助手
2001年　理化学研究所チームリーダー（〜2016年）
2014年　琉球大学大学院医学研究科先進ゲノム検査医学講座教授，琉球大学医学部附属病院検査・輸血部部長

2型糖尿病，糖尿病合併症のゲノム研究を行っている．

第3章 主に成人期にみられる多因子疾患の遺伝医学研究・診療各論

5．肥満，肥満症，メタボリックシンドローム

堀田紀久子

摂取した余剰エネルギーは脂肪組織に蓄えられる。肥満は体内に脂肪が過剰に蓄積した状態で，内分泌代謝系疾患，循環器系疾患，呼吸器系疾患，消化器系疾患，産婦人科系疾患，整形外科的疾患など様々な健康障害（合併症）を伴い肥満症となる。本来の脂肪蓄積部位（皮下脂肪）とは異なる臓器（内臓脂肪，肝臓）に脂肪が蓄積する異所性脂肪蓄積が高頻度に健康障害をもたらす。肥満，内臓脂肪蓄積，脂肪肝に関する遺伝子多型が明らかになってきている。ここでは，筆者らが行ってきた研究を例に肥満および異所性脂肪蓄積のゲノム・エピゲノム解析を概説する。

はじめに

摂取したエネルギーの余剰分は主に脂肪（主に中性脂肪）として皮下脂肪に蓄えられる。肥満は体内に脂肪が過剰に蓄積した状態をいう。肥満になると内分泌代謝系疾患，循環器系疾患，呼吸器系疾患，消化器系疾患，産婦人科系疾患，整形外科的疾患など様々な健康障害（合併症）を伴ってくる。治療を要する合併症を有する状態は肥満症と称される。肥満の中でも特に本来の脂肪蓄積部位（皮下脂肪）とは異なる臓器に脂肪が蓄積する異所性脂肪蓄積が高頻度に健康障害をもたらす。異所性脂肪蓄積には主に腸間膜に脂肪が蓄積する内臓脂肪蓄積と肝臓に脂肪が蓄積する非アルコール性脂肪肝疾患（NAFLD）がある。腸間膜には小腸などから吸収された栄養分を肝臓に送る門脈血管があり，内臓脂肪と肝臓は同じ門脈から余剰エネルギーを供給され蓄積することになる。内臓脂肪蓄積によりインスリン抵抗性を基盤とした2型糖尿病，脂質代謝異常（高中性脂肪，低HDLコレステロール），高血圧などの代謝異常を高率に発症する。これらの代謝異常が集簇すると動脈硬化性疾患（冠動脈疾患，脳梗塞）を生じるので社会的な問題となっている。メタボリックシンドロームは肥満症の中でも内臓脂肪蓄積から生じる動脈硬化性疾患のリスクの集簇した状態をさす。

I．肥満，肥満症，メタボリックシンドロームの遺伝学的研究

肥満関連遺伝子多型は体格指数（body mass index：BMI）で，内臓脂肪蓄積関連遺伝子多型はウエスト径/ヒップ径比の指標を基に検索されてきた。肥満の遺伝的効果は当初推定されていたよりも小さく，肥満や内臓脂肪蓄積に関連した遺伝子多型の同定には何万人，何十万人単位の症例が必要となった[1)-6)]。肥満関連遺伝子としては α-ketoglutarate dependent dioxygenase（*FTO*）が最も有名である。この遺伝子上の多型は2型糖尿病発症にも関連している。われわれが日本人の高度肥満を対象に行ったケース・コントロール関連解析ではオッズ比が約1.4であり，皮下脂肪の増加に関連していた[7)-9)]。内臓脂肪量の測定は

■ **Key Words**
肥満，内臓脂肪，非アルコール性脂肪肝疾患（NAFLD），アディポネクチン，*PNPLA3*，*FTO*，遺伝子共発現ネットワーク解析（WGCNA），ゲノムワイド関連解析（GWAS），次世代シークエンス

簡易的なウエスト径/ヒップ径比が用いられている。この方法で関連遺伝子多型を同定するには何万人もの人数が必要となっている。内臓脂肪量の測定方法はCTやMRIを用いた腹腔内の脂肪面積で測定するのがより正確である。この方法に対して異論も存在するが，CTで測定した内臓脂肪面積で検討した結果，lysophospholipase like 1（*LYPLAL1*）上の遺伝子多型が女性でのみ内臓脂肪面積/皮下脂肪面積比と関連していた[10]。内臓脂肪量・皮下脂肪量の分布は性差があり，女性のほうが遺伝子多型の効果が大きいことが多い。

メタボリックシンドローム関連遺伝子については罹患率の高さや心筋梗塞のリスクを高めることから世界的に関心が高い。しかしメタボリックシンドロームはリスクの集簇した状態であり，診断基準も議論が多い。それぞれのリスク（内臓脂肪量，2型糖尿病，脂質代謝異常など）の遺伝子多型が同定されている。複数のリスクと関連する遺伝子多型も存在し，解析が難しい（図❶）。また，脂肪組織からはアディポネクチンなどの様々なアディポサイトカインと称される物質が分泌されている。なかでもアディポネクチンは抗炎症作用を有し，内臓脂肪が蓄積すると脂肪細胞からの分泌が低下する。血中アディポネクチン濃度が低下するとインスリン抵抗性が生じ，2型糖尿病発症リスクが高まることが広く知られている[11)12)]。メタボリックシンドロームに関連する遺伝子多型については今後の研究が待たれる。われわれはT-カドヘリン（*CDH13*）の遺伝子多型を用いて，図のようなパス図を想定して*CDH13*遺伝子多型のみを用いて構造方程式での解析を行った[13]。その結果，*CDH13*の遺伝子多型はアディポネクチン濃度の増加に関連していると同時にリスククラスタリングの増加に関連していた。アディポネクチン濃度の増加はリスククラスタリングを低下させるので，矛盾している結果になる。T-カドヘリンはアディポネクチンの結合タンパクであり，遺伝子多型が発現調節領域に存在していることから，*CDH13*の遺伝子多型はT-カドヘリンの発現量を低下させ，その結果，アディポネクチンの効

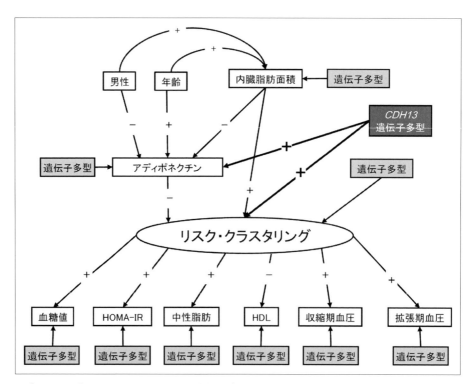

図❶　メタボリックシンドロームと遺伝子多型

果が減弱，それを補うように血中アディポネクチン濃度が増加していると考えられた．アディポネクチンはメタボリックシンドロームに抑制的に作用する報告が多いが，高アディポネクチン濃度であると逆に死亡率が高くなるという報告もあり，議論のある分野である．そのような矛盾は遺伝子多型を取り入れることで解明できる可能性が示された．

Ⅱ．非アルコール性脂肪肝疾患（NAFLD）の遺伝学的研究

筆者らは異所性脂肪蓄積であり肥満合併症でもあるNAFLDについてゲノム・エピゲノム解析を行っている．DNAチップを用いたゲノムワイド関連解析（GWAS）でpatatin like phospholipase domain containing 3（PNPLA3）遺伝子を含む領域がNAFLD発症と非常に強い相関を示した[14]（図❷A）．PNPLA3遺伝子領域の多型のオッズ比は約2であり，NAFLD発症には肥満や2型糖尿病などの生活習慣病と異なり，1つの領域の遺伝素因が強く影響していた．この領域の次世代シークエンスによるターゲットリシークエンスを行い，この領域を詳細に検討した[15]．その結果，rs738409（C/G，I148M）が最もNAFLDと相関が強いことが判明した（図❷B）．日本人を含むアジア人やヒスパニック系民族ではリスクアレルGの頻度が欧米人よりも高く，少しのカロリー過剰摂取でNAFLDになりやすいことが考えられる．

NAFLD発症に重要な領域にはPNPLA3遺伝子以外にSAMM50 sorting and assembly machinery component（SAMM50）とβ-parvin（PARVB）が含まれており，それぞれの遺伝子の転写調節領域にCpG islandが存在している（図❷B）．このうちPNPLA3遺伝子上のCpG99は線維化が進行したNAFLDの肝臓においてメチル化が増加し，

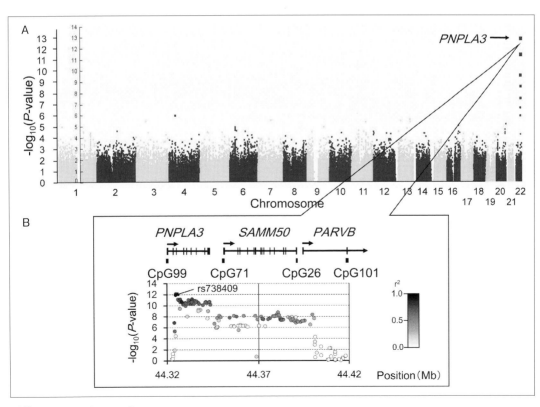

図❷ NAFLDのGWAS

PNPLA3 の発現が低下することが認められた。しかも rs738409 の GG 型ではその違いが顕著であるが，CG あるいは CC 型では有意な差が認められなかった。PARVB 遺伝子上流に存在する肝臓ゲノムの CpG26 は，線維化が進行した NAFLD の肝臓でメチル化が低下しており，rs738409 の遺伝子多型の影響は認められなかった。NAFLD の進行に伴い，CpG のメチル化レベルや発現量が変化し，近傍の遺伝子多型の影響を受けることが明らかになった[16]。

Ⅲ．非アルコール性脂肪肝疾患(NAFLD)のエピゲノム解析

筆者らは NAFLD の肝生検組織を用いて RNA-シークエンス解析を行った[17]。NAFLD で線維化 stage が 0-2 を軽症 NAFLD，3-4 を進行 NAFLD として 2 群に分けて発現変動遺伝子を同定した。1777 遺伝子を同定し，これらの遺伝子群の特徴を検討した。発現変動遺伝子を解析するには知識ベースを用いた pathway 解析以外に，知識ベースに依存しない解析方法がある。その 1 つである遺

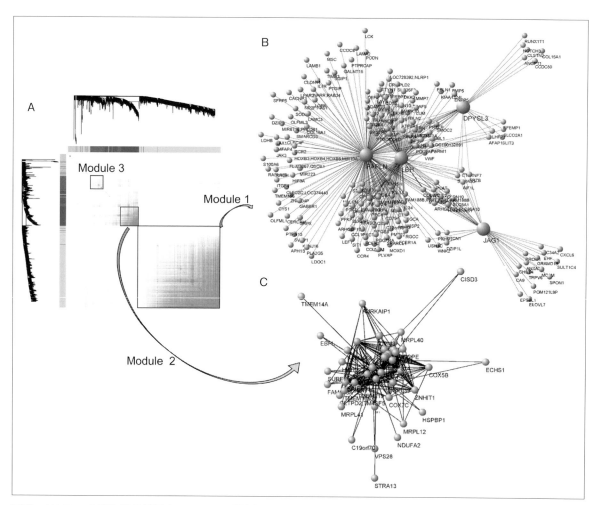

図❸　NAFLD の遺伝子共発現ネットワーク解析
A．クラスター解析と遺伝子共発現ネットワーク解析
B．module 1 のネットワーク
C．module 2 のネットワーク

伝子共発現ネットワーク解析（weighted gene co-expression network analysis：WGCNA）を用いて発現変動遺伝子を解析した。この方法では遺伝子間のつながりの強さでmoduleと呼ばれる遺伝子群に分類される。筆者らのサンプルでは3個のmoduleに分類された。遺伝子間の発現量の相関係数の絶対値を10乗する。相関係数の絶対数を用いて正と負の相関を同時に扱えるようになり，べき乗（今回は10）することで，より相関の強い遺伝子群を抽出することになる。この値からtopological overlap matrixを計算する。図❸Aの中央はtopological overlap matrixで色が濃いほど値が大きく遺伝子のつながりが近いことを示している。一番大きいmodule 1に属する遺伝子で｜相関係数｜^{10}＞0.3となった共発現している遺伝子を図示すると，図❸Bのようになった。円（node）は遺伝子を表し，共発現の強い遺伝子は線（edge）でつながっている。多くの線は4つの遺伝子（*PAPLN*，*LBH*，*DPYSL3*，*JAG1*）につながっていた。これらはハブ遺伝子と呼ばれ，このような構造はスケールフリーネットワークと呼ばれる。ハブ遺伝子とそれらと共発現している遺伝子はNAFLDの進行に伴い発現量が増加していた。module 1には細胞外マトリクスやシグナルの関連している遺伝子が集簇していた。*PAPLN*は細胞外マトリクスで，*LBH*と*DPYSL3*はがん抑制的な作用をもち，*JAG1*はがん化作用をもっている。一方，2番目のmodule 2にはミトコンドリアに存在する遺伝子が集簇しており，ハブ遺伝子をもたないランダムネットワークを形成していた。ランダムネットワークの遺伝子はNAFLDの進行に伴い発現が減少していた。module 3には核内に存在する遺伝子が集簇していたが，明らかなネットワークは形成しなかった。NAFLDの進行に伴いミトコンドリア機能が低下，線維化の進行，発がんリスクの増加が認められるが，ネットワーク解析の結果はこれらの臨床的知見を反映する結果であった。

おわりに

肥満は他の疾患の発症リスクとなることが多い。心筋梗塞などの動脈硬化リスクとしてのメタボリックシンドロームの概念もあり，疾患そのものが複雑である。その上，それぞれのリスクに遺伝素因が関連している。この複雑な病態をゲノムやエピゲノム解析データに詳細な臨床データを加えた高度な解析が行われていくことが予測される。そうした解析結果が肥満や肥満症，メタボリックシンドロームの治療法や予防法に役立っていくことを期待している。

参考文献

1) Ried JS, Jeff MJ, et al：Nat Commun 7, 13357, 2016.
2) Winkler TW, Justice AE, et al：PLoS Genet 11, e1005378, 2015.
3) Berndt SI, Gustafsson S, et al：Nat Genet 45, 501-512, 2013.
4) Dastani Z, Hivert MF, et al：PLoS Genet 8, e1002607, 2012.
5) Fox CS, Liu Y, et al：PLoS Genet 8, e1002695, 2012.
6) Wen W, Cho YS, et al：Nat Genet 44, 307-311, 2012.
7) Hotta K, Nakata Y, et al：J Hum Genet 53, 546-553, 2008.
8) Hotta K, Nakamura M, et al：J Hum Genet 54, 727-731, 2009.
9) Hotta K, Nakamura M, et al：J Hum Genet 55, 738-742, 2010.
10) Hotta K, Kitamoto A, et al：J Atheroscler Thromb 20, 336-350, 2013.
11) Hotta K, Funahashi T, et al：Arterioscler Thromb Vasc Biol 20, 1595-1599, 2000.
12) Hotta K, Funahashi T, et al：Diabetes 50, 1126-1133, 2001.
13) Kitamoto A, Kitamoto T, et al：J Atheroscler Thromb 23, 309-319, 2016.
14) Kitamoto T, Kitamoto A, et al：Hum Genet 132, 783-792, 2013.
15) Kitamoto T, Kitamoto A, et al：J Hum Genet 59, 241-246, 2014.
16) Kitamoto T, Kitamoto A, et al：J Hepatol 63, 494-502, 2015.
17) Hotta K, Kikuchi M, et al：Hepatol Res 47, 1445-1458, 2017.

堀田紀久子
1989年　大阪大学医学部医学科卒業
1993年　同大学院医学系研究科博士課程修了
1998年　同大学院医学系研究科分子制御内科学
　　　　日本学術振興会特別研究員
2001年　理化学研究所遺伝子多型研究センターチームリーダー
2010年　京都大学大学院医学研究科ファーマコゲノミクス特定助教
2015年　大阪大学医学部附属病院未来医療開発部特任講師

第3章 主に成人期にみられる多因子疾患の遺伝医学研究・診療各論

6．遺伝子異常による脂質異常症

堀川幸男・塩谷真由美・武田　純

脂質異常症は臨床現場で日常的に遭遇する疾患であるため，非病因論的に見がちであるが，それぞれが生まれもった遺伝的素因と非遺伝的素因の相互作用の結果であることを念頭において，診療にあたる必要がある。個々の患者の遺伝的素因について検討することは，脂質異常症の診断および治療のみならず，合併症の予防や予後の推測にとって非常に有用である。遺伝子解析技術の急速な進歩により，脂質異常症の遺伝的素因について多くのデータが提示されているので，本稿で紹介する。

はじめに

低密度リポタンパクコレステロール（LDL），高密度リポタンパクコレステロール（HDL）とトリグリセリドの血漿脂質濃度は非常に複雑な形質であり，その多様性は遺伝と環境要因の五分五分の影響で決定されると考えている。脂質異常症は，心血管疾患リスクと強い相関関係を有するため，科学的のみならず公衆衛生や医療経済的にも関心を集めてきた。ヒトの脂質異常症は，強い効果の単一遺伝子変異，または小さな効果のいくつかの異なる遺伝子のありふれた多型の累積で生じる。単一遺伝子の変異で表現型を完全に説明できるものを単一遺伝子型と呼ぶのに対して，複数の感受性遺伝子アリル（一塩基多型；SNPによって表される）の予期せぬ同時継承により脂質異常症が生じるものを多遺伝子型の脂質異常症と呼んでいる。

Ⅰ．単一遺伝子型の一次性脂質異常症

単一遺伝子異常による一次性脂質異常症を疑うべき症例は，脂質あるいはリポタンパクが正常範囲より極端に逸脱しているもの，既知の家族歴，若年性の動脈硬化症，症候群として既知の随伴症状を呈する場合などであり，二次性脂質異常症を否定しておく必要がある。単一遺伝子型の一次性脂質異常症としては，現在27種類の原因遺伝子が報告されており（表❶），原因となる25遺伝子について脂質代謝機能に影響する稀な変異が報告されている。

1．家族性高コレステロール血症

家族性高コレステロール血症の大部分は常染色体優性遺伝で，LDL受容体をコードするLDLR遺伝子のヘテロ接合変異を有する。これまでに1700以上の変異が報告されている。ヘテロ接合の家族性高コレステロール血症は，これまで500人に1人の頻度で存在すると考えられていた。しかし2016年に示された研究では，217人に1人がLDLR遺伝子の変異（キャリアから病的変異までスペクトラムは幅広い）を有していることが報告された[1]。LDLR遺伝子変異の5～20％はコピーナンバー異常（CNV）であるため，

■ **Key Words**
SNP，家族性高コレステロール血症，家族性高カイロミクロン血症，GWAS，メンデルランダム化解析，PCSK9

MLPA 法や CNV 検出可能な次世代シークエンサーで解析する必要がある。LDLR 遺伝子以外のマイナーな常染色体優性遺伝の原因遺伝子として，APOB 遺伝子，PCSK9 遺伝子，APOE 遺伝子，PNPLA5 遺伝子が報告されている。

常染色体劣性遺伝の家族性高コレステロール血症は非常に少なく，常染色体優性の0.1％の頻度であり，より重症の表現型を呈する。原因遺伝子として，LDLR 遺伝子，APOB 遺伝子，LDLRAP1 遺伝子，ABCG5 遺伝子，LIPA 遺伝子が報告されており，ホモ接合の変異あるいは異なる2つの変異を有する複合ヘテロ接合を有している。

APOE 遺伝子の優性阻害変異（p.Leu167del）は以前，脂質異常症および脾腫およびシーブルー組織球症と合併して報告されていたが，おそらく別の遺伝子あるいは環境要因により表現型が修飾された結果と考えられている[2]。一方，ABCG5 遺伝子変異ではシトステロール血症の，LIPA 遺伝子変異ではライソゾーム酸性リパーゼ欠損症（重症は Wolman 病として知られる）の原因となることが知られている[3]。

2. 家族性高カイロミクロン血症

家族性高カイロミクロン血症の症例では，12～14時間の絶食後でもカイロミクロンが検出され，常染色体劣性遺伝を示し，100万人に1人の頻度である[4]。多くは幼児～小児期に発症し，青年期までに顕著となる。臨床的特徴としては，成長障害，四肢伸側や臀部の発疹性黄色腫，網膜脂血症，肝脾腫，繰り返す腹痛や嘔吐，急性膵炎などがある。急性膵炎は時に致死的となるため，遺伝子診断が有用である。95％が LPL 欠損であり，100種類以上の LPL 遺伝子変異がホモ接合あるいは複合ヘテロ接合で報告されている。他の遺伝子としては，APOC2 遺伝子，APOA5 遺伝子，LMF1 遺伝子，GPIHBP1 遺伝子が報告されている。

表❶　単一遺伝子型の一次性脂質異常症の原因遺伝子リスト

表現型	遺伝子	疾患／遺伝形式	染色体
高 LDL コレステロール	LDLR	家族性高コレステロール血症／常優	19p13.2
	APOB	家族性高コレステロール血症／常優	2p24.1
	PCSK9（機能獲得型変異）	家族性高コレステロール血症／常優	1p32.3
	APOE	家族性Ⅲ型高脂血症／常優，常劣	19q13.32
	LDLRAP1	常染色体劣性高コレステロール血症／常劣	1p36.11
	LIPA	コレステロールエステル蓄積症，ウォルマン病／常劣	10q23.31
	ABCG5/ABCG8	シトステロール血症／常劣	2p21
低 LDL コレステロール	MTTP	無βリポタンパク血症／常劣	4q23
	APOB	低βリポタンパク血症／常劣	2p24.1
	PCSK9（機能喪失型変異）	低 LDL コレステロール血症	1p32.3
	ANGPTL3	低βリポタンパク血症／常劣	1p31.3
高 HDL コレステロール	SAR1B	カイロミクロン停滞病／常劣	5q31.1
	CETP	高αリポタンパク血症／常優	16q13
	LIPC	肝性リパーゼ欠損症／常劣	15q21.3
低 HDL コレステロール	ABCA1	タンジール病，家族性低αリポタンパク血症／常劣	9q31.1
	LCAT	家族性 LCAT 欠損症／常劣	16q22.1
高 TG	LPL	家族性複合型高脂血症／常優，家族性リポタンパクリパーゼ欠損症／常劣	8p21.3
	APOC2	アポリポタンパク C-Ⅱ欠損症／常劣	19q13.32
	APOA5	高カイロミクロン血症／常優	11q23.3
	LMF1	高カイロミクロン血症／常劣	16p13.3
	GPIHBP1	高カイロミクロン血症／常劣	8q24.3
	GPD1	高トリグリセリド血症／常劣	12q13.12
	APOE	家族性Ⅲ型高脂血症／常優，常劣	19q13.32

II. 単一遺伝子型の二次性脂質異常症

単一遺伝子が脂質異常症以外の臨床あるいは代謝状態の原因となり、かつ主たる兆候ではないものの脂質異常症が著明あるいは二次的な特徴である疾患である。原因となる遺伝子リストを表❷に表す[5]。この中には、高トリグリセリド血症と低HDLコレステロール血症を特徴とする遺伝性リポジストロフィーが含まれる。そのほかに家族性肥満症候群、家族性インスリン抵抗性症候群、若者発症糖尿病（MODY）のような家族性糖尿病、コレステロールまたは胆汁酸の生合成に影響を及ぼす障害、一般的に脂質異常症とは関係しないが、時に関わりうる全身性疾患などがある。さらに加えるべきカテゴリーとして、先天性グリコシル化障害が挙げられ、機能損失型の突然変異のホモ接合体または複合ヘテロ接合体が重症合併症を呈する一方、ヘテロ接合体も血漿脂質レベルに著明な変化を呈することが最近示されている[6]。この場合、脂質代謝で主要な役割を果たすタンパクの異常なグリコシル化が、脂質異常症につながっている。概して、高トリグリセリド血症と低HDLコレステロール血症は、末梢の脂質代謝障害によって影響を受けやすい脂質パラメータである。また表にリストされる遺伝子は、より複雑なメカニズムで脂質異常を惹起する病因であるといえる。

III. 多遺伝子型の脂質異常症

1. コモン〜低頻度の変異

The Global Lipids Genetics Consortium (GLGC) による、脂質異常症のない人を対象としたゲノムワイド関連解析（GWAS）から、血漿脂質およびリポタンパクに関連する、ありふれた遺伝子多型が同定されている[7)8)]（図❶）。それによれば

表❷ 単一遺伝子型の二次性脂質異常症の原因遺伝子リスト

疾患/遺伝形式	遺伝子	染色体
1) 脂肪萎縮症；高TG、低HDL		
先天性全身性脂肪萎縮症1型/常劣	AGPAT2	9q34.3
先天性全身性脂肪萎縮症2型/常劣	BSCL2	11q12.3
先天性全身性脂肪萎縮症3型/常劣	CAV1	7q31.2
先天性全身性脂肪萎縮症4型/常劣	CAVIN1	17q21.2
家族性部分性リポジストロフィー/常優	AKT2	19q13.2
家族性部分性リポジストロフィー2型/常優	LMNA	1q22
家族性部分性リポジストロフィー3型/常優	PPARG	3p25.2
家族性部分性リポジストロフィー4型/常優	PLIN1	15q26.1
家族性部分性リポジストロフィー5型/常劣	CIDEC	3p25.3
下顎肢端異形成-B型リポジストロフィー/常劣	ZMPSTE24	1p34.2
2) 先天性インスリン抵抗性および肥満症候群：高TG、低HDL		
インスリン受容体遺伝子異常/常劣	INSR	19p13.2
レプチン欠損、レプチン機能不全/常劣	LEP	7q32.1
3) MODY		
MODY1/常優	HNF4A	20q13.12
MODY3/常優	HNF1A	12q24.31
4) 単一遺伝子異常による胆汁酸代謝とコレステロール生合成異常		
胆汁酸吸収障害/常劣	SLC10A2	13q33.1
スミス・レムリ・オピッツ症候群/常劣	DHCR7	11q13.4
5) その他		
マルファンリポジストロフィー症候群/常優	FBN1	15q21.1
糖原病Ia型/常劣	G6PC	17q21.31
グリセロールキナーゼ欠損/伴性劣性	GK	Xp21.2
アラジール症候群/常優	JAG1	20p12.2
ニーマンピック病/常劣	SMPD1	11p15.4
自己免疫性リンパ増殖症候群/常優	FAS	10q23.31

同定された157の変異では，総コレステロール，LDLコレステロール，HDLコレステロール，中性脂肪に対する遺伝的効果の10～20%しか説明できず，大部分の遺伝素因はいまだ解明されていない。これまでGWASで同定された変異のうち1/3は血漿リポタンパクの代謝に関わる既知の遺伝子に存在するが，新規に同定された変異が位置する候補遺伝子から新たな脂質代謝機構が解き明かされた場合もある。Boettgerらは，ハプトグロビン（HP）遺伝子の2エクソンのCNVを周囲のSNPのハプロタイプから割り出し，GWASで総コレステロールおよびLDLコレステロールとの関連が認められているrs2000999のSNP（HPの発現にかかわる）との組み合わせで3パターンに分類した。そしてハプロタイプごとにAPOEの酸化の程度が異なることで，血漿中の総およびLDLコレステロールの濃度が異なることを報告した[9]（図❷）。初期のGLGCによる解析では，主にマイナーアリル頻度が5%以上のコモンな変異を搭載したマイクロアレイが使用されたが，最近の新しい"エクソームアレイ"には，0.5～5%の低頻度で大きな効果を有する変異が系統的に解析できるように作成されている。

また最近注目されている点として，民族間で異なる頻度の変異が挙げられる。つまり，ある民族では稀でも別の民族ではコモンな変異である。例えばLDLR遺伝子のp.G116Sミスセンス変異は，北極周辺のイヌイット民族にしか存在せず，高LDL血症を呈するグリーンランドのイヌイットの候補遺伝子シークエンスにより発見され

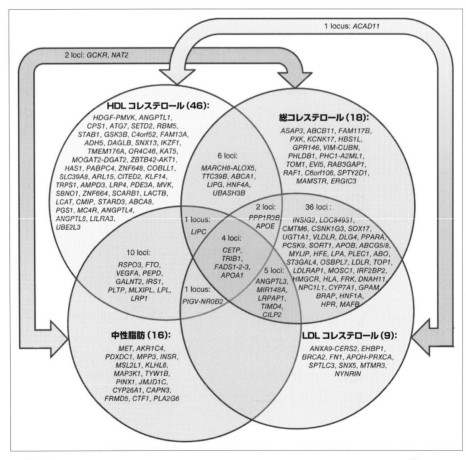

図❶ 総コレステロール，LDLコレステロール，HDLコレステロール，トリグリセリドの各血漿脂質値と関連が示された157遺伝子座（文献8より改変）

た。アラスカ，カナダ，グリーンランドのイヌイット民族には約10％の頻度で存在し，1アリルに対してLDLコレステロールが20.9mg/dL高くなり，この変異をもつ場合は，高コレステロール血症となるリスクが3倍高かった。また実験では，pG116S変異を有するLDL受容体は野生型と比べてリガンド結合能が60％低下することが示され，高LDL血症につながっていると考えられた[10]。

2. 極めて稀な変異

稀な変異とは，1％未満の頻度であるものをいう。稀であるということは，有害変異を排除しようとする自然選択（純化選択）を反映したものと考えられ，生化学的に機能低下につながる可能性が高いと考えるのが自然である。しかし脂質の分野では，全エクソームシークエンスの結果，健康や寿命に影響を及ぼさないにもかかわらず，非常に稀で，極端な場合，1人にしか認められない変異が非常に多数見つかっている。稀な変異を用いて血漿脂質の遺伝効果を解析することは非常に困難である。具体的な問題点としては，まず解析技術の問題が挙げられる。稀な変異は通常マイクロアレイに搭載されていないため，検出するためにはハイスループットシークエンス技術を用いる必要がある。次に統計解析上の問題点として，稀な変異は多数のサンプルを用いた大規模解析でも有意差を検出するのが困難である。これらの解決法として，サンプルサイズを数万〜数十万人まで拡大することと，稀な変異を1つにまとめて解析する方法が考えられる。JohansenらはLPL遺伝子，APOA5遺伝子，GCKR遺伝子，APOB遺伝子の稀な変異を1つにまとめて，著明な高中性脂肪血症を示すグループと正常対照群を比較した結果，2倍の頻度差がみられたと報告している[11]。さらに，PCSK9遺伝子の稀な機能喪失型変異をまとめ，冠動脈疾患リスクとの関係をみた興味深い解

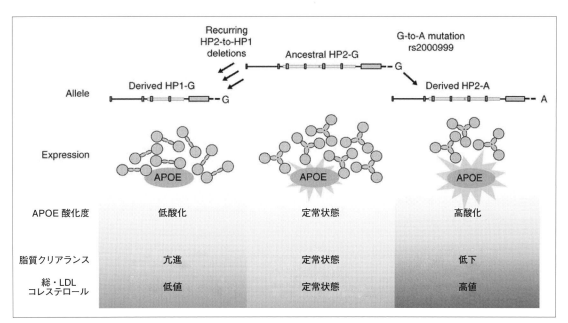

図❷　HP遺伝子の多型が，血中総コレステロールおよびLDLコレステロール値に影響するモデル図
（文献9より改変）

HP遺伝子にはエクソン3と4を2コピーもつHP2アリル（ancestral）と，1コピーもつHP1アリル（derived）があり，HP2のほうが多量体を形成しやすい。HPはAPOEと結合し抗酸化作用を発揮するが，HP1アリルのほうがHP2アリルよりも抗酸化作用が強い。そのためHP1アリルのほうがAPOEの酸化ストレスを低下させ，その結果，効果的に血漿コレステロールを除去できる。反対に，近傍に位置するSNP（rs2000999）のAアリルはHP遺伝子の発現を低下させ，APOEに対する抗酸化力も低下するため，血漿コレステロール濃度を上昇させる。

析がある[12]。PCSK9遺伝子の最初に見つかった変異は，家族性高コレステロール血症の患者であり，機能獲得型の変異であった。その後，低LDL血症の患者で機能喪失型の変異が発見され，この稀な機能喪失型変異をまとめて，冠動脈疾患をアウトカムとするメンデルランダム化（MR）解析[用解1]が行われた。

MR解析とは，ランダム化試験（RCT）の代替法として用いられるようになった解析法で，冠動脈疾患など特定のアウトカムに影響するリスクファクターを探索するため，観察疫学研究に遺伝情報を組み合わせる方法である。遺伝子型はライフスタイルなどの環境に影響を受けず，配偶子の形成時にメンデルの分離の法則に従い一定の比で伝わる。調べたいリスクファクターに影響することがわかっているSNPを用いて，アリルごとの2グループに分けて解析することで，RCTと同じ状況が作成できる[13]。RCTと比較して時間もコストも削減できるため，2005年頃から報告がみられるようになっている。PCSK9遺伝子の稀な変異をまとめてMR解析した結果，血中LDL濃度の低下が冠動脈疾患の抑制に非常に有効であることが示され，PCSK9が創薬ターゲットとなる端緒となった。この解析が発表された当時は，PCSK9がどのようなメカニズムで血中LDL濃度を調整するかわかっていなかった。その後，肝細胞表面に発現したLDL受容体と結合し分解を促進することで，血中LDLコレステロール濃度を上昇させることが判明し[14]，ヒト抗PCSK9モノクローナル抗体が高コレステロール血症の治療薬として開発されるに至っている。上記の解析に使われたPCSK9遺伝子のナンセンス変異は，LDLコレステロールを37mg/dL下げることで冠動脈疾患リスクを88%も低下させており，スタチン内服による効果よりも強力であった。解析対象が46～64歳であったので，それより高齢となってもアリル効果が有効かどうかは不明であるものの，治療によって短期的にLDLを低下させたデータを用いた評価においては冠動脈リスクの一部しか評価できないこと，ならびに遺伝子型は生下時より決定しているため，生涯にわたるLDLコレステロールのコントロールの重要性を示しているといえる。

おわりに

依然，多遺伝子型の脂質異常症に関しては，遺伝素因の全貌解明には至らず，遺伝率の一部しか説明されていないが，遺伝素因を評価するにあたっては交絡因子などの影響に極めて慎重でなければならない。また糖尿病，高血圧症などオーバーラップしうる類縁疾患の遺伝素因の解明も同時に進めなければならない。今後も引き続き脂質代謝に関わる体質（遺伝素因）の解明を進め，MR解析を施行して，真のエビデンスを有する遺伝子多型を同定する必要がある。そして最終的に，遺伝子コードタンパクを分子標的とする新規薬剤を開発して臨床に展開応用すべきであると考えている。

用語解説

1. **メンデルランダム化解析（Mendelian randomization study）**：冠動脈疾患などのアウトカムに影響する数多くのバイオマーカーの中で，どれが病理病態学的に直接の原因となるのか，解明するためのゴールドスタンダードはランダム化試験（RCT）である。しかし，RCTは数千人～数万人の個人を数年間以上観察しなければならず，時間もコストもかかる。そのためRCTの代替法として，メンデルランダム化解析（MR）が行われるようになった。MRは統計学における操作変数法（method of instrumental variables）の一種で，観察疫学研究に遺伝情報を組み合わせる方法である。遺伝子型が操作変数（instrumental variables）にあたる。GWASと次世代シークエンサーによるハイスループットのゲノム解析技術により，ゲノム情報と表現型がセットになった大規模なデータが得られるようになり，2005年頃から見られるようになった。遺伝子型はライフスタイルなど環境に影響を受けず，配偶子の形成時にメンデルの分離の法則に従い，一定の比で伝わる。あるバイオマーカーに影響することが証明されているSNPのアリル別に集団を分け，アウトカムに差がみられれば，そのバイオマーカーとアウトカムに直接的な因果関係があると判断される。しかしMRを行う際には前提となる条件があり，また限界もあること，特に交絡因子の存在（confounding）や逆の因果関係（reverse causation）には留意しておく必要がある。

参考文献

1) Benn M, Watts GF, et al : Eur Heart J 37, 1384-1394, 2016.
2) Marduel M, Ouguerram K, et al : Hum Mutat 34, 83-87, 2013.
3) Rahalkar AR, Hegele RA : Mol Genet Metab 93, 282-294, 2008.
4) Hegele RA, Ginsberg HN, et al : Lancet Diabetes Endocrinol 2, 655-666, 2014.
5) Kuivenhoven JA, Hegele RA : Biochim Biophys Acta 1842, 1993-2009, 2014.
6) Holleboom AG, Karlsson H, et al : Cell Metab 14, 811-818, 2011.
7) Teslovich TM, Musunuru K, et al : Nature 466, 707-713, 2010.
8) Willer CJ, Schmidt EM, et al : Nat Genet 45, 1274-1283, 2013.
9) Boettger LM, Salem RM, et al : Nat Genet 48, 359-366, 2016.
10) Dube JB, Wang J, et al : Circ Cardiovasc Genet 8, 100-108, 2015.
11) Johansen CT, Wang J, et al : Nat Genet 42, 684-687, 2010.
12) Cohen JC, Boerwinkle E, et al : N Engl J Med 354, 1264-1272, 2006.
13) Sheehan NA, Didelez V, et al : PLoS Med 5, e177, 2008.
14) Cohen JC, Hobbs HH : Science 340, 689-690, 2013.

堀川幸男

1985 年	東京大学応用物理学科卒業
1989 年	大阪大学医学部医学科卒業
	同医学部附属病院第二内科（研修医）
1990 年	医療法人川崎病院内科
1992 年	市立豊中病院内科
1993 年	大阪大学医学部第二内科研究生
1996 年	シカゴ大学生化学/分子生物学部門研究員
1998 年	ハワードヒューズ医学研究所（シカゴ大学）研究員
2000 年	群馬大学生体調節研究所遺伝情報分野助手
2001 年	同助教授
2005 年	岐阜大学医学部附属病院糖尿病代謝内科講師
2006 年	同医学部附属病院医療連携センター助教授
2007 年	同医学部附属病院准教授
	同大学院医学系研究科内分泌代謝病態学臨床教授（併任）
	同医学部附属病院医療連携センター副センター長（併任）
	同医学部附属病院遺伝子診療部副部長（併任）

第3章 主に成人期にみられる多因子疾患の遺伝医学研究・診療各論

7．骨粗鬆症

浦野友彦

　骨粗鬆症は生活習慣病と同じく多因子疾患として知られ，その発症の成因は遺伝的素因と環境要因が成因となる。骨粗鬆症は骨強度が低下することが特徴であるが，骨強度は骨密度と骨質により規定される。遺伝学的研究から骨密度の 50〜70％は遺伝的素因によって規定されることが想定されている。今までに多くの研究者が骨粗鬆症の疾患感受性遺伝子の探索と同定を目的として一塩基置換遺伝子多型（single nucleotide polymorphism：SNP）と骨粗鬆症発症との関連解析を行ってきた。これら研究により Wnt シグナル伝達因子をはじめとした骨粗鬆症の成因に関与する疾患感受性遺伝子が明らかとなり，治療標的としての応用がなされている。今後も，遺伝医学研究の進歩により骨粗鬆症発症に関与する疾患感受性遺伝子が明らかとなることが期待される。

はじめに

　骨粗鬆症は多因子疾患として知られる。したがって，その発症は遺伝的素因と環境要因が成因となり，複雑に影響しあって発症する疾患であると考えられている。骨粗鬆症は骨強度の低下を特徴とし，骨折リスクが増大しやすくなる。骨粗鬆症における骨強度は骨密度と骨質により規定されると考えられている。骨質は現時点では一般診療において定量化はなされていない。その一方，骨密度は DXA（dual energy X-ray absorptiometry）法により定量化されている。骨密度は遺伝学解析により，50〜70％程度は遺伝的素因によって規定されると考えられている。したがって現在のところ，骨粗鬆症の遺伝学的研究は骨密度を規定する遺伝的素因の探索を中心に研究が行われている。骨密度を規定する遺伝的素因を明らかにするため，疾患関連遺伝子の探索が行われてきた。特にこの四半世紀においては関連解析により疾患に関連する一塩基置換遺伝子多型（single nucleotide polymorphism：SNP）の探索研究が多く行われ，報告されている。1990 年代は，関連解析で候補となる遺伝子上もしくは近傍での SNP と疾患との関連解析を行う疾患候補アプローチの手法が行われてきた。また約 10 年前より DNA チップを用いて，全ゲノム上の数万から数十万の SNP の遺伝子型を決定することが短時間で可能となり，疾患関連遺伝子を網羅的に探索・同定することが可能となった。この方法は「ゲノムワイド関連解析（genome-wide association study：GWAS）」と呼ばれ，GWAS により骨密度減少，骨粗鬆症発症，脆弱性骨折に関与する SNP が網羅的に明らかになりつつある。本稿では，疾患候補アプローチや GWAS といったゲノム医学から明らかになった骨粗鬆症疾患感受性遺伝子について述べる。

■ ***Key Words***
　一塩基置換遺伝子多型（SNP），Wnt シグナル，LRP5，MTHFR，ゲノムワイド関連解析（GWAS），スクレロスチン，葉酸

I. Wntシグナル伝達因子LRP5遺伝子と骨粗鬆症との関連

Wntは細胞外に分泌されリガンドとして受容体と結合することで下流シグナル伝達経路が活性化する（図❶A）。WntにはFrizzledとともに受容体として機能する分子としてLRP5ならびにLRP6が存在する。先天性疾患である骨粗鬆症・偽グリオーマ症候群（osteoporosis-pseudoglioma syndrome：OPPG）は低骨量とそれによる易骨折性を有することに加え，眼病変があることを特徴とする。2001年Cell誌に，OPPGの原因遺伝子が*LRP5*遺伝子の変異であることが報告された[1]。OPPG症例の解析によりLRP5遺伝子上に複数の変異が見出されている。LRP5は骨芽細胞に高発現し，LRP5のノックアウトマウスの表現系を解析したところOPPGと同様の表現系を示し，骨形成能が低下していた[2]。したがって，*LRP5*の不活性型変異により骨芽細胞におけるWntシグナル伝達が阻害され，骨形成の低下から骨量減少が誘導されることが推測されている（図❶B）。

また同時期に，*LRP5*遺伝子の活性型変異が骨粗鬆症とは逆に高骨密度を生じることが報告された。常染色体性優性遺伝形式をもつ高骨密度者を有する家系での連鎖解析を行った結果，高骨密度の原因が*LRP5*遺伝子の変異であることが明らかとされた[3)4)]。この変異があるとWntシグナルの抑制に働くDKK1の作用が減弱し，Wntシグナルが強調されるために高骨密度となる分子機序が推測されている（図❶C）。以上より，WntからLRP5を介したシグナル伝達は骨粗鬆症発症に大きく関与する可能性が示唆され，注目されるようになった。

筆者らはヒト*LRP5*遺伝子におけるSNPと骨

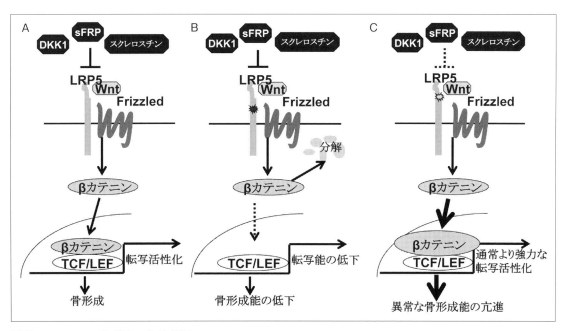

図❶　Wnt-LRP5シグナルと骨代謝
A. LRP5はWntの受容体として機能し，Wntシグナルの活性化により，βカテニンが安定化し，転写因子であるTCFファミリー転写活性が活性化され，骨形成が誘導される。
B. Wntシグナルの阻害因子としてはDKK1，sFRP，スクレロスチンといった複数の因子が存在する。OPPG患者ではLRP5遺伝子異常のためWntシグナル伝達が阻害され，βカテニンタンパクが不安定化しWntシグナルを介した骨形成が妨げられ，骨粗鬆症となる。
C. LRP5の活性型変異があるとDKK1によるWnt-LRP5シグナルの阻害が起こらず，Wnt-βカテニンシグナルが通常より活性化されることで骨形成が亢進し高骨密度となる。

量との関連解析を行い，その結果，LRP5のイントロン17に存在するSNP（IVS17-1677C＞A）が日本人閉経後女性の骨量と関連することを見出した[5]。さらに，日本人女性を対象として*LRP5*遺伝子上137kbにまたがる29種類のSNPの遺伝子型を決定し，各SNP間の連鎖不平衡に関して解析を行った結果，イントロン5からイントロン7の部分を境として2つのハプロタイプブロックを形成していた[6]。前半部にあるハプロタイプブロックにおいてはQ89R，後半部にあるハプロタイプブロックにはA1330Vの2ヵ所でアミノ酸変化を伴うSNPが存在した。筆者らが骨量との相関を報告したイントロン17に存在するSNPはA1330V遺伝子多型と高い連鎖不平衡係数（D'＝0.99, r2＝0.98）を有していた。さらに，筆者らはこのA1330V多型と日本人女性の骨密度との関連解析を行った結果，独立した3つの集団において骨密度と関連することを見出した[6,7]。筆者らの報告以後に，*LRP5*遺伝子におけるA1330V SNPは様々な人種，年齢，性差，測定部位において骨量との相関や骨粗鬆症に伴う脆弱性骨折との関連が報告された（表❶）。筆者らは，このA1330Vアミノ酸変異のWntシグナルに与える影響を検討した。*LRP5*のA1330タンパクとV1330タンパク間におけるWntシグナル伝達の活性化能を in vitro にて検討したところ，骨量の低いV1330型のタンパクのほうがWntシグナルの下流シグナル伝達が低下していた[7]。このことから，骨粗鬆症の発症に*LRP5*遺伝子のコドン1330番目におけるアミノ酸変異によるLRP5の機能低下が関与していることが示唆された。また近年では，*LRP5*のみならず*LRP6*におけるSNPも骨量との関連が多くのスタディにおいて再現され，骨粗鬆症との関連が報告されている。

Wnt/LRP5シグナル伝達経路がゲノム解析により骨粗鬆症と関連することが見出されたことから，治療への応用も検討されている。スクレロスチンは骨細胞（osteocyte）から分泌されLRP5と結合することでWntシグナルを抑制することが明らかにされている（図❶A）。スクレロスチン遺伝子（*SOST*遺伝子）は骨代謝疾患である sclerostenosis ならびに van Buchem

表❶ LRP5遺伝子におけるA1330V遺伝子多型と骨量との関連解析

著者	雑誌	発表年	有意差のあったパラメーター	対象
Urano ら*	J Bone Miner Metab	2004	全身骨ならびに腰椎骨密度	日本人閉経後女性
Mizoguchi ら	J Hum Genet	2004	腰椎骨密度	日本人50歳以上女性
Bollerslev ら	Bone	2005	大腿骨頸部などの骨密度ならびに骨折	オーストラリア人女性
Ferrari ら**	Bone	2005	大腿骨頸部ならびに腰椎骨密度	白人男性
van Meurs ら	J Bone Miner Res	2006	大腿骨頸部骨密度，腰椎骨密度ならびに骨折	白人55歳以上男性
Saarinen ら	Bone	2007	大腿骨頸部ならびに腰椎骨密度	フィンランド人若年男性
Ezura ら	Bone	2007	腰椎ならびに上腕骨骨密度	日本人女性
Giroux ら	Bone	2007	大腿骨頸部骨密度，腰椎骨密度ならびに踵骨超音波	閉経後カナダ人女性
van Meurs ら	JAMA	2008	大腿骨頸部骨密度，腰椎骨密度ならびに椎体骨折	ヨーロッパならびに北米でのコホートスタディ
Richards ら	Lancet	2008	骨密度ならびに骨折	ヨーロッパでの複数の大規模コホートスタディを用いたゲノムワイド解析
Urano ら	Endocr J	2009	全身骨骨密度	日本人閉経後女性
Estrada ら	Nat Genet	2012	様々な測定部位と骨折	既報のGWASのメタ解析
Zhang ら	Hum Mol Genet	2014	様々な測定部位	既報のGWASのメタ解析
Panach ら	J Bone Miner Metab	2014	腰椎骨密度	スペイン人女性

＊A1330Vと強い連鎖不平衡にあるIVS17-1677C＞Aとの相関解析
＊＊エクソン9に存在するV667Mとのハプロタイプによる相関解析

disease の原因遺伝子として同定された。このスクレロスチンを標的とした抗スクレロスチン抗体（romosozumab：ロモソズマブ）は強力な骨形成ならびに骨密度増加作用を示すことがヒト臨床試験により明らかになった[8]。ロモソズマブは 2017 年に日本でも石橋らによって第Ⅱ相試験の結果が報告され，強力な骨量増加作用が日本人閉経後女性においても明らかにされた[9]。ロモソズマブは骨粗鬆症治療薬として承認申請されており，わが国の実臨床でも近々使用されることが期待されている。

Ⅱ．ホモシステインならびに葉酸代謝関連遺伝子と骨粗鬆症との関連

ホモシステインは，メチオニンサイクルと呼ばれる必須アミノ酸であるメチオニン，システインの生成に必要である。ホモシステインは，メチオニンの代謝過程で生成される（図❷）。葉酸ならびにビタミン B6 はメチオニン代謝に関与する栄養素である。葉酸不足によりメチオニン代謝に異常をきたし，高ホモシステイン血症から動脈硬化が促進することが知られている。また，動脈硬化に加えてホモシステイン高値は骨折のリスクと強く関連することが示されてきた。メチレンテトラヒドロ葉酸還元酵素（MTHFR）遺伝子はメチオニンサイクルにおいて重要な酵素である。

MTHFR 遺伝子上のアミノ酸変異を伴う SNP が知られている（C667T 多型）。C667T 多型では MTHFR の酵素活性が低下しホモシステインの血中濃度が上昇することが多くのグループより明らかにされている[10]。同時に MTHFR 遺伝子の C667T 多型は動脈硬化のリスクを高め脳血管障害や心血管イベントとも関連することが知られている。われわれは MTHFR 遺伝子上の C667T 多型と骨密度とを組み合わせることで骨折の高リスク群を見出せる可能性を見出している[11]。また海外のグループにおいても MTHFR 遺伝子 C667T 多型と骨折の関連が多く報告されている[12]。したがって，MTHFR 遺伝子における C667T 多型は骨の脆弱性と動脈硬化に共通した側面を有するSNP であることが示唆されている。

さらに，われわれは 2014 年に血中葉酸濃度と骨折との関連，さらには血中葉酸濃度を規定する新規遺伝子多型を探索し，報告した[13]。閉経後女性の中で血漿葉酸値が 4 ng/mL 未満の群と 8.0 ng/mL より高値の群とで骨折の危険比を比較すると，ハザード比において約 1.8 倍で統計学的に有意に血漿葉酸値が低値の群で骨折の危険比が高値であった。さらにわれわれは葉酸値を規定する遺伝子多型を検索し，葉酸トランスポーター遺伝子である SLC25A32 遺伝子の 3'非翻訳領域（3'UTR）に存在する SNP の遺伝子型のマイナーホモ（AA

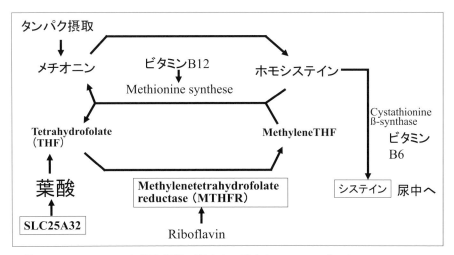

図❷ ホモシステインと葉酸代謝に関連する酵素やトランスポーター

型）では，その他の遺伝子型と比べて有意に葉酸値が低値であった。SLC25A32 遺伝子の 3'UTR に存在する SNP の AA 型は，その他の遺伝子型と比べて骨折の危険比が有意に増加していた。一方，AA 型とその他の遺伝子型の骨量を比較したところ，有意差はなかった。また骨量が若年成人比 70％以上である群において AA 型とその他の遺伝子型での骨折発症の危険比を検討したところ，AA 型でハザード比において 2.19 倍で統計学的にも有意に骨折危険比が増加していた。われわれは SLC25A32 遺伝子の 3'UTR に存在する SNP と血中葉酸濃度に有意な関連があることを初めて報告した。血中ホモシステイン濃度やその代謝酵素である MTHFR は今までに骨折と関連することが報告されており，さらにその骨折は骨密度に依存しないことが報告されている[11)14)]。今回のわれわれが報告した葉酸ならびに SLC25A32 はホモシステイン/MTHFR 代謝経路に存在しており（図❷），ホモシステインならびに葉酸代謝に関わる因子群は骨密度に依存しない骨質を制御する疾患感受性遺伝子として骨粗鬆症の発症において重要な役割を果たしている可能性がある。

III．ゲノムワイド関連解析からみた骨粗鬆症疾患感受性遺伝子

近年，ヒトゲノム解析の研究成果とテクノロジーの進歩により，DNA チップを用いた全ゲノム上に分布する数万から数 10 万ヵ所の SNP に関する遺伝子型の決定が可能となり，2006 年頃より多因子疾患に対する GWAS の結果が報告されてきている。骨粗鬆症においても GWAS による解析結果が報告されるようになった。疾患の発症に関わることが推測される遺伝子上における SNP と疾患との関連を解析する疾患候補遺伝子アプローチと異なり，GWAS による解析は未知の遺伝子上の SNP が同定される可能性があり注目された。

現在までに GWAS により骨粗鬆症発症関連遺伝子が複数報告されている（表❷）。骨粗鬆症に関する GWAS では 2007 年に Kiel らが Affymetrix 社の 100K SNP GeneChip marker set を用いて Framingham heart study への参加者を対象に行ったスタディが第 1 報である[15)]。2008 年以降に骨粗鬆症に関する GWAS の結果が多く報告されるようになった。特に 2008 年に Richards らは Lancet 誌に大規模な骨粗鬆症に関する GWAS の結果を報告した[16)]。本報告では DNA chip を用い 2094 名のイギリス在住女性を対象に 31 万 4075 種の SNP の遺伝子型と骨密度との関連解析を行った[16)]。一次スクリーニングにより選択された 99 種の SNP に関しては別のコホート参加者 1586 名の女性を対象に関連解析を行った。このスクリーニングにより選択された 6 種の SNP に関し，4877 名のヨーロッパでのコホート参加者に関して骨密度との関連解析を行った。これら複数のスクリーニングにおいて選択された 2 種の SNP に関して最後に 5921 名ならびに 718 名のコホートを用いて骨粗鬆症による脆弱性骨折発症との関連を解析した。この大規模研究において同定された SNP の 2 種のうち 1 つは前述した Wnt シグナルの受容体である LRP5 遺伝子上の A1330V 多型であり，もう 1 つは TNFRSF11B（osteoprotegerin）遺伝子上の SNP であった。2009 年，Cho らの報告においても Wnt シグナル関連因子である sFRP 遺伝子における SNP が骨粗鬆症関連遺伝子として同定された[17)]。同じく 2009 年の Styrkarsdottir らの解析により同定された SNP の 1 つとして，やはり前述した Wnt/LRP5 シグナル阻害因子であるスクレロスチン遺伝子の近傍領域が同定されている[18)]。表❷に示すように骨粗鬆症において GWAS の手法により様々な疾患感受性遺伝子が同定され，特に LRP5 遺伝子をはじめとした Wnt シグナル関連遺伝子が骨粗鬆症に強い影響を有することが示唆された。

また前述した 2008 年に Richards らが Lancet 誌に報告した大規模スタディで同定した TNFRSF11B（osteoprotegerin）は破骨細胞形成に必須である RANK/RANKL シグナルの制御因子である。近年，RANK/RANKL シグナルを抑制する抗 RANKL 抗体（denosumab：デノスマブ）は骨粗鬆症治療薬として広く使用されており，遺伝学で明らかになった骨粗鬆症関連遺伝子多型は治療標

的として応用されている。

IV．今後の展望

　ゲノム医学による解析を中心に骨粗鬆症の疾患感受性遺伝子について概説した。骨粗鬆症のGWASにおいて*LRP5*，*sFRP4*ならびにスクレロスチンといったWntシグナル伝達遺伝子上もしくは近傍における遺伝子が同定されたことは，このシグナルの骨代謝ならびに骨粗鬆症における重要性を示唆する意味で興味深い．本稿において，前述したWntシグナル阻害因子であるスクレロスチンは血中濃度測定が実用化され，その骨代謝における臨床的意義が明らかになりつつある．われわれはスクレロスチンのヒトでの血中濃度を測定したところ，骨代謝ばかりでなくメタボリック症候群関連因子との関連も見出している[19]．また，スクレロスチンの血中濃度は2型糖尿病患者において高値であることも報告されている[20]．さらに2017年には，小児の1型糖尿病患者においてもスクレロスチンの血中濃度がコントロール

表❷　骨粗鬆症，骨量に関して行われたゲノムワイド関連解析（GWAS）の一覧表

著者	発表年	掲載雑誌	一次スクリーニングの対象と測定法	第二集団	同定された骨粗鬆症関連遺伝子名
Kiel ら	2007	BMC Med Genet	DEXA 米白人	なし	*GPR98* など
Richards ら	2008	Lancet	DEXA 双子白人	RS，イギリス双子，イギリス人	*LRP5*，*RANKL*
Styrkarsdottir ら	2008	N Engl J Med	DEXA アイスランド白人	アイスランド人，デンマーク人，オーストラリア人	*ZBTB40*，*RANK*，*RANKL*，*OPG*，*ESR1*
Styrkarsdottir ら	2009	Nat Genet	DEXA アイスランド白人	アイスランド人，デンマーク人，オーストラリア人	*SOST*，*MARK3*，*RANK*
Xiong ら	2009	Am J Hum Genet	DEXA 米白人	アメリカ人，中国人，アフリカ人	*ADAMTS18*，*TGFBR3*
Cho ら	2009	Nat Genet	超音波法 韓国人	韓国人	*sFRP4*
Rivadeneira ら	2009	Nat Genet	RS，ERF，TwinsUK，deCODE，FOS の統合	なし（メタ解析）	*GPR177*，*LRP5*，*ESR1* など
Urano ら	2010 2012	Bone J Clin Endocrinol Metab	日本人	日本人	*GPR98*
Kung ら	2010	Am J Hum Genet	DEXA 香港アジア人	香港アジア人，中国人，FOS，TwinsUK，deCODE	*JAG1*
Kou ら	2010	PLoS One	DEXA 日本人	日本人	*FONG*
Estrada ら	2012	Nat Genet	既報のGWAS17種のメタ解析	GWAS34種の統合	*LRP5*，*MEPE*，*DKK1* など
Estrada ら	2012	Hum Mol Genet	既報のGWASと新規集団のメタ解析	GWAS10種の統合に加え新規3集団	*LRP5*，*Wnt16*，*SMOC1*，*CLDN14* など
Niu ら	2015	J Bone Miner Res	既報のGWASのメタ解析	オランダ，韓国，オーストリアコホート	*IDUA*，*Wnt16*
Nielson ら	2016	J Bone Miner Res	既報のGWASのメタ解析（腰椎骨密度）	2つのGWASメタ解析（腰椎椎体骨折）と骨組織での発現解析	*SLC1A3*，*EPHB2*
Chesi ら	2017	J Bone Miner Res	ヨーロッパ，アメリカ小児（第一集団933名）	ヨーロッパ，アメリカ小児（第一集団486名）	*SPTB*（女性），*EPHB2*（男性）
Mullin ら	2017	Hum Mol Genet	イギリス人全ゲノムシーケンスと超音波骨量	2種の既報GWAS	*FAM167A*，*DEFB103B*，*Wnt16*，*RSPO3*

群と比して高値であることも報告されている[21]。前述したように，このスクレロスチンを標的とした抗スクレロスチン抗体は骨粗鬆症の治療薬としてヒト臨床試験が行われ，骨粗鬆症への効果が期待されているが，今後，抗スクレロスチン抗体が2型糖尿病やメタボリック症候群にどのような影響をもたらすかは興味深い。

今後も骨粗鬆症の新規診断ならびに治療標的の発見において疾患感受性遺伝子の探索は重要であり，ゲノム医学のさらなる探求が期待されている。ゲノム上には遺伝子の多様性を規定する因子として，SNPだけでなくコピー数多型（copy number variant：CNV）も存在するため，CNVを定量するアッセイ法の技術進歩により疾患感受性に関与するCNVが明らかになる可能性がある。2014年にはOeiらは5178名を対象にCNVに関するGWASを行い，遺伝子上の6p25.1領域に存在する210Kb欠失CNVが骨粗鬆症による骨折と関連することを見出し，同時にreplication studyでも統計学的にこのCNVが骨折と関連することを見出した[22]。今後も骨粗鬆症関連CNVを探索するGWAS研究のさらなる発展が期待される。また次世代シーケンサーの開発に伴い，全ゲノム解析結果と疾患との関連も明らかになりつつある。2017年にMullinらは全ゲノムシーケンスと超音波骨量との関連解析と既存のGWASを組み合わせることで新規骨量規定ならびに骨折規定遺伝子を見出し，報告している（**表❷**最下段）[23]。このような技術的なゲノム医学の進歩により，骨粗鬆症の発症メカニズムがゲノムレベルでさらに明らかにされることで，新規診断マーカーや新規治療標的が同定されることが期待される。

参考文献

1) Gong Y, Slee RB, et al：Cell 107, 513-523, 2001.
2) Kato M, Patel MS, et al：J Cell Biol 157, 303-314, 2002.
3) Boyden LM, Mao J, et al：N Engl J Med 346, 1513-1521, 2002.
4) Little RD, Carulli JP, et al：Am J Hum Genet 70, 11-19, 2002.
5) Urano T, Shiraki M, et al：J Bone Miner Metab 22, 341-345, 2004.
6) Ezura Y, Nakajima T, et al：Bone 40, 997-1005, 2007.
7) Urano T, Shiraki M, et al：Endocr J 56, 625-631, 2009.
8) McClung MR, Grauer A, et al：N Engl J Med 370, 412-420, 2014.
9) Ishibashi H, Crittenden DB, et al：Bone 103, 209-215, 2017.
10) Nazki FH1, Sameer AS, et al：Gene 533, 11-20, 2014.
11) Shiraki M, Urano T, et al：J Bone Miner Metab 26, 595-602, 2008.
12) Guan JZ, Wu M, et al：Genet Mol Res 13, 7356-7364, 2014.
13) Urano T, Shiraki M, et al：Geriatr Gerontol Int 14, 942-946, 2014.
14) Yang J, Hu X, et al：Bone 51, 376-382, 2012.
15) Kiel DP, Demissie S, et al：BMC Med Genet 8 Suppl 1, S14, 2007.
16) Richards JB, Rivadeneira F, et al：Lancet 371, 1505-1512, 2008.
17) Cho YS, Go MJ, et al：Nat Genet 41, 527-534, 2009.
18) Styrkarsdottir U, Halldorsson BV, et al：Nat Genet 41, 15-17, 2009.
19) Urano T, Shiraki M, et al：J Clin Endocrinol Metab 97, E1473-E1477, 2012.
20) Gaudio A, Privitera F, et al：J Clin Endocrinol Metab 97, 3744-3750, 2012.
21) Faienza MF, Ventura A, et al：J Clin Endocrinol Metab 102, 1174-1181, 2017.
22) Oei L, Hsu YH, et al：J Med Genet 51, 122-131, 2014.
23) Mullin BH, Hua Zhao J, et al：Hum Mol Genet 26, 2791-2802, 2017.

浦野友彦
1994年　千葉大学医学部卒業
2000年　東京大学大学院医学系研究科博士課程修了
2014年　同医学部老年病学講座講師
2017年　国際医療福祉大学医学部老年病学講座主任教授

第3章 主に成人期にみられる多因子疾患の遺伝医学研究・診療各論

8．自己免疫性甲状腺疾患（バセドウ病，橋本病）

赤水尚史

橋本病とバセドウ病を中心とする自己免疫性甲状腺疾患の感受性遺伝子の探索方法は，候補遺伝子アプローチと全ゲノムスキャニングアプローチの両方で行われている．候補遺伝子に関しては CTLA-4 と HLA が有力であり，バセドウ病特異的なものとして TSH 受容体が挙げられる．全ゲノムスキャニングアプローチに関しては，GWAS によって急速な進展がみられている．同疾患の遺伝因子を明らかにすることは，同疾患の予防や治療法の選択につながると期待される．

はじめに

自己免疫性甲状腺疾患は，橋本病とバセドウ病を含む common disease である．その発症機序は，複数の遺伝的要因と環境的要因との関与のもとに，自己の甲状腺に対する免疫制御機構の破綻が生じる多因子疾患と考えられる[1]．自己免疫性甲状腺疾患に遺伝因子があることは，家族集積，一卵性双生児と二卵性双生児との一致率の相違，動物モデルの研究などから明らかである．遺伝因子を明らかにすることは，同疾患の予測・予防，治療法の選択，薬剤副作用の回避につながると期待される．precision medicine が期待される中，自己免疫性甲状腺疾患の遺伝因子に関する研究も着実に進められている．本稿では，自己免疫性甲状腺疾患に関する最近の知見を紹介し，現況の理解と今後の研究や遺伝カウンセリングに役立つことを期待している．

I．自己免疫性甲状腺疾患の分類と診断基準

自己免疫性甲状腺疾患は，バセドウ病，橋本病，阻害型 TSH 受容体抗体を有する甲状腺機能低下症，特発性粘液水腫に大別される．特発性粘液水腫（萎縮性甲状腺と重篤な甲状腺機能低下症状が特徴）の原因は不明であるが，橋本病の終末像として考えられる場合も多いので自己免疫性甲状腺疾患の1カテゴリーとして加えた．それぞれの診断基準（日本甲状腺学会の 2013[2]）を表❶～❸に記した．阻害型 TSH 受容体抗体を有する甲状腺機能低下症と特発性粘液水腫は原発性機能低下症の中の一亜型である（表❸）．自己免疫性甲状腺疾患の診断は，甲状腺ホルモンや自己抗体の測定，画像や組織検査が確立しており，比較的容易かつ厳格に決定しやすいと考えられる．しかしながら，自己免疫性甲状腺疾患自体が複数の疾患からなる症候群であり，個々の疾患にも多様性がある．例えば，バセドウ病では眼症の有無によってサブグループに分類できる．したがって，自己免疫性甲状腺疾患の疾患感受性遺伝子を考えるうえで，このような多様性に留意する必要がある．

II．遺伝に関する疫学

自己免疫性甲状腺疾患全体の統計はほとんど

■ **Key Words**
自己免疫性甲状腺疾患，バセドウ病，橋本病，疾患感受性遺伝子，CTLA-4，HLA，TSH 受容体，GWAS，サイログロブリン

なく，バセドウ病と橋本病それぞれについて検討されたものを紹介する。バセドウ病に関しては，欧米ではバセドウ病の一般の頻度（0.4～1.1％）に対し，患者の姉妹（5～10％）や兄弟（0.9～7.4％）では平均7.5倍の罹患相対危険率（λs）があるとの報告がある[3]。日本では，平成12（2000）年度の全国疫学調査において家族性バセドウ病（「兄弟姉妹，実の親，実の子の誰か1人以上にバセドウ病が発病している者」と定義）が調査されたが，該当患者は2800人と推計された[4]。これは，平成11（1999）年度の患者調査における甲状腺中毒症患者総数15万4千人（有病

表❶　バセドウ病の診断ガイドライン2013（日本甲状腺学会，2013年6月24日改定）

a）臨床所見
　1．頻脈，体重減少，手指振戦，発汗増加等の甲状腺中毒症所見
　2．びまん性甲状腺腫大
　3．眼球突出または特有の眼症状
b）検査所見
　1．遊離T_4高値
　2．TSH低値（0.1μU/ml以下）
　3．抗TSH受容体抗体（TRAb，TBⅡ）陽性，または刺激抗体（TSAb）陽性
　4．放射性ヨード（またはテクネシウム）甲状腺摂取率高値，シンチグラフィでびまん性
1）バセドウ病
　　a）の1つ以上に加えて，b）の4つを有するもの
2）確からしいバセドウ病
　　a）の1つ以上に加えて，b）の1，2，3を有するもの
3）バセドウ病の疑い
　　a）の1つ以上に加えて，b）の1と2を有し，遊離T_4高値が3ヶ月以上続くもの
付記
1．コレステロール低値，アルカリフォスターゼ高値を示すことが多い。
2．遊離T_4正常で遊離T_3のみが高値の場合が稀にある。
3．眼症状がありTRAbまたはTSAb陽性であるが，遊離T_4およびTSHが正常の例はeuthyroid Graves' diseaseまたはeuthyroid ophthalmopathyといわれる。
4．高齢者の場合，臨床症状が乏しく，甲状腺腫が明らかでないことが多いので注意をする。
5．小児では学力低下，身長促進，落ち着きの無さ等を認める。
6．遊離T_3（pg/ml）/遊離T_4（ng/dl）比は無痛性甲状腺炎の除外に参考となる。
7．甲状腺血流測定・尿中ヨウ素の測定が無痛性甲状腺炎との鑑別に有用である。

表❷　慢性甲状腺炎（橋本病）の診断ガイドライン2013（表1と同様に日本甲状腺学会による）

a）臨床所見
　1．びまん性甲状腺腫大
　　但しバセドウ病など他の原因が認められないもの
b）検査所見
　1．抗甲状腺マイクロゾーム（またはTPO）抗体陽性
　2．抗サイログロブリン抗体陽性
　3．細胞診でリンパ球浸潤を認める
1）慢性甲状腺炎（橋本病）
　　a）およびb）の1つ以上を有するもの
付記
1．他の原因が認められない原発性甲状腺機能低下症は慢性甲状腺炎（橋本病）の疑いとする。
2．甲状腺機能異常も甲状腺腫大も認めないが抗マイクロゾーム抗体およびまたは抗サイログロブリン抗体陽性の場合は慢性甲状腺炎（橋本病）の疑いとする。
3．自己抗体陽性の甲状腺腫瘍は慢性甲状腺炎（橋本病）の疑いと腫瘍の合併と考える。
4．甲状腺超音波検査で内部エコー低下や不均一を認めるものは慢性甲状腺炎（橋本病）の可能性が強い。

率0.12％）という統計を利用すると，バセドウ病全体の1.8％を占め，一般の甲状腺中毒症有病率より約15倍高い。一卵性双生児と二卵性双生児との一致率はそれぞれ約30～50％と5％と大きな差がある[3]。橋本病でも同様な報告がある。すなわち，λsについては20以上[4]，一卵性双生児と二卵性双生児との一致率についてはそれぞれ55％と0％と大きな差があるという報告[5]がある。

III．候補遺伝子による解析方法

具体的な遺伝因子に関しては，自己免疫疾患であるという観点から，従来よりHLA遺伝子について精力的に研究が行われてきた。欧米人においては，バセドウ病とHLA ClassII遺伝子であるDR3（DRB1*0304）との関連が示されてきた。日本人においては，欧米人よりさらにHLAとの関連は明確ではないが，バセドウ病に関しては*HLA-DPB1*0501*と*HLA-A2*が[6]，橋本病については*HLA-DRB4*0101*と*HLA-A2*が[7]，自己免疫性甲状腺疾患ではこれら3つすべてのHLAタイプが関連しているとの報告がある[8]。HLAは自己免疫性甲状腺疾患の疾患感受性遺伝子の1つではあり，人種差やバセドウ病・橋本病間での相違を認める。しかしながら，HLAが1型糖尿病の遺伝的素因として少なくとも40％程度を占めるのに対し，自己免疫性甲状腺疾患ではせいぜい25％程度と想定されている[9]。

以上のような状況のもと，HLA以外の疾患感

表❸　原発性甲状腺機能低下症の診断基準2013（表1と同様に日本甲状腺学会による）

【原発性甲状腺機能低下症】
　a）臨床所見
　　　無気力，易疲労感，眼瞼浮腫，寒がり，体重増加，動作緩慢，嗜眠，記憶力低下，便秘，嗄声等いずれかの症状
　b）検査所見
　　　遊離T_4低値およびTSH高値

原発性甲状腺機能低下症
　a）およびb）を有するもの

【付記】
1. 慢性甲状腺炎（橋本病）が原因の場合，抗マイクロゾーム（またはTPO）抗体または抗サイログロブリン抗体陽性となる。
2. 阻害型抗TSH受容体抗体により本症が発生することがある。
3. コレステロール高値，クレアチンフォスフォキナーゼ高値を示すことが多い。
4. 出産後やヨード摂取過多などの場合は一過性甲状腺機能低下症の可能性が高い。

【中枢性甲状腺機能低下症】
　a）臨床所見
　　　無気力，易疲労感，眼瞼浮腫，寒がり，体重増加，動作緩慢，嗜眠，記憶力低下，便秘，嗄声等いずれかの症状
　b）検査所見
　　　遊離T_4低値でTSHが低値～正常

中枢性甲状腺機能低下症
　a）およびb）を有するもの

除外規定
　甲状腺中毒症の回復期，重症疾患合併例，TSHを低下させる薬剤の服用例を除く。

【付記】
1. 視床下部性甲状腺機能低下症の一部ではTSH値が$10\mu U/ml$位まで逆に高値を示すことがある。
2. 中枢性甲状腺機能低下症の診断では下垂体ホルモン分泌刺激試験が必要なので，専門医への紹介が望ましい。

受性遺伝子の探索が積極的に行われるようになり，最近いくつかの新たな候補遺伝子や染色体上の存在部位に関する報告がなされている。免疫応答関連タンパク遺伝子〔CTLA-4 (cytotoxic T lymphocyte antigen-4)，免疫グロブリン，T細胞レセプター，IL-1レセプターアンタゴニスト，TNFβ，インターフェロンγ，IL4，IL13〕，自己抗原（TSHレセプター，サイログロブリン，甲状腺ペルオキシダーゼ）などがHLA以外の自己免疫性甲状腺疾患の候補遺伝子として取り上げられて検討されている。これらのうち複数の施設や人種において，ある一定のコンセンサスが得られているのはCTLA-4である[10]。CTLA-4は，活性化されたTリンパ球に発現され，抗原提示細胞やB細胞上のB7-1とB7-2と結合して"co-stimulatory" signalと呼ばれるシグナルに関与し，T細胞反応を低下させる負の制御やTh1/Th2分化に深い影響を与えると考えられている。同遺伝子はヒト染色体2q33に存在する。また，CTLA-4とバセドウ病眼症[9]，甲状腺自己抗体産生[11]，T細胞活性化との関連[12]を示す報告もあり，臨床症状との関係も注目される。CTLA-4以外には，われわれはバセドウ病とTSH受容体（TSHR）遺伝子多型との関連を認め[13]，さらにSNPによる連鎖不平衡解析によって関連を示した[14]。また，T細胞活性化を強力に阻害するprotein tyrosine phosphatase-22（PTPN22）遺伝子多型とバセドウ病との関連も報告されている[15]。

IV. Genome-wide association study (GWAS)以前のゲノムワイドスキャニングによる解析方法

全ゲノムワイドスキャニングによるアプローチは，最初3つのグループからの報告があった[16)-18)]。これら3つの報告は，お互いに異なる座位を挙げている。その理由として，サンプルの人種が異なり，サンプル数も限られ，せいぜい9cM間隔でのスキャニングであることが挙げられる。したがって，別のセットのサンプルでの検討や，より精細なマーカーによる領域の絞り込み，他の解析方法（関連解析など）による確認が望まれた。

また利用できるSNPが増え，連鎖不平衡のマップも作成されたことから，より多くの遺伝子座位での検討が可能になった。その結果，前述のTSHRに加えてIL2RA (interleukin-2 receptor alpha)[19]やFCRL3 (Fc receptor-like 3)[20]が新たな疾患感受性遺伝子として同定された。

V. GWASによる解析

15万のnonsynonymous SNP（nsSNP，アミノ酸変換が生じるSNP）を用いた最初のGWASでは，バセドウ病がHLA ($P<10^{-20}$)，$TSHR$ ($P=2.1\times10^{-5}$)，$FCRL3$ ($P=2.1\times10^{-4}$)と連関を示した[21]。次に，50万を超えるSNPによるGWASが2011年に中国から発表され，HLA ($P=1.50\times10^{-65}$)，$TSHR$ ($P=6.64\times10^{-24}$)，$FCRL3$ ($P=1.50\times10^{-13}$)，$CTLA-4$ ($P=1.5\times10^{-13}$)，6q27 ($P=6.85\times10^{-10}$)，4p14 ($P=1.08\times10^{-13}$)と連関を示した[22]。また，GWASで検出された（$P<5\times10^{-8}$）の疾患感受性遺伝子すべてに関してケースコントロールスタディを行ったところ，バセドウ病と橋本病を含む自己免疫性甲状腺疾患はPTPN22，CTLA4，IL2RA，TSHRと強い連関，FCRL3と弱い連関が検出された[23]。さらに，6p27とも連関した（$P=1.6\times10^{-7}$）が，4p14とは連関を認めなかった。これらの遺伝子のうち，TSHRのみがバセドウ病に特異的に連関していた。さらに，GWAS研究によってnon-coding RNAsのバセドウ病発症関与の可能性も示唆されている[24]。

VI. 今後の検討

GWASで検出された疾患感受性遺伝子では，遺伝要因の一部しかカバーしていないと考えられている。したがって，見逃されている疾患感受性遺伝子の新たな解析方法の開発が必要と考えられる。実際，遺伝子多型の機能解析や環境因子との相互作用の検討などのアプローチが模索されている。また，疾患感受性遺伝子の解明は疾患の予測・予防，治療法の選択，薬剤副作用の回避につながると期待される。最近，バセドウ病で使用される抗甲状腺薬による無顆粒球症の感受性遺伝子

が明らかにされ[25]，precision medicine への応用が期待されている。

おわりに

自己免疫性甲状腺疾患の疾患感受性遺伝子に関する最近の研究について述べた。ゲノム研究の進展とともに新しい知見が続々と出ているが，病因解明や臨床応用の点からはいまだ端緒に過ぎない。この研究に携わっている一員として，今後の発展を切に願っている。

参考文献

1) 赤水尚史, 森 徹：内科 80, 804-810, 1997.
2) 日本甲状腺学会：甲状腺疾患診断ガイドライン 2013.
3) Brix TH, Christensen K, et al：Clin Endocrinol (Oxf) 48, 397-400, 1998.
4) Akamizu T, Nakamura Y, et al：Endocr J 50, 429-436, 2003.
5) Brix TH, Kyvik KO, et al：J Clin Endocrinol Metab 86, 930-934, 2001.
6) Dong RP, Kimura A, et al：Hum Immunol 35, 165-172, 1992.
7) Wan XL, Kimura A, et al：Hum Immunol 42, 131-136, 1995.
8) 赤水尚史：内分泌・糖尿病科 5, 373-379, 1997.
9) Vaidya B, Imrie H, et al：Lancet 354, 743-744, 1999.
10) Kavvoura FK, Akamizu T, et al：J Clin Endocrinol Metab 92, 3162-3170, 2007.
11) Tomer Y, Greenberg DA, et al：J Clin Endocrinol Metab 86, 1687-1693, 2001.
12) Kouki T, Sawai Y, et al：J Immunol 165, 6606-6611, 2000.
13) Akamizu T, Sale MM, et al：Thyroid 10, 851-858, 2000.
14) Hiratani H, Bowden DW, et al：J Clin Endocrinol Metab 90, 2898-2903, 2005.
15) Velaga MR, Wilson V, et al：J Clin Endocrinol Metab 89, 5862-5865, 2004.
16) Tomer Y, Barbesino G, et al：Am J Hum Genet 63, 1749-1756, 1998.
17) Vaidya B, Imrie H, et al：Am J Hum Genet 66, 1710-1714, 2000.
18) Sakai K, Shirasawa S, et al：Hum Mol Genet 10, 1379-1386, 2001.
19) Brand OJ, Lowe CE, et al：Clin Endocrinol (Oxf) 66, 508-512, 2007.
20) Kochi Y, Yamada R, et al：Nat Genet 37, 478-485, 2005.
21) Cheung VG, Spielman RS, et al：Nature 437, 1365-1369, 2005.
22) Chu X, Pan CM, et al：Nat Genet 43, 897-901, 2011.
23) Cooper JD, Simmonds MJ, et al：Hum Mol Genet 21, 5202-5208, 2012.
24) Zhao SX, Xue LQ, et al：Hum Mol Genet 22, 3347-3362, 2013.
25) 寺尾 知, 吉村 弘, 他：日内分泌会誌 89, 467, 2013.

赤水尚史
1980年　京都大学医学部卒業
1987年　同大学院博士課程修了
　　　　米国 NIH 客員研究員
1991年　京都大学医学部助手
2000年　同大学院医学研究科講師
2001年　同医学部附属病院探索医療センター助教授
2008年　同教授（〜2012年）
2010年　和歌山県立医科大学内科学第一講座教授

第3章　主に成人期にみられる多因子疾患の遺伝医学研究・診療各論

9．冠動脈疾患の遺伝学

尾崎浩一

　心筋梗塞（MI）をはじめとする虚血性心疾患（CAD）は死因世界第1位の生活習慣病であり，その発症には遺伝的要因と環境因子が複雑に関係していると考えられる。全世界におけるゲノム情報整備や技術的革新に伴って生活習慣病のゲノムワイド関連解析（GWAS）が数千～数十万サンプルを用いて行われ，アレル頻度が高く，オッズ比のある程度を示す感受性座位についてはほぼすべて同定されたと言っても過言ではない。CADにおいても例外ではなく，同様のメガGWASおよびそのメタ解析が進められた結果，90以上の染色体座位がCAD感受性として同定されている。

はじめに

　2000年初頭にわれわれが一塩基多型（single nucleotide polymorphism：SNP）を用いたゲノムワイド関連解析（genome wide association study：GWAS）を虚血性心疾患（coronary artery disease：CAD）である心筋梗塞（myocardial infarction：MI）で報告[1]して以来，近年におけるゲノム情報整備や技術的革新（国際ハップマッププロジェクトや1000ゲノムプロジェクトなどによるSNP情報の整備，大量・高速SNPタイピング法の開発）に伴って全世界で生活習慣病のGWASが最終的には数千～数万サンプルを用いて行われ，様々な疾患の原因，感受性遺伝子が同定されてきた。心疾患においても例外ではなく，数千人単位で数十万～百万個のSNPを用いたGWASおよびそのメタ解析が進められ，心疾患の遺伝的素因が次々に明らかとなってきており，現在までに92ローカスが報告されている。一方で，これらの遺伝的素因情報だけではこれまでの疾患疫学で算出された遺伝率を説明することができていないのも事実である（missing heritability）。これに関連して，近年，急速に開発が進んだ次世代シークエンサーを用いることにより全ゲノムや全エクソンを網羅的にシークエンスし，疾患に関連した低頻度多型の探索からmissing heritabilityをどの程度カバーできるかに焦点があてられるようになったが，いまだ終結していないのが現状である。しかし遺伝的要因の情報をもとに，根本的な疾患発症のメカニズムを解明することができることや，新たに探索した疾患パスウェイと既存薬剤のネットワークなどを統合解析することによるドラッグリポジショニングも可能になり，エビデンスに基づく革新的な新薬開発や遺伝的要因と環境要因を組み合わせることによる精度の高い疾患の発症，再発の予知・予防法開発への貢献が期待できる。

■**Key Words**
一塩基多型（SNP），心筋梗塞（MI），虚血性心疾患（CAD），エクソームシークエンス，ゲノムワイド関連解析（GWAS），次世代シークエンサー

I. 世界初のGWASによるMI感受性遺伝子の同定とMI感受性カスケード解析[1]

2000年当時,著者らはJSNPデータベースよりランダムに抽出した92,788 SNPsおよび独自に開発した高速・多重PCRインベーダー法を用いて,大阪急性冠症候群研究会（OACIS）により収集されたMI患者由来のDNAを解析することによるGWASを全世界に先駆けて施行した[2]。ここで同定したのが染色体6p21のHLA領域に存在する炎症性サイトカインであるリンホトキシン-α遺伝子（*LTA*）内イントロン1 SNP（252A→G; rs909253）のSNPである。このイントロン1のSNPと連鎖不平衡（それぞれのSNP間の物理的距離が近いため組み換えが少なく集団間でSNPが連動して世代を超える,すなわち一方のSNPがリスクアレルの時,もう片方のSNPも必ずリスクアレルにある現象）にある*LTA*エクソン3 SNP（804C→A; T26N; rs1041981）も機能的に関連することを実証し,2つのSNPが量的・質的にLTAの機能を増加させることがMIの発症・進展に関係することを報告した。この関連はヨーロッパ人のトリオファミリーを用いた伝達不平衡試験においても再現されている[3]。

その後,LTAの機能を調節する分子の関連解析についても網羅的に進めてきた。その1つが*LTA*に結合する分子の同定およびその分子をコードする遺伝子の関連解析であり,これによって同定したのがガレクチン-2（*LGALS2*）である[4]。また,最近行われた大規模なメタ解析においてもガレクチン-2 SNP rs7291467とMIの関連が再現されている[5]。さらに,既存の*LTA*関連カスケード分子群をコードする遺伝子についても網羅的関連解析を進めたところ,26Sプロテアソーム系遺伝子群の関連解析を通して染色体14q13上のproteasome subunit alpha type6遺伝子（*PSMA6*）がMI感受性であることを突き止めている[6]。この関連は中国人における大規模な関連解析により再現されるとともにそのメタ解析においても非常に強い関連を示している[7]。*PSMA6*の発現量の変化が炎症の中心的なメディエータであるNF kappa B（NFκB）の活性に影響を与えることも見出しており,この結果からも炎症程度の変化がMIの発症・進展に関連していると考えられる。

さらにガレクチン-2分子に結合するタンパクを網羅的に進め,関連解析によりMIとの関連を精査した結果,BRCA1 associated protein（BRAP）がガレクチン-2の結合分子の1つであることが判明し[8],この分子をコードする遺伝子の全ゲノム領域についてSNPを新たに探索し,同定したSNP群からtag SNPを選択してMIとの関連解析を進めたところ,MIと非常に関連の強いSNPを同定することに成功した。このSNPと連鎖不平衡にSNPは後の日本人GWASでも最上位に上がってきており,有力なMI感受性遺伝子であることが示唆されている。BRAPはE3ユビキチンライゲース様の構造をもち,タンパクの分解や安定性に関係して炎症に関連することも推察できる。siRNAを用いたBRAPの冠動脈血管内皮細胞や単球系細胞株であるU937細胞でのノックダウンではNFκBの活性化が顕著に減少することから,BRAPはNFκB周辺で機能していることが推測できる。実際にBRAPに結合する分子をプルダウン法および質量分析法により網羅的に同定し,それらの結合をコンファームすると,TRAP1（TNF receptor-associated protein 1）,TRAF5（TNF receptor-associated factor 5）,IKBKB（inhibitor of kappa light polypeptide gene enhancer in B-cells, kinase beta）,NFKBIB（IkB-beta; nuclear factor of kappa light polypeptide gene enhancer in B-cells inhibitor, beta）,ILKAP（integrin-linked kinase-associated serine/threonine phosphatase）が結合分子として同定できた（未発表）。この中でもNFKBIB（IkB-beta）はNFκBの直接のネガティブレグレーターである。BRAPはIkB-alphaには結合せず,IkB-betaの分解に直接関与していることを見出しており[9],この経路がCADの発症に重要であることが示唆され,動脈硬化,血栓や薬剤溶出ステントの新規創薬ターゲットとなりうる（図❶）。

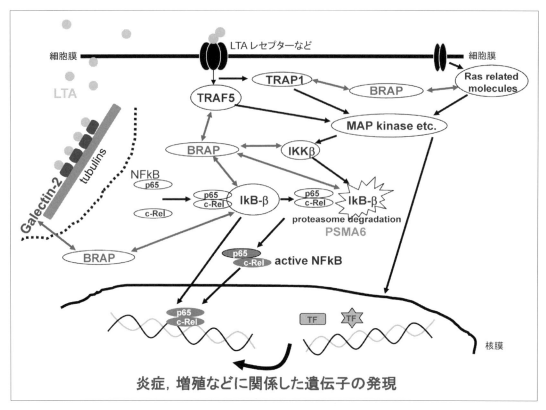

図❶ MI に関連した炎症性カスケード

Ⅱ．CAD の大規模ゲノムワイド関連解析[1]

表❶に近年の大規模 GWAS により同定された CAD 感受性座位を列挙した[1)10)11]。近年におけるチップやビーズを用いたタイピング技術の進展，国際ハップマップ，1000 ゲノムプロジェクトによる SNP やその連鎖不平衡地図の情報整備によって数十万個以上の SNP の解析を比較的低コスト（とはいえ現時点でも一般的には高額と考えられるが）で迅速に行えるようになった。2007 年にウエルカムトラスト疾患関連解析コンソーシアムやデコード社などが大規模集団を用いた GWAS を発表して以来，現在では全世界から GWAS の結果が報告されるようになった。機能的には炎症，脂質関連といった CAD に関連しそうなものがいくつか挙がってきているが，CAD との関連が予測できない分子がほとんどであり，

今後の機能的な解析による疾患発症・進展メカニズムの解明が期待される。また，これらの中でどの集団でも共通して強い関連がみられるのは染色体 9p21 の SNP であり，日本人サンプルを用いた関連解析においてもほぼ同様のオッズ比でその結果は再確認できる。この SNP 領域に存在する遺伝子は *CDKN2A/B*（cycline dependent kinase inhibitor, p16）であり，多くのがん細胞で変異が報告されているがん抑制遺伝子である。この発見以来，様々な機能解析が行われてきているが，CAD に関連した SNP（あるいはハプロタイプ）のどれが機能的な役割をもって疾患と関連しているかということや，この分子の機能的変化がどのようにして CAD に関連してくるかなどの詳細は現時点でも不明な点は多い。しかし，CDKN2 タンパクは p53 や MDM1 といった分子群と結合して細胞増殖に直接関係する分子であることが知られており，この分子の機能的異常は冠動脈硬化に

表❶ 近年のGWASにおいて同定されたCAD感受性座位（ゲノムワイド有意性を示すもの）

SNP番号	染色体	近傍遺伝子	CADとの関連が考えられる遺伝子機能	リスク塩基/非リスク塩基	リスクアレル頻度	オッズ比	発表年
rs11206510*	1p32.3	PCSK9	LDL metabolism	T/C	0.81	1.15	2009
rs17114036	1p32.2	PPAP2B	Lipid synthesis	A/G	0.91	1.17	2011
rs599839*	1p13.3	SORT1	LDL metabolism	A/G	0.77	1.29	2007
rs4845625	1q21	IL6R	Inflammation	T/C	0.47	1.06	2013
rs11810571	1q21.3	TDRKH	–	G/C	0.79	1.07	2017
rs1892094	1q24.2	ATP1B1	–	C/T	0.5	1.04	2017
rs6700559	1q32.1	DDX59-CAMSAP2	–	C/T	0.53	1.04	2017
rs2820315	1q32.1	LMOD1	Smooth muscle cell activation	T/C	0.3	1.05	2017
rs17465637	1q41	MIA3	Inhibition of inflammatory cell proliferation	C/A	0.71	1.2	2007
rs6725887	2q33.1	WDR12	–	C/T	0.14	1.17	2009
rs515135*	2p24-p23	APOB	Cholesterol metabolism	G/A	0.83	1.07	2013
rs6544713*	2p21	ABCG5-ABCG8	Cholesterol metabolism	T/C	0.3	1.06	2013
rs1561198	2p11.2	VAMP5-VAMP8-GGCX	–	A/G	0.45	1.06	2013
rs2252641	2q22.3	ZEB2-AC074093.1	–	G/A	0.46	1.06	2013
rs6725887	2q33.1	WDR12	–	C/T	0.14	1.17	2009
rs2571445	2q35	TNS1	Smooth muscle cell-extracellular matrix associations	A/G	0.39	1.04	2017
rs7623687	3p21.31	RHOA-AMT-TCTA-CDHR4-KLHDC8B	–	A/C	0.86	1.07	2017
rs4618210	3p24.3	PLCL2	Inflammation	G/A	0.42	1.1	2014
rs142695226	3q21.2	UMPS-ITGB5	Cell proliferation, adhesion	G/T	0.14	1.08	2017
rs9818870	3q22.3	MRAS	Cell proliferation, adhesion	T/C	0.15	1.15	2009
rs433903	3q25.2	ARHGEF26-DHX36	–	G/A	0.86	1.08	2017
rs10857147**	4p21.21	PRDM8-FGF5	Cell growth, invasion	T/A	0.27	1.06	2017
rs17087335	4q12	REST-NOA1	–	T/G	0.21	1.11	2015
rs11723436	4q27	MAD2L1-PDE5A	–	G/A	0.31	1.05	2017
rs273909**	4q31.1-q31.2	GUCY1A3	Cell differentiation, chemotaxis	G/A	0.81	1.08	2013
rs1878406	4q31.22	EDNRA	Vasoconstriction, inflammation	T/C	0.15	1.1	2013
rs35879803	4q31.21	ZNF827	–	C/A	0.7	1.05	2017
rs11748327	5p15.3	IRX1	–	C/T	0.76	1.25	2011
rs273909	5q31.1	SLC22A4-SLC22A5	–	C/T	0.14	1.07	2013
rs246600	5q31.3	ARHGAP26	Smooth muscle cell-extracellular matrix associations	T/C	0.48	1.05	2017
rs12526453	6p24	PHACTR1	–	C/G	0.65	1.12	2009
rs35541991	6p22.3	HDGFL1	–	C/CA	0.31	1.05	2017
rs3798220*	6q25.3	LPA	Lipid metabolism	C/T	0.02	1.92	2009
rs17609940*	6p21.31	ANKS1A	–	G/C	0.75	1.07	2011
rs12190287	6q23.2	TCF21	–	C/G	0.62	1.08	2011
rs6903956	6p24.1	C6orf105	–	A/G	0.07	1.65	2011
rs6929846	6p22.1	BTN2A1	–	T/C	0.06	1.51	2011
rs10947789	6p21	KCNK5	–	T/C	0.76	1.07	2013
rs4252120	6q26	PLG	Inflammation	T/C	0.73	1.07	2013
rs10953541	7q22.3	BCAP29	–	C/T	0.8	1.07	2011
rs11556924	7q32.2	ZC3HC1	–	C/T	0.62	1.09	2011
rs2023938	7p21.1	HDAC9	Hematopoiesis	G/A	0.1	1.08	2013
rs10237377	7q34	PARP12	–	G/T	0.65	1.05	2017

rs3918226	7q36.1	NOS3	Production of nitric oxide	T/C	0.06	1.26	2015
rs264*	8p22	LPL	Lipid synthesis	G/A	0.86	1.11	2013
rs2954029*	8q24.13	TRIB1	Lipid metabolism	A/T	0.55	1.06	2013
rs1333049	9p21.3	CDKN2A, B/ANRIL/ IFNW1/IFNA21	Cell proliferation, inflammation	C/G	0.47	1.47	2007
rs579459*	9q34.2	ABO	Thrombogenesis	C/T	0.21	1.33	2011
rs1412444	10q23.2-q23.3	LIPA	Lipid related	T/C	0.42	1.09	2011
rs501120	10q11.1	CXCL12	Inflammation, lipid metabolism	T/C	0.87	1.17	2009
rs2505083	10p11.23	KIAA1462	Endothelial cell function	C/T	0.38	1.07	2011
rs12413409**	10q24.32	CYP17A1, CNNM2, NT5C2	Lipid synthesis	G/A	0.89	1.12	2011
rs10940293	11p15.4	SWAP70	Cell miggration and adhesion	A/G	0.55	1.05	2015
rs1351525**	11p15.2	ARNTL	Lipogenesis	T/A	0.67	1.05	2017
rs12801636*	11q13.1	PCNX3	Lipid metabolism	G/A	0.77	1.05	2017
rs590121	11q13.5	SERPINH1	Plaque rupture (serine protease inhibitor derived from smooth muscle cells)	T/G	0.3	1.05	2017
rs974819	11q22.3	PDGFD	Inflammation, lipid synthesis	T/C	0.32	1.07	2011
rs964184*	11q23.3	ZNF259, APOA5-A4-C3-A1	LDL metabolism	G/C	0.13	1.13	2011
rs11170820	12q13.13	HOXC4	–	G/C	0.08	1.1	2017
rs3184504*,**	12q24	SH2B3	–	T/C	0.38	1.13	2009
rs671	12q24	BRAP-ALDH2	Inflammation	A/G	0.28	1.43	2012
rs11830157	12q24.2	KSR2	Inflammation, cell proliferation	G/T	0.36	1.12	2015
rs2258287* rs2244608**	12q24.31	C12orf43-HNF1A	lipid metabolism	A/C	0.34	1.05	2017
rs11057830*	12q24.31	SCARB1	HDL receptor	A/G	0.16	1.07	2017
rs9319428	13q12	FLT1	Angiogenesis, inflammation	A/G	0.32	1.06	2013
rs4773144	13q34	COL4A1, COL4A2	Plaque destabilization	G/A	0.44	1.07	2011
rs3832966	14q24.3	TMED10, ZC2HC1C, RPS6KL1, NEK9, EIF2B2, ACYP1	–	Insertion/ Deletion	0.46	1.05	2017
rs2895811	14q32.2	HHIPL1	–	C/T	0.43	1.07	2011
rs56062135	15q22.3	SMAD3	Cell proliferation	C/T	0.79	1.17	2015
rs6494488	15q22.31	OAZ2, RBPMS2	–	A/G	0.82	1.05	2017
rs3825807	15q25.1	ADAMTS7	Smooth muscle cell activation	A/G	0.57	1.19	2011
rs17514846**	15q26.1	FURIN-FES	Proteases convertase	A/C	0.44	1.07	2013
rs8042271	15q26.1	MFGE8-ABHD2	Anti-inflammatory (MFGE8), cell adhesion, migration (ABHD2)	G/A	0.9	1.1	2015
rs1050362*	16q22.2	DHX38	Cell growth	C/A	0.38	1.04	2017
rs33928862**	16q23.1	BCAR1	Cell migration, survival, transformation, invasion	Deletion/ Insertion	0.51	1.05	2017
rs7500448**	16q23.3	CDH13	Cell adhesion	A/G	0.77	1.07	2017
rs216172	17p13.3	SMG6, SRR	–	C/G	0.37	1.07	2011
rs12936587	17p11.2	RASD1, SMCR3, PEMT	–	G/A	0.56	1.07	2011

rs46522	17q21.32	UBE2Z, GIP, ATP5G1, SNF8	Insulin resistance（GIP）	T/C	0.53	1.06	2011
rs17608766**	17q21.32	GOSR2	-	C/T	0.14	1.07	2017
rs7212798	17q23.2	BCAS3	Control cell polarity and motility in endothelial cells	C/T	0.15	1.08	2015
rs1867624	17q23.3	PECAM1	Cell-cell adhesion	T/C	0.61	1.04	2017
rs663129	18q21.3	PMAIP1-MC4R	Generation of reactive oxygen species	A/G	0.26	1.06	2015
rs1122608*	19p13	LDLR	LDL metabolism	G/T	0.75	1.15	2009
rs3803915	19p13.3	AP3D1-DOT1L-SF3A2	-	C/A	0.19	1.12	2014
rs2075650*	19p13.32	APOE-APOC1	LDL metabolism	G/A	0.14	1.14	2011
rs12976411	19q13.1	ZNF507-LOC400684	-	T/A	0.09	1.49	2015
rs138120077	19q13.2	HNRNPUL1, TGFB1, CCDC97	-	Deletion/Insertion	0.14	1.07	2017
rs8108632	19q13.2	TGFB1, B9D2	-	T/A	0.48	1.05	2017
rs867186**	20q11.22	PROCR	Endothelial cell function	A/G	0.89	1.08	2017
rs9982601	21q22	SLC5A3-MRPS6-KCNE2	-	T/C	0.13	1.2	2009
rs180803	22q11.2	POM121L9P-ADORA2A	Anti-inflammatory (ADORA2A)	G/T	0.97	1.2	2015

＊脂質形質と関連を示したSNP，＊＊血圧と関連を示したSNP，－CADとの関連機能が予測できない遺伝子

おけるマクロファージや血管平滑筋細胞などの炎症性細胞の増殖異常を介して疾患の発症・進展に関与していることが予測できる．また，さらに最近になると，多施設のGWASデータを組み合わせてサンプル数を増やし，インピューテーション法（HapMapなどのデータを利用して連鎖不平衡の原理から実際にはタイピングしていないSNPについても予測のP値を算出して関連解析を行う）を行うことによりケース・コントロールそれぞれ数万サンプルを数百万SNP用いて関連解析を一挙に行う，いわゆるメガGWASが行われるようになってきた．

最近，このようなGWASを介して同定された92ローカスを表にまとめたが，そのオッズ比は1.04から1.92であり，これらすべてを組み合わせてもその遺伝率は10％以下であり，これはいくつかの疫学的研究から産出された疾患の遺伝率40〜50％には遠く及ばず，他の疾患同様CADにおいても"missing heritability"が依然として存在している．しかし，これらの遺伝因子情報は非常に有用であることは言うまでもなく，近い将来にはこれらを組み合わせることによる予知診断が可能になるが，現時点ではこれら遺伝因子がどの人種でどの程度関連しているかといったところはいまだ不明であり，今後の人種特異的な解析が必要になるのも事実である．特に，このリストの中で日本人を含むアジア人によって同定されたローカスは，欧米人では疾患との関連は見出されていない．また，上記9p21ローカスはアジア人でも再検証できるが，アフリカ人では関連を見出すことはできない．このように人種による遺伝的背景，環境の違いが疾患のリスク因子に大きく影響を与えることが読み取れる．もう1つの臨床応用としては，創薬のターゲット分子の探索である．このリスト中で，PCSK9についてはこの分子をターゲットとしたヒト化モノクローナル抗体がすでに高脂血症治療薬としてフェーズⅢの段階にあり，その効果はスタチンと同等以上で，目立った副作用もないということが報告されている[12]．また，ABO血液型のO型因子はCADの中でも致死的な病態であるMIリスクに対して保護的に働くことも報告されている[13)14]．これは日本人においても再現されていることから，A，B，AB型の血液型の人は抗血栓剤などを予防的に接種することも発症予防法の1つとも考えられる．いずれにしても，遺伝的リスクファクターを詳細に解析することにより今までには考えられない視点での予防，創薬研究が可能となってくる．

近年の超高速次世代シークエンサー開発とそのバイオインフォマティクスツールの進展により、全ゲノムやエクソームを対象とした低頻度多型（変異）のシークエンス解析が大規模集団を用いて可能となった。CADのエクソーム解析としては、Exome Sequencing Project[15]によるヨーロピアン、アフリカン4000人の一般集団を対象としたエクソーム解析が施行され、*APOC3*遺伝子内にトリグリセリドの量を39%下げ、CADの発症も40%下げる変異を同定している。その他にも早期発症のMI患者および健常人をそれぞれ約4700人と5000人ずつエクソーム解析して*LDLR*（LDLレセプター遺伝子）、*APOA5*遺伝子内に有意な変異を見出したという報告もすでにある[16]。これとは別に、ドイツ人のMI大規模家系を用いたエクソーム解析では、一酸化窒素（NO）のシグナリングに関連する*GUCY1A3*と*CCT7*遺伝子内に変異を同定している。また、NOは血管内皮機能に重要な働きをする物質であり、これらの分子が質的・量的に低下することがNOシグナル抑制につながり血栓の形成を促進することを機能解析で示した[17]。しかしながら、これらすべての変異を合わせてもその遺伝率は1%以下であり、その抜けた部分を埋めることができず、依然として"missing heritability"が存在している。

おわりに

現時点で、これまでに同定された家族性ではないCAD、MIそれぞれの遺伝的リスク因子をすべて合わせてもその遺伝率は10%以下であり、従来の疫学から算出された遺伝率には遠く及ばないことを考えると、遺伝的要因の全容はいまだに明らかにされていないというところが現状である。今後はエクソーム解析だけでなくヒストン修飾やDNase感受性、メチル化領域などの遺伝子の転写エレメントにも着目した全ゲノムシークエンスにより低頻度のバリアントを同定すること、もう1つはエフェクトの弱いバリアントをさらに大規模なGWASで検出することで隠れた遺伝率をほとんど説明できると考えられる。

また、ここで示したようにCADなどの生活習慣病は多数の遺伝的背景と環境因子が相互作用して発症するため、個々のリスク因子の影響として計算されるオッズ比は非常に小さい。しかし、われわれがこれまでに同定したMI遺伝的リスク因子を組み合わせると、そのオッズ比は30程度まで上昇することから（未発表）、より多くの確実な遺伝的リスク因子を同定し、環境因子の情報も組み入れることにより、疾患の正確な予知・予防法の確立が可能となる。また、創薬という点では様々な分子の詳細な機能解析が必要になってくるのは必須ではあるが、本稿で述べたPCSK9と高脂血症のように、有用な情報が遺伝的背景には含まれていることは十二分に考えられ、今後、遺伝学を基盤とした生物学・薬学的アプローチにより革新的な創薬、診断法の開発が少なからず進むと考えられる。

参考文献

1) Ozaki K, Tanaka T : J Hum Genet 61, 71-77, 2016.
2) Ozaki K, Ohnishi Y, et al : Nat Genet 32, 650-654, 2002.
3) PROCARDIS Consortium : Eur J Hum Genet 12, 770-774, 2004.
4) Ozaki K, Inoue K, et al : Nature 429, 72-75, 2004.
5) Lian J, Fang P, et al : Biomed Rep 2, 879-885, 2014.
6) Ozaki K, Sato H, et al : Nat Genet 38, 921-925, 2006.
7) Liu X, Wang X, et al : Atherosclerosis 206, 199-203, 2009.
8) Ozaki K, Sato H, et al : Nat Genet 41, 329-333, 2009.
9) Liao YC, Wang YS, et al : Mol Med 17, 1065-1074, 2011.
10) Howson JMM, Zhao W, et al : Nat Genet 49, 1113-1119, 2017.
11) Verweij N, Eppinga RN, et al : Sci Rep 7, 2761, 2017.
12) Raal FJ, Stein EA, et al : Lancet 385, 331-340, 2015.
13) Reilly MP, Li M, et al : Lancet 377, 382-392, 2011.
14) Schunkert H, König IR, et al : Nat Genet 43, 333-338, 2011.
15) TG and HDL Working Group of the Exome Sequencing Project, National Heart, Lung, and Blood Institute : N Engl J Med 371, 22-31, 2014.
16) Do R, Stitziel NO, et al : Nature 518, 102-106, 2015.
17) Erdmann J, Stark K, et al : Nature 504, 432-436, 2013.

参考ホームページ

- JSNP データベース
  http://snp.ims.u-tokyo.ac.jp

尾崎浩一	
1992 年	東北薬科大学大学院修士課程修了
1997 年	大塚製薬（株）大塚 GEN 研究所遺伝子解析室長補佐
2005 年	理化学研究所遺伝子多型研究センター上級研究員
2016 年	国立長寿医療研究センター臨床ゲノム解析推進部長

第3章 主に成人期にみられる多因子疾患の遺伝医学研究・診療各論

10. 慢性閉塞性肺疾患, 間質性肺炎

瀬戸口靖弘

　気流閉塞を特徴とする慢性閉塞性肺疾患（COPD）と著しい肺活量の低下を特徴とする特発性肺線維症という慢性呼吸器疾患において大規模な複数のGWASを用いたコホート研究から，複数の感受性遺伝子が確定してきた。COPDにおいては，*TGFB2*, *FAM13A*, *HHIP*, *CHRNA3/5*, *RIN3*, *MMP3/12*, *PRDM16*, *SERPINA1*, また特発性肺線維症においては, *MUC5B*, *TERT*, *TERC*, *DSP*, *TOLLIP*, *ATP11A*, *MDGA2*, *AKAP13*, *SPPL2C*, *DPP9* が感受性遺伝子として同定されている。しかし，これらの感受性遺伝子は，欧米の白人が大多数をしめる集団で同定されており本邦を含む東アジアでは感受性遺伝子として同定されないものもあり，今後，東アジア，本邦を中心とした大規模なGWAS研究が必要である。

はじめに

　多因子遺伝疾患は，遺伝的要因と環境要因が複雑に作用し発症する疾患である（図❶）。遺伝疾患というと1つの遺伝子の変異で起こるメンデル遺伝形式をとるものを連想しがちであるが，単一遺伝子疾患は極めて稀な疾患である（図❷）。一方，患者の多いcommon diseaseである高血圧，肥満，糖尿病などは家族内・家系内に集積することも多く，日常診療で「うちの家系の体質」という会話を耳にする。これらの疾患は，メンデルの遺伝形式をとらず，また複数の遺伝子の変異が関与してきていることが明らかになってきている。このような多因子遺伝をとる要因が，喘息，慢性閉塞性肺疾患（chronic obstructive pulmonary disease：COPD），間質性肺炎などの呼吸器疾患にも認められることが最近明らかになってきている。多因子遺伝についての研究は，ヒトゲノム計画が2003年に終

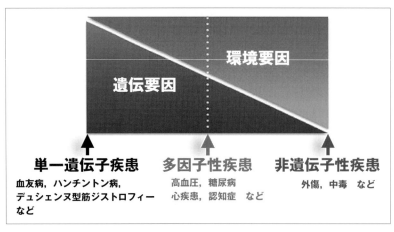

図❶　多因子遺伝疾患

■ Key Words
COPD, 特発性肺線維症, 感受性遺伝子, GWAS, 呼吸機能, *CHRNA*, *SERPINA1*, *MUC5B*, *TERT*, *TERC*, 間質性肺炎, 肺線維症

了し，国際HAPMAP計画などによって400万種以上のSNPs（一塩基多型）が主な人種集団での頻度が明らかになったことで格段に進展してきている．個々のゲノム全体のSNPs情報と疾患の表現型情報との関連性を統計学的に調べる解析方法が全ゲノム関連解析（genome-wide association study：GWAS）である．本稿では，COPDと間質性肺炎，特に肺線維症についてGWASの結果を基に解説していきたい．

I．慢性閉塞性肺疾患（COPD）

喫煙という生活習慣が主因となるCOPDは，タバコ煙を主とする有害物質を長期に吸入曝露することで生じた気流閉塞（1秒率FEV1.0％が70％未満）を呈する進行性の慢性呼吸器疾患である[1)2)]（図❸）．WHOによると，1990年には死亡の原因の6位であったが，2020年には第3位になると推測され，米国では上位6死因中，唯一増加している死因である[1)2)]．本邦の有病率は40歳以上で8.6％，530万人の患者がいると推定されている[3)]．本邦における人口動態調査によると，2016年のCOPD死亡者数は15,686人で，喘息死の6倍以上となっている[2)]．また，本邦で13万人を超えるといわれる在宅酸素療法患者の約半数がCOPDを原因とする慢性呼吸不全である．さらに，心不全，虚血性心疾患，高血圧，糖尿病などでは，COPDを併存することで予後がさらに悪くなることも明らかになっている[1)2)]．COPDは，長期の喫煙習慣や有害物質の長期曝露により生ずる気流制限を主体とする慢性疾患であるが，同じ喫煙量であっても気流制限の進行具合が個人によって異なることが明らかになっている[1)]．欧米においては，α-antitrypsin（A1AT）の遺

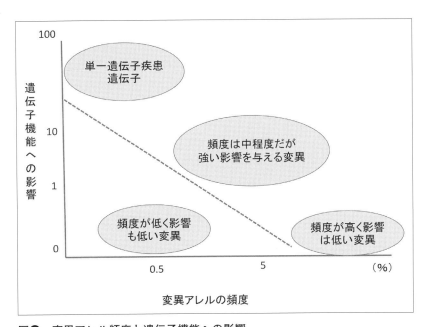

図❷　変異アレル頻度と遺伝子機能への影響

図❸　COPD症例

伝子変異で起こる常染色体劣性の単一遺伝病によるCOPDがあるが，大多数はA1AT以外の要因で起こると考えられ，発症に関わる感受性遺伝子の探索が続けられている．

GWASが普及すると欧米を中心にCOPDの発症感受性遺伝子や呼吸機能（1秒量FEV1の経年低下）に関連する感受性遺伝子の探索のための多くのコホート研究が行われてきた．最近，これらのコホートから9つ[4)-12)]を集めた16,707名について解析が行われた[13)]．中等症から重症（30≦% FEV1<80）のCOPD 9221症例と7486名のコントロールにおいては，*TGFB2*，*FAM13A*，*HHIP*，*CHRNA/CHRNA5/IREB2*，*RIN3*の5つの感受性遺伝子領域，また重症（30≦% FEV<50）COPD 5300症例と7486名のコントロールにおいては，*TGFB2*，*FAM13A*，*HHIP*，*MMP3/MMP12*，*CHRNA/CHRNA5/IREB2*の5つの感受性遺伝子領域が再確認された．これまで報告のなかった2つの感受性領域がこの大規模解析で明らかになった．それは，5q23.2に存在する*PRDM6*と*PPIC*間のSNP rs6860095（$P = 1.01 \times 10^{-8}$，OR = 1.24）と14q32.13に存在する*SERPINA1*から200kb離れた*PPP4R4*のintronic SNP rs112458284（$P = 1.28 \times 10^{-8}$，OR = 1.69）である．SNP rs6860095は，*PPIC*，*snoU13*，*SNX2*，*RN7SL689P*の発現に影響している．*PPIC*は，cyclophilin Cをコードしミトコンドリア代謝，炎症，薬剤サイクロスポリンAと免疫学的相互作用することで知られるが[14)]，COPD発症とどのような関連性をなすのか今後検討が必要である．*PRDM6*（PRDI-BF1 and RIZ homology domain containing 6）は，クロマチン再構成，平滑筋の転写制御に関わる[15)]．マウスにおいては，胎生期の肺形成に関わり，気管支平滑筋での発現が確認されている[15)]．SNP rs112458284は，常染色体劣性遺伝形式で遺伝性の肺気腫を発症するA1AT欠損症の責任遺伝子A1ATをコードしている*SERPINA1*のZ alleleと連鎖不平衡を呈している点で興味がもたれる知見である[13)]．Pillaiらの研究では α-nicotinic acetylcholine receptor（*CHRNA 3/5*）の2つの

SNPがCOPDの発症危険度を上げること，なかでもrs8034191SNPのC alleleではCOPDの寄与危険度が12.2%となることが明らかにされている[16)]．このnicotinic acetylcholine receptorの関するSNPでは，喫煙依存性と強く関連することで肺扁平上皮がんとの関連性も指摘されているものである[17) 18)]．

呼吸機能に関連する関連遺伝子については，20,890例を使って行われた4つのCHARGE（Cohorts for Heart and Aging Research in Genomic Epidemiology）consortium studyが挙げられる．この研究で*HHIP*，*CPR126*，*ADAM19*，*AGER-PPT2*，*FAM13A*，*PTCH1*，*PID1*，*HTR4*の8遺伝子がFEV1/FVC（1秒率）と，*INTS12*，*GSTCD*，*NPNT*を含んだ領域がFEV1（1秒量）と関連していることが見出されている[19)]．なかでも*HHIP*（hedgehog interacting protein）が1秒率と関連している事実は，HHIP pathwayが肺形成に関わっていることを考えると興味がもたれる．またSpiroMeta consortium studyでは，*TNS1*，*GSTCD*，*HTR4*が1秒量と，*AGER*と*THSD4*が1秒率と関係することが明らかになっている[20)]．*TNS1*，*GSTCD*，*HTR4*，*AGER*，*THSD4*，*HHIP*は，肺組織中で発現することも確認されている．これらがどのように呼吸機能に影響を及ぼしているか，今後の研究が待たれる．

II．特発性間質性肺炎

特発性間質性肺炎は，肺間質，特にガス交換の場所である肺胞壁を中心に持続的線維化が起こり，肺活量の進行性の低下をみる予後不良な呼吸器疾患である（図❹）．欧米における発症率は，10万人あたり7～10人，有病率は5～8人[21)]で，本邦においては発症率3人，有病率は12人[22)]である．生存率は中央値で表すと，診断がついてから欧米では3年[23) 24)]，本邦で5年[22)]であるが，特発性肺線維症（IPF）の5年生存率は，図❺に示すように肺がんや膵臓がんと肩を並べるほどに悪い現状である[25)]．これまで治療薬が全くない状況であったが，最近ピルフェニドンとニンテダニブの2種類の抗線維化薬が登場したが，効果に

ついては満足いくものでない。発症，重症化，予後，呼吸機能の低下という点から，よりよいマーカーを探索する意味で肺線維症に関連する感受性遺伝子の特定やSNPの研究が盛んになっている。その1つがGWASによる研究である。

GWASのよる肺線維症に関連のある遺伝子のバリアントが多く報告されているが，再現性のあるものは現時点では10数個であり，宿主防御，細胞間接着，DNA修復な領域に集約される（**表❶**）[26]。表に示されるように*MUC5B*以外の遺伝子の肺線維症と関連するSNPは，ほとんどすべてタンパクのnon-coding領域であるイントロンに存在するが，*MUC5B*のSNPは転写制御領域に存在し，MUC5Bの分泌タンパク量に関わっている。表に挙げられているデータはすべて欧米からの報告であり，欧州人，また祖先が欧州に由来している患者についてのものであるので，アジア人ことに日本人へ当てはまるかについては検証が必要である。以下，GWASにより肺線維症の感受性遺伝子として代表的なものについて解説する。

1. MUC5B

MUC5Bは，気管支腺から分泌されるゲル形成ムチンで気道におけるムチンの主な構成成分であり，気道粘膜の防御機構に重要な役割を果たしている。SeiboldらがMUC5B遺伝子の転写開始部位3kb上流（プロモーター領域）に位置するSNP rs35705950（minor allele T）がIPF発症と関連していることを報告した[27]。minor alleleを有する頻度が家族性間質性肺炎患者で34%，IPF患者で38%，対象者で9%，またこのSNPのヘ

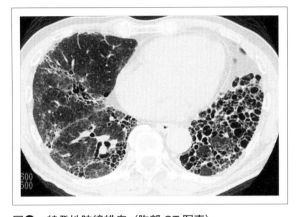

図❹ 特発性肺線維症（胸部CT写真）

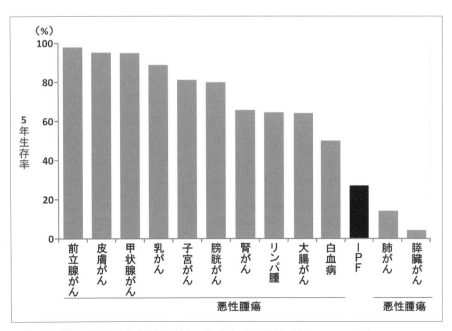

図❺ 特発性肺線維症と悪性腫瘍の5年生存率の比較（文献25より改変）

テロ接合あるいはホモ接合被験者における疾患オッズ比は，家族性間質性肺炎患者でそれぞれ 6.8，20.8，IPF 患者でそれぞれ 9.0，21.8 と，対象者に比較して肺線維症で高く，また病理学的には気道上皮細胞の MUC5B 発現の up-regulation を示していることを報告した[27]。その後の 2 つの IPF の予後に関わるコホート解析で発症危険因子である minor T allele は，肺線維症発症者間では良好な予後と関連し，年齢，性，努力性肺活量，肺拡散能，MMP-7，治療とは，独立した関係性にあることが明らかになった（図❻）[28]。

minor T allele を有することが気道上皮細胞における MUC5B の発現をより高めることになり，これがどうして肺線維症発症に関わるのか，また発症者については予後を改善するのか，まだ明らかになっていない。

2. テロメア関連遺伝子

TERT や *TERC* は，テロメア伸長に関連する遺伝子であるが，この rare variant が遺伝性疾患である Dyskeratosis congenita で同定され，この一部は高頻度に肺線維症を合併することが明らかになり[29]，肺線維症の発症で注目されるようになっ

表❶ 特発性肺線維症の感受性遺伝子候補

Locus	Gene	SNP	IPF risk	IPF（survival）
5p15	*TERT*	rs2736100	Y	
6q24	*DSP*	rs2076295	Y	
11p15	*MUC5B*	rs35705950	Y	Protective
	TOLLIP	rs111521887, rs5743894, rs2743890	Y	
13q34	*ATP11A*	rs1278769	Y	
14q21	*MDGA2*	rs7144383	Y	
15q	*AKAP13*	rs86300198	Y	
	SPPL2C	rs17690703	Y	
19q13	*DPP9*	rs12610495	Y	Harmful

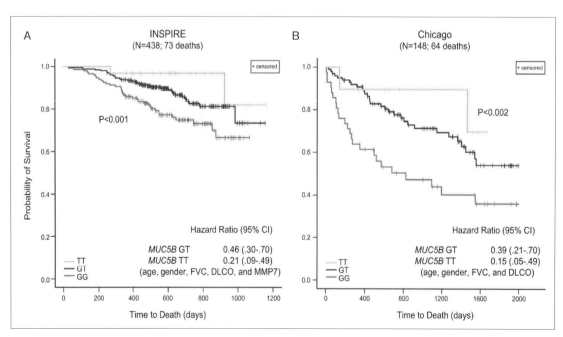

図❻ MUC5B SNP rs35705950 genotype 別の予後（文献 28 より）
MUC5B のプロモーター領域（rs35705950）のアレル GG タイプが予後が悪い。

た。GWAS においては，*TERT* の intronic SNP rs2736100 が特発性間質性肺炎症例に関連していることが明らかになっている[30]。この GWAS の結果は，SNP rs2736100 が特発性間質性肺炎の一般的なリスクとなりうるのか，あるいは rare variant の集積のマーカーとなりうるのか明らかでない。

3. TOLLIP

TOLLIP（Toll interacting protein）は，Toll-like receptor（TLR）のシグナルカスケードの構成タンパクと相互作用するユビキチン結合タンパクである。また TLR と TGF-β のシグナルを介する初期免疫反応の重要な制御因子として理解されている。つまり MYD88 依存性 NF-κB を活性化し，Toll-like receptor シグナルの調節，Smad7 と相互作用し TGF-β シグナルの負の制御，単核球における Caveolin-1 と相互作用するタンパクにも作用して T 細胞や B 細胞の抗原特異的増殖を誘導するシグナル調節も行っている。

欧州出身の米国人 IPF 患者の GWAS において rs5743890 は，IPF の発症や予後と関連することが明らかになった[31]。TOLLIP の minor allele G（rs57480）は，IPF 発症感受性についてはプロテクティブに働き，IPF 発症者については予後を悪化させる。minor allele G を有する IPF 発症者の肺組織では，TOLLIP の発現は低下していることから，この遺伝子は IPF の進展を修飾しているのではないかと考えられている。*TOLLIP* と *MUC5B* は，染色体 15.5 の同じ locus に存在しているが，IPF の発症感受性としては独立した関係にある。

4. AKAP13

AKAP13（A-kinase anchoring protein 13）は，英国の 9 つの施設と米国のシカゴとコロラドのグループから総計 2760 名の IPF 症例と 8561 名のコントロールを使って 2 段階の GWAS が行われ，これまで報告のあった *MUC5B* や *DSP* などの感受性遺伝子以外の新たな感受性遺伝子として同定された[32]。*AKAP13*（15 番染色体）の感受性領域は，rs62025270 で minor allele は A である。*AKAP13* SNP rs62025270 minor allele A の MAF（minor allele frequency）は 25 % を示し，*MUC5B* の SNP rs35705950 の minor allele T の MAF が 15 % 程度であるので，IPF 発症感受性遺伝子としては有力である。また，minor allele A を有する IPF において肺で AKAP13 が高発現となり，特に線維化の強い部分の肺胞上皮細胞やリンパ組織で発現が強く，健常人の肺組織と比較して 1.4 倍の発現である。AKAP13 分子は，そもそもマウスの心形成に重要な働きをする RhoGEF（RhoA guanine nucleotide exchange factor）として明らかになっていた。AKAP13 欠損マウスでは，心形成が進まず，10 日目で胎生死し，逆に AKAP13 シグナル増強マウスでは心線維芽細胞の profibrotic シグナルを促進し心肥大をもたらす。thrombin や lysophophatidic acid は，上皮細胞系の Gq や RhoA シグナルの活性化を介する profibroic メディエイターであるが，$\alpha v \beta 6$ インテグリンを介する TGF-β 系の活性を促進している。肺胞上皮細胞が傷害を受けた場合，AKAP13 は上皮細胞系の $\alpha v \beta 6$ インテグリンを介する TGF-β 活性を促進し線維化につなげているのではないかと考えられている。このような機序から AKAP13 と相互作用する分子を標的とした薬剤や AKAP13 結合分子を標的とした薬剤が開発され，その効果が期待されている。

参考文献

1) Global strategy for the diagnosis, management, and prevention of chronic obstructive pulmonary disease（2018 REPORT）
 http://goldcopd.org/gold-reports
2) 日本呼吸器学会 COPD ガイドライン第 4 版作成委員会（編）：COPD（慢性閉塞性肺疾患）診断と治療のためのガイドライン第 4 版，メディカルレビュー社，2013.
3) Fukuchi Y, Nishimura M, et al : Respirology 9, 458-465, 2004.
4) Zhou X, Baron RM, et al : Hum Mol Genet 21, 1325-1335, 2012.
5) Zhu G, Warren L, et al : Am J Respir Crit Care Med 176, 167-173, 2007.
6) Patel BD, Coxson HO, et al : Am J Respir Crit Care Med 178, 500-505, 2008.

7) Silverman EK, Weiss ST, et al : Am J Respir Crit Care Med 162, 2152-2158, 2000.
8) Regan EA, Hokanson JE, et al : COPD 7, 32-43, 2010.
9) Vestbo J, AndersonW, et al : Eur Respir J 31, 869-873, 2008.
10) Fishman A, Martinez F, et al : N Engl J Med 348, 2059-2073, 2003.
11) Bell B, Rose CL, et al : Int J Aging Hum Dev 3, 5-17, 1972.
12) Sørheim IC, Johannessen A, et al : Clin Respir J 4, 89-96, 2010.
13) Busch R, Hobbs BD, et al : Am J Respir Cell Mol Biol 57, 35-46, 2017.
14) Nigro P, Pompilio G, et al : Cell Death Dis 4, e888, 2013.
15) Davis CA, Haberland M, et al : Mol Cell Biol 26, 2626-2636, 2006.
16) Pillai SG, Ge D, et al : PloS Genet 5, e1000421, 2009.
17) Hung RJ, McKay JD, et al : Nature 452, 633-637, 2008.
18) Berrettini W, Yuan X, et al : Mol Psychiatry 13, 368-373, 2008.
19) Hancock DB, Eijgelsheim M, et al : Nat Genet 42, 45-52, 2010.
20) Repapi E, Sayers I, et al : Nat Genet 42, 36-44, 2010.
21) Navaratnam V, Fleming KM, et al : Thorax 66, 462-467, 2011.
22) Natsuizaka M, Chiba H, et al : Am J Respir Crit Care Med 190, 773-779, 2014.
23) Coward WR, Saini G, J et al : Ther Adv Respir Dis 4, 367-388, 2010.
24) Ley B, Collard HR, et al : Am J Respir Crit Care Med 183, 431-440, 2011.
25) du Bois RM : Eur Respir Rev 21, 141-146, 2012.
26) Fingerlin TE, Murphy E, et al : Nat Genet 45, 613-620, 2013.
27) Seibold MA, Wise AL, et al : N Engl J Med 364, 1503-1512, 2011.
28) Peljto AL, Zhang Y, et al : JAMA 309, 2232-2239, 2013.
29) Vulliamy T, Marrone A, et al : Nat Genet 36, 447-449, 2004.
30) Mushiroda T, Wattanapolayakit S, et al : J Med Genet 45, 654-656, 2008.
31) Noth I, Zhang Y, et al : Lancet Respir Med 1, 309-317, 2013.
32) Allen RJ, Porte J, et al : Lancet Respir Med 5, 869-880, 2017.

瀬戸口靖弘

1985年	島根医科大学卒業 自治医科大学で臨床研修
1987年	順天堂大学医学部呼吸器内科入局
1991年	米国NIH（～1993年）
1994年	順天堂大学医学部呼吸器内科助手
1999年	同講師
2005年	東京医科大学呼吸器内科助教授
2008年	同教授
2018年	東京医科歯科大学大学院医歯学総合研究科統合呼吸器内科特任教授

11. 炎症性腸疾患（潰瘍性大腸炎・クローン病）

仲瀬裕志

炎症性腸疾患の原因はまだ明らかとなっていない。しかしながら，疾患感受性遺伝子と環境要因の複雑な相互作用によって発病に至ると考えられている。ゲノムワイド関連解析によって，炎症性腸疾患の新規治療ターゲットとなりうる候補は多数見つかってきているが，個別化医療に至る道はまだ険しい。また発症機序を見出すために，今後われわれはエピゲノム変化についても目を向ける必要がある。

I．炎症性腸疾患とは

炎症性腸疾患（inflammatory bowel disease：IBD）は主として消化管に原因不明の炎症を起こす慢性疾患である。代表的疾患としては，潰瘍性大腸炎およびクローン病が挙げられる。これらの疾患はいまだに原因不明ではあるが，本邦において患者数は増加の一途にある。潰瘍性大腸炎の特定疾患医療受給者証所持者数は，2014年現在で170,781人であり，クローン病は40,885人となっている[1]。なぜ，このように患者数が増加傾向にあるのか？　現在考えられている発症要因としては，疾患感受性遺伝子と環境要因の複雑な相互作用によって発病に至ると考えられている（図❶）。近年は，ゲノムワイド関連解析（GWAS）が潰瘍性大腸炎およびクローン病に対して繰り返し行われてきた。その結果，欧米人IBDでは163もの感受性候補座位が報告された[2]。

II．ゲノム解析によって明らかになったこと

163の感受性遺伝子周辺には，多くの免疫系に

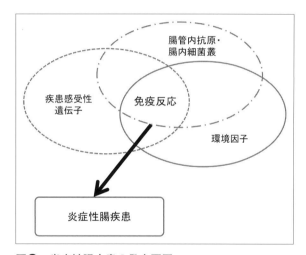

図❶　炎症性腸疾患の発症要因

関わる遺伝子が存在している。したがって，腸内細菌叢や食事抗原に対する免疫異常が発症に関与していることが予測される。ここでは，自然免疫系と獲得免疫系に関与する遺伝子に関して述べてみたい。

1．自然免疫系に関わる遺伝子

潰瘍性大腸炎の活動期の内視鏡所見の特徴は，健常粘膜が介在しないことである。粘膜は発赤・

■ **Key Words**
炎症性腸疾患，潰瘍性大腸炎，クローン病，ゲノムワイド関連解析，オートファジー，IL-23，エピゲノム，個別化医療

浮腫状を呈するため，血管透見性が消失し，粘膜表面は粗造で細顆粒状を呈し，膿性粘液の付着がみられることがほとんどである．さて，これらの所見は，潰瘍性大腸炎の炎症の首座が粘膜にあることを示唆している．潰瘍性大腸炎治療の first line である 5-aminosalicyclic acid（5-ASA）製剤は，この粘膜内の炎症抑制に働くことがわかっている．したがって，腸管粘膜のバリアの機能異常が潰瘍性大腸炎の病態に関与している可能性は高いものと推測される．

正常な大腸上皮細胞は厚い粘液層に覆われており，その主成分は上皮細胞から分泌されるムチンである．そのため通常，腸内細菌が上皮細胞まで侵入することがほとんどない．したがって，ムチンの発現低下は IBD の発症に関連することが予測される．実際，*MUC1*，*MUC19* などの粘膜バリア機能に関連する遺伝子は IBD の疾患感受性遺伝子の1つとして報告されている[3]．

また，糖鎖機能に関しても注目すべきである．糖鎖は，腸管において粘液層のバリア形成，宿主と細菌とのコミュニケーションなど，恒常性維持に重要な役割を果たすことが知られている．なかでも，フコシル化糖鎖は炎症に関係が深い糖鎖修飾の1つである．Fut2は1型糖鎖あるいは2型糖鎖のα1.2-結合でフコースを付加する酵素である．*FUT2* の W143 多型は，FUT2 の不活性化により，血液型抗原の唾液や腸管での分泌がなくなる多型である．実験学的には，Fut2 のノックアウトマウスでは *Salmonella typhimurium* を用いた腸管感染に感受性が高いことが報告されていることから，腸管上皮細胞における Fut2 によるフコシル化は，腸管バリア機能に関わっていることが示唆されている[4]．GWAS により，*FUT2* 遺伝子がクローン病のリスクを上げることが示唆された．しかしながら，日本人の約16％が不活性型の *FUT2* ホモ接合体を有することが明らかとなっている．このことから，クローン病の発症には *FUT2* 遺伝子の変異だけでは決定しないことがわかる．

2. パネート細胞の異常

パネート細胞はデフェンシンやリゾチームなどの抗菌物質を分泌することによって，腸内細菌叢をコントロールしている．この分泌制御機構において重要な役割を担っている分子がNOD2である．*NOD2* は樹状細胞，マクロファージ，腸管，肺，口腔粘膜上皮細胞などに発現しているが，特に回腸のパネート細胞に高発現している．NOD2は菌体成分のムラミルジペプチド（MDP[用解1]）を認識し，自然免疫反応を誘導する．*NOD2* 遺伝子多型によってパネート細胞の形態・分布異常が引き起こされることが明らかとなってきている．しかしながら，日本人における GWAS では *NOD2* 遺伝子とクローン病に関連は認められていない[5]．さらに潰瘍性大腸炎の発症とは関連がなく，パネート細胞の機能異常は小腸の病変に特異的である可能性が高い．

3. オートファジー機能異常

オートファジーは，細胞質内に存在する基質をリソソームへと輸送し分解する機構であり，ユビキチン・プロテアソーム系と並ぶ細胞内分解系として知られている．生理学的には，飢餓応答や細胞内恒常性の維持，抗原提示などに重要であるといわれている．オートファゴソーム形成に働く *ATG16L1* が，クローン病の原因遺伝子の候補として挙げられている[6]．特に，ATG16L1 のスレオニンがアラニンに変異したアレル（T300A変異）が原因とされている．上述した *NOD2* は，炎症反応，小胞体ストレス時における ATG16L1 の機能に関わっているといわれている．さらに，*IRGM*，*PTPN2*，*XBP1*，*LRRK2*，*ULK1* などといったオートファジーと関連する遺伝子群も，クローン病との関連が示唆されている．しかしながら，*ATG16L1* の一塩基多型は健常者でも頻繁にみられ，必ずしも疾患原因遺伝子とは断定できないことを念頭に置くべきである[7]．

III．サイトカインシグナルと遺伝子

潰瘍性大腸炎においては，様々なサイトカインシグナルが病態を形成している．一方で，クローン病は IL-12/23，TNF-α などのサイトカインがその病態の中心となっていることは，現在までの報告から明らかである．クローン病においては，

特にIL-23ならびにIL-17経路は重要であり，これらのシグナルの抑制がクローン病の治療として重要視されている。IL-12/23が結合する共通受容体はIL-12p40に対する受容体（IL-12Rbeta1）である。結合後のシグナル伝達はJAK2[用解2]，TYK2，STAT3であり，いずれもIBDの感受性遺伝子として報告されている。近年，IL-23受容体のアミノ酸置換を伴う多型（IL23Rα chain variants：G149R，V362I，R381Q）は，受容体の活性化低下ならびに下流シグナルであるSTAT3/STAT4のリン酸化の抑制につながることが明らかとなった[8]。すなわち，この多型はクローン病のみならず潰瘍性大腸炎の発症に対して予防的に働くという報告であり，極めて興味深い。

1. リンパ球のホーミングと遺伝子

*NKX2-3*は発生学的に重要な遺伝子であり，脾臓ならびに正常なB細胞の形成に関与している。NKX2-3は，固有粘膜層や粘膜下層の血管内皮細胞に発現しており，CCR6やMAdCAM-1の発現に関連する転写因子である[9)10]。*NKX2-3*のSNP（rs6584283とrs4409764）とIBDの発症との関連が当初報告された。近年では，同遺伝子のrs10883365にはA/Gアリルが存在し，Gを有する場合はクローン病ならびに潰瘍性大腸炎の発症リスクが上昇するとの報告もあり，IBDの感受性候補遺伝子の1つである[11]。リンパ球の腸管へのホーミングの制御が，IBDの治療標的として注目されてきている。腸管特異的な抗α4β7抗体（vedolizumab）はすでに治療薬として欧米で認可されている。

Ⅳ．メンデル型遺伝性疾患に伴う超若年発症のIBDの存在

IBDの中には，生後間もなく発症し，強い家族性を有するものがある。これらは，既知のメンデル型の遺伝子疾患の腸管病変として合併することがあり，遺伝要因がほぼ病因と直結する。特に自然免疫による細菌の排除に関わる機構の異常（NADPHオキシダーゼ異常），IL-10受容体異常などが報告されている。

以下に腸炎を合併する免疫不全症について記述する。

1. Wiskott-Aldrich症候群

X連鎖遺伝形式をとり，血小板減少と湿疹を合併する免疫不全症である。細胞内骨格の機能やシグナル伝達に関わるとされる*WASP*遺伝子の異常による。

2. 慢性肉芽腫症

食細胞における活性酸素産生障害のために貪食した微生物を殺菌できない疾患であり，スーパーオキサイド（O_2^-）産生に関わるNADPHオキシダーゼの異常による。NADPHオキシダーゼを構成する*gp91-phox*，*p22-phox*，*p47-phox*，*p67-phox*，*rac2*遺伝子異常による病型が存在する。約2/3はX連鎖のgp91-phox欠損によるが，その他は常染色体劣性遺伝形式である。内視鏡像はクローン病に酷似している。

3. 分類不能型免疫不全症

性差は認められず，20～40代で診断されることが多いが，小児や高齢者で診断されることもある。B細胞数が正常なものもあれば低下しているものもあり，一部ではT細胞機能異常による抗体産生不全が示唆されている。ほとんどは原因不明であるが，一部にはICOS欠損症，TACI欠損症，CD19欠損症，BAFFレセプター欠損症，CD20欠損症，CD81欠損症など原因が明らかとなっているものもある。化膿菌に対する易感染性を示す。自己免疫疾患や悪性腫瘍の合併が多い。

4. IL-10/IL-10受容体遺伝子異常症

IL-10遺伝子，IL-10受容体遺伝子の変異により，乳児期早期に発症する致死的な炎症性腸疾患をきたす稀な疾患である。トルコ，アラブなど中東を中心に報告されている。特に近親婚の家系に多くみられる。典型的には1歳までに発症する治療抵抗性の炎症性腸疾患であり，慢性の腹痛や下痢，血便，体重減少などを認める。多くは重症の肛門病変を伴い，膿瘍形成，裂肛，腸管皮膚瘻，直腸膣瘻などを合併する。

Ⅴ．ゲノム解析からわかってきたこと

現在までに同定されている感受性遺伝子座位の多くは，IBD共通のものであり，潰瘍性大腸炎

やクローン病に特異的なものは少ない。さらに2つのIBDへの関与の強さは異なることから，衛生環境，地域，食事などによる影響が疾患発症に関与していることが示唆される。

また，遺伝子背景には明確な人種差があることもわかってきている。つまり，欧米で報告されている*NOD2*や*ATG16L1*などの疾患感受性遺伝子は，日本人の疾患感受性遺伝子と関連がない。したがって，IBDという疾患概念自体は欧米人と共通で，大きな意味で免疫異常をもつ宿主に腸内細菌などの影響が加わり，相互作用で発症に至るというメカニズムに変わりはない。では，今後われわれはどのようにしてIBDという疾患へアプローチすべきなのであろうか？

1. エピゲノム変化からみたIBD病態

ヒトゲノム解析の結果，遺伝子配列異常が原因である疾患は一部に過ぎず，多くはエピジェネティックな遺伝子変化が影響していることがわかってきている。エピジェネティックな変化とは，DNAの塩基配列の変化を伴わず，遺伝子のプロモーター領域にあるCpGアイランドがメチル化されることにより，遺伝子発現が調節（on, off）される変化のことである。がん，心疾患，アレルギー疾患などの多因子疾患は，エピジェネティックな変化が原因と考えられている。上述したように，本邦におけるIBDの疫学的調査の結果，1950年以降，食生活の欧米化に伴いIBDの罹患率は増加の一途を辿っている。

欧米人の遺伝子解析結果から，*NOD2/CARD15*，*IRGM*，*ATG16L1*などの遺伝子異常により，自然免疫に関与する免疫担当細胞の機能変化が生じ，消化管粘膜に持続する炎症が惹起されることが明らかとなっている。しかしながら，現在まで本邦におけるIBD関連遺伝子の報告が少ない点を踏まえると，IBD発症にエピゲノム変化が関与している可能性が考えられる。したがって今後，疾患発症解明にはエピゲノム変化も見据えた研究を進めていく必要があると考えられる。

Ⅵ. 個別化医療へ向けて

GWASによって同定された感受性SNPのうち，110はクローン病と潰瘍性大腸炎に共通であり，各疾患に特異的なものは少なかったこと，またそれぞれのオッズ比が非常に小さいこと（1.1〜1.2）を知っておくべきであろう。このようなことを踏まえると，IBDの疾患病因を遺伝子解析の結果のみで結論づけることは難しいといえる。

GWASによってIBDの新規治療ターゲットとなりうる候補は多数見つかってきているが，GWASという手法の限界，人種差，治験制度の限界などの問題から，個別化医療に至る道はまだ険しい。しかし，多くの薬剤の開発が進んでいることも確かであり，より適切な患者に適切な治療薬が届けられるような治療戦略，システム，そしてそれを可能とする医療制度などの改革を期待したい。さらに今後は，発症機序を考慮するうえでは，われわれはエピゲノムについても目を向ける必要がある。また，ヒトiPS細胞はあらゆる組織・臓器に分化誘導が可能であり，今後のIBD機序解明においても有用な武器であることには間違いがない。

用語解説

1. **MDP**：細菌細胞壁構成要素であるペプチドグリカンの一部である。グラム陰性菌と陽性菌の両方の細胞壁に認められる。エンドサイトーシスあるいはファゴサイトーシスにより細胞内に取り込まれ分解されたMDPはNOD2のC末端に存在するleucine-rich-repeatで認識される。
2. **JAK family（JAK1〜3，TYK2）**：サイトカインがその生物活性を発揮するには必須のチロシンキナーゼである。JAKはサイトカインが受容体に結合後，細胞内で活性化され，その下流において転写因子STATを活性化する。JAK1とJAK2は生体内において広範に発現しているが，JAK3は発現が血球系に限局しているのが特徴である。現在，使用されているJAK inhibitor（トファシチニブ）は，JAKのATP結合部位に結合することで，JAKの活性化を阻害し，細胞内シグナル伝達が遮断される。

参考文献

1) 久松理一, 日比紀文 編：IBDを日常診療で診る, 20-23, 羊土社, 2017.
2) Jostins L, Ripke S, et al : Nature 491, 119-124, 2012.
3) Buisine MP, Desreumaux P, et al : Inflamm Bowel Dis 5, 24-32, 1999.
4) Goto Y, Obata T, et al : Science 345, 1254009, 2014.
5) Yamazaki K, Umeno J, et al : Gastroenterology 144, 781-788, 2013.
6) Hampe J, Franke A, et al : Nat Genet 39, 207-211, 2007.
7) Salem M, Ammitzboell M, et al : Autophagy 11, 585-594, 2015.
8) Sivanesan D, Beauchamp C, et al : J Biol Chem 291, 8673-8685, 2016.
9) Pabst O, Forster R, et al : EMBO J 19, 2015-2023, 2000.
10) Tarlinton D, Light A, et al : J Immunol 170, 4002-4010, 2003.
11) Lu X, Tang L, et al : Sci Rep 4, 3924, 2014.

仲瀬裕志

1990年	神戸大学医学部医学科卒業 神戸市立中央市民病院
1992年	愛仁会高槻病院
1994年	西神戸医療センター
2000年	日本学術振興会特別研究員（DC2）
2001年	京都大学大学院医学研究科内科系専攻博士課程修了，学位取得 日本学術振興会特別研究員（PD） 米国ノースキャロライナ大学消化器病センター博士研究員
2003年	京都大学医学部消化器内科学 同光学医療診療部助手
2008年	同医学部附属病院内視鏡部講師
2016年	札幌医科大学消化器・免疫・リウマチ内科学講座教授 同消化器内科学講座教授

第3章 主に成人期にみられる多因子疾患の遺伝医学研究・診療各論

12. 関節リウマチ

猪狩勝則

　関節リウマチ（RA）は多発性関節炎を主徴とする全身性進行性の慢性炎症性疾患であり，最も頻度の高い自己免疫疾患である。発症には複数の遺伝要因と環境要因が複雑に関係すると考えられており，遺伝率は60％程度と推定されている。最大の遺伝要因はHLA-DRB1だが，近年HLA imputation法が実用化したことで詳細な解析が進んでいる。大規模なGWASメタ解析によって101個のRAの疾患感受性遺伝子領域が同定され，ビッグデータ解析によって病態の解明につながる多くの知見を得られた。

はじめに

　関節リウマチ（rheumatoid arthritis：RA）は多発性関節炎を主徴とする全身性進行性の慢性炎症性疾患であり，最も頻度の高い自己免疫疾患である。未知の抗原に対する自己免疫応答の結果，滑膜細胞が異常増殖してタンパク分解酵素を産生するとともに，浸潤したリンパ球が炎症性サイトカインを過剰産生して破骨細胞の分化を誘導し関節軟骨や骨を破壊する。同時に持続する滑膜の炎症に伴う関節腫脹により関節周囲の軟部組織が不可逆的に弛緩することで関節構造が破綻して特徴的な関節変形をきたし（図❶），時に身体機能が著しく障害され，生活の質が低下してしまう。一般に抗リウマチ薬を使用して治療し，免疫反応をコントロールして炎症を抑制し，関節破壊を予防する[1]。罹患率は多くの人種で共通して0.5〜1％であり，国内の患者数は70〜80万人と推定されている。欧米人での双生児研究を基にRAの遺伝率は60％程度とされており，日本人でも同程度と報告

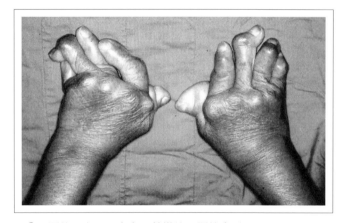

図❶ 関節リウマチ患者に特徴的な関節変形

されている[2]。発症には複数の遺伝要因と環境要因が複雑に関係すると考えられており，これまで活発に遺伝要因の探索が行われてきた。関節破壊を阻止するためには早期診断・早期治療が重要であり，現時点では遺伝子診断は実用化されていないが，将来的には早期診断に有用なツールとなる可能性もある。

■ **Key Words**
関節リウマチ，HLA，ビッグデータ，GWAS，eQTL

I. HLA

RAにおける最大の単一遺伝要因はヒト白血球抗原（human leukocyte antigen：HLA）で，全遺伝要因の30％程度を説明可能とされており，すでに1970年代には疾患感受性との関連が明らかとなっている[3]。自己免疫疾患ではHLAが遺伝要因として中心的な役割を果たしていることが多いが，RAにおいてはHLA-DRB1が最大の遺伝要因であり，後述のゲノムワイド関連解析（GWAS）によってもその顕著な関連が確認できる（図❷）。1987年に提唱されたshared epitope仮説（RA感受性対立遺伝子において超可変領域に相当する第70-74残基が共通のアミノ酸配列であり，この共通配列がRA発症に関与しているという仮説）が支持されてきた[4]。ただしHLA領域は複雑な遺伝子多型構造をもつため特殊なタイピング技術を必要とし，コストもかかるためにこれまで十分な解明が進んでいなかった。しかしGWASが広く行われるようになり，また次世代シーケンスによるタイピング情報の蓄積によって参照データの使用が可能となったことで，HLA imputation法が実用化しHLAの大規模な解析ができるようになった[5]。HLA imputation法による解析の結果，74残基の関連は確認できたものの，むしろ第11と13残基のアミノ酸配列がより強い影響力をもつことが明らかとなった[6]。この結果はアジア系人種においても確認されている[7]。またHLA-DRB1以外の領域の解析も進んでおり，HLA-A，HLA-B，HLA-DPB1，HLA-DOAと疾患感受性との関連も報告されている[6)8)]。このようにHLA imputation法によって多くの新しい知見が得られたが，参照データに依存する手法でもあるため，将来的には次世代シーケンスによる塩基配列の直接決定に期待が集まっており，それによりさらに新たな知見が得られるものと考えられている。

II. HLA以外の疾患感受性遺伝子

1970年代にはHLAと疾患感受性との関連が明らかになっていた一方，HLA以外の遺伝子多型は個々の疾患感受性に対する影響がそれほど強くないこともあり，解析技術の向上によって大規模な遺伝子解析が可能になるまでは同定が難しかっ

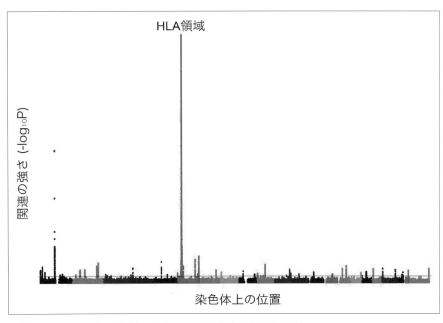

図❷ GWASにより確認できるHLA領域での顕著な関連

た。大規模解析により2000年代に入って最初に同定された疾患感受性遺伝子が *peptidyl arginine deiminase type 4*（*PADI4*）である[9]。*PADI4* はシトルリン化酵素をコードしており、最もRAに特異度の高い自己抗体として認識されはじめた抗シトルリン化ペプチド抗体と直接結びつくことから大きな注目を集めた。*PADI4* は特に日本人を含む東アジア人では欧米人と比べ、よりRAの疾患感受性との関連が強いことが知られている[10]。その後、*protein tyrosine phosphatase, non-receptor type 22*（*PTPN22*、T細胞受容体シグナルの negative regulator をコード）上のミスセンス一塩基多型（single nucleotide polymorphism：SNP）がRAを含む多くの自己免疫疾患に関連することが報告され、後にRAではHLAに次いで寄与度が高いことが明らかになった[11]。しかし *PTPN22* は日本人を含む東アジア人では多型性がなく、これらの結果から当初は人種別に解析を進めることの重要性が強く示唆されていた[12]。この状況に変化をもたらしたのがGWASである。まず人種別にいくつかのGWASが行われ、数多くの疾患感受性遺伝子が報告された。われわれも2万人を超える規模で日本人を対象としたGWASメタ解析を実施し、9つの新規疾患感受性領域の同定に成功した[13]。その際、欧米人で行われたGWASメタ解析を比較した結果、大多数の疾患感受性遺伝子が人種間で共通していることが明らかとなった。そこで検定力の高い解析を実施するために、国際共同研究コンソーシアムを結成し、世界25以上の研究機関による多人種10万人規模の大規模なGWASメタ解析を行い、42の新規疾患感受性領域を含む、101個のRAの疾患感受性遺伝子領域を同定することに成功した[14]。またHLA領域を除いた100の疾患感受性遺伝子領域で、遺伝率のうちアジア系人種で4.7％、欧米系人種で5.5％を説明できることもわかった。

III．ビッグデータ解析

この10万人規模のGWASメタ解析により得られた膨大なデータと公開されている多数の生物学的・医学的データベースとを分野横断的に統合したビッグデータ解析を試み、様々な知見を得た[14]。以前からRAが他の自己免疫疾患と疾患感受性遺伝子を共有することは知られていたが[15]、今回、原発性免疫不全症候群の原因遺伝子や血液系の悪性腫瘍の体細胞変異遺伝子と共有することが新たに明らかになった。このことは、これらの疾患に共通する病態形成機序の存在を示唆する。さらに今回同定されたHLA領域を除く100の疾患感受性遺伝子領域におけるエピジェネティックマークとの関連を34種の細胞で検討したところ、RA感受性遺伝子変異は制御性T細胞においてプロモーター領域に集中して分布していることもわかった。次いでメモリーCD4陽性T細胞、ナイーブCD4陽性T細胞に集積しており、RA感受性遺伝子変異は免疫細胞での遺伝子発現量を変化させていることが明らかとなった。またパスウェイエンリッチメント解析の結果、T細胞関連パスウェイだけでなく、B細胞やサイトカイン関連のパスウェイの関与も認められた。欧米人とアジア人でRAの遺伝背景は概ね共有されていることが確認できたが、アジア人におけるMAPKパスウェイなど特定の人種で影響が強いパスウェイがみられ、集団間で違いが存在することも明らかとなった。

IV．eQTL カタログによる遺伝的メカニズムの評価

先述のようにほとんどの遺伝子多型は単独では疾患感受性に対する影響がそれほど強くないため、個々を独立に評価しても遺伝的メカニズムの全体像の理解にはつながらない。そこで疾患感受性遺伝子多型によって生じる遺伝子の発現調整異常に着目し、expression quantitative trait locus（eQTL）カタログ（どの遺伝子多型が、どの免疫細胞において、どの遺伝子の発現量に、どのように影響しているかを要約）を作成したうえで複数の多型の影響を総合的に評価して、パスウェイ情報に集約して解釈することを試みた[16]。先行研究では白血球をまとめて解析していたが、発現量の調整機構は細胞種ごとに異なるため、CD4陽性T細胞、CD8陽性T細胞、B細胞、NK細胞、

単球に分け，次世代シーケンサーを用いた RNA シーケンスで各細胞種の遺伝子発現量を定量し，遺伝子多型との関連を網羅的に解析して eQTL カタログを作成した．TNF 阻害剤は RA の有効な治療法だが，この eQTL カタログを用いて CD4 陽性 T 細胞において 176 個の遺伝子が TNF パスウェイに与える影響を予測し，CD4 陽性 T 細胞における TNF パスウェイの活性化が RA の病態で重要な役割をもつことを確認できた．つまり遺伝子情報のみからパスウェイに与える影響を計り，疾患の遺伝的メカニズムを評価できたことになる．この eQTL カタログと解析手法は RA を含めた自己免疫疾患に加えて，免疫システムが影響する様々な疾患に適応可能である．

おわりに

10 万人規模での疾患関連遺伝子解析が行われ，100 を超える疾患感受性領域が同定された．GWAS の結果と多くの公開データベースを用いた横断的なビッグデータ解析によって得られた知見はとても豊富で多くの示唆に富み，病態の解明にもつながるものであった．また遺伝的メカニズムの全体像を評価する新たな手法が開発され，今後さらに病態の解明が進むものと考えられている．

参考文献

1) Yamanaka H, Seto Y, et al : Mod Rheumatol 23, 1-7, 2013.
2) Terao C, Ikari K, et al : Mod Rheumatol 26, 685-689, 2016.
3) Deighton CM, Walker DJ, et al : Clin Genet 36, 178-182, 1989.
4) Gregersen PK, Silver J, et al : Arthritis Rheum 30, 1205-1213, 1987.
5) Okada Y, Momozawa Y, et al : Nat Genet 47, 798-802, 2015.
6) Raychaudhuri S, Sandor C, et al : Nat Genet 44, 291-296, 2012.
7) Okada Y, Kim K, et al : Hum Mol Genet 23, 6916-6926, 2014.
8) Okada Y, Suzuki A, et al : Am J Hum Genet 99, 366-374, 2016.
9) Suzuki A, Yamada R, et al : Nat Genet 34, 395-402, 2003.
10) Iwamoto T, Ikari K, et al : Rheumatology（Oxford）45, 804-807, 2006.
11) Begovich AB, Carlton VE, et al : Am J Hum Genet 75, 330-337, 2004.
12) Ikari K, Momohara S, et al : Rheumatology（Oxford）45, 1345-1348, 2006.
13) Okada Y, Terao C, et al : Nat Genet 44, 511-516, 2012.
14) Okada Y, Wu D, et al : Nature 506, 376-381, 2014.
15) Kobayashi S, Ikari K, et al : Arthritis Rheum 58, 1940-1946, 2008.
16) Ishigaki K, Kochi Y, et al : Nat Genet 49, 1120-1125, 2017.

猪狩勝則
1996 年 弘前大学医学部卒業
2001 年 同大学院医学研究科修了
　　　　 東京女子医科大学附属膠原病リウマチ痛風センター整形外科助手
2008 年 同講師
2011 年 同准教授
2014 年 戦略的創造研究推進事業（CREST, JST）グループリーダー（併任）

第3章 主に成人期にみられる多因子疾患の遺伝医学研究・診療各論

13．全身性エリテマトーデス，全身性強皮症，ANCA関連血管炎

土屋尚之

　膠原病は自己免疫現象を伴う全身性リウマチ性疾患であり，ごく少数の患者を除いて多因子疾患の様式で発症に至ると考えられる。全身性エリテマトーデス（SLE）では，長年にわたる多数の候補遺伝子解析およびゲノムワイド関連研究（GWAS）により，HLAなど免疫系において機能する遺伝子群を中心に，数十に及ぶ有力な疾患関連領域が報告されている。全身性強皮症およびANCA関連血管炎は比較的稀少な疾患であり，国内外を通じてGWASも少数であり，これまでに確立した疾患関連領域は少なく，特に強皮症ではその多くがSLEと共通である。これら3疾患の疾患関連遺伝子の現状を簡潔にまとめた。

はじめに

　膠原病は多臓器障害に加えて，疾患により骨・関節・筋・皮膚・結合組織・血管の病変も伴う全身性炎症性疾患であり，代表的疾患として，関節リウマチ（rheumatoid arthritis：RA），全身性エリテマトーデス（systemic lupus erythematosus：SLE），全身性強皮症（systemic sclerosis：SSc），多発性筋炎（polymyositis：PM）・皮膚筋炎（dermatomyositis：DM）を含む特発性炎症性筋疾患（idiopathic inflammatory myopathy），シェーグレン症候群（Sjögren syndrome：SS），混合結合組織病（mixed connective tissue disease：MCTD），血管炎症候群などが含まれる。これらの本質的病因や病態形成機構は未解明であるが，疾患に特異性の高い自己抗体が検出されることが多く，自己免疫が関与すると考えられている。また，これらの疾患間には合併例も多く，共通の病態形成機構の存在が示唆される。

　また，特異的な自己抗体は検出されないものの，同様に病因不明の全身性疾患として，ベーチェット病（Behçet's disease），高安動脈炎（Takayasu arteritis），川崎病（Kawasaki disease），成人スティル病（adult Still's disease）などが存在する。膠原病およびその類縁疾患の大部分の患者はメンデル型の遺伝様式をとらず，多因子疾患の様式で発症に至ると想定される。

　川崎病，小児期にみられる炎症性疾患および関節リウマチについては他稿に解説されているので，本稿では主として成人期にみられる膠原病の代表例として，SLE，SSc，抗好中球細胞質抗体（anti-neutrophil cytoplasmic antibody：ANCA）関連血管炎（ANCA関連血管炎，ANCA-associated vasculitis：AAV）について，現時点での知見を概説する。

■ ***Key Words***

全身性エリテマトーデス（SLE），ANCA関連血管炎，主要組織適合性遺伝子複合体（MHC），補体，*HLA*，*PTPN22*，全身性強皮症（SSc），I型インターフェロン（type I IFN）

I. 全身性エリテマトーデス

1. 遺伝疫学的知見

　世界的にもごく少数例であるが，補体古典的経路の初期成分（C1q, C1r, C1s, C4, C2）の完全欠損により，SLE様疾患がメンデル型の様式で発症するが，大多数のSLEは単一の遺伝子変異で発症するわけではない。報告により差はあるものの，患者同胞におけるSLE発症リスクは約2％で，一般集団における発症リスク（0.05～0.1％）と比較して高いこと（$\lambda s=20$），一卵性双生児における発症一致率（24～69％）が二卵性双生児における発症一致率（2～9％）よりも顕著に高いこと，さらにヨーロッパやアメリカにおいて，アフリカ系祖先集団をもつ群のほうがヨーロッパ系祖先集団をもつ群よりも発症率や重症度が高いという人種差が存在することなどにより，遺伝素因の存在が示唆され，多因子疾患と位置づけられる[1]。

　SLEにおいては，1970年代から候補遺伝子解析，1990年代には罹患同胞対法を用いたゲノムワイド連鎖解析が開始され，2000年代からはケース・コントロール群を対象としたゲノムワイド関連解析（GWAS）が成功を収めている。近年では，imputationを用いたGWASメタアナリシスも施行され，ゲノムワイド有意水準とされる$P<5×10^{-8}$を満たすSLE関連多型部位も数十ヵ所に到達している[2][3]。

2. 主要組織適合性遺伝子複合体（major histo-compatibility complex：MHC）領域遺伝子

　ヨーロッパ系集団では，HLA-DRB1*03:01，DRB1*15:01，DRB1*08:01の関連が報告されている。DRB1*03:01はA*01:01-B*08:01-C*07:01-DRB1*03:01-DQA1*05:01-DQB1*02:01（以下DRB1*03:01ハプロタイプ）という，ヨーロッパ系集団では高頻度に存在し，各種自己免疫疾患に感受性の広範囲のハプロタイプを形成している。アジア系集団，特に日本人集団では，DRB1*03:01の一般集団中頻度が極めて低く，DRB1*15:01が主な関連アリルとなる（表❶）。一方，DRB1*13:02，DRB1*14:03は有意にSLE群に減少しており，疾患抵抗性アリルと考えられる[4]。興味深いことに，DRB1*13:02は日本人集団においてRA[5]，AAV[6]，SSc[7]，PM/DM[8]においても疾患抵抗性に関連する。

　MHC領域にはC4，C2座位が位置しており，またMHC全域にわたる広範囲の連鎖不平衡が存在することから，MHC領域のどの座位に病因的あるいは独立の寄与を有する多型が存在するのかは重要な研究課題である。SNPを利用した解析からは，DRB1-DQA1，DPB1，MSH5，HLA-BおよびHLA-Gに独立の関連多型が存在することが報告されている[9]。DRB1とDQA1の遺伝子間領域に存在し，近傍のHLA座位の転写制御に影響するXL9領域に独立の寄与が存在するとの報告もみられる[10]。

　しかし，MHC class III領域に位置する補体C4をコードする遺伝子には極めて複雑なコピー数多様性が存在し，現状ではSNPによる連鎖不平衡では捕捉が困難と思われる。多因子疾患の様式で発症するSLEにおいて，C4に独立の寄与が存在するか否かについては確定的な結論は出ていないが，ヨーロッパ系集団におけるC4A欠失が連鎖不平衡にあるDRB1*03:01ハプロタイプが稀少である東アジア集団においてもC4A欠失がSLEのリスクになることは，C4に独立の寄与が存在することを示唆している[11]。

3. MHC領域以外の疾患感受性遺伝子

　GWAS大規模メタアナリシス[2][3]により関連が示された領域を中心に，ケース・コントロール研究によりSLEとの関連が示された領域とその領域において想定される候補遺伝子，およびSLE

表❶ 日本人集団におけるSLEとHLA-DRB1との関連

DRB1	SLE (n=848)	健常対照群 (n=849)	P	オッズ比
*15:01	217 (25.6)	116 (13.7)	$5.48×10^{-10}$	2.17
*13:02	69 (8.1)	137 (16.1)	$5.21×10^{-7}$	0.46
*14:03	14 (1.7)	40 (4.7)	0.0004	0.34

アリル保有率（ホモ接合＋ヘテロ接合）を％で（ ）に示す。Pは多重比較補正前の値を示す。文献4のデータに基づく。

家族発症例あるいは孤発例の候補遺伝子シークエンス解析による稀少変異として報告された遺伝子，その遺伝子産物が有する分子機能でSLEの病態形成における関与を考えやすいものをまとめて表❷に示す．

なお一部の多型部位では，リスクアリルの一般集団中における頻度に顕著な集団差が認められる．例えば PTPN22 の R620W（rs2476601）はヨーロッパ系集団においては多数の自己免疫疾患に共通する顕著な関連を示すが，アフリカ系集団，アジア系集団には存在しない．

この候補遺伝子リストから，病態形成機構に関する1つの仮説として，以下のような経路が提唱される．

(1) DNA・RNA分解，死細胞除去の低下

家系発症SLEの責任遺伝子として，あるいは孤発SLEの稀少変異探索により同定された DNASE1, DNASE1L3, TREX1, さらにはケース・コントロール研究で疾患感受性遺伝子として検出された RNASEH2C は，いずれも細胞内あるいは細胞外におけるDNA・RNA分解に関与する遺伝子である[12]．また，家族性SLEの責任遺伝子である C1Q, C1R, C1S，家族性SLEおよび孤発性SLEに関連する C4 などの補体初期成分は，免疫複合体のみならず，アポトーシスに陥った細胞の処理に重要と考えられている[11]．

体内では生理的に多数の細胞がアポトーシスを起こしているが，通常，アポトーシスを起こした細胞は炎症を起こさない形で速やかに貪食される．しかし，遺伝的に死細胞除去が遅延する場合，DNA，RNA あるいは nucleosome などの核内抗原が細胞外に漏出する．また，アポトーシス細胞から細胞外に放出される microparticle に含まれる DNA を分解するうえで DNASE1L3 が必須であることが報告されているが，この遺伝子の機能喪失変異が家族発症SLEに報告されている[13]．

細胞質内においても，DNA・RNA分解酵素の発現や機能低下により，外因性ウイルスや内因性レトロウイルスの転写産物の処理が低下した場合，TREX1 や IFIH1 などの細胞内DNA・RNAセンサーが発動し，I型インターフェロン（type I interferon：type I IFN）誘導経路が発動する[12)14)]．

さらに，好中球が細菌感染などにより活性化したときに誘導されるネトーシス（NETosis）では，放出された好中球細胞外トラップ（NETs）にDNAや種々の自己抗原が含まれる．これは通常血液中の DNase 1 で分解されるが，SLEでは機能喪失変異を有する例があり[15]，分解が遅延する可能性がある．細胞外にこれらのDNA・RNAの蓄積が起こった場合，TLR3，7，8，9 などの細胞外 DNA・RNA センサーを介し type I IFN 誘導経路が発動すると考えられる[12)14)]．

以上のような DNA，RNA や死細胞処理に必要な遺伝子群の機能低下型多型・変異が，ウイルス感染や紫外線などの外因を契機として SLE 発症の契機になる可能性が考えられる．

(2) DNA・RNA センサー分子を介する type I IFN 発現誘導

内因性 RNA センサーである IFIH1（MDA5）遺伝子の発現亢進型多型あるいは機能獲得型変異が SLE のリスクになる[16)17)]．また，外因性 RNA センサーである TLR7 の発現亢進型多型が SLE の疾患感受性に関連する[18)19)]．また TLR シグナルを伝達し，type I IFN あるいは炎症性サイトカインを誘導する IRF5, IRF7, IRF8 や NF-κB 経路関連分子群，type I IFN 受容体シグナル伝達に関与する TYK2 多型も SLE の疾患感受性に関連し，リスクアリルはおおむね type I IFN および type I IFN 誘導遺伝子群の転写を誘導する（type I IFN signature）[14]．これらの経路の多型により，過剰な IFN 系応答が誘導され，抗原特異的および非特異的免疫応答が惹起され，組織障害や自己抗体産生に結びつくことが考えられる．

(3) 免疫系細胞シグナル伝達

SLE の疾患感受性多型には，免疫系細胞シグナル伝達に寄与する分子の多型が多数みられる．NF-κB 活性化および制御に関連しうる遺伝子として，TNFAIP3（A20），TNIP1（ABIN1），IKBKE, UBE2L3 などでは，NF-κB 活性化の亢進，抑制の減弱に関連するアリルがリスクアリルとして報告されている場合が多い[10]．

表❷ HLA以外の主要なSLE感受性候補遺伝子（文献1より改変）

染色体	候補遺伝子	研究アプローチ	SLEにおける役割が推測される分子機能
1	C1Q	家系発症例	アポトーシス細胞・免疫複合体処理
	PTPN22	候補遺伝子, GWAS	T細胞抑制
	FCGR2A, 3A, 3B	候補遺伝子, GWAS	免疫複合体処理
	FCGR2B	候補遺伝子	B細胞・樹状細胞・単球抑制
	TNFSF4	候補遺伝子, GWAS	OX40Lをコード, T細胞活性化
	NCF2, SMG7	GWAS	NADPH oxidase サブユニット（NCF2）, nonsense mediated mRNA decay（SMG7）
	PTPRC	GWAS	CD45をコード, T細胞・B細胞受容体シグナル
	IKBKE	候補遺伝子, GWAS	NF-κB活性化経路
	IL10	候補遺伝子, GWAS	B細胞活性化
	LYST	GWAS	Lysosomal trafficking regulation
2	LBH	GWAS	
	SPRED2	GWAS	
	IFIH1	候補遺伝子, GWAS	IFNα, アポトーシス, 自己抗体産生誘導
	STAT4	候補遺伝子, GWAS	STAT4発現亢進, IL-12シグナル増強, Th分化
	IKZF2	GWAS	リンパ球分化
3	ABHD6, PXK	GWAS	
	IL12A	GWAS	IL-12シグナル
	TREX1	稀少変異	細胞質内DNA分解
	DNASE1L3	家系発症例	アポトーシス細胞由来マイクロパーティクル中のDNA分解
4	BANK1	GWAS	B細胞シグナル
5	TCF7, SKP1	GWAS	T細胞に発現する転写因子（TCF7）, ユビキチン化（SKP1）
	TNIP1	GWAS	ABINをコード, NF-κB活性化制御
	MIR146A	GWAS	抗炎症的作用
6	ATXN1	GWAS	
	MHC	候補遺伝子, GWAS	抗原提示, 免疫系統御
	UHRF1BP1	GWAS	
	BACH2	GWAS	B細胞における抗体産生制御
	PRDM1, ATG5	GWAS	IFNβ抑制, B細胞分化（PRDM1）, オートファジー（ATG5）
	TNFAIP3	GWAS	A20をコード, NF-κB活性化制御
7	JAZF1	GWAS	転写制御因子
	IKZF1	GWAS	リンパ球分化
	GTF2IRD1, GTF2I, NCF1	GWAS	転写因子（GTF2IRD1, GTF2I）, NADPH oxidase サブユニット（NCF1）
	IRF5	候補遺伝子, GWAS	type I IFN, IFN誘導性遺伝子群および炎症性サイトカイン誘導
8	BLK	GWAS	B細胞受容体シグナル, B細胞分化
9	JAK2	GWAS	サイトカイン受容体シグナル伝達
10	WDFY4	GWAS	
	ARID5B	GWAS	ヒストン脱メチル酵素複合体の構成要素, リンパ球増殖・分化
11	IRF7	候補遺伝子, GWAS	type I IFNおよびIFN誘導性遺伝子群の誘導
	CD44	連鎖解析, GWAS	リンパ球活性化, ホーミング, アポトーシス
	RNASEH2C	GWAS	RNA-DNAハイブリッドからRNA部分を分解するRNaseH2の構成要素, 稀少変異がAicardi–Goutières症候群（AGS）の原因
	DHCR7, NADSYN1	GWAS	
	ETS1, FLI1	GWAS	いずれも様々な免疫系機能に関連する転写因子
12	SH2B3	GWAS	サイトカインシグナル抑制に関与するアダプター分子
	SLC15A4	GWAS	TLR7, TLR9誘導性 type I IFN発現に関与
	C1R, C1S	家系発症例	アポトーシス細胞・免疫複合体処理
14	RAD51B	GWAS	アポトーシス
15	CSK	GWAS	PTPN22と相互作用しB細胞シグナル伝達制御に関与

16	CIITA, SOCS1	候補遺伝子，GWAS	MHC class II 発現制御（CIITA），サイトカインシグナル抑制（SOCS1）
	ITGAM	GWAS	補体依存性貪食，細胞接着
	ZFP90 (FIK)	GWAS	転写因子
	IRF8	GWAS	type I IFN および IFN 誘導性遺伝子群の誘導
	DNASE1	稀少変異	アポトーシス細胞由来の DNA 分解
17	PLD2	GWAS	Phospholipase D2 をコードし，様々なシグナル伝達に関与
	IKZF3	GWAS	リンパ球分化
19	TYK2	候補遺伝子，GWAS	type I IFN シグナル伝達
22	UBE2L3	GWAS	ユビキチン結合酵素，NF-κB 活性化経路に関与
X	TLR7, TLR8	候補遺伝子	一本鎖 RNA を認識し type I IFN 経路を活性化
	CXorf21	GWAS	
	IRAK1	候補遺伝子，GWAS	IL-1 シグナル伝達
	MECP2	候補遺伝子，GWAS	メチル化 DNA に結合し転写制御

候補遺伝子として示されているものは，当該領域において最も病因的である可能性が高いと推測される遺伝子であり，近傍に位置する他の遺伝子が実際には病因的である可能性もある。GWAS：ゲノムワイド関連研究。遺伝子リストは主として文献 2，3 に基づき作成。

主として B 細胞において機能すると思われる BLK，T 細胞において機能すると思われる STAT4，主たる type I IFN 産生細胞である形質細胞様樹状細胞（plasmacytoid dendritic cell：pDC）において機能すると思われる前述の type I IFN 産生経路の分子群などが含まれることから，複数の血球系細胞種が発症に寄与していることがうかがえる。これらの分子機構は必ずしも十分解明されていないものも多いが，活性化シグナル増強あるいは免疫寛容誘導不全との関連が検討されている。

また HLA は，抗原ペプチド提示を介して，特異的な自己抗体の誘導を介して SLE と関連する可能性が考えられる。

(4) DNA/RNA 含有免疫複合体による組織障害と pDC からの type I IFN 産生

産生された自己抗体と DNA，RNA などにより免疫複合体が形成され，組織障害が惹起されるとともに，pDC 細胞のエンドソームに取り込まれた DNA あるいは RNA が，TLR を介して，type I IFN 産生を誘導する。

上記は疾患関連遺伝子から推測される SLE 発症機序仮説の一例であり，今後，検証されていくべきものである。また近年大きな注目を集めている領域として，7 番染色体に位置する GTF2IRD1-GTF2I 領域がある。これは，2013 年に中国人集団においてシェーグレン症候群の GWAS で MHC 領域以上に強い関連を示す領域として同定され，その後，SLE においても強い関連が検出された[3) 20)]。GTF2IRD1，GTF2I は転写因子であるが，近傍に位置する NADPH oxidase のサブユニットをコードする NCF1 遺伝子が一義的との報告もあり[21)]，病因的多型部位の特定と分子機構の解明にはなお検討を要するが，また新たな病態形成機構が明らかになる可能性がある。

II．全身性強皮症

1．遺伝疫学的知見

SSc の有病率には男女差・集団差があり，日本やヨーロッパと比べてアメリカの有病率が高く，遺伝要因も示唆されている[22)]。

アメリカの疫学研究では，一般集団の SSc 有病率 0.026% であるのに対し，患者同胞の有病率は 0.4%，患者の第一度近親者では 0.3%，相対危険度は患者同胞で 15，第一度近親者で 13 であることが報告され，SSc における遺伝要因の重要性が示唆された[23)]。同じくアメリカで行われた双生児研究では，SSc 発症一致率は一卵性双生児で 4.2%（1 組/24 組），二卵性双生児では 5.6%（1 組/18 組）であった。一卵性双生児と二卵性双生児の SSc 発

症一致率には大きな差が認められなかった。しかし，「抗核抗体陽性」という表現型に対する一卵性双生児の一致率は90％であるのに対し，二卵性双生児の一致率は40％であり，一致率に大きな差がみられたことから，抗核抗体の産生には遺伝要因が強く関与することが示唆された[24]。さらに，皮膚線維芽細胞における遺伝子発現プロファイル解析において，一卵性双生児ペアのうち罹患していないほうの双生児が，罹患しているほうの双生児と同様の発現プロファイルを示していたのに対し，二卵性双生児ペアにおいては，罹患していないほうの双生児は健常者同様の発現プロファイルを呈していた[25]。これらから，SSc発症素因となる抗核抗体や遺伝子発現パターンなどの分子基盤には遺伝要因が強く関与するが，臨床的な発症に至るうえには，エピジェネティクスを含む後天的要因が必要であるのではないかとの可能性が示唆された。しかし，双生児研究は研究の数も個々の研究のサンプルサイズも少なく，十分確立した知見とは言い難い。また最近，GWASのデータを用いて計算された遺伝率は双生児研究よりも高い数値が報告されている[26]。

2. MHC領域

HLA class II と SSc との関連は，集団ごとに，また臨床病型〔びまん皮膚硬化型（diffuse cutaneous [dc]SSc）と限局皮膚硬化型（limited cutaneous [lc]SSc）〕や自己抗体プロファイル（抗 topoisomerase 1 抗体[ATA]と抗 centromere 抗体[ACA]）ごとに異なる。日本人集団における疾患感受性および抵抗性アリル・ハプロタイプ[7]を図❶にまとめる。抗体別分類のほうが臨床病型別分類よりも強くHLAに関連する傾向が認められる。

3. MHC領域以外の疾患感受性遺伝子

2017年現在，ゲノムワイド有意水準（$P < 5 \times 10^{-8}$）に到達した，あるいは複数の研究により関連が再現されているなどの理由により，関連がほぼ確立したと考えられているSSc関連遺伝子を表❸に示す[22) 26)]。大部分はヨーロッパ系集団のデータに基づくものであるが，最近，日本とヨーロッパのグループの共同研究により日本人を含めたGWASが報告された[27]。

GWASで検出されたSSc関連遺伝子の大多数は，膠原病をはじめとする他の免疫疾患，特にSLEと共通の遺伝子で，T細胞・B細胞シグナル

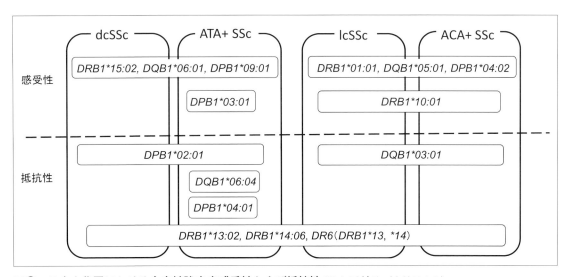

図❶ 日本人集団における全身性強皮症感受性および抵抗性HLAアリル（文献7より）

dcSSc：びまん皮膚硬化型全身性強皮症，lcSSc：限局皮膚硬化型全身性強皮症，ATA+SSc：抗トポイソメラーゼ1抗体陽性全身性強皮症，ACA+SSc：抗セントロメア抗体陽性全身性強皮症

表❸ 全身性強皮症の *HLA* 以外の疾患感受性候補遺伝子 (文献22より改変)

染色体	候補遺伝子	研究アプローチ	強皮症との関与が想定される分子経路	関連サブセット
1	CD247	GWAS	T細胞シグナル	
	TNFSF4	候補遺伝子	T細胞・B細胞活性化	lcSSc
	IL12RB2	GWAS follow up	IL-12シグナル	
	PTPN22	候補遺伝子	T細胞シグナルを負に制御	
2	STAT4	候補遺伝子, GWAS, IC	IL-12シグナル	lcSSc
3	IL12A	GWAS follow up	IL-12シグナル	
	DNASE1L3	IC	アポトーシス時のDNA断片化	ACA
	PPARG	GWAS follow up	抗線維化	
4	BANK1	候補遺伝子	B細胞シグナル	
5	TNIP1	GWAS	NF-κB経路	
6	ATG5	IC	オートファジー,あるいは隣接するPRDM1の発現制御	
	TNFAIP3	候補遺伝子, GWAS, IC	NF-κB活性化制御	
	PRDM1	GWAS	B細胞・上皮細胞分化	
7	IRF5	候補遺伝子, GWAS, IC	I型IFN,炎症性サイトカイン誘導	
8	BLK	候補遺伝子	B細胞シグナル	ACA
11	IRF7	候補遺伝子	I型IFN誘導	ACA
15	CSK	GWAS follow up	Lyp (PTPN22) と相互作用しT細胞受容体シグナルを負に制御	
16	IRF8	GWAS	I型IFN経路,B細胞分化	lcSSc
17	GSDMA	GWAS	皮膚に発現,lcSScにより強く関連	
19	IL12RB1	IC follow up	IL-12シグナル	

候補遺伝子として示されているものは,当該領域において最も病因的である可能性が高いと推測される遺伝子であり,近傍に位置する他の遺伝子が実際には病因的である可能性もある。GWAS:ゲノムワイド関連研究,IC:immunochip,follow up:GWASあるいはICにより関連傾向が検出された遺伝子を候補としてサンプルサイズを増やし,ゲノムワイド有意水準に到達した遺伝子

経路,I型インターフェロン経路,IL-12経路に関連する遺伝子が多い。一方,線維化や血管障害というSScの病態の特殊性を説明しうる知見は十分得られていないが,上述の日本とヨーロッパとの共同研究によって報告された *GSDMA* は主として皮膚に発現する遺伝子であり[27],また *PPARG* も線維化に関連づけられる機能を有する分子であることから[28],膠原病の中ではSScの特異性に関連する遺伝子である可能性がある。

Ⅲ. ANCA関連血管炎

1. 疫学的知見

ANCA関連血管炎(AAV)は臨床症状により顕微鏡的多発血管炎(microscopic polyangiitis:MPA),多発血管炎性肉芽腫症(granulomatosis with polyangiitis:GPA)および好酸球性多発血管炎性肉芽腫症(eosinophilic granulomatosis with polyangiitis:EGPA)に分類される。また,ANCAの主たる対応抗原はmyeloperoxidase(MPO)-ANCAおよびproteinase 3(PR3)-ANCAであり,ANCA特異性によっても分類される。ヨーロッパ系集団においては,臨床分類ではGPAが,ANCA特異性による分類ではPR3-ANCA陽性群が大部分を占めるのに対し,日本人を含む東アジア集団では,それぞれMPA,MPO-ANCA陽性群が多くを占める[29]。また,ヨーロッパ系集団ではGPAの大部分はPR3-ANCA陽性であるものの,日本人GPAではPR3-ANCA陽性とMPO-ANCA陽性がそれぞれ約半数を占めるという特徴がある[30]。

2. *MHC* 領域

AAVにおいて最も確立した感受性遺伝子は

HLA であり，GWAS においても最も強い関連が検出されている。ヨーロッパ系集団における GWAS では，MPA および MPO-ANCA 陽性群（MPO-AAV）において，HLA-DQ 領域に位置する SNP が最も強い関連を示した[31)32)]。一般に DR-DQ 領域は連鎖不平衡が強いことから，この領域に病因的意義を有するアリルが存在することが示唆されるが，ヨーロッパ系集団においてそのようなアリルは特定されていない。一方，GPA および PR3-ANCA 陽性群（PR3-AAV）においては，HLA-DP 領域に位置する SNP が最も強い関連を示し[32)33)]，アリルレベルでは DPB1*04:01 との関連が報告されている[33)34)]。また，MPA/MPO-AAV，GPA/PR3-AAV のいずれにおいても，SNP は臨床分類よりも ANCA 特異性とより強く関連する傾向が検出されている[31)32)]。

日本人集団では，MPA，MPO-AAV の疾患感受性に，DRB1*09:01 およびこれと強い連鎖不平衡にある DQB1*03:03 が関連する。一方，MPA，MPO-AAV において，DRB1*13:02 が有意に減少し，疾患抵抗性であることが見出されている[6)]（表❹）。DRB1*13:02 は SLE，SSc に対しても，さらには RA や PM/DM に対しても疾患抵抗性であることから，膠原病共通の疾患抵抗性因子と考えられる。

日本人集団における PR3-ANCA 陽性群では，ヨーロッパ系集団同様，DPB1*04:01 が増加傾向を示し，DRB1*13:02 で調整すると有意な関連が認められる[6)]。この傾向は GPA 群ではみられない。これは，日本人 GPA の約半数は MPO-ANCA 陽性であり，この群では DPB1*04:01 が減少しているためであり，DPB1*04:01 は臨床病型よりも ANCA 特異性に強く関連することが示唆される。

DRB1*09:01 は東アジア集団に極めて高頻度に存在するアリルであるが，ヨーロッパ系集団やアフリカ系集団にはほとんど存在しない。逆に DPB1*04:01 は，ヨーロッパ系集団に多く東アジア集団には少ない。このような集団の遺伝的背景の違いが，東アジア集団において MPA，MPO-AAV が多く，ヨーロッパ系集団において GPA，PR3-AAV が多い理由の1つになっていると考えて矛盾はない。

3. MHC 領域以外の疾患感受性遺伝子

近年，ヨーロッパ系集団を対象に3つの GWAS が施行され[31)-33)]，また GWAS と候補遺伝子解析の成果を含めた大規模メタアナリシスの結果が報告された[35)]。GWAS では α1-antitrypsin をコードする SERPINA1 遺伝子近傍に位置する SNP が GPA や PR3-AAV の疾患感受性と関

表❹ 日本人集団における ANCA 関連血管炎と HLA の関連（文献6より）

	アリル保有率（陽性率）		
	患者群（%）	健常対照群（%）	OR（95% CI）
顕微鏡的多発血管炎			
DRB1*09:01	39.6	28.0	1.69（1.25-2.27）
DRB1*13:02	8.1	17.1	0.43（0.26-0.68）
DPB1*04:01	6.3	12.3	0.48（0.28-0.82）
多発血管炎性肉芽腫症			
DRB1*08:02	14.1	5.5	2.81（1.42-5.56）
ANCA 関連血管炎（MPA-ANCA 陽性群）			
DRB1*09:01	39.8	28.0	1.70（1.29-2.23）
DRB1*13:02	7.4	17.1	0.39（0.25-0.60）
DPB1*04:01	5.0	12.3	0.38（0.22-0.64）
ANCA 関連血管炎（PR3-ANCA 陽性群）			
DPB1*04:01	19.4	12.3	1.71（0.87-3.36）

日本人集団における注目すべき主な HLA アリル頻度（%）およびアリル保有率（%）とオッズ比（OR），95%信頼区間（CI）。アリル頻度は，患者群および健常対照群における全アリル数中の当該アリルの頻度。アリル保有率（陽性率）は，患者群および健常対照群の人数のうち，当該アリルをホモ接合あるいはヘテロ接合で保有する個体の割合である。

連することが見出され[31]，北米における GWAS でも GPA，PR3-AAV との関連が確認されている[33]．α1-antitrypsin はプロテアーゼ阻害分子で，ANCA の対応抗原の1つである proteinase 3 の作用を阻害する．*SERPINA1* には機能低下型アリル（S アリル，Z アリル）が存在し，メタアナリシスでは Z アリルは MPO-ANCA 陽性群，PR3-ANCA 陽性群いずれにおいても有意な関連が検出される[35]．

ヨーロッパ系集団の GWAS では，自己抗原である PR3 をコードする *PRTN3* 遺伝子領域の SNP と PR3-ANCA 陽性 AAV との関連も検出されている[31)32]．リスク遺伝子型は PRTN3 の発現亢進に関連すると報告されている[32]．さらに，関節リウマチ，I 型糖尿病，SLE など多くの自己免疫疾患において関連が確立している *PTPN22* の関連も検出されている[32]．

そのほか，自己免疫疾患に共通の疾患感受性遺伝子として知られる *CTLA4*，*IRF5* もメタアナリシスにより AAV との関連が報告されている[35]．日本人集団では，*IRF5* 低発現アリルと MPO-ANCA 陽性 AAV の疾患感受性との関連が報告されている[36]．一方，ヨーロッパ系集団の GPA では，日本人 MPO-ANCA 陽性 AAV とは逆の関連が認められた[35]．この違いが AAV 病型や ANCA 特異性の違いによるものか，集団差に起因するものかはまだ明らかでない．

おわりに

本稿では，SLE，SSc，AAV を対象に，多因子疾患としての膠原病の疾患感受性遺伝子研究の現状を概説した．一方，近年，周期的発熱，漿膜炎などを主徴とし，疾患特異的自己抗体は検出されないものの，主として自然免疫系遺伝子の変異により，メンデル型遺伝様式で発症に至る疾患が，自己炎症性疾患（autoinflammatory disease）という概念で統一されている．以前から知られる家族性地中海熱（familial Mediterranean fever：FMF），TNF 受容体関連周期性症候群（TNF receptor associated periodic syndrome：TRAPS），クライオパイリン関連周期性発熱症候群（cryopyrin-associated periodic syndrome：CAPS），中條-西村症候群などに加え，近年，エクソーム解析により次々に新たな自己炎症性疾患の責任遺伝子が報告されている．また膠原病類縁疾患の中で，日本に比較的多いベーチェット病，高安動脈炎の遺伝子解析についても，紙数の関係で紹介できなかったが，着実な進展がみられている．

参考文献

1) 土屋尚之：最新医学別冊 診断と治療の ABC118 全身性エリテマトーデス（田中良哉 編集），32-43，最新医学社，2016．
2) Bentham J, Morris DL, et al：Nat Genet 47, 1457-1464, 2015.
3) Morris DL, Shen Y, et al：Nat Genet 48, 940-946, 2016.
4) Furukawa H, Kawasaki A, et al：PLoS One 9, e87792, 2014.
5) Oka S, Furukawa H, et al：PLoS One 9, e99453, 2014.
6) Kawasaki A, Hasebe N, et al：PLoS One 11, e0154393, 2016.
7) Furukawa H, Oka S, et al：PLoS One 11, e0154255, 2016.
8) Furuya T, Hakoda M, et al：J Rheumatol 31, 1768-1774, 2004.
9) Fernando MM, Freudenberg J, et al：Ann Rheum Dis 71, 777-784, 2012.
10) Raj P, Rai E, et al：eLife 5, e12089, 2016.
11) Lintner KE, Wu YL, et al：Front Immunol 7, 36, 2016.
12) Crow YJ, Manel N：Nat Rev Immunol 15, 429-440, 2015.
13) Al-Mayouf SM, Sunker A, et al：Nat Genet 43, 1186-1188, 2011.
14) Bronson PG, Chaivorapol C, et al：Curr Opin Immunol 24, 530-537, 2012.
15) Yasutomo K, Horiuchi T, et al：Nat Genet 28, 313-314, 2001.
16) Oliveira L, Sinicato NA, et al：Front Genet 5, 418, 2014.
17) Van Eyck L, De Somer L, et al：Arthritis Rheumatol 67, 1592-1597, 2015.
18) Deng Y, Zhao J, et al：PLoS Genet 9, e1003336, 2013.
19) Kawasaki A, Furukawa H, et al：Arthritis Res Ther 13, R41, 2011.
20) Sun C, Molineros JE, et al：Nat Genet 48, 323-330, 2016.
21) Zhao J, Ma J, et al：Nat Genet 49, 433-437, 2017.
22) 八谷有紀，古川 宏，他：強皮症の基礎と臨床（佐藤伸一 編），60-69，医薬ジャーナル社，2016．
23) Arnett FC, Cho M, et al：Arthritis Rheum 44, 1359-1362, 2001.
24) Feghali-Bostwick C, Medsger TA Jr, et al：Arthritis

Rheum 48, 1956-1963, 2003.
25) Zhou X, Tan FK, et al : Arthritis Rheum 52, 3305-3314, 2005.
26) Bossini-Castillo L, Lopez-Isac E, et al : J Autoimmun 64, 53-65, 2015.
27) Terao C, Kawaguchi T, et al : Ann Rheum Dis, doi: 10.1136/annrheumdis-2016-210645, 2017.
28) Lopez-Isac E, Bossini-Castillo L, et al : Arthritis Res Ther 16, R6, 2014.
29) Fujimoto S, Watts RA, et al : Rheumatology 50, 1916-1920, 2011.
30) Sada KE, Yamamura M, et al : Arthritis Res Ther 16, R101, 2014.
31) Lyons PA, Rayner TF, et al : N Engl J Med 367, 214-223, 2012.
32) Merkel PA, Xie G, et al : Arthritis Rheumatol 69, 1054-1066, 2017.
33) Xie G, Roshandel D, et al : Arthritis Rheum 65, 2457-2468, 2013.
34) Heckmann M, Holle JU, et al : Ann Rheum Dis 67, 972-979, 2008.
35) Rahmattulla C, Mooyaart AL, et al : Ann Rheum Dis 75, 1687-1692, 2016.
36) Kawasaki A, Inoue N, et al : Genes Immun 14, 527-529, 2013.

土屋尚之
1983年　東京大学医学部医学科卒業
1985年　同医学部内科物理療法学教室（物療内科）
1987年　University of New Mexico, Department of Medicine, Research fellow
1988年　University of Florida, Department of Medicine, Research fellow
1990年　東京大学医学部内科物理療法学教室助手
1996年　同大学院医学系研究科人類遺伝学分野助手
1997年　同助教授
2006年　筑波大学大学院人間総合科学研究科社会環境医学専攻教授
2011年　同医学医療系教授（組織改編による名称変更）
2016年　同大学院人間総合科学研究科生命システム医学専攻長（兼務）

第3章 主に成人期にみられる多因子疾患の遺伝医学研究・診療各論

14. アルコール依存症の遺伝研究：GWAS からの知見

木村　充

　アルコール依存症の遺伝率は約 50〜60％と推定されている。アルコール依存症の遺伝因子を調べるため連鎖研究や相関研究が行われ，ALDH2 や ADH1B といった遺伝子が相関することが明らかになっている。GWAS は全ゲノムの多数の SNP を比較・解析する方法であり，アルコール依存症の GWAS がいくつか報告されている。GWAS の結果からは，アルコール依存症の遺伝因子で最も影響が強いのは ADH と ALDH2 の遺伝子多型であることが示唆されている。アルコール消費量についての GWAS では，AUTS2 や KLB 遺伝子の関与が報告されている。本稿では，アルコール依存症について，現在までの GWAS を中心とした遺伝研究と今後の展望をレビューする。

はじめに

　アルコール依存症の発症には遺伝的な要因が大きく関わっており，双生児研究の結果から，アルコール依存症の遺伝率（heritability）は約 50〜60％であると推定されている[1)-3)]。アルコール依存症と関連する遺伝子を特定するため，連鎖研究と相関研究の 2 つの研究手法を用いて多くの研究が行われた。

　連鎖研究は，疾患を発現する家系を利用して，染色体上のマーカーを用いて，ゲノム上のどの位置に疾患に関係する遺伝子があるかを調べる研究である。Reich らは，アルコール依存症の遺伝学に関する共同研究（Collaborative Study of the Genetics of Alcoholism：COGA）サンプルから，105 家系 987 人を対象として連鎖解析を行い，1，2，7 番染色体にアルコール依存症に連鎖する領域があることを報告した[4)]。Long らは，152 名の American Indian の家系を用いた連鎖研究を行い，4，11 番染色体に連鎖が認められたと報告している[5)]。しかし，その後の研究では，これらの連鎖部位からアルコール依存症との相関を示す遺伝子多型は明らかになっていない。

　相関研究は，生物学的なメカニズムから候補遺伝子を設定し，ケース・コントロールのデザインによって，疾患特異的な遺伝子多型の有無を調べる方法である。相関研究で明らかになったアルコール依存症と関連する遺伝子として，2 型アルデヒド脱水素酵素遺伝子（aldehyde dehydrogenase-2：ALDH2）やアルコール脱水素酵素 1B 遺伝子（alcohol dehydrogenase-1B：ADH1B）などのアルコール代謝酵素の遺伝子がある。ALDH2 遺伝子多型（rs671）は東アジア人のみに認められ，活性の低いタイプをもつ者では飲酒後に顔が赤くなり不快な反応（フラッシング反応）を引き起こすことが知られている。このような遺伝子型をもつ者はアルコール消費量が少なく，アルコール依存症のリスクが低い[6)7)]。また，ADH1B も活性に影響を与える SNP（rs1229984）が存在し，アルコールを代謝する活性が高いタイ

■ **Key Words**
アルコール依存症，遺伝率，連鎖研究，相関研究，GWAS，ADH1B，ALDH2

プの遺伝子型をもつ者のほうが，活性が低いタイプよりもアルコール依存症のリスクが低いことが示されている[6]。その他にも，神経伝達に関係する遺伝子にある多型についての相関研究も盛んに試みられてきたが，ALDH2，ADH1Bのように確実にアルコール依存症リスクと相関する遺伝子は見つかっていないのが現状である。

遺伝子相関研究では，機能的な側面からの仮説を立て，候補遺伝子を設定する必要となることが1つの欠点であり，候補として想定できない遺伝子についての相関を調べることは不可能であった。また比較的サンプルサイズが小さいため，偽陽性が出やすいという問題もある。一方，連鎖研究では，あらかじめ候補遺伝子を設定することは不要であるが，サンプルとして血縁のある家系が必要となるという弱点があった。

ゲノムワイド相関研究（genome-wide association study：GWAS）は，マイクロアレイを用いて数十万～数百万のSNPをまとめてジェノタイピングすることにより，候補遺伝子を特定することなく疾患関連遺伝子を検索するという方法である。GWASでは非常に多数のSNPを解析するため，単独のSNPについての差は多重比較の影響を凌駕する低いP値が必要となり，有意の結果が得られる水準として全ゲノム有意（genome-wide significant：GWS）という概念がある。GWSは一般的にP値が5×10^{-8}程度となるような非常に厳格な基準となる。そのため非常に多数のサンプル数がないと，比較的小さい影響しかもたないSNPでは有意な差として検出されない。この問題を回避するために，いくつかのサンプルセットを用いたメタ解析を行うことで，サンプル数を増やし相関のある領域を検出することが可能となることがある。

I. アルコール依存症のGWAS（表❶）

アルコール依存症について最初のGWASは，Treutleinらによって2009年に発表された。彼らは，476名のアルコール依存症者と1358名のコントロールからなるドイツ人サンプルを用いてGWASの解析を行い，GWSの多型はdiscoverサンプルからは検出されなかったが，上位の139個のSNPを1204名のアルコール依存症者と996名のコントロールからなるreplication sampleを含めて解析したところ，PECR遺伝子内の2つのSNPに有意な相関があることがわかった[8]。Frankらは，この研究のドイツ人サンプルをさらに拡張し，1333名のアルコール依存症者と2168名のコントロールを用いて解析を行い，4番染色体上のADH1B遺伝子とADH1C遺伝子の間の領域にあるSNPでGWSの部位があったことを報告している[9]。

2010年には，アルコール依存症についての2本の報告がされた。Bierutら[10]は，遺伝と環境に関する嗜癖の研究（Study of Addiction:Genetics and Environment：SAGE）サンプル，Edenbergら[11]は，COGAサンプルを用いて，ヨーロッパ由来（EA）米国人とアフリカ由来（AA）米国人からGWASの解析を行ったが，いずれもGWSに達する多型は検出されなかった。Zuoらは，この両者のサンプルをメタ解析によって再解析し，KIAA0040，SERINC2，HTR1A遺伝子に彼らの設定したGWS（5×10^{-7}）のSNPがあることを報告した[12]。

サンプル数として最も大きいサンプルを解析したGWASは，Gelernterらによる研究である。彼らは，新たに2379名のEAサンプルと3318名のAAサンプル（Yale-Pennサンプル）をSAGEサンプルと合わせて解析した結果，4番染色体上にあるADH遺伝子クラスター上に最もP値の低いGWSのSNPがあることを報告した。EAで最も強い相関が認められたのは既知のADH1Bのrs1229984多型であり，AAで最も大きい相関がみられたのもADH1B上のmissense mutationであるrs2066702多型であった[13]。

アジア人を対象としたGWAS研究は2つの報告がある。Parkらは，117名のアルコール依存症者と279名のコントロールからなる韓国人サンプルを対象としてGWASを行った。サンプル数が少ないにもかかわらず，ALDH2の既知のSNPであるrs671とADH7上のSNPがGWSであることを報告した[14]。またQuillenらは，102名の

表❶ アルコール依存症との相関を調べたGWAS

文献	Discovery サンプル数			SNP（万）	GWS	相関が指摘された主な遺伝子
	ケース	コントロール	人種			
Treutlein (2009)[8]	476	1358	EA	52	0	PECR
Edenberg (2010)[11]	847	552	EA	94	0	
	345	140	AA			
Bierut (2010)[10]	1235	1433	EA	94	0	GABRA2
	662	443	AA			
Kendler (2011)[24]	2357		EA	不明	0	PITRM1
	812		AA			PIGG
						AKAP9
Heath (2011)[25]	2062	6692	EA	30	0	
Wang (2011)[26]	1283	1416	EA	81	0	KIAA0040
						NRD1
						THSD7B
Zuo (2012)[12]	1409	1518	EA	80	8*	KIAA0040
	681	508	AA			SERINC2
						HTR1A
Frank (2012)[9]	1333	2168	EA	46	0	ADH1C
Park (2013)[14]	117	279	韓国人	42	3	ADH7
						ALDH2
McGue (2013)[27]	3852	3336	EA	52	0	
Quillen (2014)[15]	102	212	中国（漢民族）	24	2	ALDH2
Gelernter (2014)[13]	5131		EA	633（EA）	15	ADH1B
	4629		AA	951（AA）		ADH1C
						2番染色体 intergenic
Mbarek (2015)[28]	1374	6468	EA	646	0	HPGD
						RGS17

EA：ヨーロッパ由来，AA：アフリカ由来，GWS：discoveryサンプル単独で全ゲノム有意と報告されたSNPの数
*通常（5×10^{-8}）よりも大きい5×10^{-7}をGWSと設定

アルコール依存症者と212名のコントロールからなる中国人サンプルを対象にGWASを行い，ALDH2上にrs671を含む2つのGWSのSNPがみられたことを報告した[15]。これらの研究はいずれもGWASとしては規模の小さいものであるが，ADHとALDH2のアルコール代謝酵素の多型がアルコール依存症の発症リスクに大きな役割を果たしていることを示唆している。

II．アルコール消費量のGWAS

アルコール消費量は遺伝的影響があることが知られており，アルコール使用障害と強い相関がある。アルコール消費と関連するSNPを検索するGWASもいくつか試みられている。

Schumannらは，12の一般人口を対象としたGWASのメタ解析により，自閉症の関連遺伝子として注目されているAUTS2遺伝子の多型がGWSな変異であったことを報告した。さらに動物モデルにおいて，AUTS2遺伝子の発現がアルコール摂取と関連があったことを示している[16]。さらにその後，彼らは30のGWASから70,460名のdiscovery sampleと35,438名のreplication sampleを用いた現時点で最大のメタ解析により，FGF-21の受容体であるβ-Klothoをコードする遺伝子であるKLB遺伝子の多型がアルコール消費量と相関があることを報告した[17]。

さらにマウスにおいても，β-Klotho が FGF-21 によるアルコール摂取の制御に必要なことが明らかになった。Baik らは，韓国人を対象とした GWAS で，12番染色体上の12の SNP がアルコール消費量と関連していることを報告している[18]。

Ⅲ．エンドフェノタイプの解析

アルコール依存症という形質は，遺伝要因・環境要因双方が関係しており，アルコール依存症群の中での遺伝的均質性は低いものと思われる。この均質性の低さが依存症者 vs コントロールというデザインにおける遺伝子の検出を困難にしている。アルコール依存症が様々な遺伝的背景をもつエンドフェノタイプの集合体と考え，それぞれのエンドフェノタイプがどの遺伝子多型と相関するかを検索するモデルが遺伝的均質性を高めるのに有効な戦略となる。一例として，アルコール依存症者の血縁者では一定の脳波の特徴があることが知られており，これをエンドフェノタイプとして設定した研究がある。例えば，課題遂行時の前頭葉の θ 波事象関連電位は，アルコール依存症者だけではなく，その子供でも正常対照群と比較して減弱していることが示されており，アルコール依存症の遺伝的背景を反映するエンドフェノタイプだと考えられている。Kang らは，COGA のサンプルを用いて θ 波事象関連電位の GWAS を行い，21番染色体上の KCNJ6 内の SNP が有意な相関をもつことを報告した[19]。また Meyers らは，20～28Hz の速 β 波密度をエンドフェノタイプとして GWAS 解析を行い，3番染色体上の SNP が関連していたことを報告している[20]。

Ⅳ．ポスト GWAS 解析

GWAS により全ゲノムを包括的に検索することによって，アルコール依存症の遺伝率を構成する背景の大部分が解明されることが期待されていた。しかし，GWAS によって得られたデータからは遺伝率のわずかな一部分しか明らかになっていない。これはアルコール依存症だけではなく様々な多因子疾患に共通した問題であり，「失われた遺伝率」と呼ばれる。

近年，GWAS のデータを用いて，GCTA（genome-wide complex trait analysis）という解析方法により，SNP から得られる遺伝率を計算する研究が報告された。この方法は，SNP データから得た遺伝的類似性と表現型の類似性を比較することにより，遺伝率を推定する方法である。Vrieze らは，一般人口の GWAS データから，アルコール依存症で16％，アルコール消費量で18％と推定した[21]。また Yang らは，既存の GWAS データより，GCTA によって23.9％が common SNP によって説明できると報告した[22]。この数値は双生児研究によって得られる遺伝率の約半分であり，GWAS によって解析される common SNP 以外の稀な多型がアルコール依存症の発症に大きく関わっていることが示唆される[23]。

おわりに

数々の GWAS から明らかになった事実として，アルコール依存症リスクの遺伝的背景に最も強い影響があるのは，ADH1B や ALDH2 といったアルコール代謝酵素の多型であろうということである。EA を対象とした GWAS では4番染色体上の ADH 遺伝子クラスター上に相関のある部位が報告されており，東アジア人を対象とした GWAS では，さらに ALDH2 遺伝子の SNP も相関があることがわかっている。これらの知見は，GWAS 以前の相関研究とも合致する知見であるが，相関研究では相関が報告されることもあった DRD2，OPRM1 といった神経伝達物質関連の遺伝子多型との相関は GWAS では再現されなかった。

アルコール依存症のような多因子遺伝の疾患では，それぞれの SNP は比較的小さい影響しかないため，そのような SNP では GWS には達しないことが挙げられる。有意となるためにはより多くの対象数を解析することが必要なため，複数のサンプルセットのメタ解析あるいはいわゆるメガ解析を行うことが小さな影響をもつ SNP の検出に必要となる。また GCTA 解析からも示唆されるように，一般的にみられる多型ではなく，rare variantsが予想よりも大きい影響を与えていることが予想される。そのようなSNPも含めた遺伝的影響を明らかにするために，より多数のSNPを解析するアレイを用いることや，エクソームシークエンシングなどのシークエンス技術を用いた解析が有用であると予想される。

まとめると，GWASからは，アルコール依存症の遺伝要因で最も影響の大きいものはADH, ALDHのアルコール代謝酵素の多型であると推定される。その他にも複数の候補遺伝子が明らかになっているが，いまだ遺伝率から比べると未知の部分が多い。アルコール消費量についてのGWASでは，AUTS2やKLB遺伝子の関与が発見され，動物モデルでもその結果を強化する知見が得られている。今後の遺伝子研究には，より大規模なGWASやシークエンシングが必要と考えられるが，そのためにはさらに大規模なアルコール依存症のサンプルセットが必要である。今までの研究はEAでの研究が多く，AAもある程度行われているが，アジア系の人種については研究が少なく，それぞれの規模も小さい。アジア人についても，COGAやSAGEのような大規模な多施設共同のサンプルを作ることが求められている。

参考文献

1) Heath AC, Bucholz KK, et al : Psychol Med 27, 1381-1396, 1997.
2) Kendler KS, Heath AC, et al : JAMA 268, 1877-1882, 1992.
3) Kendler KS, Prescott CA, et al : Arch Gen Psychiatry 54, 178-184, 1997.
4) Reich T, Edenberg HJ, et al : Am J Med Genet 81, 207-215, 1998.
5) Long JC, Knowler WC, et al : Am J Med Genet 81, 216-221, 1998.
6) Higuchi S, Matsushita S, et al : Ann NY Acad Sci 1025, 472-480, 2004.
7) Muramatsu T, Wang ZC, et al : Hum Genet 96, 151-154, 1995.
8) Treutlein J, Cichon S, et al : Arch Gen Psychiatry 66, 773-784, 2009.
9) Frank J, Cichon S, et al : Addict Biol 17, 171-180, 2012.
10) Bierut LJ, Agrawal A, et al : Proc Natl Acad Sci USA 107, 5082-5087, 2010.
11) Edenberg HJ, Koller DL, et al : Alcohol Clin Exp Res 34, 840-852, 2010.
12) Zuo L, Gelernter J, et al : Neuropsychopharmacology 37, 557-566, 2012.
13) Gelernter J, Kranzler HR, et al : Mol Psychiatry 19, 41-49, 2014.
14) Park BL, Kim JW, et al : Hum Genet 132, 657-668, 2013.
15) Quillen EE, Chen XD, et al : Am J Med Genet B Neuropsychiatr Genet 165B, 103-110, 2014.
16) Schumann G, Coin LJ, et al : Proc Natl Acad Sci USA 108, 7119-7124, 2011.
17) Schumann G, Liu C, et al : Proc Natl Acad Sci USA 113, 14372-14377, 2016.
18) Baik I, Cho NH, et al : Am J Clin Nutr 93, 809-816, 2011.
19) Kang SJ, Rangaswamy M, et al : Genes Brain Behav 11, 712-719, 2012.
20) Meyers JL, Zhang J, et al : Mol Psychiatry 22, 1767-1775, 2017.
21) Vrieze SI, McGue M, et al : Behav Genet 43, 97-107, 2013.
22) Yang C, Li C, et al : Hum Genet 133, 617-624, 2014.
23) Hart AB, Kranzler HR : Alcohol Clin Exp Res 39, 1312-1327, 2015.
24) Kendler KS, Kalsi G, et al : Alcohol Clin Exp Res 35, 963-975, 2011.
25) Heath AC, Whitfield JB, et al : Biol Psychiatry 70, 513-518, 2011.
26) Wang KS, Liu X, et al : J Psychiatr Res 45, 1419-1425, 2011.
27) McGue M, Zhang Y, et al : Behav Genet 43, 363-373, 2013.
28) Mbarek H, Milaneschi Y, et al : Am J Med Genet B Neuropsychiatr Genet 168, 739-748, 2015.

木村　充
1995年　慶應義塾大学医学部卒業
1996年　国立久里浜病院（現・久里浜医療センター）精神科
2010年　米国国立アルコール乱用・依存症研究所客員研究員（〜2012年）
2012年　久里浜医療センター精神科診療部長

第3章 主に成人期にみられる多因子疾患の遺伝医学研究・診療各論

15. 腎泌尿器科領域の多因子疾患に対するゲノムワイド関連解析

山口浩毅・後藤　眞・成田一衛

　ゲノムワイド関連解析（GWAS）をはじめとした遺伝子解析技術の急速な進歩により，腎泌尿器科領域でも様々な疾患に関与する感受性遺伝子が多数同定され，病因解明に大きく貢献している．IgA 腎症では，その発症に腸管を中心とした粘膜免疫が強く関与することや様々な自己免疫疾患と感受性遺伝子を共有することが判明し，特発性膜性腎症においても疾患発症に強く寄与する分子群が同定され，慢性腎臓病に関連すると判明した感受性遺伝子座は 50 以上にものぼる．今後，さらに感受性遺伝子の探索と環境因子との関連について研究を進めることで，多因子疾患の発症機序の解明と新たな治療法の開発につながることが期待される．

はじめに

　21 世紀に入ってからのゲノム解析技術の革新は目覚ましく，ヒトの疾患においても単一遺伝子疾患だけでなく，多因子疾患に対しても感受性遺伝子の同定を可能とした．もちろん腎泌尿器科領域の疾患も例外ではなく，IgA 腎症などの多因子疾患の遺伝背景について感受性遺伝子が数多く報告されている．本稿では腎泌尿器科領域の代表的な多因子疾患に関して，GWAS の応用例および成果について概説する．

Ⅰ．IgA 腎症の GWAS

　IgA 腎症はわが国における慢性糸球体腎炎のうち最も頻度が高く，20 年で約 20 ～ 40％が末期腎不全となる．その明確な発症機序はいまだ同定には至っていないが，上気道感染などの外来抗原の曝露を契機に腎症が悪化することから，感染や食事抗原などの環境因子が関連しているものと考えられている．一方，IgA 腎症には家族集積性が認められることや発症頻度に地域差があることから，遺伝的要因も寄与していると考えられる．

　過去，IgA 腎症と HLA 領域の関連は多くの研究で報告されてきた．2010 年に Feehally らは，ヨーロッパを中心とした 430 名の IgA 腎症コホートを用いて GWAS を行い，4 ヵ所の HLA 遺伝子座と IgA 腎症との関連を報告した[1]．2011 年には Gharavi らにより，中国および欧米から総計 IgA 腎症 3144 名とコントロール 3822 名を用いた GWAS が行われ，*HLA-DQB1*，*HLA-DQA1*，*HLA-DRB1* の 3 領域で独立して関連を認めた[2]．IgA 腎症の発症において HLA クラスⅡ分子による抗原提示を含む免疫応答が重要であることが改めて明らかとなった．

　Gharavi らの GWAS で HLA 領域以外にも 1q32 と 22q12 でシグナルが検出されている．1q32 で

■ **Key Words**
GWAS，IgA 腎症，ネフローゼ症候群，膜性腎症，慢性腎臓病，アルブミン尿，尿路結石症，糖鎖不全 IgA1

最も有意差が認められたSNPは補体制御因子であるH因子をコードする*CFH*のイントロンに存在する。このSNPは隣接する補体H因子関連タンパク群の*CFHR1*および*CFHR3*の欠損多型（*ΔCFHR3,1*）と連鎖不平衡を示し、補体C3制御においてH因子関連タンパクはH因子と競合する。IgA腎症において、*ΔCFHR3,1*を有する症例では血中C3a値や糸球体IgA沈着が少なく、またOxford分類の尿細管間質スコアが低値であると報告された。GWASでは*ΔCFHR3,1*が防御的に作用し、IgA腎症の発症には補体副経路の活性化が重要であることを示すデータである[3]。

IgA腎症の発症では環境要因に対する生体の粘膜免疫応答が重要である。2012年には中国の研究グループから、総計4137名のIgA腎症と7734名のコントロールを用いたGWASが報告され、新たに17p13と8q23でIgA腎症に関連するSNPsが同定された[4]。それぞれの領域は、TNFスーパーファミリーのAPRIL（A proliferation-inducing ligand）をコードする*TNFSF13*遺伝子、および小腸パネート細胞に発現し病原体に対して防御的に作用するα-defensinをコードする*DEFA*遺伝子内に存在する。APRILはB細胞の分化や抗体産生に関与するが、IgA腎症の口蓋扁桃では胚中心に強く発現し、口蓋扁桃摘出術の治療反応性と有意に相関することが報告された[5]。また血清APRIL濃度も上昇することが報告され、IgA腎症の疾患活動性のバイオマーカーとなる可能性がある。

本邦を含む国際共同研究として世界の各集団を対象とした大規模GWASが2012年および2014年に報告された（ヨーロッパ系および東アジア系のコホート20,612名）[6][7]。この大規模解析から明らかになったことは、IgA腎症の感受性遺伝子座が各種自己免疫疾患や炎症性腸疾患の感受性遺伝子座と重複すること、リスクアレルで算出されるスコアがIgA腎症の疫学・臨床所見を説明しうることである。特に潰瘍性大腸炎やクローン病などの炎症性腸疾患は複数の感受性遺伝子座を共有し、IgA腎症の病態に腸管粘膜を中心とした免疫応答が強く関与することが示唆された。

大規模GWASで検出された各SNPsにより算出される遺伝的リスクスコアは発症年齢と逆相関し、遺伝リスクの集積と発症時期の関連が示された。また世界各地域の比較では、アフリカから欧州、アジアに向かうに従って遺伝リスクスコアは上昇し、各人種におけるIgA腎症の頻度と合致する。また環境要因との解析では、各地域の病原体の多様性と遺伝リスクスコアが有意に関連し、これは環境要因への適応がIgA腎症の遺伝背景に反映されているものと考えられる。

IgA腎症患者の血清には、IgA1分子ヒンジ部O結合型糖鎖のガラクトース（Gal）が減少した糖鎖不全IgA1（galactose-deficient IgA1：Gd-IgA1）が増加していることが多くの研究で報告され、これまでのGWASの知見から粘膜免疫応答や糸球体障害を含め、IgA腎症の発症機序におけるマルチヒット仮説が提唱されているが、2017年に血清Gd-IgA1値の量的形質に対するGWASが報告された（図❶）。Kirylukらは2633名のヨーロッパ人および東アジア人を対象としたGWASにより、Galeらは中国人および欧米人513名を

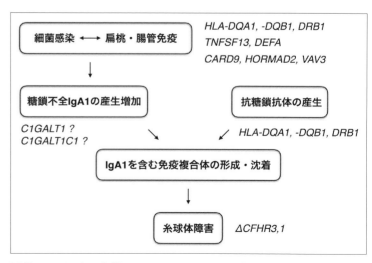

図❶ IgA腎症の病態のマルチヒット仮説と感受性遺伝子座との関連

対象とした GWAS により血清 Gd-IgA1 レベルと *C1GALT1* 遺伝子および *C1GALT1C1* 遺伝子内の SNPs に有意な関連を認めると報告した[8)9)]。*C1GALT1* 遺伝子がコードするガラクトース転移酵素（C1GalT1）は，IgA1 ヒンジ部 O 結合型糖鎖における N-アセチルガラクトサミンへの Gal を結合させる働きを有し，*C1GALT1C1* 遺伝子がコードする C1GalT1 特異的分子シャペロン（Cosmc）は C1GalT1 を安定化させる作用をもつ。Kiryluk らは同研究にて，siRNA による両遺伝子のノックダウンにより IgA1 産生細胞における Gd-IgA1 の分泌が亢進することも確認した。しかし，これまで行われた IgA 腎症の GWAS では上記遺伝子座の SNPs は検出されていないが，その理由として Gale らは GWAS の対象患者数が不十分であることによる検出力不足を挙げている。

II．成人期ネフローゼ症候群の GWAS

わが国では年間約 4 千名前後ものネフローゼ症候群が新規発症していると推定され，なかでも膜性腎症は成人例で最も多く，60 歳以上では半数以上を占める。特発性膜性腎症の原因については，2009 年に Beck らによって糸球体上皮細胞に発現する M 型 phospholipase A2 受容体（PLA2R）が主要な原因抗原であり，欧州では同疾患の約 70％の患者血清内に抗 PLA2R 自己抗体を認めることが報告されている[10)]。

その後 2011 年に，ヨーロッパ人を対象として 556 名の特発性膜性腎症と 2338 名のコントロールについて GWAS が行われ，6p21 の MHC 領域と 2q24 の PLA2R の SNPs に有意な関連を認めると報告された[11)]。それぞれオッズ比は 4.32，2.28 と高く，両リスク対立遺伝子のホモ接合体を有する場合のオッズ比は 78.5 に上昇する。このように HLA 領域と sPLA2R の両 SNPs に遺伝学的に相互作用が認められることは，膜性腎症の発症免疫機序において，sPLA2R が HLA 分子とともに抗原提示されうることを間接的に示している。両分子の親和性に関わる領域の遺伝子ハプロタイプは膜性腎症の疾患リスクを強く規定していると考えられる。

また，わが国の後天性ネフローゼ症候群 857 名を対象とした GWAS も行われ，*GPC5* 遺伝子のイントロン上の SNPs に有意な相関を認めると報告された[12)]。*GPC5* は細胞表面ヘパラン硫酸プロテオグリカンの glypican-5 をコードしており，糸球体上皮細胞の FGF2 シグナリング経路に関与して糸球体バリアのタンパク透過性を制御することから，ネフローゼ症候群に共通する病態に関与することが示唆される。

III．慢性腎臓病・アルブミン尿に関する GWAS

腎機能および腎疾患関連マーカーの量的形質を対象とした GWAS も広く行われており，特に慢性腎臓病（chronic kidney disease：CKD）に関する GWAS は数万人以上の規模で，日本人を含む多くの人種を対象に行われている[13)-15)]。2016 年には Pattaro らにより，血清クレアチニンベースの推定糸球体濾過量（estimated glomerular filtration rate：eGFR）に対する 49 の GWAS からメタ解析（133,413 名のヨーロッパ人を対象）が行われ，計 53 ヵ所の感受性遺伝子座にてゲノムワイドレベルに有意差を認めると報告した[16)]。この GWAS にて最も相関が強い *UMOD* 遺伝子は，尿中に分泌される主要タンパク質のウロモジュリンをコードする。*UMOD* リスク変異は尿細管のナトリウム共輸送体 $Na^+K^+2Cl^-$ 共輸送担体（NKCC2）の活性化によって食塩感受性高血圧を引き起こすことが示されており，腎機能障害に寄与する可能性が示唆されている[17)]。

その他にも，アルブミン尿に関する量的形質 GWAS が行われており，cubilin をコードする 10 番染色体上の *CUBN* 遺伝子内のミスセンス多型とアルブミン尿との間に有意な相関を認めることが報告されている[18)]。cubilin は近位尿細管の管腔側刷子縁に発現し，メガリンと結合してアルブミンなどの再吸収に関与する。アルブミン尿排泄のメカニズムに関わるリスクアレルとして注目される。

IV. 尿路結石症のGWAS

　GWASが行われている代表的な泌尿器科領域の多因子疾患として，尿路結石症が挙げられる。2009年にThorleifssonらが，アイスランドとオランダにおける腎結石症例3773名と42,510名のコントロールを用いたGWASを行い，claudin14をコードする*CLDN14*遺伝子におけるSNPsに有意な相関を認めると報告した[19]。claudin14は腎に発現し上皮細胞におけるタイトジャンクションを構成するタンパクであり，傍細胞の透過選択性を規定する。また，このバリアントは腰部と脊椎の骨密度減少とも関連があると報告した。

　2012年に，Urabeらは日本人5892例の尿路結石症例と17,809名のコントロールを用いてGWASを行い，5q35.3上の*RGS14-SLC34A1-PFN3-F12*遺伝子，7p14.3上の*INMT-FAM188B-AQP1*遺伝子，13q14.1上の*DGKH*遺伝子の3ヵ所に新たな遺伝子座を同定した[20]。この中で*SLC34A1*遺伝子は腎に発現する2型ナトリウム-リン酸共輸送体ファミリーのNPT2をコードしており，*SLC34A1*の変異はヒトで低リン血症性尿路結石症および骨粗鬆症[21]，マウスでは重度のリン酸の腎性喪失および高カルシウム尿症を引き起こすことが知られている[22]。

　2015年にはOddssonらより，2636名のアイスランド人（2172例の再発例を含む）と279,870名のコントロールを用いたGWASが行われ，*CLDN14*遺伝子および*SLC34A1*遺伝子に加えて，*ALPL*と*CASR*に関連を認めると報告した[23]。*ALPL*遺伝子は組織特異的アルカリフォスファターゼ（ALP）をコードしており，同定されたSNPsは血清ALP値の増加と強い相関を示す（$P<2.2\times10^{-32}$）。ALPLは腎臓の近位尿細管に発現しており，ピロリン酸を加水分解してリン酸を遊離させることで腎結石形成を促進させる。*CARS*遺伝子は近位尿細管の細胞膜上に発現するGタンパク質共役型受容体をコードしており，腎におけるカルシウムバランスに重要な役割を果たすことから，これまでにも腎結石の候補遺伝子として考えられていた。

おわりに

　以上のように，GWASを中心とする遺伝子解析の急速な進歩により，腎泌尿器科領域でも主要な疾患に関与する感受性遺伝子が多数同定され，病因解明に大きく貢献した。今後，さらに遺伝情報と環境因子の両側面の特性と関連を考慮したアプローチを進めることにより，疾患発症メカニズムの解明と新しい治療・予防法の開発につながることが期待される。

参考文献

1) Feehally J, et al : J Am Soc Nephrol 21, 1791-1797, 2010.
2) Gharavi AG, et al : Nat Genet 43, 321-327, 2011.
3) Xie J, et al : J Am Soc Nephrol 27, 3187-3194, 2016.
4) Yu XQ, et al : Nat Genet 44, 178-182, 2012.
5) Muto M, et al : J Am Soc Nephrol 28, 1227-1238, 2017.
6) Kiryluk K, et al : PLoS Genet 8, e1002765, 2012.
7) Kiryluk K, et al : Nat Genet 46, 1187-1196, 2014.
8) Kiryluk K, et al : PLoS Genet 13, e1006609-36, 2017.
9) Gale DP, et al : J Am Soc Nephrol 28, 2158-2166, 2017.
10) Beck LH Jr, et al : N Engl J Med 361, 11-21, 2009.
11) Stanescu HC, et al : N Engl J Med 364, 616-626, 2011.
12) Okamoto K, et al : Nat Genet 43, 459-463, 2011.
13) Köttgen A, et al : Nat Genet 41, 712-717, 2009.
14) Köttgen A, et al : Nat Genet 42, 376-384, 2010.
15) Okada Y, et al : Nat Genet 44, 904-909, 2012.
16) Pattaro C, et al : Nat Commun 7, 1-19, 2016.
17) Trudu M, et al : Nat Med 19, 1655-1660, 2013.
18) Böger CA, et al : J Am Soc Nephrol 22, 555-570, 2011.
19) Thorleifsson G, et al : Nat Genet 41, 926-930, 2009.
20) Urabe Y, et al : PLoS Genet 8, e1002541, 2012.
21) Prie´D, et al : N Engl J Med 347, 983-991, 2002.
22) Beck L, et al : Proc Natl Acad Sci USA 95, 5372-5377, 1998.
23) Oddsson A, et al : Nat Commun 6, 7975, 2015.

15. 腎泌尿器科領域の多因子疾患に対するゲノムワイド関連解析

山口浩毅
2013年　新潟大学医学部医学科卒業
2015年　新潟市民病院初期臨床研修修了
　　　　新潟大学腎膠原病内科学教室入局
2016年　新潟大学大学院医歯学総合研究科生体機能調節医学専攻内部環境医学講座腎・膠原病学分野博士課程入学

第3章 主に成人期にみられる多因子疾患の遺伝医学研究・診療各論

16. 婦人科領域の多因子疾患 – 子宮内膜症 –

小林　浩

子宮内膜症は性成熟期婦人の約10％に発生する慢性・持続炎症性・増殖性疾患であり，月経血の逆流による正所内膜組織の腹膜への接着・増殖・進展がその病態と考えられている。臨床的には月経困難症，不妊症，あるいは内膜症関連卵巣がんへの進展を起こす最もQOLの低下を招く疾患である。子宮内膜症の疾患感受性遺伝子の全貌を解明できれば，多様な病態を分子レベルで説明することが可能となり，疾患の発症リスクの予測，分子診断や予後の予測，治療効果や副作用の予測，新薬の開発など，「テーラーメイド医療」につながる。本稿ではジェネティックおよびエピジェネティックな異常について解説する。

はじめに

ライフスタイルの変化や平均寿命の延長に伴い，現在の女性が生涯に経験する月経の回数（約450回）は，戦前の女性（約50回）に比べると約9倍に増えた。このようにエストロゲンに曝露される期間や回数が増えたことが要因となり，女性特有な疾患として子宮内膜症や乳がんなどが増加していると考えられる。

子宮内膜症は1つの遺伝子が原因で発症する単一遺伝子病ではなく，生活習慣病の糖尿病や高血圧症と同様，複数の遺伝的要因と環境要因によって引き起こされる多因子が関連した疾患である。子宮内膜症に罹りやすくなる原因の遺伝子（疾患感受性遺伝子）の探索が現在も精力的に行われている。一方，子宮内膜症の発生原因を考えるに，すべての女性が月経血逆流を経験するのに，なぜ90％の女性は子宮内膜症にならないのだろうかという疑問に対して，ジェネティックな変異のみでは解明できないことも事実である。

また，子宮内膜症の患者においてDNAのメチル化・アセチル化がその発症に関与していると報告され，病態形成におけるエピジェネティックな変化が注目されるようになった。さらに最近のトピックスとして，子宮内膜症の高メチル化遺伝子群がインプリンティング遺伝子領域内あるいはその極めて近傍に存在するという事実も浮上し，両者が相まって子宮内膜症という表現型を形成している可能性が考えられるようになったことである。今回は子宮内膜症のエピジェネティックな異常についても解説し，遺伝子データベースを利用したインプリンティング遺伝子座の解析から，子宮内膜症の新しい発生仮説として「胎児期子宮内膜症発生説」を提唱したので概説する。

Ⅰ．子宮内膜症における遺伝子変異

1．疾患候補遺伝子探索法の進歩

疾患候補遺伝子探索は遺伝学的な関連解析手法であり，疾患と特定遺伝子の関連性を検定することができ，原因遺伝子発見の鍵となる。多因子疾患感受性遺伝子の探索法にはノンパラメトリック連鎖分析，ケース・コントロール関連分析，伝

■ **Key Words**
子宮内膜症，多因子疾患，胎児期子宮内膜症発生説

達不平衡試験，ゲノムワイド関連（相関）解析（genome-wide association study：GWAS）など種々の方法がある。GWASの導入により多くの感受性遺伝子領域が同定されている。候補遺伝子探索と網羅的なSNP決定を組み合わせた解析は現在，疾患感受性遺伝子を同定する最も有効な手法とされる。

子宮内膜症においても，ヒトゲノムプロジェクト完了後，SNPなどのゲノム情報整備，さらには解析技術の飛躍的進歩が達成され，全ゲノム領域を対象とした疾患感受性遺伝子検索やGWASが可能となり，各研究者がしのぎを削っている状態である。

2. 遺伝子多形性に基づく内膜症疾患感受性遺伝子の同定

表❶に遺伝子多形性に基づく内膜症関連遺伝子を示した[1]。それらの遺伝子を機能別にカテゴリー化すると，サイトカイン，炎症，免疫，酸化ストレス，解毒，ホルモン受容体，代謝，マトリクス再構築，成長因子，細胞周期調節およびがん遺伝子，接着因子，転写調節，脱落膜化，HLA，マイクロRNAなどの機能を有する遺伝子が関連している[1]。それぞれのカテゴリーに含まれる具体的な遺伝子を表❶の右に示してあるが，内膜症の病態としてのサイトカインなどは多くの研究者が興味をもって研究している遺伝子群である。

また，子宮内膜症の一部は内膜症関連卵巣がん（明細胞がんと類内膜がん）に移行することが知られている。表❷に内膜症発症感受性遺伝子，悪性化関連遺伝子，がん進展遺伝子とその組織内における遺伝子発現様態を示した。内膜症発症感受性遺伝子とは正所子宮内膜組織にはほとんど発現を認めず，異所子宮内膜組織で過剰発現を認めた遺伝子群であり，PTEN，MYC，CTNNB1，XRCC，BCL2，GALT，GSTM1が同定された[1]。これらの遺伝子群は細胞増殖，抗アポトーシスや抗酸化作用するため，逆流した月経血中の正所子宮内膜組織が腹膜などに生着しやすくなり，異所子宮内膜組織が増殖進展し，子宮内膜症になりやすい遺伝子群であると理解できる。次に，悪性化の第一歩，すなわち異型子宮内膜症への移行しやすさを規定する遺伝子群として，PTEN，BCL2，ARID1A，TP53，PIK3CA，ACTN4，TERT，MIB1，MET遺伝子群が知られている[1]。増殖，クロマチン再構築などと関連している遺伝子群であることがわかる。最後に異型子宮内膜症からがんへの進展に寄与する遺伝子として表❷に示したほとんどの遺伝子変異ががん進展遺伝子として報告されている[1]。子宮内膜症の正所内膜組織は非子宮内膜症の正所内膜組織と異なり，すでに脱落膜化関連遺伝子の変化が認められているともいわれているが，疾患感受性遺伝子の検索のみでは解

表❶　遺伝子多形性に基づく内膜症関連遺伝子（文献1より）

遺伝子機能カテゴリー	遺伝子多形性
サイトカイン，炎症，免疫，酸化ストレス関連	COX-2, FCRL3, IFNG, IL1A, IL1R1, IL2, IL6, IL10, IL16, IL18, KIR3DS1, NFKB1, NOS3, TNFA, TNFR2, TNFSF13B, TGFB1, TLR4, XRCC1, XRCC4
解毒関連	CYP1A1, CYP1B1, CYP2C19, CYP17, CYP19, GSTM1, GSTT1, GSTP1, NAT2
ホルモン受容体，代謝関連	AHRR, AR, CETP, DRD2, ESR1, ESR2, HSD17B1, FSHR, HSD17B3, LHB, NRIP1, PGR
マトリクス再構築関連	LOXL4, MMP-1, MMP-2, MMP-3, MMP-7, MMP-9, MMP-12, MMP-13, PAI-1, TIMP-2
成長因子関連	BDNF, IGF-II, IGFBP3, IRS2, FGF2, EGFR, VEGF, VEGFR-2
細胞周期調節およびがん遺伝子関連	CDKN1B, CDKN2BAS, PDCD6, PTPN22, TP53, WNT4, STAT6
接着因子関連	CDH1, FN1, ICAM1, MUC2, MUC4
転写調節，脱落膜関連	CHD5, FOXP3, HOXA10, PPARG2
HLA関連	HLA-D, HLA-DR
マイクロRNA関連	let-7 microRNA
その他	ACE, AHSG, C3, DNMT3L, GALT, MTHFR, PEMT, SLC22A23, WHSC1

表❷ 内膜症発症感受性遺伝子，悪性化関連遺伝子，がん進展遺伝子の一覧とその発現（文献1より）

遺伝子	内膜症発症感受性遺伝子	悪性化関連	
		悪性化関連遺伝子	がん進展遺伝子
PTEN	-/+	+	+
MYC	+	ND	+
CTNNB1	-/+	ND	+
XRCC	+	ND	ND
BCL2	-/+	-/+	+
GALT	+	ND	+
GSTM1	+	ND	+
ARID1A	-	+	+
TP53	-	+	+
BRAF	-	ND	-
PIK3CA	-	+	+
ACTN4	-	+	+
TERT	-	+	+
MIB1	-	+	+
ERBB2	-	ND	+
CDKN1A	ND	ND	+
MET	-	+	+
KRAS	-	-	+

ND：論文がないため検討されていない遺伝子

決できない。

II．子宮内膜症におけるエピジェネティクス

1．エピジェネティクスの関与

エピジェネティクスは，「遺伝子の塩基配列の変異を伴うことなく，遺伝子発現を制御する仕組み」と定義されている．つまり，遺伝子配列が正常であるにもかかわらず疾患を発病した場合はエピジェネティクスの異常，特にメチル化異常などによって引き起こされることがある．

子宮内膜症においても progesterone receptor（PRB）のメチル化，steroidogenic factor-1（SF-1）遺伝子のメチル化，アロマターゼ遺伝子の脱メチル化，p16^{INK4a} 遺伝子および p21$^{Waf1/Cip1}$ 遺伝子のプロモーター領域のヒストン H3 および H4 の脱アセチル化，microRNA（miRNA）などのエピジェネティクス異常が報告され，各種インヒビターを用いた基礎研究も行われている[2,3]．しかし，なぜ特定の遺伝子領域のメチル化などが特異的に修飾されるのかについては今後解明されていくものと思われる．

2．インプリンティング遺伝子とは

片親由来の特定の遺伝子が常に発現しないように制御されている遺伝子を「インプリンティング遺伝子」といい[4]，これにはメチル化などが関与している．ヒト全遺伝子に関するインプリンティング遺伝子のデータベースはホームページ[5]から入手することができる．さらに，「geneimprint」というホームページ[6]から各種生物のインプリンティング遺伝子情報が詳細に検索できる．ヒトのインプリンティング遺伝子の合計約150個の遺伝子機能が解析されており，その機能を分類すると G タンパク機能，転写因子，DNA 修復，造血，肥満・糖尿病・脂質代謝，がん，炎症・ストレス，脳神経，視神経，甲状腺，心臓・動脈硬化，腎臓，骨・筋肉，生殖，内膜症・不妊，脱落膜化，妊娠高血圧症候群関連遺伝子であった．インプリンティング遺伝子が機能低下に陥ると表❸のような疾患を発症する．

3. 子宮内膜症患者の正所子宮内膜における脱落膜化機能不全

子宮内膜症の病因として月経血逆流説や化生説が提唱されているが，なぜ性成熟期女性 10 人に 1 人が子宮内膜症を発症するのかの疑問に答えることはできない。われわれは子宮内膜症女性の正所子宮内膜組織と子宮筋腫女性の正所子宮内膜組織のマイクロアレイを行ったところ[1)7)8)]，子宮内膜症女性の正所子宮内膜組織で特徴的に発現しているパスウェイとして，成長因子，細胞周期調節，ホルモン，サイトカイン・ケモカイン，免疫，転写因子，シグナル伝達，代謝，接着・細胞外マトリクス，酵素，移送タンパク，ストレスに関与する遺伝子群を抽出することができた。これらの遺伝子群を月経周期と一致させ，子宮内膜の増殖に関連する遺伝子群と分泌期（脱落膜化）に関連する遺伝子群に分けると，脱落膜化関連遺伝子である 29 個の遺伝子が大きく発現低下していた。

文献 6 から得られたヒトのインプリンティング遺伝子座をマッピングすると図❶の点線の領域の

表❸　インプリンティング遺伝子異常と疾患

1. 代謝異常（糖尿病，肥満，動脈硬化，心血管障害，高血圧症，Prader-Willi syndrome, Angelman syndrome, Wilms tumor and Beckwith-Wiedemann syndrome など）
2. 精神・神経疾患（統合失調症，パーキンソン病，自閉症など）
3. 悪性腫瘍（Wilms 腫瘍，横紋筋肉腫，肺がん，卵巣がん，乳がんなど）
4. 生殖器疾患（胎盤異常，胎児発育不全，不妊症，脱落膜化不全，初潮・閉経異常，流産，妊娠高血圧症候群，子宮内膜症など）
5. その他（炎症，酸化ストレス，DNA 修復障害，クロマチン再構築異常など）

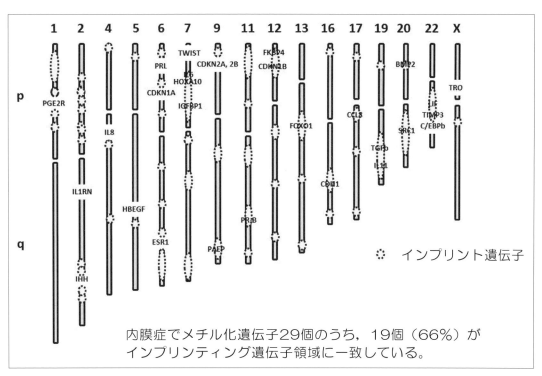

図❶　子宮内膜症で発現低下した脱落膜化遺伝子とインプリンティング遺伝子の関係 （文献 8 より改変）

ようになる。子宮内膜症の正所子宮内膜で発現低下した29個の脱落膜化遺伝子を重ね合わせると，29個の脱落膜化関連遺伝子のうち19個（66％）がインプリンティング遺伝子領域に一致した[8]。この事実は偶然の一致では説明がつかない。おそらく，子宮内膜細胞に発現すべき脱落膜化関連遺伝子が，何らかの機序でインプリンティング遺伝子領域がメチル化される時に同時にメチル化されてしまったため，脱落膜化に重要な遺伝子群の発現が低下したままになったのではないかと考えられる。すなわち，妊娠中に子宮内膜の脱落膜化機能不全を呈した胎児が成長し，子宮内膜の脱落膜化機能不全を呈した女児から将来子宮内膜症が発生する可能性が示唆され，「胎児期子宮内膜症発生説」を提唱するが，傍証のみであり想像の域を出ていない。現在いえることは，子宮内膜症で発現低下した遺伝子は脱落膜化関連遺伝子が多く，それらの66％はインプリンティング遺伝子領域の中あるいは極めて近傍に局在していたということである。

元来，子宮内膜細胞はホルモン調節により増殖と分化（脱落膜化）を周期的に繰り返すが，脱落膜化機能不全に陥った内膜は，相対的に増殖能が優位な性格を有していると考えられる。この内膜が月経血逆流を繰り返すことにより腹腔内や卵巣に内膜症が発生するのではないかと考えられる。すなわち，受精卵の時期か胎児期なのかは不明であるが，ダイエットやストレスなどの母体の環境

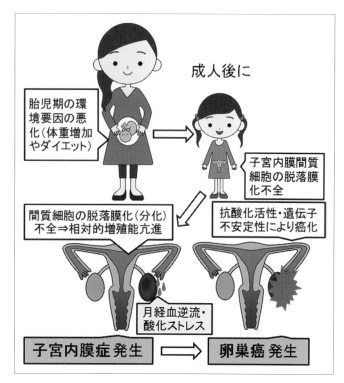

図❷　胎児期子宮内膜症発生説（文献9より）
小林　浩：産婦人科の実際64, 873-877, 2015. 金原出版より許諾を得て転載

要因が胎児子宮内膜にインプリンティング遺伝子がメチル化される時に，その領域近傍の遺伝子群に高メチル化が誘導され，胎児子宮の脱落膜化機構に負の影響を与え，将来子宮内膜症を引き起こす可能性があるのではないかと考えた。この考えはBarkerが提示した胎児期に将来の生活習慣病が発症する素地を形成するという「胎児期成人病発生説」と同じ概念であり，「胎児期子宮内膜症発生説」を提唱したい（図❷）[9)10)]。

参考文献

1) Kobayashi H, et al : Mol Med Rep 9, 1483-1505, 2014.
2) 川野由紀枝, 奈須家栄, 他・日エンドメトリオーシス会誌 33, 106-110, 2012.
3) Kawano Y, Nasu K, et al : Hum Reprod 26, 2486-2498, 2011.
4) http://www.nig.ac.jp/museum/genetic/04_d.html
5) http://www.jhsf.or.jp/site/link/site_data_1.html
6) http://www.geneimprint.com/site/home
7) Kobayashi H, et al : Hum Immunol 75, 208-217, 2014.
8) Kobayashi H, et al : Reprod Sci 21, 966-972, 2014.
9) 小林　浩：産婦の実際 64, 873-877, 2015.
10) 小林　浩：Hormone Frontier in Gynecology 22, 39-45, 2015.

16. 婦人科領域の多因子疾患 - 子宮内膜症 -

小林　浩
1980年　浜松医科大学医学部医学科卒業
1985年　同医学部附属病院産科婦人科助手
1989年　ドイツミュンヘン科学技術大学留学
1996年　浜松医科大学医学部附属病院産科婦人科講師
2003年　同医学部産科婦人科助教授
2005年　奈良県立医科大学産婦人科教授

第3章 主に成人期にみられる多因子疾患の遺伝医学研究・診療各論

17. 感染症における宿主の遺伝的多様性と病態

鏡　卓馬・古田隆久・山出美穂子・魚谷貴洋・鈴木崇弘

H. pylori 感染は，胃の代表的な感染症である。H. pylori が感染した場合の病態には個体差があり，その規定因子に遺伝的多様性がある。炎症性サイトカインの遺伝子多型も関与し，例えばIL-1βで高産生性のアレルの場合，胃の炎症は高度で胃酸分泌も低下しやすく，萎縮が進行しやすく，胃がんのリスクが高い。逆に低産生性アレルでは胃粘膜萎縮の進行は軽度である分，高齢でも十二指腸潰瘍のリスクが残る。他の炎症関連サイトカインでも同様の報告がある。まだ十分機能が解明されていないが，PSCA も H. pylori 感染時の胃粘膜萎縮，ひいては胃がんリスクにも関与している。H. pylori の除菌療法には強力な胃酸分泌抑制が必要であり，プロトンポンプ阻害薬（PPI）が用いられてきた。PPI は主に肝の CYP2C19 で代謝され，その胃酸分泌抑制効果や除菌成績は CYP2C19 遺伝子多型に依存する。

はじめに

感染宿主の遺伝的多様性や，細菌やウイルスの遺伝的多様性は感染症の病態に関わる。また，これらの中には治療薬物への応答性へ影響を及ぼすものもある。本稿では，H. pylori 感染症を例にとって，感染症に関わる宿主の遺伝的多様性について病態と治療を中心に概説する。

I. 感染宿主の感染応答に関する遺伝的多様性

H. pylori 感染において，あまり萎縮性胃炎が進行せずに十二指腸潰瘍を発症する場合がある一方で，萎縮性胃炎が進行し胃潰瘍や胃がんに罹患する場合がある。同じ H. pylori 感染症でも臨床像が異なっており，そこには感染宿主の遺伝的背景の関与がいくつか報告されている。

II. 炎症性サイトカインの遺伝子多型と H. pylori 感染

1. IL-1β

炎症性サイトカインである interleukin-1β（IL-1β）には強い炎症惹起作用に加えて胃酸分泌抑制作用のあることが知られている[1,2]。IL-1B のプロモーター領域には遺伝子多様性があり，H. pylori が感染した胃粘膜においてはこれにより胃炎の反応性が変化し，病像が異なる。

IL-1B-511 T/T 型の場合では，IL-1β の産生量が多く[3]，実際に胃酸分泌が低下して（図❶），萎縮性胃炎が進行しやすく[4]，胃がんのリスクが高いことが報告されている[5]。そして，この胃酸分泌抑制の差異が H. pylori 除菌療法の成績にも影響する[6]。逆に，IL-1B-511 C/C 型では炎症惹起が少なく，胃酸分泌抑制効果も少ないために十二指腸潰瘍のリスクが高いと考えられている[4]。

また後述のように，他の炎症関連サイトカイン

■ **Key Words**
CYP2C19, H. pylori, IL-6, IL-8, L-10, P-CAB, PPI, PSCA, TNF-α, ボノプラザン

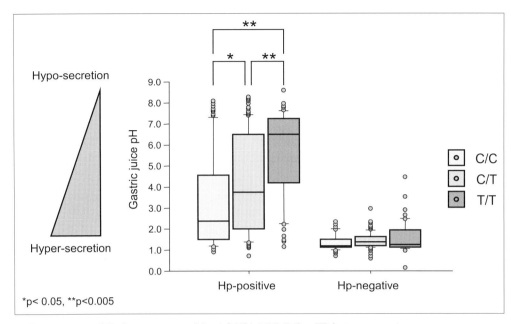

図❶ *H. pylori* 感染時の IL-B-511 遺伝子多型と胃酸分泌の関連（文献4より）

H. pylori 感染時では，IL-1β 高発現タイプである *IL-1B-511 T/T* 型において胃酸分泌抑制が強くかかるため胃内 pH は上昇する．

である TNF-α や IL-6，IL-8，IL-10 でも同様の報告がある．いずれの報告においても炎症惹起の強いタイプで萎縮性胃炎のリスク，ひいては胃がんのリスクが高まることが共通した結論である（図❷）．興味深いことに炎症惹起が強く萎縮が進みやすい場合には，プロトンポンプ阻害薬（PPI）による胃酸分泌抑制効果も高まり，*H. pylori* 除菌療法における除菌成功率が高まることが報告されている[7]．

2. TNF-α

tumor necrosis factor-alfa（TNF-α）は炎症性サイトカインでグラム陰性桿菌に対する key mediator でもある．*H. pylori* 感染は胃組織での TNF-α レベルを上昇させ，胃上皮細胞の細胞障害とアポトーシスを誘導する[8]．TNF-α と *H. pylori* 感染を伴う消化性潰瘍との間の関係は十分に検討されていないが，消化性潰瘍の発生には胃酸分泌が重要なファクターであり，TNF-α はこれに関わっている．TNF-α の高産生性アレルである *TNF-A-857 T*，*TNF-A-863 A*，*TNF-A-1031 C* はそれぞれ十二指腸潰瘍や胃がんのリスクを上昇さ

せることが知られている[9]．

その他に *TNF-A-308 G/G* と十二指腸潰瘍に関連があることや[10]，*TNF-A-1031C* と *TNF-A-863A* で胃組織での好中球浸潤が高度となり，胃潰瘍や十二指腸潰瘍のリスク因子となることが報告されている[11]．

3. IL-6

IL-6 と *H. pylori* 関連疾患との関連において病態は十分解明されていないが，*H. pylori* 感染胃粘膜においては胃組織での IL-6 レベルが増加し，また除菌によって減少することが知られている[12]．十二指腸潰瘍患者では，高産生性アレルである *IL-6-572 G* の頻度が低いことが報告されている[13]．

4. IL-8

IL-8 は CXC ファミリーに属する炎症性ケモカインであり，*H. pylori* 関連疾患の病因に関わっている．cag-PAI 陽性 *H. pylori* 株が感染した胃上皮細胞では IL-8 が高発現していることが知られており，IL-8 の増加は好中球や単球の動員を増やすことによって *H. pylori* に対する炎症反応を増

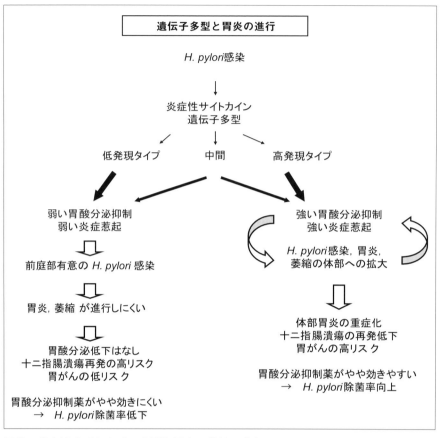

図❷　炎症性サイトカイン多型と胃炎・萎縮の進行
炎症性サイトカインの高発現タイプでは，サイトカインによる炎症惹起，また胃酸分泌抑制も強いため，H. pylori 感染は容易に胃底腺領域に広がるが，これがさらに胃体部胃炎を悪化させ，さらなる胃酸分泌抑制・炎症増悪とつながり，最終的には胃がんのリスクを高める。

幅する。日本人においては IL-8-251 A アレルが H. pylori 感染による胃粘膜萎縮の進行と関連し，胃がんと胃潰瘍のリスク増加と関連することが知られている[14]。また，In Vitro Study において IL-8-251 A アレルでは，IL-1β や TNF-α に応答した IL-8 遺伝子の転写プロモーター活性が高く IL-8 の産生が亢進していることが報告されている[14]。

5. IL-10

IL-10 は抗炎症性サイトカインであり，IL-1β や TNF-α，interferon-γ などの炎症性サイトカイン産生を低下させる[15]。IL-10 の相対的な不足は H. pylori 感染に対して，Th-1 優位の高度な炎症反応を引き起こし，胃粘膜をより強く障害する。また，H. pylori 感染自体が IL-10 を増加させ効率的な免疫応答を抑制することで，持続感染に好都合な状況を作り出す[12]。IL-10-819 T は H. pylori 感染下において消化性潰瘍のリスクの増大と関連する[12]。また，IL-10-592 A/A と IL-8-251 A/A は相乗的に IL-8 の産生を高め胃潰瘍や胃がんの発生に関与することが報告されている[13]。

6. Prostate stem cell antigen (PSCA)

PSCA は 8 番染色体長腕 q24.2 に存在する。PSCA は前立腺がんで過剰発現していることが知られている細胞表面マーカーの 1 つであるが[16]，genome-wide association studies (GWAS) による検討で胃がんのリスクと関連することが明らかにされている[17]。

PSCA 遺伝子の第 1 エクソン上にある

rs2294008 T/T では *PSCA* 遺伝子プロモーターの転写活性が減弱し, 胃がんのリスク増加と関連する[17)-19)]. また, *PSCA-2294008 T/T* が *H. pylori* 感染において腸上皮化生の進行にも関連することが報告されている[20)].

このように *PSCA-2294008 T/T* は萎縮性胃炎, それに引き続く腸上皮化生や胃がんのリスク上昇と関連し, さらに萎縮性胃炎による胃酸分泌低下の結果として十二指腸潰瘍のリスク減少と関連する[21)22)]. 一方, *PSCA-2294008 C/C* はこれと反対の病態によって十二指腸潰瘍リスク増加や胃がんリスク減少と関連する.

Ⅲ. 治療薬物への応答性に影響する宿主遺伝子多様性

消化性潰瘍治療や胃がん予防の中心は *H. pylori* 除菌療法であり, *H. pylori* 除菌には感受性のある抗菌薬使用とともに強力な胃酸分泌抑制が必要である. この胃酸分泌抑制治療に関わる宿主の遺伝子多型性として CYP2C19 遺伝子多型が重要である[23)]. 胃酸分泌抑制にはプロトンポンプ阻害薬(PPI)が長らく用いられてきたが, この中で特に PPI の代謝が速い rapid metabolizer (*1/*1) では poor metabolizer (*2/*2, *2/*3, *3/*3) に比べて PPI の効果が不十分になりやすく, それに伴う除菌の不成功は重要な clinical problem の1つであった. 新しい作用機序をもつカリウムイオン競合型アシッドブロッカー (P-CAB: potassium-competitive acid blocker) に属するボノプラザンの胃酸分泌抑制作用は CYP2C19 の遺伝子多型による影響が少なく, 従来の PPI に比べてばらつきの少ない強力な胃酸分泌抑制が可能となった. このボノプラザンを用いた *H. pylori* 除菌療法で本邦の保険適応である一次・二次除菌治療レジメンのさらなる成績向上が期待できる.

参考文献

1) Takashima M, Furuta T, et al : Gut 48, 765-773, 2001.
2) Wolfe MM, Nompleggi DJ : Gastroenterology 102, 2177-2178, 1992.
3) Hwang IR, Kodama T, et al : Gastroenterology 123, 1793-1803, 2002.
4) Furuta T, El-Omar EM, et al : Gastroenterology 123, 92-105, 2002.
5) El-Omar EM, Carrington M, et al : Nature 412, 99, 2001.
6) Sugimoto M, Furuta T, et al : Clin Pharmacol Ther 80, 41-50, 2006.
7) Furuta T, Shirai N, et al : Clin Gastroenterol Hepatol 2, 22-30, 2004.
8) Shibata J, Goto H, et al : Gut 45, 24-31, 1999.
9) Sugimoto M, Furuta T, et al : J Gastroenterol Hepatol 22, 51-59, 2007.
10) Kunstmann E, Epplen C, et al : Electrophoresis 20, 1756-1761, 1999.
11) Lu CC, Sheu BS, et al : Am J Gastroenterol 100, 1274-1282, 2005.
12) Ramis IB, Vianna JS, et al : J Microbiol Immunol Infect 50, 153-159, 2017.
13) Kang JM, Kim N, et al : J Clin Gastroenterol 43, 420-428, 2009.
14) Ohyauchi M, Imatani A, et al : Gut 54, 330-335, 2005.
15) Curfs JH, Meis JF, et al : Clin Microbiol Rev 10, 742-780, 1997.
16) Reiter RE, Gu Z, et al : Proc Nat Acad Sci USA 95, 1735-1740, 1998.
17) Sakamoto H, Yoshimura K, et al : Nat Genet 40, 730-740, 2008.
18) Lochhead P, Frank B, et al : Gastroenterology 140, 435-441, 2011.
19) Mocellin S, Verdi D, et al : Gut 64, 1209-1219, 2015.
20) Uotani T, Sugimoto M, et al : J Dig Dis 17, 20-27, 2016.
21) Tanikawa C, Urabe Y, et al : Nat Genet 44, 430-434, 2012.
22) Ichikawa H, Sugimoto M, et al : Helicobacter 20, 106-113, 2015.
23) Furuta T, Ohashi K, et al : Clin Pharmacol Ther 65, 552-561, 1999.

鏡　卓馬		
2005年	浜松医科大学卒業	
	同医学部附属病院初期研修	
2006年	沼津市立病院初期研修	
2007年	県西部浜松医療センター消化器科専修医	
2010年	富士宮市立病院内科	
2012年	同内科医長	
2013年	浜松医科大学内科学第一講座消化器内科学分野診療助教	
2014年	同大学院医学系研究科博士課程	

遺伝医学・遺伝カウンセリング関連書籍

遺伝カウンセリングのための
コミュニケーション論
京都大学大学院医学研究科遺伝カウンセラーコース講義

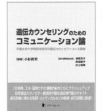

編　者：小杉眞司
（京都大学大学院医学研究科教授）

通年講義担当者：
浦尾充子
鳥嶋雅子
村上裕美

定　価：本体 5,000円＋税
型・頁：A4変型判、404頁

●基礎編
遺伝カウンセラーのコミュニケーション　基本的な考え方
遺伝カウンセラーの基本的態度と内側（内的照合枠）からの理解
共感的理解を理解する
遺伝カウンセリングの流れおよび信頼関係（ラポール）の形成
ノンバーバルコミュニケーションの重要性　他

●実践編
京大の遺伝カウンセラーコースでのロールプレイの授業の流れ
病院実習の流れ、記録の方法、情報の取り扱い
循環器の疾患（マルファン症候群）の遺伝カウンセリング
難聴の遺伝カウンセリング
視覚障害（網膜色素変性）の遺伝カウンセリング　他

●特別講義　立ち止まって考えて欲しいテーマ（11編）

いまさら聞けない『遺伝医学』

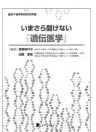

編　集：斎藤加代子
（東京女子医科大学
附属遺伝子医療センター所長・教授）

近藤恵里
（恩賜財団母子愛育会 総合母子保健
センター 愛育病院 小児科
東京女子医科大学
附属遺伝子医療センター非常勤講師）

定　価：本体 3,700円＋税
型・頁：B5判、200頁

遺伝カウンセリングハンドブック

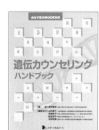

編　集：福嶋義光
（信州大学医学部教授）

編集協力：山内泰子・安藤記子・
四元淳子・河村理恵

定　価：本体 7,429円＋税
型・頁：B5判、440頁

遺伝医療と倫理・法・社会

監　修：福嶋義光
（信州大学医学部教授）

編　集：玉井真理子
（信州大学医学部保健学科）

定　価：本体 3,238円＋税
型・頁：A5判、220頁

放射線被ばくへの不安を軽減するために
医療従事者のためのカウンセリングハンドブック
－3.11.南相馬における医療支援活動の記録－

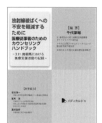

著　者：千代豪昭
（元 南相馬市立総合病院放射線健
康カウンセリング外来室長／
クリフム夫律子マタニティークリニック
臨床胎児医学研究所／兵庫医科
大学遺伝学講座特別招聘教授）

執筆協力：古川洋一・室月　淳・
及川友好

定　価：本体 2,900円＋税
型・頁：A5判、194頁

お求めは医学書販売店、大学生協もしくは弊社購読係まで

発行／直接のご注文は

株式会社 メディカルドゥ

〒550-0004
大阪市西区靱本町 1-6-6　大阪華東ビル 5F
TEL.06-6441-2231　FAX.06-6441-3227
E-mail　home@medicaldo.co.jp
URL　http://www.medicaldo.co.jp

第 4 章
多因子疾患の遺伝カウンセリングの実際（ケーススタディ）

第4章 多因子疾患の遺伝カウンセリングの実際（ケーススタディ）

1．多因子疾患の遺伝カウンセリング

西垣昌和

　多因子疾患の遺伝的要因に関する研究が進む近年，生活習慣病などの「ありふれた疾患（common disease）」の遺伝についても注目が集まり，それらの疾患に関する遺伝カウンセリングが重要となってきている。生活習慣病の遺伝カウンセリングにおいては，可変的である環境要因をコントロールし，疾患の発症や進展を遅延・予防するような行動変容を促進することを目的とする。そのために，不確かな疾患リスクについて，遺伝的な観点と環境的な観点の双方について偏りのない認識を促し，予防行動の動機づけとなるカウンセリングを行う。

はじめに：遺伝カウンセリング

　遺伝的要因によって発症する疾患をもつ患者やその家族は，その疾患によって医学的影響はもちろん，心理的影響，社会的影響（特に家族関係への影響）を受けることとなる。そのような状況を理解し，そして適応していくことを支援するプロセスが遺伝カウンセリングである。そのプロセスは，①発症・再発の可能性を評価するための家族歴・病歴の評価，②その疾患の遺伝，検査，管理，予防，資源，研究などについての教育，③疾患のリスクや，自分たちが置かれている状況への適応や，インフォームドチョイスを促進するためのカウンセリング，からなる。染色体や単一の遺伝子に起因する疾患や，先天異常を主たる領域として発展してきた専門分野であるが，遺伝医学の進歩や遺伝医療に関する社会的関心の高まりとともに，その対象領域は日々拡大している。多因子疾患については，これまでは主に本書第2章で取り上げた新生児〜小児期の疾患について遺伝カウンセリングがなされてきた。近年では，生活習慣病などの「ありふれた疾患（common disease）」の遺伝的背景に注目が集まり，遺伝カウンセリングの新たな領域として重要となってきている。

I．多因子疾患のリスク評価

　遺伝カウンセリングでは，関心のある遺伝性疾患の家系内における発症・再発のリスク評価が極めて重要である。一般に，単一の遺伝子に起因する疾患については，対象となる疾患の遺伝形式に基づいて算出した理論的再発率（帰納的再発率を含む）や遺伝学的検査に基づいてリスクを評価し，それをもとに遺伝カウンセリングを実施する。しかし，特定の遺伝形式をとらない多因子疾患においては，理論的再発率を算出することは不可能である。また，遺伝学的検査によるリスク推定も現状では臨床的有用性に乏しいものも多い。そのため，多因子疾患のリスク評価は，疫学データに基づく経験的リスク（empirical risk）を用いることとなる。

1．遺伝型による多因子疾患の発症リスク推定

　疾患の遺伝学的理解が進むにつれ，多くの疾患感受性遺伝子が同定されてきた。例えば，疾患感受性遺伝子の探索が最も活発に行われている2型

■ **Key Words**
common disease，遺伝的リスクスコア，不確かさ，健康行動モデル

糖尿病では，その数は80を超えている。これらの多くはGWAS（genome-wide association study：ゲノムワイド関連分析）で同定されており，個々の遺伝子のリスクアレルを有することによる発症オッズは多くは1.2未満である。2000年代後半より，複数の疾患感受性遺伝子を組み合わせて疾患発症リスクを予測する試みがなされてきた。それらの研究では，リスク型である疾患感受性遺伝子の数をスコア化し，その遺伝的リスクスコアが発症を予測する変数となりうるかを検討する手法が主にとられている。2008年に欧州と米国の大規模コホートに基づく発症予測研究が，遺伝的リスクスコアを含んだ発症予測モデルが既存のリスク因子（BMI，家族歴，性別，耐糖能異常など）による発症予測モデルに加える情報が小さいことを報告して以降[1)2)]，次々と同様の結果が報告された。最新の研究では，遺伝的リスクスコアが発症予測モデルの性能を向上することを示した報告も出てきたが[3)]，数多くの疾患感受性遺伝子が同定されている2型糖尿病においてすらも，遺伝型による発症予測が臨床的に有効とは現時点では言えない。この傾向は，脳卒中[4)]や心血管疾患[5)]のような生活習慣病においても同様といえる。

一方で，アルツハイマー型認知症のように，遺伝型がその発症に与える影響が大きいことが知られている多因子疾患もある[6)7)]。そのような疾患では，遺伝学的検査によるリスク評価によって得られる情報は，生活習慣病におけるそれと比較すると大きいといえる。しかし，複数の遺伝子や環境要因が関与しており，それぞれの影響の因子の大きさやそれらの相互作用が未知である多因子疾患においては，遺伝学的検査によって既知の遺伝因子が関連するリスクを評価できたとしても，依然として当該疾患の発症・再発リスクは不確かなままである。

2. 経験的リスクとその解釈

経験的リスクとしては，集団における発生頻度を元とした指標〔罹患率（incidence）〕や，リスク因子の有無による発症の相対的な指標〔オッズ比（odds ratio），リスク比（risk ratio），ハザード比（hazard ratio）〕が用いられる。これらの指標は，一般的に疫学データから算出された頻度や確率，比の形で表現される。例えば，第一度近親にX病という多因子疾患を有する患者がいるクライアントAさんに遺伝的再発リスクについて提示する場合，それぞれ「Aさんのように親・きょうだい・お子さんにX病の患者さんがいる方のうち，○％の方がX病を発症しています」，「Aさんのように親・きょうだい・お子さんにX病の患者さんがいる方は，いない方と比較してX病に○倍なりやすくなります」のように伝えられる。このような確率情報についての理解の程度や，その情報をどう受け止めるかはクライアントによって様々である。そのため，提示されたリスク情報をどのように理解し受け止めたかを確認することが，確定的な遺伝的リスク提示の際よりもさらに重要となる。

II．多因子疾患の遺伝カウンセリングの実際

多因子疾患においては，不確定なリスクに基づいた遺伝カウンセリングが求められる。そのためクライアントが，疾患における環境要因というコントロール可能な要因と，遺伝要因という不変的な要因の双方の寄与について，その時点で明らかになっていることとそうでないことを認識したうえで，疾患やそのリスクに適応していくことをサポートする必要がある。以下に，具体的な手順を挙げる。

1. 家族歴の聴取と，多因子疾患の評価

多因子疾患の遺伝カウンセリングにおいても，まずは詳細な病歴の聴取が必須である。特に大切なのは，クライアントの家系が直面している疾患が，真に多因子疾患であるかどうかを評価することである。例として，糖尿病，脂質異常症，高血圧などは生活習慣と体質が疾患に関与する代表的な多因子疾患といえる。しかし，これらの疾患が，単一遺伝子疾患の表現型として生じる場合があることを注意しなければならない。家系内の発症パターンが明らかなメンデル遺伝形式を示していないかはもちろんのこと，①極端な表現型（極端に若い発症年齢，極端な検査値）を示す場合，

②複数の疾患・症状の同時発生が家系員に共通してみられる場合には，背景に単一遺伝子や染色体異常に起因する症候群がないかを特に注意深く評価しなければならない。

　糖尿病を例にすると，発症年齢が若年（例えば20代）であったり，インスリン血中濃度が極端に低下していたりといった極端な表現型がある場合，それらは遺伝性の糖尿病であるMODYや，インスリン遺伝子異常のような単一遺伝子を原因とするタイプの存在を示唆する情報かもしれない。他の例として，糖尿病の遺伝について心配しているクライアントの家族歴をよく聞いてみたところ，家系内の糖尿病患者の多くが白内障や心伝導障害を合併している，さらには前頭部禿頭の者に限って糖尿病を発症しているといった情報が得られたとする。これらは，いずれも筋強直性ジストロフィーの存在を示唆する情報かもしれない。このように，クライアントの関心事である疾患（例の場合は糖尿病）以外の疾患や症状は「関係のないこと」として位置づけられ，カウンセラー側から意図的に問いかけない限り，クライアント側から発せられにくいことに注意しなければならない。

　上記はあくまで一例であり，その他にも多因子疾患と共通する表現型を伴う単一遺伝子疾患は数多く存在する[8]。それらの疾患は概して頻度は低く，多因子遺伝疾患の遺伝カウンセリングにおいて実際に問題となることは稀である。しかし，背景に単一遺伝子疾患や染色体異常がある場合とそうでない場合では，クライアントの関心事である疾患のリスク評価が全く異なる。また，背景により重大な疾患があるにもかかわらず，それを見過ごしてしまうことがあってはならず，多因子疾患でない疾患の存在を念頭におきながら家族歴聴取と評価にあたる。

2. 疾患の遺伝性についての教育，リスク評価と提示

　家族歴・病歴の評価から，家系内に存在する疾患が多因子疾患であると考えられた場合には，クライアントが疾患とその家系内再発リスクへ適応することを支援する目的に遺伝カウンセリングを行う。多因子疾患の発症には遺伝要因と環境要因の双方が関係することを正しく理解することは，その後のリスクへの適応に大きく影響する。そのため，多因子疾患の遺伝カウンセリングは，まずは多因子疾患の成因についてクライアントが正しく理解することを目的とした教育的セッションから始めるとよい。

　ここで，そもそも成因について不確実・未解明な要素の多い多因子疾患を「正しく」理解することは容易ではない。まずは，クライアントが疾患の発症や家系内再発リスクに関する不確かさ（uncertainty）と向き合い，適応していくために必要な知識や態度を身に着けられることを優先する。個々の疾患に関する具体的な内容は他稿を参照いただくこととして，以下に多因子疾患に共通した遺伝カウンセリング内容を示す。

(1) 多因子疾患の成因に関する教育

　多因子疾患の発症に遺伝要因と環境要因の双方が関与していることの説明には，図❶のような概略図を用いるとよい。ここでは，遺伝要因のみ，環境要因のみで生じる疾患は少数派で，双方の要因によって生じる疾患が大部分であることを強調する。それにより，家系内に存在する疾患が特異な機序による疾患ではないことを認識することで，以後の疾患に関する理解をしていくうえでの心理的バリアを軽減することを期待する。ここで，「遺伝要因」という言葉に対してクライアントがもっているイメージは，親から子へと伝わる継承性（inheritance）にしばしば限定される。多因子疾患の成因を理解するにあたっては，継承性に加えて多様性（variation）による疾患の易罹患性にもフォーカスを当てる必要がある。多様性について説明する際には，クライアントの理解度に応じて「体質」，「病気のなりやすさ」といった言葉に置き換えて，それらに遺伝子が関与していることを説明する。多様性と易罹患性に関する説明の例として，外的要因である細菌やウイルスによって引き起こされる感染症ですらも，宿主要因として遺伝要因があることを挙げるとクライアントの理解を助けやすい。筆者は，閾値モデルを模式化した図❷を用いて説明している。

1. 多因子疾患の遺伝カウンセリング

疾患の発症に遺伝要因と環境要因の双方が関係していることを理解すると，クライアントの次の関心として，自身が直面している疾患ではそれぞれの要因がどの程度発症に関連しているのか，つまり図❶横軸のどのあたりに位置する疾患であるかということが挙がってくるかもしれない。そのような場合には，明確な割合を示すことは難しいことを前提としたうえで，経験的リスクのデータを用いる。双生児研究のデータが入手可能な疾患であれば，一卵性双生児と二卵性双生児の間の発症一致率の違いから，遺伝要因と環境要因の双方が関与することと，遺伝要因の寄与割合のおおよその大きさについて，クライアントが理解することの一助となる。

(2) リスク評価

多因子疾患の基本的な成因について理解したことが確認できたら，対象疾患のリスク因子について説明するとともに，クライアントとその家系員におけるリスク因子の有無・程度を聴取する。特に，発症への関与が大きいことが明らかになっている環境要因，および修正可能な環境要因について詳しく聴取する。遺伝要因については，臨床的有効性（感度，特異度，陰性・陽性的中率など）が担保された遺伝学的検査（多因子疾患にお

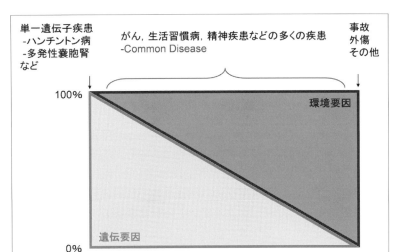

図❶　多因子疾患とその成因の関係を示した概略図

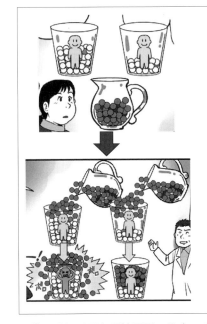

コップは人間，
白いボールは病気のなりやすさを示す遺伝要因（体質），
灰色のボールは環境要因を示す

同じ量の環境要因をコップに注ぐと，遺伝要因があらかじめ多く入っていたコップだけボールがあふれてしまう
→疾患になりやすい体質が強い人だけ発症してしまう

図❷　遺伝要因と環境要因の発症への関与の説明の例

いては「易罹患性検査」）に基づいてリスクを評価できる状況が現時点では稀であることは，確実にクライアントの理解を促す必要がある。そのうえで，確認できたリスク因子の有無・程度と，既存の報告による経験的リスクやリスク予測モデルを用いて総合的にリスクを評価する。

(3) リスクの提示とリスク認識の評価

前述のように，多因子疾患のリスクは「疾患のなりやすさ」について割合や比率で表現される。ここで，「○％の人がX病を発症する」という情報は，不完全浸透の単一遺伝子疾患においてもしばしば提示される割合情報であるが，多因子疾患と単一遺伝子疾患では確率の捉え方の違いに注意しなければならない。単一遺伝子疾患においては，疾患原因遺伝子の病的バリアントを有するという確定情報がある状況下での発症割合であり，個人によるばらつきは小さい。一方で多因子疾患においては，個人が有するリスク因子の多少や程度（疾患感受性遺伝子のリスクアレルの保有，生活習慣の違い，外的因子への曝露度合）によってリスクは大きく変動する。そのため，集団をもとに算出されたリスクの平均値に対する個人によるばらつきが大きいことには注意しなければならない。見方を変えれば，この個人によるばらつきは，環境要因を制御すればリスクを抑えることができることが表れているとも言える。このことは，クライアントの認識や態度に働きかけるうえで重要なポイントとなる。

多因子疾患のリスク要因の強さはケースコントロール研究，コホート研究から明らかにされた比率（○倍）で表されることも多い。このような比率によるリスク情報を提示する際には，いくつかの注意すべき点がある。まず，比率によるリスク情報は当該疾患の頻度によってリスクの印象は大きく異なり，その後の受け止めや行動に影響を与えるため，疾患頻度と併せて提示する必要がある。例えば，A病の発症リスクを5倍にするリスク因子Xがあった場合，A病の疾患頻度が0.1％であるとすれば，Xを有する集団では0.5％の疾患頻度になることが期待される。疾患頻度が5％である場合には，期待される疾患頻度は25％にもなり，相当に大きなリスクとして認識されうる。

またリスク因子が複数存在する場合に，リスクが相乗的に増加するかどうかは不明な点にも注意する。例えば，疾患感受性遺伝子のリスクアレルを1つ保有していると1.4倍，喫煙をしていると2倍の発症リスクがあることが独立した研究で明らかになっているとして，双方のリスク因子を有している場合に2.8倍のリスクになるかどうかは定かではない。

上記のようにして，○％（もしくは○人に1人），○倍という数値として提示したリスクについては，それをどのように受け止めたかを必ず確認する。それらの数字に示されたリスクを，大きいと受け止めるか，小さいと受け止めるかには個人差があるのは当然であるし，そもそも何をもってリスクを大きい，小さいとするかの基準はない。重要なのは，過度の心理的負担を引き起こしたり，クライアントの行動変容を妨げたりするようなリスク認識となっていないかどうかである。

例えば，頻度500人に1人の多因子疾患Xを有する第1子をもつクライアントに対し，次子再発率は「300人に1人」と提示したとする。クライアントにおいては，「500人に1人」は現に発生している現象であり，「300人に1人」という第2子の確率は数値から受ける一般的な印象よりも大きな脅威となり，心理的負担を引き起こす要因となる。また過度に高いリスク認識は，たとえそれが予防可能な疾患であったとしても，疾患に対するコントロール感を損なわせ，予防に向けた行動変容の妨げとなりうる。

過度に低いリスク認識も是正する必要がある。先の例でいえば，1/300を「気にする必要はない」，「安心だ」のように楽観視しているような場合には，現実に再発した場合の衝撃は大きく，受容に悪影響を及ぼす。また予防可能な疾患の場合には，低いリスク認識は予防行動をとる動機づけにならず，予防にむけた行動変容が期待できない。このように，経験的リスクの受け止めが高低に偏っている場合には，いずれの場合でも心理的負担や行動変容の不実行といった好ましくない転

帰につながりうる。

上記ではリスクの量的な認識の偏りがもたらす影響について述べた。これに加えて，多因子疾患においてはリスクに関する質的な認識の偏りも問題となる。すなわち，リスク認識が遺伝要因と環境要因のどちらかに偏ることが，クライアントの心理・行動にネガティブな影響をもたらす場合がある。環境要因にリスク認識が傾くことの影響について，多因子疾患（先天奇形）を有する児の親であるクライアントを例に挙げる。この多因子疾患の環境要因として「妊娠初期の喫煙」が経験的に明らかになっている場合，次子再発に対する予防行動を促す意味も込めて，リスク要因として提示する。それに対し，妊娠初期に喫煙していたことに強い後悔，罪の意識，怒りなどのネガティブな感情をもち，心理的負担や疾患の受容への悪影響をきたしうる。

反対に，遺伝要因にリスク認識が傾くことの影響について，生活習慣病家族歴を有するクライアントを挙げる。第一度近親者に多くの2型糖尿病患者がおり，遺伝的に2型糖尿病になる体質であることを強く認識しているクライアントは，「遺伝だから，食事や運動をいくら頑張ってもしょうがない」と環境要因を相対的に軽視する傾向にあり，結果として予防行動がとられないことがありうる。

ここまでで例示したように，多因子疾患においてはリスク情報の不確実性がゆえに，クライアントのリスク認識に質的・量的な偏りが生じやすい。そして，それらの偏りはクライアントが疾患とそのリスクに適応していくうえでの妨げとなりうる。そのため，クライアントが疾患の成因を不確かさも含めて理解できるようになるよう教育したうえで，リスク情報を提示し，さらに提示したリスクの認識を慎重に評価する必要がある。そして，リスク認識に質的・量的な偏りが認められ，クライアントの心理・行動にネガティブな影響をもたらしていることが懸念された場合には，それを是正し，疾患とリスクへ適応することをサポートすることを目的にカウンセリングを実施する。

3. 疾患とリスクへの適応を目的としたカウンセリング

クライアントが多因子疾患とそのリスクに適応するということは，疾患の成因を正しく理解し，不確実なリスクを偏りなく認識し，それらに基づいて自身が疾患とリスクに心理・行動の面においてどのように対処していくかを考え，その対処を実行していくことに他ならない。多因子疾患は，生活習慣の改善やリスク物質・環境への曝露の回避など環境要因を修正する健康行動をとることにより，疾患のリスクを多少なりとも低減することが望める。そのため，環境要因を修正する健康行動の動機づけ支援は，多因子疾患遺伝カウンセリングの重要な役割といえる。このような健康行動（health behavior）に対する動機づけ支援は，健康教育分野で確立されてきた理論やモデルに基づいて実施することが効果的である。

最も広く用いられる健康行動モデルとして，Health Belief Model（健康信念モデル）がある（図❸A）。健康信念モデルでは，疾患に対する脆弱性（リスク）の認識（perceived susceptibility）と重大性の認識（perceived severity）が脅威の認識（perceived threat）を作る。その脅威に対し，人は行動を起こすことの有益性（perceived benefits）と障害（perceived barriers）のそれぞれを考え，有益性が勝ると判断した場合に行動が起こる（likelihood of action）。さらに行動の実行は，行動によって脅威をコントロールできると思っているか（perceived controllability），行動のきっかけ（cues to action）によっても修飾されることが示されている。このモデルを多因子遺伝疾患における予防行動に当てはめると，図❸Bのようになる。モデルに基づいて，クライアントの予防行動を動機づけるためにどのようなアプローチが効果的かを計画する。

ここで，多因子疾患においては，「有益性の認識」について特に慎重なカウンセリングが求められる。現時点では，どの行動がどの程度多因子疾患の発生を抑えることができるかについて，明確な根拠をもって有益性の認識に働きかけることができない場合がある（もちろん，2型糖尿病にお

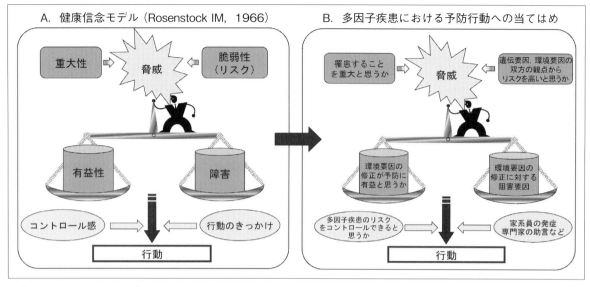

図❸ 健康信念モデルの多因子疾患への当てはめ

ける食習慣の改善や，脳卒中における血圧コントロールなど，効果が明らかなものも多い）。そのような予防行動について，実行するかしないかは最終的にはクライアントの自己決定になる。しかし，たとえ明確な効果が期待できなくとも，その行動をとることによって疾患に対する自己効力感やコントロール感を得て，疾患や再発リスクに適応するプロセスを促進することは期待できる。また，多因子疾患のリスク因子を低減するための行動は，少なくともそれをすることによって身体的な害を生じる類のものは少ない。これらのことを鑑みると，疾患のリスク低減が多少なりとも期待できる行動については，その行動を推奨することは利益が不利益を上回ると考えられる。

おわりに

本稿で述べたように多因子疾患は，その成因やリスク低減のための対処方法において，未解明な部分が多い。そのため，クライアントは多因子疾患とそのリスクの不確実性そのものに適応していかなければならない。しかし，本特集号で示されたように，多因子疾患の研究は確実に進歩しており，未解明な部分が減ってきていることは間違いない。新たな研究成果をタイムリーに遺伝カウンセリングに取り入れられるよう，常に最新の研究動向に目を配っていくことが肝心である。

参考文献

1) Meigs JB, Shrader P, et al：N Engl J Med 359, 2208-2219, 2008.
2) Lyssenko V, Jonsson A, et al：N Engl J Med 359, 2220-2232, 2008.
3) Lall K, Magi R, et al：Genet Med 19, 322-329, 2017.
4) Malik R, Bevan S, et al：Stroke 45, 394-402, 2014.
5) Palomaki GE, Melillo S, et al：Genet Med 12, 772-784, 2010.
6) Lambert JC, Ibrahim-Verbaas CA, et al：Nat Genet 45, 1452-1458, 2013.
7) Ohara T, Ninomiya T, et al：J Am Geriatr Soc 59, 1074-1079, 2011.
8) Scheuner MT, Yoon PW, et al：Am J Med Genet C Semin Med Genet 125C, 50-65, 2004.

西垣昌和

2000 年	東京大学医学部健康科学・看護学科卒業 同医学部附属病院看護部，臨床ゲノム診療部
2008 年	同大学院医学系研究科健康科学・看護学専攻博士後期課程修了（保健学博士） 同助教
2012 年	同講師
2013 年	ノースカロライナ大学チャペルヒル校国際客員研究員
2014 年	京都大学大学院医学研究科人間健康科学系専攻生体防御・病態看護学准教授

第4章 多因子疾患の遺伝カウンセリングの実際（ケーススタディ）

2．口唇口蓋裂

西川智子

非症候性口唇口蓋裂は多因子遺伝であり，複数の疾患関連遺伝子による遺伝要因と妊娠中の喫煙，アルコール摂取，葉酸摂取などの環境要因が関連しているとされているが，因果関係・相互作用ともに解明されていない。患者・家族にとって次子・次世代再発リスクは大きな課題である。遺伝カウンセリングでは，遺伝要因と環境要因の正確な理解を支援することが求められる。加えて，顔面形成に関わる疾患であり，治療は長期かつ多領域にわたる。両親の受容過程，発端者の発達段階に応じた心理社会的支援も重要である。

はじめに

口唇口蓋裂は先天性疾患の中で発生頻度が多い疾患の1つであり，発生頻度は人種により異なるがアジア系で多く，日本人では500～600人に1人と言われている[1]。口唇口蓋裂は症候性と非症候性に分けられ，症候性は口唇口蓋裂の15％程度に認められ，400以上の疾患が報告されている[2]。非症候性は遺伝要因と環境要因が関与する多因子遺伝性疾患である。症候性と非症候性では，遺伝形式や次子・次世代再発リスクも異なるため，遺伝カウンセリングを行う際には最低3世代の家系図聴取と臨床遺伝専門医による正確な診断は必須である。今回は非症候性口唇口蓋裂のケースについて述べる。

近年では胎児超音波検査技術の進歩に伴い，妊娠中に診断される症例も認められるが，出産直後に診断されることも多い。口唇口蓋裂は出生後，複数回の手術を必要とするが，一般的に成長発達には問題を生じない。しかし，顔面形成に関与する疾患であり，出産直後の両親の衝撃やその後の受け入れのプロセスへの支援，加えて発端者に対する成長発達に応じた疾患理解や精神的問題・自己肯定感に対するアプローチが課題となる。遺伝カウンセリングにおいては，クライアントが発端者か両親かによってテーマが変わる。今回はそれぞれについて症例を提示する。

I．症例1（図❶）

1．背景
- 第1子：3歳，健康。
- 第2子：生後6ヵ月。口唇口蓋裂，その他の先天性形態異常所見なし。
- 母親：37歳，健康。第2子妊娠中に喫煙，アルコール摂取なく妊娠経過は順調であった。
- 父方祖父：左口唇口蓋裂様の口唇の手術跡あり。幼少期に怪我をしたときの傷と言われており，口唇口蓋裂と診断されていないと聞いている。

2．来談目的
①第2子が口唇口蓋裂だった。父方祖父にも口唇口蓋裂術後のような傷がある。第3子を考えた場合，同じ病気になる可能性はどのくらいあるのか。予防法などの対策を知りたい。

■ **Key Words**
非症候性口唇口蓋裂，経験的再発リスク，遺伝要因，環境要因，心理社会的支援

② 第 2 子が子どもを産む時に，口唇口蓋裂の子どもを出産する可能性を知りたい。
③ 第 1 子・第 2 子への説明はする必要があるのか。説明を行う場合，どのように行うのか。

3．遺伝カウンセリング内容

(1) 次子再発リスクについて

父方祖父も口唇口蓋裂様の手術跡があり，第 2 子が口唇口蓋裂だったことから，父方祖父も同疾患の可能性が推察される。父方祖父と発端者に症状が認められる場合の経験的再発リスクは 0.6%（表❶）。一般頻度（0.16%）より高くなる理由は多因子遺伝であり，遺伝要因と環境要因が関与している（図❷）。遺伝要因は複数の疾患感受性遺伝子が関与していると言われている。環境要因は，母親自身の妊娠中の生活が問題ではなく，妊娠中の喫煙やアルコール摂取，糖尿病などは集団としての影響であり個人の原因を特定するものではない。また，先天性疾患の発生はどの夫婦にも 5% ほどあるとされ，生活習慣病を含めると 7 割近くの人が多因子疾患に罹患している[3]。誰にでも起こりうるリスクである（図❸）。

再発をできる限り避けたいという夫婦の意向は十分理解できるが，確立された予防策はない。環境要因をできる限り避けることが現時点で講じることのできる方法といえる。妊

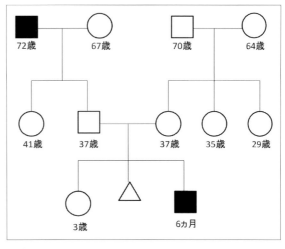

図❶　症例 1 の家系図

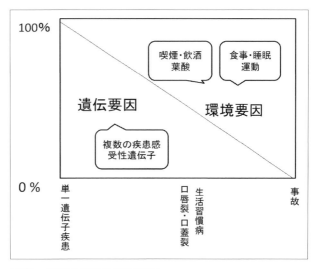

図❷　多因子疾患の発症要因

表❶　口唇裂・口蓋裂の経験的再発リスク（文献 3 より）

発端者との関係	口唇裂・口唇顎口蓋裂（%）		口蓋裂（%）	
	日本人	白人	日本人	白人
同胞（発端者以外の罹患者も含む全体的なリスク）	1.81*	4	1.06*	1.8
同胞（発端者以外に罹患者なし）	1.73***	2.2	1.46***	
同胞（同胞 2 名が罹患）	6.15***	10	7.69***	8
同胞（同胞 1 名と片親 1 名が罹患）	4.14* 15.79***	10		
子ども	2.33**	4.3	1.61**	3
第二度近親		0.6		0.28
第三度近親		0.3		
一般頻度	0.16 (1/625)	0.1 (1/1000)	0.045 (1/2200)	0.04 (1/2500)

*日本における論文 5 編の集計による。**日本における論文 2 編の集計による。***日本における論文 1 編の集計による。

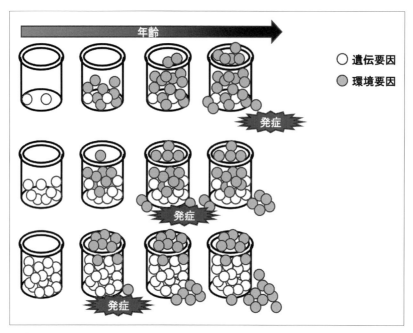

図❸ 多因子疾患における閾値理論の考え方

娠中の禁煙・禁酒，規則正しい生活・食習慣などである。葉酸摂取については，日本人で明らかに効果があったとされる報告はない。カナダ産婦人科学会ガイドライン2007では，神経管閉鎖障害，口唇裂・口蓋裂などの先天形態異常の再発予防のため，少なくとも3ヵ月以上前から妊娠12週まで1日5mg，妊娠12週以降から産後4〜6週まで1日0.4〜1.0mgの葉酸摂取を推奨している。しかし，高用量葉酸摂取による口唇裂，口唇口蓋裂，口蓋裂の再発予防効果は，限られた非ランダム化介入研究の報告しかなく，二重盲検無作為割り付け（1日4mg摂取群と1日0.4mg摂取群）による前方視的研究では有意差はみられていない[4]。妊娠を希望する女性は妊娠前から葉酸摂取が勧められていることより，口唇口蓋裂の再発を危惧している女性にも，この情報提供は他の妊婦と同様に必要である。

(2) 次世代再発リスクについて

父方祖父のみが口唇口蓋裂であった場合は，次世代再発リスクは0.3%（表❶）。再発リスクは日本人のデータがないため，白人のデータを参考値とする。

(3) 発端者・同胞への情報開示について

疾患についての説明は，外表上の問題であり，発端者や同胞が他者との違いを認識していることが考えられるため，年齢に応じた説明が必要である。両親から説明を行い，必要であれば医療者から説明を行う。説明する内容や時期については，事前に両親と話し合いを重ね慎重に進めていく。次世代再発リスクも含めた遺伝学的情報開示は，発端者やその同胞の自律的な意思決定に基づいて行われる。説明時期は当事者や家族の判断にゆだねることになるが，疾患や遺伝学的情報の正確な理解に基づく心理社会的支援は，発端者・同胞の精神的安定や自己肯定感をはぐくむためにも重要である。

4. 小括

今回の遺伝カウンセリングにおいて，父方祖父の遺伝学的診断が重要である。父方祖父は口唇口蓋裂との診断を受けていない。しかし今回，発端者の診断に伴い祖父自身の診断につながることによる衝撃と，自責の念が生じる可能性がある。両親・父方祖父母への説明は多因子遺伝性疾患の遺伝学的情報に基づいて慎重に行う必要がある。ま

た環境要因との関連を説明する際には，母親の妊娠中の生活が原因であったと誤解することのないように配慮し，集団としての影響であり個人の原因が特定されていないことを強調して説明する必要がある。また，発端者自身が自己肯定感をもって疾患を受け入れていくプロセスをたどるためには，まず両親や家族が疾患を正確に理解することから始まる。遺伝カウンセリングは疾患受容のプロセスに大きな役割を担う。

Ⅱ．症例2（図❹）

1．背景
- 本人：32歳。当院，口唇口蓋裂術後。
- 夫：34歳，健康。

発端者の母親は妊娠中に喫煙，アルコール摂取などはなく順調に経過した。

2．来談目的
①子どもが欲しいと考えている。同じ病気の子どもが産まれてくる可能性を知りたい。夫には結婚前に口唇口蓋裂であることを伝えたが，気にならないと言っていた。しかし，遺伝については話し合ったことはない。子どもに遺伝した場合に，夫がどんな反応になるのか心配である。また，自分も子どもに愛情を感じることができるか不安がある。

②自分の正確な診断名を知りたい。両親や医療者から病気の説明を受けたことがない。幼少期の写真，特に手術前の写真がない。写真にも残したくないほどひどい状況だったのかと思い，口唇口蓋裂の話題は避けてきた。歯列矯正を受ける際に母親と歯科医が保険適応の有無について話をしている時に「口唇口蓋裂」という病名が聞こえた。そのあと，ネットで調べて自分の病名を知った。病名は「口唇口蓋裂」でいいのか知りたい。

3．遺伝カウンセリング内容
（1）次世代再発リスクについて

家系内で母親のみが罹患者の場合は2.33％である（表❶）。次子再発リスクの数値をどのようにとらえるかは人それぞれであるが，まずは本人がこの数値を高いと感じるかどうかである。97.67％は口唇口蓋裂ではない。

夫の口唇口蓋裂の次世代再発リスクに対する認識については，本人の疾患を理解したうえで結婚し挙児を希望していることや，調べようと思えば調べるツールはあることを考慮すると，夫は次子再発リスクについても認識している可能性もある。

しかし，次世代で同疾患であった場合の不安や衝撃は，次世代再発リスクを理解していても少なくないと考える。次世代は夫婦の遺伝子を同等に引き継いで生まれてくる。また，夫婦であっても価値観は様々である。万が一，子どもが口唇口蓋裂をもって産まれてきた場合，本人が自責の念を抱き，精神的に不安定になることは十分に考えられるが，愛着形成と関連するかは不確定である。また，配偶者は「口唇口蓋裂は気にならない」と発言しており，本人とは異なった価値観であることも考えられる。夫婦で話合うことを提案した。

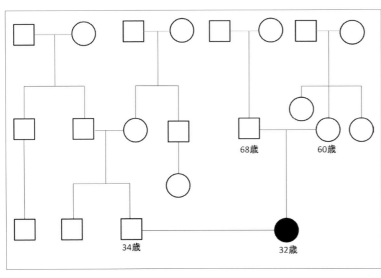

図❹　症例2の家系図

(2) 病名開示について

当院初診時のカルテに診断名として「口唇口蓋裂」と記載されている。診断名に基づき，口唇口蓋裂の病態について説明を行った。

①胎児期の器官形成期の形成不全が原因で発症した疾患である。

②多因子遺伝性疾患とされており，遺伝要因と環境要因が複雑に関連しているとされているが，その詳細は不明である。遺伝要因は非症候性の場合，一般頻度より高いことは確認されており複数の要因の関連が示唆されているが，まだ結論は出ていない。環境要因は妊娠中の喫煙，大量飲酒，糖尿病，フェニトイン，レチノイン酸などの報告がある。遺伝要因と環境要因の因果関係も明らかにされていない（図❷，図❸）。

③出生後複数回の手術は必要となるが，基本的に成長発達に影響はない。長期的かつ多領域（形成外科，口腔外科，耳鼻咽喉科，矯正歯科，言語療法など）での医療管理は必要となる治療法のある疾患である。

本人は「初めて病気について説明を受けた」と涙していた。

4. 小括

次世代再発リスクについては，統計的数値を提示して話し合った。次世代に関与することであり，夫の口唇口蓋裂に対する認識も重要である。今回，遺伝カウンセリングで夫の口唇口蓋裂に対する言動を確認できた。次世代で同疾患であった場合の本人や夫の反応については，どちらも想像の域を出ない。本人の不安は理解できるが，愛着形成との関係も同様である。疾患の治療法は進歩しており，なおかつ疾患は本人の一部でしかないことを伝えた。次世代で同疾患であった場合について，夫婦間の話し合いができる土壌ができたのではないかと考えた。

病名は医学的診断として「口唇口蓋裂」であることを伝え，その診断に基づいた遺伝学的情報提供を行った。クライアント出生時の両親のショックや不安は想像できるが，成人期まで疾患の説明がなかったことは，本人への精神的影響は明らかである。本人が担ってきた他者と異なる外見に関連する課題であり，幼少期からその年齢に応じた本人への説明が必要であったことがわかる。そのためには幼少期から両親・発端者と継続的に関わりをもち，両親への動議づけや意図的な働きかけが必要であったと考える。

まとめ

多因子疾患は遺伝要因と環境要因によって発症するが，その因果関係や相互作用についてはまだ解明されていない。遺伝カウンセリングでは不確定な要素を理解し引き受けていくプロセスを支援することが求められる。また，口唇口蓋裂は治療が長期にわたることや，外表上の課題が生じることより，医学的課題と心理社会的課題への適応支援が求められる。

参考文献

1) 髙野享子：小児診療 80 増刊, 21-23, 2017.
2) Hennekam RCM, Krantz ID, et al：Gorlin's Syndromes of the Head and Neck 5th ed, 943-955, Oxford University Press, 2010.
3) 升野光雄：遺伝子医学 MOOK 別冊 遺伝カウンセリングハンドブック（福島義光 編), 317-321, メディカルドゥ, 2011.
4) 升野光雄：遺伝カウンセリングマニュアル 改訂第 3 版（櫻井晃洋 編), 157-158, 南山堂, 2016.

西川智子
2005 年　北里大学大学院医療系研究科臨床遺伝医学講座修了
　　　　神奈川県立こども医療センター認定遺伝カウンセラー

第4章 多因子疾患の遺伝カウンセリングの実際（ケーススタディ）

3．自閉スペクトラム症

谷合弘子

　自閉スペクトラム症（autism spectrum disorder：ASD）は乳幼児早期から発達に様々な問題が生じる神経発達症群の1つである。発症に遺伝要因が関与することは古くから双生児研究などで知られていた。その原因は多様で遺伝的異質性が高く，原因に沿った遺伝カウンセリングが必要である。次世代シークエンサー（NGS）の普及などから，原因遺伝子の特定と遺伝形式に沿った遺伝カウンセリングが可能な場合もあれば，多因子遺伝性疾患として疫学研究に基づいたカウンセリングを行う場合もある。ASDの遺伝学的検査とそれに続く病態解析が，将来的な治療へと導く希望がもてる遺伝カウンセリングを可能にすると期待される。

はじめに

　自閉スペクトラム症（autism spectrum disorder：ASD）は乳幼児早期から発達に様々な問題が生じる神経発達症群の1つである。その臨床症状は，①社会的コミュニケーションや対人的相互作用の困難さ，②行動，興味，活動が限定され反復的であり，中には感覚の過敏さ鈍感さに関連するこだわりがある，などの特徴で定義される（DSM-5）。しかし同じASDという診断であっても，認知機能（知的発達の程度），言語能力，合併症，身体的特徴などは多様である。その理由はASDの原因が多岐にわたるためである。古くから双生児研究によりASDの遺伝率の高さは知られていたが，疾患概念の拡大や診断基準の変更から，より軽い特徴（broad phenotype）をもつ場合も診断されるようになり，broad phenotypeを研究対象として含めることで遺伝率がやや低くなる報告が散見されてきた。最近のメタ解析では，遺伝率は64〜91％と報告されている[1]。同様の理由から，有病率の報告も1960〜70年代の0.04％，2000年以降の欧米では1〜1.5％，2012年に韓国では2.6％と増加している[2)-4)]。発症頻度には性差があり，4：1と男性に多い。これまでの研究で推定されている再発リスクは，両親が同じ同胞では10％程度だが，家族内に複数のASD患者がいる場合はおよそ30％の再発リスクがある[5]。また最近のゲノム研究により，小児発達期よりみられるASD，知的障害，てんかんと，成人期発症の統合失調症に共通したコピー数多型（CNVs）や一塩基多型（SNVs）などの遺伝学的基盤が見出されている[6]。

Ⅰ．ASDの遺伝カウンセリングにおける臨床遺伝学的留意点

　多くの精神疾患は「効果の弱い複数の遺伝子と環境要因が相互作用し，限界（閾値）を超した時に発症する多因子遺伝性疾患」であり，血縁者の

■ **Key Words**

自閉スペクトラム症（ASD），双生児研究，遺伝率，有病率，コピー数多型（CNVs），染色体異常，単一遺伝子疾患，代謝性疾患，ミトコンドリア異常症，再発リスク，健康保険，次世代シークエンサー，マイクロアレイ染色体検査（CMA），脆弱X症候群，ターゲットシークエンス，エクソーム解析

発症リスク（ASDの相談の多くは次子の再発率）は疫学研究に基づいて説明されることが多い。一方，ASDでは原因となる遺伝要因が，①染色体異常，②単一遺伝子疾患，③代謝性疾患やミトコンドリア異常症など，臨床遺伝学検査が可能で遺伝形式が特定できる場合がある。原因が特定された場合は，原因疾患の遺伝形式に沿った再発リスクや疾患の自然歴（合併症，治療，予後など）を説明する。原因が特定されない場合は，他の精神疾患と同様に多因子遺伝性疾患についてとデータに基づいた再発リスクを説明する。日本においては健康保険を用いた染色体検査や遺伝子検査には限界があり，海外のガイドラインに沿った臨床遺伝学検査の手順（表❶）と遺伝カウンセリングをそのまま適応することは難しい[7]）。

今回はASDと診断されている3ケースの具体例を挙げ，国内で実施する遺伝カウンセリングの概要を紹介する。

Ⅱ．遺伝カウンセリングの具体的場面

1．コピー数多型

ケース1：遺伝学的検査を進めるにあたり両親の意思決定と受容をサポートする遺伝カウンセリング

1回目：X年11月

発端者は知的障害とてんかんを合併している2歳11ヵ月のASD女児。クライアントは女児の両親で，発端者には3歳年上の同胞がいる。小児神経科医から原因検索のため染色体検査をすすめられたが，どうしたらいいかわからないと相談があり遺伝カウンセリングを開始した。父親は検査をしなくていいと思っているが，母親は結果を知るのは怖いが知ったほうがいいかなという思いも捨てきれないと語った。染色体異常が発達の遅れやASDの原因になりうること，過去に同じ異常が報告されている場合は合併症などがわかり，今後の健康管理に役立つ情報が得られる場合があることなどを説明した。

2回目：X＋1年4月

染色体検査の結果，15番染色体が少し長いことがわかり，より精密な検査（FISH法）をすれば染色体異常の詳細がわかると説明を受け，さらに検査を進めていくことを決めた。検査を受ける前には葛藤があったが，結果と向き合い前に進もうとしている両親の決断を支持した。

3回目：X＋1年11月

主治医より原因がわかっても治療には直接結びつかないと聞かされて，がっかりしたと母親は語った。結果を待つ間も子どもの発達のために今やれることをやりたいという思いを受け止め，利用できる社会的資源の情報提供をし，その方法を一緒に考えた。

4回目：X＋2年3月

結果は15q11-13重複と判明した。ASDとの関連がよく知られているCNVsであった。他のASD患者よりも筋力が弱く運動発達が大きく遅

表❶　ASDにおける臨床遺伝学的検査の進め方（文献7より改変）

第一段階
　　家族歴の聴取
　　既知の症候群を評価する
　　　　奇形兆候を注意深く評価する
　　　　想定される症候群に特異的な遺伝子検索を行う
　　　　臨床的所見がある場合は代謝疾患，ミトコンドリア異常症の検査を行う
　　染色体マイクロアレイ検査
　　脆弱X症候群の遺伝子検査（男性のみ）
第二段階
　　MECP2シークエンス（すべての女性）
　　MECP2重複検査（臨床的所見がある場合の男性）
　　PTEN遺伝子検査（頭囲が2.5 SD以上）
　　MRI画像検査（小頭症，退行，痙攣，昏睡の既往）

れていること，てんかんを合併していること，肌の色が濃いめであることなどの一つ一つの症状の原因がわかって納得できた。これからは子どもが生活していくうえで必要なスキルを身につけていけるように療育に専念できると明るい表情の両親を今後も見守っていくことを約束し，カウンセリングをいったん終了した。

【解説】

海外における ASD の遺伝学的検査の第一選択はマイクロアレイ染色体検査（CMA）とされている。しかし，日本では健康保険を用いて実施可能な方法は G 分染法と高精度分染法であり，3～5Mb 以上でないと検出できない。対して CMA では 1Kb 以上の CNVs が検出可能である。CNVs は家族内で共有する場合もあるが，孤発性（de novo）の場合は病的意義が高まり，ASD 患者内で比較的高頻度に認められる CNVs が判明している（16p11.2, 15q11-13, 22q11.2）（表❷）[5]。これらの CNVs に含まれる遺伝子の多くはシナプスの形成・機能に関与している[8]。しかし，同じ CNVs を家族間で共有していても健常から精神神経学的所見がある場合まで症状には幅がある。両親が罹患していないと思われる場合でも可能なかぎり両親の遺伝学的検査を行うべきである。de novo であった場合は次子の再発リスクや発端者の同胞への重要な情報を提供することができる。

2. 単一遺伝子疾患

ケース 2：脆弱 X 症候群遺伝子検査のための遺伝カウンセリング（図❶）

1 回目：X 年 5 月

発端者は海外で ASD と診断された 4 歳男児。クライアントは発端者の母親。36 歳の時，海外で第 2 子を妊娠した際に，高齢妊娠と第 1 子が ASD であることから脆弱 X 症候群を含む出生前

表❷　CNVs と候補遺伝子（文献 5 より改変）

染色体	領域	欠失/重複	候補遺伝子
1p	1p36.13	重複	
1q	1q21.1	重複	HYDN
	1q41	欠失	MARK1
2p	2p16.3	欠失	NRXN1
2q	2q31.1	欠失/重複	SL25A12
	2q37	欠失	5-HTR2B
3q	3q24	欠失/重複	SLC9A9
5p	5p15.1	欠失	
7q	7q11.23	重複	
	7q22.1	欠失	RELN
	7q31.2	欠失/重複	FOXP2, WNT2, MET
	7q35-q36	欠失	EN2, CNTNAP2
11q	11q13.3-q13.4	欠失	SHANK2
12q			
13q	13q14.2-q14.1	欠失	5-HTR2A
15q11-13	15q11-13	重複	UBE3A, SNRPN, CHRNA7
	15q13		CHRNA7
16p	16p11.2	欠失/重複	
	16p13.11	欠失/重複	
17p	17p11.2	欠失/重複	
17q	17q11.2	欠失	SLC6A4
	17q21.3	欠失/重複	ITGB3
18q	18q21.1	欠失	TCF4, MBD1
21q			
22q	22q11.2	欠失	CRKL, FGF8, TBX1
	22q13.3	欠失	SHANK3
Xp	Xp22.31	欠失/重複	NLGN4
Xq	Xq13.1	欠失/重複	NLG3
	Xq28	欠失	MECP2

診断をすすめられたが，検査は受けなかった。その時の話を思い出して脆弱 X 症候群の検査を受けたいと思い遺伝カウンセリングに訪れた。発端者は知的障害を伴う ASD で，片言の言葉を話すが思いが伝わらず癇癪を起こすことが多い，手をヒラヒラと動かす常同行動を頻繁に行う，同じことを何度も要求するなど，クライアントは養育に困難感を抱えていた。また妹にも手がかかり，2 人の子どもの育児に相当ストレスを感じていた。娘には自分と同じ苦労をさせたくないと考え，発端者が脆弱 X 症候群なら娘が子どもを産む時には，自分は受けなかった出生前診断を受けさせたいと強く思っている。

2 回目：X 年 7 月

脆弱 X 症候群の遺伝子検査を行うための検査前カウンセリングを行った。まず，一般的な染色

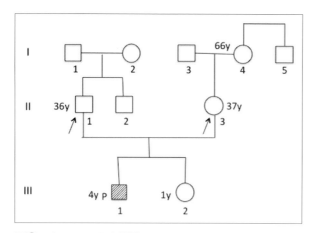

図❶ ケース2の家系図

体, 遺伝子, DNA, X連鎖性遺伝形式について説明した。脆弱X症候群については次のように説明した。X染色体長腕末端部の *FMR1* 遺伝子に存在する3塩基（CGG）繰り返し配列が, 代を経るごとに延長するために発症するトリプレットトリピート病である。通常は50以下の繰り返し配列数が200を超えると, 小児期から知的障害や発達障害を伴う脆弱X症候群となる。50から200のCGG繰り返し配列（permutation）をもつ人の中で, 50歳を過ぎてからパーキンソン病様の症状を呈する脆弱X関連振戦/運動失調症候群, 女性であれば40歳までに早期卵巣不全を発症することがある。発端者が脆弱X症候群であった場合, クライアントが保因者で, これらの症状が現れる可能性があると説明した。自分のことよりも娘の将来が不安で, 脆弱X症候群であるかどうかをどうしても知りたく, 自分は受けなかったが娘には出生前診断も是非受けさせたいと話した。発端者が患者であることがわかったとしても, 妹が未成年の間は保因者検査を行わず, 本人が自発的な意思で遺伝カウンセリングを選択できる年齢に達してから行うべきものであることを説明した。

3回目：X年9月

脆弱X症候群の原因遺伝子 *FMR1* に異常はなかった。発端者のASDの遺伝的要因を特定することはできなかった。クライアントは原因がわからないままなのは不安であるが, もし自分が保因者であるせいで娘に苦しい思いをさせるのではと思っていた気持ちが少しは軽減されて良かったと話してくれた。

【解説】

ASDは疾患責任遺伝子が判明している既知の症候群に合併している場合があるが（症候性ASD）, その頻度はASD全体の10％程度である[7]。これまでに知られている症候群としては, 脆弱X症候群, レット症候群, アンジェルマン症候群, PTEN関連症候群, レックリングハウゼン病, 結節性硬化症（TSC）などがある。海外においては, 男性ASD患者, X連鎖の家族歴を有する女性ASD患者には脆弱X症候群の遺伝子検査を, また2.5 SD以上の大頭症がある場合は性別にかかわらず *PTEN* 遺伝子解析を行うことが提唱されている。脆弱X症候群は国内では10000人に1人の頻度と考えられているが, 遺伝子検査が保険適応外のため十分なスクリーニングが行われてこなかった。海外では7000人に1人, 保因者となりうるpremutationを有する女性は300人に1人との報告がある。脆弱X症候群は指定難病であり, 2016年4月から診断に必須の遺伝子検査を関係学会が作成する指針に基づき実施する場合には, 健康保険を用いることできるようになった。単一遺伝子疾患ではモデル動物や遺伝子改変動物を用いた分子病態研究が盛んに行われている。TSCにおけるmTOR阻害薬や, 脆弱X症候群におけるmGluR5拮抗薬のように疾患特異的な治療薬の開発・治験が世界的には始まっているという情報に家族が希望をもつことができるかもしれない[7,9]。

3. 多因子遺伝性疾患

ケース3：兄弟例でASDに対する網羅的遺伝子解析研究に参加するための遺伝カウンセリング（図❷）

1回目：X年5月

発端者は5歳と7歳の兄弟で, 軽度の知的障害を伴うASD。体格は標準的で, 外表奇形兆候なし。母方の従兄弟（一卵性双生児の男児）が注意欠如多動症と診断されている。兄弟例なのでX連鎖性の遺伝形式について説明し, 母親が保因

者である可能性について説明を行ったうえで，脆弱X症候群の遺伝子検査を行った．

2回目：X年6月

FMR1 遺伝子のCGG繰り返し配列の伸長はなかった．X連鎖性の知的障害の原因遺伝子は他にも存在するが，健康保険で実施できるものがないことを話した．

3回目：X＋1年10月

小児精神科の主治医より，自費診療でマイクロアレイ染色体検査（CMA）を受けられると聞いた．知りたい気持ちもあるが，2人となると高額になるため受けられないと語った．研究機関で行うASDに対する網羅的遺伝子解析研究への参加の機会があることを情報提供した．

4回目：X＋2年11月

網羅的遺伝子検査を希望．

5回目：X＋3年8月

ASDの原因として頻度の高い遺伝子を網羅的に解析したが，病原性と考えられる変異が同定されなかった．CMAでも病原性の高いCNVsは検出できず，遺伝的要因はこれまでのところでは判明しなかったと説明した．

【解説】

NGSの実用化が進み解析にかかるコストが下がったことで，特定の遺伝子群を解析するターゲットシークエンス，エクソン領域のみを解析するエクソーム解析，ヒトゲノムをそのまま解析する全ゲノム解析などが研究段階ではあるが可能になった．ASDに関連する遺伝子は100以上見つかっており[10]，商業ベースの疾患遺伝子パネル

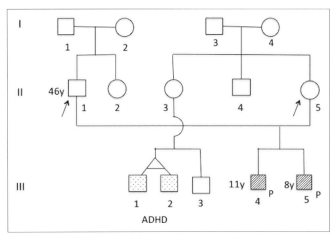

図❷　ケース3の家系図

も発売されている．しかし，新規変異が見つかった場合の解釈の問題や，偶発的に見つかった対象疾患以外の遺伝子変異の伝え方など検討すべき課題がある．

おわりに

ASDは臨床的にも遺伝学的にも多様であり，遺伝カウンセリングの方法を一括りに論じることは難しい．遺伝カウンセリングを行うにあたってはASDの診断の確認をとるとともに，外表奇形や合併症の検索から基礎となる疾患や症候群が存在しないか専門医の評価が必要となる．詳細な家族歴の聴取は遺伝形式の推定に重要である．NGSの実用化が進めば，特定の原因が同定されるASDの割合が今後も増加すると予想される．疾患原因が解明されることで病態解析から治療法の開発が進むことは家族の希望につながると期待される．

参考文献

1) Tick B, Bolton P, et al : J Child Psychol Psychiatry 57, 585-595, 2016.
2) Baron-Cohen S, Scott FJ, et al : Br J Pshychiatry 194, 500-509, 2009.
3) Christensen DL, Baio J, et al : MMWR Surveill Summ 65, 1-23. 2016.
4) Kim YS, Leventhal BL, et al : Am J Psychiatry 168, 904-912, 2011.
5) Schaefer GB, Mendelsohn NJ, et al : Genet Med 15, 399-407, 2013.
6) Finucane B, Myers SM : Curr Genet Med Rep 4, 147-153, 2016.
7) Jeste SS, Geschwind DH : Nat Rev Neurol 10, 74-81, 2014.
8) 鷲見　聡：日評ベーシックシリーズ　発達障害の謎を解く，67-69，日本評論社，2015．
9) 難波栄二：医のあゆみ 239, 633-638, 2011.
10) JiangYh, Yuen RKC, et al : Am J Hum Genet 93, 249-263, 2013.

第4章 多因子疾患の遺伝カウンセリングの実際(ケーススタディ)

谷合弘子
1992年　信州大学医学部医学科卒業
　　　　名古屋第二赤十字病院小児科研修医
1998年　名古屋市中保健所
2000年　名古屋市役所健康福祉局保健増進課
2001年　Louisiana State University Health Science Center Perinatal Genetics
2003年　名古屋市千種保健所
2006年　名古屋市児童福祉センター
2010年　名古屋市中央療育センター

第4章 多因子疾患の遺伝カウンセリングの実際（ケーススタディ）

4．糖尿病（妊娠も含めて）

岩﨑直子

　糖尿病は成因によって3種類に分類され，糖尿病全体の90〜95％を占める「2型糖尿病」と5％程度を占める「1型糖尿病」が多因子疾患である．さらに「その他の機序，疾患によるもの」があり，ここには単一遺伝子疾患であるMODY（maturity onset diabetes of the young），ミトコンドリア糖尿病MIDD（maternally inherited diabetes and deafness）の他，遺伝的症候群で糖尿病を伴うことの多いものをはじめとした様々な疾患が含まれている．本稿では，1型糖尿病および2型糖尿病の遺伝カウンセリングの現況について述べる．

はじめに

　糖尿病と遺伝が関係することは古くから気づかれていたが，多因子遺伝疾患のためその解析は困難であり，"遺伝学者の悪夢"といわれてきた．しかし，近年のゲノム研究の発展により遺伝カウンセリングにおいて提供できる情報が蓄積されつつあり，研究の成果を診療に還元すべき時代を迎えている．最初に，1型糖尿病と2型糖尿病について遺伝カウンセリングに必要と思われる知識を整理し，続いて具体的なカウンセリングに関して解説する．

Ⅰ．1型糖尿病

1．頻度

　糖尿病全体の5％程度とされている．かつては小児期発症が特徴とされたが，今日ではあらゆる年齢で発症しうることが知られている．

2．病態

　何らかの原因によってβ細胞の機能不全が生じてインスリン分泌が障害され，最終的にインスリンの絶対的不足に至る．疾患が完成すると生存のためにインスリン治療は必須となる．自己免疫機序を背景とする1A型とそれ以外の1B型に分けられる．

3．成因

（1）1型糖尿病感受性遺伝子

　1型糖尿病の遺伝要因に最も寄与するのはHLA遺伝子であり，ハプロタイプによってはodds ratioが11となる[1]．そのほかに，odds ratioが1.09から2.38程度の40種類以上の感受性遺伝子が明らかにされている[2]．

（2）環境要因

　環境要因としてはウイルス感染，母乳育児かどうかなど，様々な要因が挙げられている．

■ **Key Words**

多因子遺伝，遺伝学者の悪夢，1型糖尿病，2型糖尿病，自己免疫機序，1型糖尿病感受性遺伝子，HLA遺伝子，高齢化，インスリン分泌低下，インスリン抵抗性，ハイリスク群，生活習慣，計画妊娠，経験的再発率，2型糖尿病感受性遺伝子，臨床的有用性，感度，特異度，陽性的中率，陰性的中率，GRS，ROC-AUC，個別化遺伝医療

II．2 型糖尿病

1．頻度

糖尿病全体の 90 から 95％を占める。軽症では症状なく経過するため，健康診断などを契機に診断されることが多い。2012 年の国民健康調査では，糖尿病が強く疑われる者は 950 万人，糖尿病予備軍は 1100 万人認められ，併せて 2050 万人であった。年代別にみると，20 歳以上の男性の 27％，女性の 22％に相当する。最も近い調査では，2007 年の 2210 万人をピークとして 2012 年の患者数はやや減少している。国民の高齢化に伴い，糖尿病患者の中で 60 歳以上の者が占める割合は徐々に増加しており，1997 年には 53％であったが，2012 年には 76％となった。

2．病態

β 細胞の機能不全によるインスリン分泌低下と肥満などによるインスリン抵抗性の相互作用の結果，インスリンの相対的不足が生じて血糖値が上昇する。内因性インスリンの枯渇はないが，インスリン治療を要する場合もある。

3．成因

(1) 遺伝要因と環境要因の相互作用

小さな効果をもつ多数の遺伝子からなる疾患感受性（遺伝要因）と，年齢，肥満度，運動量などから総合的に決定される環境要因の相互作用によって発症する。遺伝要因の割合は高くても 40％程度と推定されている（フィンランド）[3]。少なくとも 200 種類以上の領域が糖尿病感受性に関与することが報告されているが，全部を併せても遺伝要因の 10〜11％を説明するに過ぎないと推定されている[4]。

戦後，わが国の糖尿病患者数は 35 倍に増加したといわれるが，戦後から今日までの間に日本人の遺伝子プールが大きく変化したとは考えにくい。一方，糖尿病患者数と自動車の保有台数の関連など，環境要因の影響を支持する多くのデータが示されている。このことから 2 型糖尿病の予防においては環境要因への介入効果が期待され，いくつかの研究によってその効果が検証されている。糖尿病発症のハイリスク群と考えられる，肥満を伴った境界型糖尿病患者を対象とした介入研究（運動と 5％の体重減少をめざした生活習慣の改善を指導）では，介入グループの新規糖尿病発症率は非介入グループと比較して 58％も抑制できた[5]。その後，TCF7L2 遺伝子多型 rs7903146（hazard ratio 1.41; 95％ CI, 1.08 to 1.83; p=0.01）の情報を加え，遺伝子型別に介入効果が再検討された。その結果，生活習慣への介入による効果は，リスク遺伝子型（TT）を有するグループと有さないグループにおいて差が認められなかった（図❶）。この成績は，発症リスクを 1.4 倍上昇させる多型を有していても，生活習慣の改善によってリスクを消去できたことを示している。ただし，最長 4 年の観察期間であった点に注意が必要で，長期に及ぶ効果は不明である[6]。

III．1 型糖尿病の遺伝カウンセリング

1．経験的再発率（empirical recurrent risk）

多因子遺伝疾患においては単純な計算で再発率を算出することは不可能であることから，遺伝的リスクとして経験的再発率が利用される。1 型糖尿病の子の再発率は母が 1 型糖尿病であった場合には 3％，父であった場合には 5％である。兄弟の再発率は平均で 7％であるが，DR ハプロタイプの共有数が 0 個の場合は 1％，1 個では 5％，2 個では 17％以上と，2 型糖尿病より高い[7]。

むしろ臨床的には，GAD 抗体，IA-2 抗体をはじめとする自己抗体および HLA の発症リスクとしての有用性が確立している。発端者の第一度近親において HLA ハプロタイプも含めた自己抗体のスクリーニングが行われ，リスクを有する場合には定期的な経過観察が行われる。

2．計画妊娠

女性が妊娠に気づく妊娠 7〜8 週までは胎児の器官形成において重要な時期であり，この間の血糖が胎児奇形の発生率と関連し，母体の糖尿病合併症の悪化にも影響する。糖尿病をもつ女性では，妊娠前からの適切な血糖管理が重要である（計画妊娠）。2 型糖尿病の場合も同様。

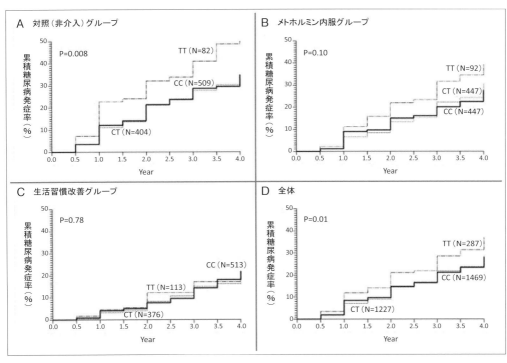

図❶ 発症予防介入における TCF7L2 遺伝子型の影響

Ⅳ．2型糖尿病の遺伝カウンセリング

1．経験的再発率

2型糖尿病の経験的再発率の推定は，生活環境の変化などに影響されるので困難であるが，両親に2型糖尿病がある場合に子が糖尿病になる確率は一般集団の約5倍とされている[8]。

2．計画妊娠

1型糖尿病の項を参照のこと。

3．2型糖尿病感受性遺伝子検査の臨床的有用性

わが国の研究によって見出された2型糖尿病感受性遺伝子としてKCNQ1遺伝子がある。rs2237892のリスクアレルはCで，日本人における odds ratio は 1.43 （95% CI, 1.34 to 1.52; p=1.7 × 10^{-28}）であった[9]。このデータを用いて，1種類の感受性多型の検査結果の意義について解説する。正常者と2型糖尿病グループでのリスクアレル頻度は

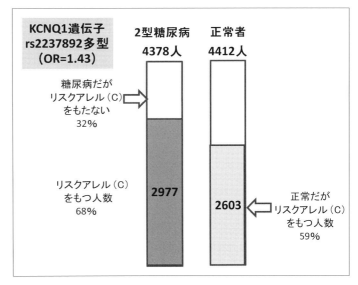

図❷ KCNQ1 遺伝子多型と2型糖尿病

図❷のようになる。さらに，感度，特異度，陽性的中率，陰性的中率を求めると陽性的中率は 0.52 となる（**表❶**）。つまり，リスク多型を有していたとしても，将来2型糖尿病を発症する可能性

表❶　KCNQ1遺伝子型検査の臨床的妥当性

KCNQ1遺伝子 rs2237892 多型の的中率（日本人）		
遺伝子型	2型糖尿病	正常
リスク遺伝子型あり（CC, CT）	3858人	3607人
リスク遺伝子型なし（TT）	457人	758人

相対リスク比（Relative risk ratio：RRR）＝ $\dfrac{リスク遺伝子をもつ人の中で疾患のある人}{リスク遺伝子をもたない人の中で疾患のある人}$ ＝ 1.37

感度（sensitivity）＝疾患がある人の中でリスク遺伝子をもつ人＝0.89
特異度（specificity）＝疾患がない人の中でリスク遺伝子をもたない人＝0.17
陽性的中率（positive predictive value：PPV）＝リスク遺伝子をもつ人の中で疾患のある人＝0.52
陰性的中率（negative predictive value：NPV）＝リスク遺伝子をもたない人の中で疾患のない人＝0.38

は52％であり，検査をしない場合の確率（50％）と同等である．このように，2型糖尿病では1種類の感受性多型の結果から発症予測を行うことは困難である[4]．

4. Genetic risk score

では複数の遺伝子について検討すれば，予測能を改善できるであろうか．日本人を対象として49種類の2型糖尿病感受性遺伝子が検討された[10]．個々の遺伝子のリスクアレル数は0個，1個，2個のいずれかであるので，49種類の遺伝子のリスクアレルの総和を求めると理論的には0から98の値を取りうる．この値がGRS（genetic risk score）[用解1]であり，実際には37から69の間に分布していた．GRSごとの人数を，2型糖尿病を黒，正常者を白で表すと，2型糖尿病は正常者と比較して右にシフトしていることがわかる（図❸A）．また，GRSが高くなるほど発症リスクが上昇することが示された（図❸B）．49種類の遺伝子を用いた場合のROC-AUC [用解2] は0.624で，ここに性，年齢，BMIの情報を加えるとROC-AUCは0.773に増加したが，100％には至っていない[10]．このように，一般にGRSに臨床的なリスク因子を加味しても予測能の改善はわずかに留まることが知られている[11]．以上の情報をクラ

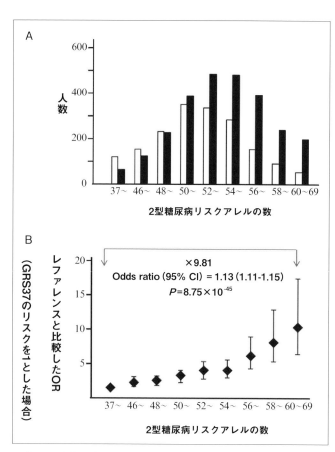

図❸　2型糖尿病のリスクスコア

イエントに伝え，2型糖尿病の発症を正確に予測できる段階には至っていないことをわかりやすく説明する必要がある．

5. 個別化医療における遺伝カウンセリング

ゲノム研究の進歩によって疾患の発症や治療に関連する遺伝子座位が次々に明らかにされつつある。個別化遺伝医療（personalized genetic medicine）は，これらの情報を応用して患者一人一人に合った医療を提供することであり，ヒトゲノム計画の主たる目的の1つとされている。

米国では，2型糖尿病の予防介入の一環として

表❷ 構造的な2型糖尿病の遺伝カウンセリング（GRSを用いた場合）

1) 基本的情報
　（1）基本的な遺伝学知識
　（2）2型糖尿病発症における遺伝要因と環境要因の関連性
2) 動機づけのためのメッセージ
　（1）総論としてすべてのクライエントに：
　　　生活スタイル改善が2型糖尿病の発症予防に効果的であることを説明
　（2）各論としてリスクスコア別に：
　　　高リスクスコア　2型糖尿病の発症における遺伝要因を強調する
　　　　　　　　　　　2型糖尿病のリスクを有することの理解を促す
　　　　　　　　　　　決定的であると思い込む気持ちを和らげる
　　　低リスクスコア　2型糖尿病の発症における環境要因を強調する
　　　　　　　　　　　生活スタイル改善の継続を促す
　　　　　　　　　　　過度な安心につながらないように気をつける

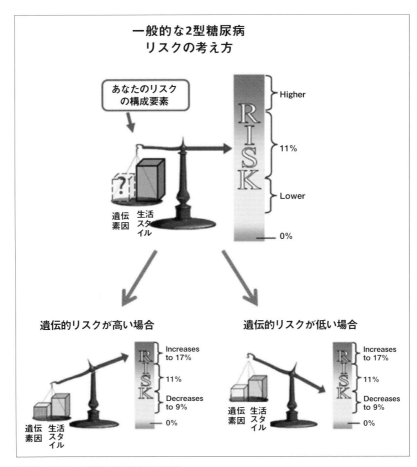

図❹　GRSと糖尿病発症の関係

GRSを用いた遺伝カウンセリングが実施されている[12]。GRSがハイリスクであった場合，クライエントの気持ちを後ろ向きにさせてしまうことや，気持ちの切り替え，あるいは発症予防への動機づけが損なわれてしまったケースが報告されている。クライエントの2型糖尿病のリスクが一般集団レベルより高い場合，「私は必ず糖尿病になる」あるいは「私は非常に糖尿病に罹りやすい」などと頑なに思い込むことがないように，カウンセリングでは細心の注意を払う必要がある。逆に，GRSが一般集団より低い場合には，「遺伝的に守られているので糖尿病になることはない」という誤った理解をし，生活習慣改善の動機づけの低下につながらないように注意する必要がある。カウンセラーの用いる単純化された表現によって引き起こされる潜在的な誤解を排除するよう心がけることが望ましく，構造化されたカウンセリングとそのツールが紹介されている（**表❷**，**図❹**）[12]。この集団の平均的な2型糖尿病のリスクは11％であるが，高リスクのクライエントに対しては，生活スタイル改善によって糖尿病の発症予防が可能であること，また低リスクのクライエントに対しては，自己管理の意義を伝えるなどバランスのとれた情報を提供し，両極端に傾かないように配慮する必要がある。

以上のポイントは多因子疾患を対象とした遺伝カウンセリングに広く応用可能と考えられる。遺伝カウンセリングでは原則として恣意的な動機づけを行わないが，遺伝カウンセリングの教育的な側面はクライエントの行動変容を促すことにつながる[12]。

最後に

ゲノム研究の進歩によって，2型糖尿病の遺伝要因40％に寄与する遺伝情報がさらに解明される可能性があり，より識別能の高いGRSに基づいて個人ごとに適合した発症予防に関する情報を提供できるようになることが期待される（genome-guided preventive medicine）[12]。遺伝カウンセリングは，個々人が実践すべき生活習慣の改善などの予防への前向きな動機づけとして有用である可能性が示されている[13]。今後の遺伝カウンセラーの活躍の場として，従来までの単一遺伝子疾患としての糖尿病に加え，2型糖尿病を代表とするcommon diseaseに対する日常診療への参入が期待されている。

用語解説

1. **GRS（genetic risk score）**：ある疾患のリスクを複数の遺伝子情報を用いて算出した値。単純にリスクアレル数を足したものからより複雑なものまで様々なモデルが知られている。

2. **ROC-AUC（receiver operating characteristic-area under the curve）**：診断のための検査の有用性を検討するための指標。ROC曲線で囲まれた面積がAUCである。この値が大きいほど有用度が高い。

参考文献

1) Erlich H, Valdes AM, et al : Diabetes 57, 1084-1092, 2008.
2) Pocio F, Akolkar B, et al : Diabetes 59, 1561-1571, 2010.
3) Kaprio J, Tuomilehto J, et al : Diabetologia 25, 1060-1067, 1992.
4) Morris AP, Voight BF, et al : Nat Genet 44, 981-990, 2012.
5) Diabetes Prevention Program Research Group : N Engl J Med 346, 393-430, 2002.
6) Florez JC, Jabolonski KA, et al : N Engl J Med 355, 241-250, 2002.
7) 福嶋義光 監訳：遺伝医学 第7版 トンプソントンプソン，177, メディカルサイエンスインターナショナル, 2009.
8) 福嶋義光 編：遺伝カウンセリングマニュアル 改定第3版, 239, 南江堂, 2016.
9) Yasuda K, Miyake K, et al : Nat Genet 40, 1092-1097, 2008.
10) Imamura M, Shigemizu D, et al : J Clin Endocrinol Metabol 98, E1667-E1673, 2013.
11) Stein SA, Maloney KL, et al : Curr Genet Med Rep 2, 56-67, 2014.
12) Waxler JL, O'Brien KE, et al : J Genet Couns 21, 684-691, 2012.
13) Johansen Taber KA, Dickinson BD, et al : Appl Clin Genet 8, 1-8, 2015.

岩﨑直子
1982 年　東京女子医科大学卒業
1990 年　シカゴ大学ハワードヒューズ研究所留学
1998 年　東京女子医科大学糖尿病センター講師
2004 年　同遺伝子医療センター講師（兼務）
2007 年　同糖尿病センター准教授

第4章 多因子疾患の遺伝カウンセリングの実際（ケーススタディ）

5．関節リウマチ

浦野真理・斎藤加代子

　患者の薬物代謝酵素の遺伝子多型が，薬の効果や副作用の個人差に関係していることが明らかになってきたが，薬理遺伝学的検査においては，単一遺伝性疾患における遺伝学的検査とは異なり，得られる遺伝子情報は世代を越えた重大な影響はない。しかし，薬に対する体質を予見することや未知の情報を含みうることが，一般の医療情報とは異なっている。関節リウマチ患者を対象として，薬理遺伝学的検査前に遺伝カウンセリングで介入を行った結果，すべての患者に均一な遺伝カウンセリング過程が必須ではないと考えられたが，不安を呈する患者は一定数おり，適切で十分な説明を行い，患者が理解を得るシステム構築と起こりえる反応に対処できる医療環境を整えることは必要である。

はじめに

　薬理遺伝学の発展により，患者の薬物代謝酵素の遺伝子多型が，薬の効果や副作用の個人差に関係していることが明らかになった。東京女子医科大学附属膠原病リウマチ痛風センターでは，2006年より関節リウマチの治療薬に関する遺伝子のハプロタイプを測定し，オーダーメイド医療の基礎的研究を積み重ね，患者に応用することが可能となった。

　関節リウマチ（rheumatoid arthritis：RA）は，原因不明の多発関節炎が寛解と悪化を繰り返す自己免疫疾患である。世界の人口の約1％がRAに罹患しており，本邦には約80万人の患者が存在すると推定されている。比較的女性に多く，30〜50代に発症することが多い。関節リウマチの発症には環境要因だけでなく，遺伝的な背景も関与していることがわかっている[1]。

　RAの治療は，基礎療法，薬物療法，手術療法，リハビリテーションの4つが主になるが，なかでも薬物治療を中心に基本病態である免疫反応亢進とそれに伴う腫脹・疼痛を抑えることが重要となる。薬物として非ステロイド系抗炎症薬や副腎皮質ホルモン，疾患修飾性抗リウマチ薬（disease modifying anti-rheumatic drugs：DMARDs）が使用されている。DMARDsの代表的な薬剤としてメトトレキサート（methotrexate：MTX，リウマトレックス®他）がある。MTXのRAに対する有用性はこれまでに数多く検証されているが，有効投与量は個人により大きく異なることが報告されており，またMTXによる有害事象も10〜30％の報告があり，投与設定の難しさも指摘されている。

　われわれが本疾患のオーダーメイド医療として薬剤感受性に関する遺伝学的検査を実施するにあたり，検査前の介入を行い，遺伝カウンセリングを実施した経験を述べたい。

Ⅰ．関節リウマチの遺伝学的背景

　関節リウマチの発症における遺伝的要因につい

■ **Key Words**
関節リウマチ，多因子疾患，薬理遺伝学的検査，オーダーメイド医療，特性不安，状態不安

ては，疾患感受性遺伝子の研究がなされることにより徐々に明らかになってきた。日本人の発症に関与する新規の遺伝子が発見されたり，2014年に様々な人種の10万人を対象とした国際共同研究の実施により，101の疾患関連遺伝子が同定されている[2]。今後もさらなる研究の進歩により，副作用の少ない，より効果的な治療法の開発へつなげることが期待される。また，複数の遺伝因子や環境因子を組み合わせて解析することによって，患者個人の病態に即した治療法の選択手法の開発が加速することが考えられる。

II．関節リウマチのオーダーメイド医療の研究から

RA治療の中心は先述したように抗リウマチ薬DMARDsであるが，かつての治療法は，治療の効果は低いが副作用が少ないDMARDsから治療を開始し，徐々に効果の高い薬剤に変えていくというものが主流であった。しかし，現在では効果の高い薬剤を発症の早期から投与していく方法が推奨されている。

DMARDsの中ではMTXが最も多く投与されており，他のDMARDsに比して有用性が高いとされている。またスルファサラジン（SSZ）も使用頻度が高い。MTXやSSZの効果・副作用の発現には個人差が大きく，投与前に効果や副作用の予測を可能にすることで患者の服用アドヒアランスの向上も期待ができる。

そこで，当センターでは薬剤感受性に関する遺伝学的検査を行い，患者が不安を大きくせずに，結果を治療に役立てることを目的に，検査を実施前にわれわれが遺伝カウンセリングを施行した[3]。

遺伝学的検査で判定される項目は，以下の4点である。

①メトトレキサート（リウマトレックス®）の副作用の予測
②メトトレキサートの必要用量の予測
③アザルフィジン®の副作用の予測
④重症合併症アミロイドーシスの発症の予側

遺伝学的検査実施において，患者が検査の内容・結果を十分に理解でき，不安が増大しないようにするために，個別の遺伝カウンセリングでの説明を行った。また事前にアンケートを行い，検査に対する構えや心配事の有無などをふまえ遺伝カウンセリングを実施し，カウンセリング後にも理解度を質問紙にて評価し，遺伝子結果開示後にもフォローアップ体制を整えるために心理的な状況に対するアンケートを行い，患者の状態を把握した。

具体的な方法としては，関節リウマチの治療に用いられる薬剤に対する効果・副作用あるいは重症の合併症に関係する遺伝子多型（SNPまたはハプロタイプ）を患者ごとに検査を行うため，採血前に，遺伝子やDNAについて，あるいは遺伝子多型とその結果から予測される意味などに関する説明を約30分行って，情報の理解を促した。遺伝カウンセリング終了後に説明の理解度を確認し，書面での同意を得て，遺伝学的検査を行った。遺伝学的検査の結果を主治医より開示された後に，心理的な状態を把握するために，STAI不安検査（state-trait anxiety scale）とアンケートを実施し，集計を行った。アンケート3種類とSTAI不安検査，遺伝子多型のすべての結果が揃った123名については分析を行い，患者の傾向の把握を試みた。

この一連の流れで遺伝学的検査を行った群との比較で，臨床遺伝専門職が介入せず，主治医から説明書を渡され，簡単な説明を受けて実施した138名についても同様の解析を行い，2つの群を比較した。

質問紙に用いたSTAI不安検査は不安状態と特性不安とを区別できるように考案された質問紙である。「状態不安」とはある特定のときに起こり，「特性不安」とは多くの異なる状況であっても永続的に存在する傾向であるとしている。関節リウマチ患者の多くが，持続する疼痛と進行性の関節障害に伴って日常生活動作の低下が起こるため，身体的・精神的ストレスが大きい。そのため，元々持ち合わせている「特性不安」が高いことが予測され，薬や治療に関する不安も高まりやすい可能性が考えられた。不安に対応すべく，遺伝カ

ウンセリングを実施することで「状態不安」が高まらないように工夫することができるものと考えた。

2006年8月から2007年4月末までに実施した遺伝カウンセリングの総数は186名（男性17名，女性169名）で，年齢は10代から80代，半数近くの42.5％が50代であった。遺伝カウンセリング後に検査の同意を確認したが，178名（95.7％）が同意をし，採血を行った。同意表明後の撤回者は1名であった。内容説明については，「よくわかった」（57.1％），「だいたいわかった」（38.5％）で，概ね理解されていたと考えられた。

結果開示時の状態不安は**表❶**，**❷**のようになっていた。「高い」〜「非常に高い」不安を示した人が46.3％，「普通」〜「非常に低い」不安であった人が53.7％であった。アンケートの結果では，「心配した 15.4％」，「納得した 73.2％」，「その他 11.4％」となったが，「心配した」と答えた15.4％（19名）については，主治医よりフォローを依頼するなどの方法を取った。

「心配になった」と答えた19名の遺伝学的検査の結果は以下のようになっていた。
① MTXにより副作用が出やすい　15名（78.9％）
② MTXが高用量必要である　　　19名（100％）
③ 重症合併症になりやすい　　　13名（68.4％）

全例，MTXが高用量必要な患者であったが，面接時に不安として語られた内容はインターネットなどで「強い薬である」と情報を得ている患者が多く，この影響により心配などが増大したものと考えられた。また，この19名についてSTAI不安検査とのクロス集計を試みると，「特性不安」より「状態不安」が高い数値を示す患者が9名いることがわかった。つまり，検査の結果を聞いた後の不安が上がっていたことになる。

遺伝学的検査開示後，状態不安が強い人の割合は，臨床遺伝専門職が介入しない群（26.8％）は，臨床遺伝専門職が介入した群（14.6％）より有意に高かった（p=0.015）。また，特性不安が低い患者において，遺伝学的検査の結果開示後に状態不安が非常に高くなる割合が増え，臨床遺伝専門職が介入しない群（18.8％）は，臨床遺伝専門職が介入した群（5.6％）より，有意に高かった（p=0.0309）

以上の結果から，臨床遺伝専門職が介入した群では，検査の意味を理解しやすく，不安な状態をもたらさない可能性があると考えられた。遺伝カウンセリングはそのプロセスを通して患者に遺伝，遺伝子，ゲノムなどの先進医学の情報をわかりやすく提供し，それぞれの場面における相手の心理に対する配慮を行うため，患者の理解度が測りやすい。また，一方的な医学的情報の伝達ではなく，双方向のコミュニケーションであり，それによって患者が納得のいく意思決定に結びつきやすい。

特性不安の高い患者は臨床遺伝専門職が説明を行ったほうが結果開示後の不安は高くなりにくいこと，また不安が低い患者でも対面で説明された場合のほうが不安を生じさせにくいことがわかった。事前に様々な不安を感じていることが予測される患者については，他の患者より時間をかけて説明することが望ましいであろうと考えられた。

Ⅲ．遺伝カウンセリングの実際

【症例】70歳女性，すでにMTXを服用。
【検査前のアンケート】薬を服用することについては，「心配ではあるがそれほどでもない」，また病気や薬以外の悩みは「ない」と回答されていた。

表❶　結果開示時の不安度：状態不安（STAI不安検査）

段階	状態	割合（％）	実数（人）
Ⅴ	非常に高い	14.6	18
Ⅳ	高い	31.7	39
Ⅲ	普通	40.7	50
Ⅱ	低い	11.4	14
Ⅰ	非常に低い	1.6	2

表❷　患者の不安：特性不安（STAI不安検査）

段階	状態	割合（％）	実数（人）
Ⅴ	非常に高い	13.7	17
Ⅳ	高い	24.4	30
Ⅲ	普通	43.9	54
Ⅱ	低い	17.1	21
Ⅰ	非常に低い	0.8	1

採血を決める前の遺伝カウンセリングでは，関節リウマチを発症し17年が経過していること，自分にはMTXが効いていること，痛いのが最も嫌なので，それを思うと今の治療には納得していると話した．関節リウマチについては，家系に誰もおらず，健康だった自分がなぜそうなったのか考えることがあるとのことだった．また他剤で副作用として全身の湿疹を経験しており，薬の副作用がわかるものであればということで薬に関する遺伝子を調べていただこうと話された．

説明を受けて納得され，遺伝学的検査を受けることとなった．

「遺伝子とはなんであるか」という説明をすることにより，家族への遺伝を心配していたが，相談する機会がなかったという患者が少なからずおり，不安をもつ者がいたことがわかった．単一遺伝子によって関節リウマチが起こると考えていたクライエントもおり，遺伝カウンセリングの中で多因子遺伝と知って安堵される方もおられた．また，遺伝についての様々な質問を受けることも多かった．個別に対応できる機会があると，日常の診療の場では聞くことのできない質問もしやすいとの声も聞かれた．遺伝子を巡る話から，関節リウマチという疾患にどのように向き合ってきたかという治療の歴史を語った患者もいた．遺伝カウンセリングで丁寧にその思いを聞くことで，疾患への向き合い方も変わってくると考えられた．

おわりに

薬理遺伝学的検査においては，単一遺伝性疾患における遺伝学的検査とは異なり，得られる遺伝子情報は世代を越えた重大な影響はない．しかし，薬に対する体質を予見することや未知の情報を含みうることが，一般の医療情報とは異なっている．薬理遺伝学的検査においては，遺伝カウンセリングがすべての患者に均一に必須な過程とは考えられないが，適切で十分な説明，理解を得るシステム構築，起こりうる反応に対処できる医療環境を整えることは必要である．

また遺伝学的検査の結果をふまえて，新しい薬剤への変更，薬剤量の増量などの治療の変化につながる場合，不安の高い患者には十分な説明と気軽に相談ができる体制は必要であると考えられた．すなわち，予測医療であるオーダーメイド医療における薬理遺伝学的検査においては，患者に適切で十分な説明，理解を得るシステム構築，起こりうる反応に対処できる医療環境を整えることが必要であるため，その方法の検討と患者側の不安の軽減を目的とし，体制構築が重要と考える．

参考文献

1) 厚生労働省研究班：関節リウマチの診療マニュアル（改訂版）-診断のマニュアルとEBMに基づく治療ガイドライン, 58-62, 日本リウマチ財団, 2004.
2) Okada Y, et al : Nature 506, 376-381, 2014.
3) 厚生労働科学研究（創薬基盤推進研究事業）ヒトゲノムテーラーメイド研究事業：関節リウマチにおけるテーラーメイド医療実証研究, 8-9, 2008.

浦野真理	
1991年	日本大学大学院文学研究科心理学専攻博士前期課程修了
1995年	東京女子医科大学病院小児科心理室児童心理相談員
2004年	東京女子医科大学附属遺伝子医療センター臨床心理士
2009年	認定遺伝カウンセラー資格取得

第4章 多因子疾患の遺伝カウンセリングの実際（ケーススタディ）

6．アルツハイマー病（家族性でないもの）

池内　健

　アルツハイマー病の大部分は，遺伝的要因と後天的要因が複合的に交絡して発症する多因子疾患である。アルツハイマー病の最大の遺伝的要因は APOE 多型である。APOE ε4 はアルツハイマー病の発症リスクを上昇させる一方，ε2 は防御的に作用する。APOE ε4 は，アレル数に依存して脳内アミロイド沈着の早発化を促進する。APOE 多型は強力な遺伝学的リスクであるが，診断を目的とした APOE 検査は推奨されない。APOE 以外の感受性遺伝子も報告されているが，発症への影響は小さく，個々の症例での臨床的な意味づけは難しい。高い遺伝的リスクを有する未発症者を対象とした予防的臨床試験が海外で行われている。

はじめに

　高齢者人口の増加に伴い，わが国の認知症患者数が増加している。認知症の最大の原因疾患はアルツハイマー病であり，認知症の約7割を占める。アルツハイマー病は遺伝的要因と後天的因子が複合的に交絡して発症にいたる多因子疾患である。最大の後天的因子は加齢であり，65歳以降の高齢者層から有病率が上昇しはじめ，75歳以降の後期高齢者層から顕著に増加していく。アルツハイマー病の有病率には性差があり，女性の有病率が高い。女性は平均寿命が長いため高齢者人口に占める割合が大きいことがその理由の1つではあるが，年齢を補正しても女性の有病率は高い[1]。本稿では，多因子疾患としてのアルツハイマー病の遺伝的要因についての理解を深め，遺伝カウンセリングへの応用について解説する。

Ⅰ．アルツハイマー病は遺伝するか？

　アルツハイマー病はメディアに頻繁に取り上げられるなど，その疾患概念の認知は一般の方にも広がっている。しかしながら，アルツハイマー病の「遺伝」に関する知識は医療関係者の間にも十分周知されているとは言いがたい。アルツハイマー病患者の家族歴を聴取すると，兄弟姉妹や両親のいずれかに類症が認められることは珍しいことではない。頻度は稀であるが，単一遺伝子の変異により生じる常染色体優性遺伝性家族性アルツハイマー病も知られている。単一遺伝子変異による遺伝性アルツハイマー病については本稿では触れないので，他稿を参照されたい[2]。大多数のアルツハイマー型は孤発性に発症し，多因子性の機序が発症に関与する（図❶）。多因子疾患としてのアルツハイマー病は孤発性であっても，遺伝的要因の寄与が比較的はっきりしている疾患である。スウェーデンの双生児研究では，アルツハイマー病の遺伝率は～79％と推定されている[3]。アルツハイマー病の発症には様々な遺伝子変異やバリアントが関与している（図❷）。

■ *Key Words*

アルツハイマー病，認知症，易罹患性検査，アポリポプロテインE，*APOE*，感受性遺伝子，レアバリアント，アミロイドβ，プレシジョン医療

Ⅱ．孤発性アルツハイマー病の遺伝学

孤発性アルツハイマー病の感受性遺伝子は，比較的頻度が高いコモンバリアントを解析対象としたゲノムワイド関連解析（GWAS：genome-wide association study）を中心に進められてきた。アルツハイマー病のGWASが最初に報告されたのは2007年である。その報告では，アルツハイマー病664例，対照者422名を対象に502,627個の一塩基置換（SNP：single nucleotide polymorphisms）が解析されアポリポプロテインE（*APOE*）に隣接するrs4420638がリスクSNPとして同定された[4]。その後，欧米を中心に複数の共同研究コンソーシアムが組織され，主にCaucasianを対象とした大規模解析が行われた。これまでに報告された最大規模のGWAS研究では，第1ステージで54,162サンプル（アルツハイマー病17,008例，対照者37,154例），第2ステージでは19,884サンプル（アルツハイマー病8,572例，対照者11,312例）が解析された[5]。その結果，*APOE*を含む20ヵ所の遺伝子座がアルツハイマー病と有意に関連することが明らかとなった。このような数万人のサンプルを活用したGWAS解析データを用いても，これらの遺伝子多型はアルツハイマー病の遺伝要因の約29％しか

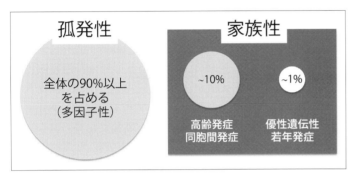

図❶ アルツハイマー病の遺伝要因：孤発性と家族性

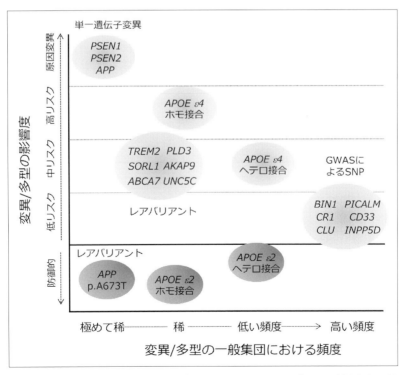

図❷ アルツハイマー病の遺伝子変異／バリアント：発症への影響度と一般集団における頻度

説明できない[6]。また，これらの遺伝子多型が疾患発症に及ぼす影響は，APOEを除くとオッズ比1.1～1.3であり，それぞれの遺伝子多型単独で個々の症例の発症を説明することは難しい。

Ⅲ．アルツハイマー病の最大の感受性遺伝子：APOE

1. APOEとは

APOEは19番染色体長腕（19q13.32）に存在する。112番目のアミノ酸（Cys［TGC］/Arg［CGC］：rs429358）と158番目のアミノ酸4（Arg［CGC］/Cys［TGC］：rs7412）によりApoE2（Cys-Cys），ApoE3（Cys-Arg），ApoE4（Arg-Arg）の3つのアイソフォームが構成される。各アレルの頻度はAPOE $\varepsilon3>\varepsilon4>\varepsilon2$である。APOE遺伝型はTaqManプローブ解析法，直接シークエンス決定法，制限酵素多型断片長（RFLP）のいずれかで決定する。著者の研究室では，TaqManプローブ解析法と直接シークエンス決定法を行い，二重チェックのうえAPOE遺伝型を決定している。

2. 感受性遺伝子としてのAPOE

1993年，Duke大学のRoses博士が率いるグループが，晩期発症家族性アルツハイマー病においてAPOE $\varepsilon4$の頻度が有意に高く，$\varepsilon4$アレル数に応じて発症年齢が早発化することを報告した[7]。その後，日本人を含む様々な人種でAPOE $\varepsilon4$が強力なアルツハイマー病のリスク因子となることが明らかにされた。一方，APOE $\varepsilon2$はアルツハイマー病発症に防御的に作用することも明らかにされ，APOEはアルツハイマー病の病態の両方向性に作用するユニークな遺伝子であることが判明した。自験例による解析でも同様の結果が得られている（表❶）。APOE $\varepsilon3*3$を基準にすると，$\varepsilon3*4$のオッズ比（95％信頼区間）は4.87（4.22-5.63），$\varepsilon4*4$は28.78（16.33-50.74）となり，$\varepsilon4$アレルの強い効果がみてとれる[8]。日本人アルツハイマー病患者の約半数はAPOE $\varepsilon4$陽性である。APOE $\varepsilon4$は強力な遺伝的リスクであるが，診断を目的としたAPOE検査はガイドラインでは推奨されていない[9][10]。

3. APOE多型が臨床病態に及ぼす影響

APOE多型はアルツハイマー病の発症に関与するのみにとどまらず，認知機能，脳画像，脳脊髄液バイオマーカーなどの量的形質に強い影響を及ぼす。認知機能正常な地域住民（45～89歳）241例を対象としたAdult Children研究におけるアミロイドPET解析では，年齢依存性に脳内アミロイド蓄積が認められ，特にAPOE $\varepsilon4$保因者にその傾向が顕著であった[11]。一方，$\varepsilon2$保因者は年齢依存性のアミロイド蓄積が認められなかった。脳脊髄液中のアミロイド$\beta42$を調べた研究では，APOE $\varepsilon4$保因者は非保因者と比較し有意にアミロイド$\beta42$が低下していた[12]。このようにAPOE $\varepsilon4$は認知機能が正常な状態で脳内アミロイド蓄積の早発化をきたし，アルツハイマー病の発症リスクを上昇させているものと思われる[13]。

4. 被検者はAPOE遺伝の情報を望んでいるか

Rhode Island Alzheimer Prevention Registry（RIPR）に参加した認知機能正常の高齢者（平成64.7歳）を対象にAPOE遺伝型の開示を希望するか否かについての調査が行われた[14]。APOE $\varepsilon4$陽性と判明した場合に，不安や抑うつが生じる可能性を考慮しても，約8割の研究参加者がAPOE多型の開示を希望した。その理由としては，仕事や家庭での自らの役割の調整，近未来の人生設計の変更などが挙げられている。無作為に抽出した一般住民を対象とした電話アンケー

表❶ 日本人アルツハイマー病のAPOE多型別のオッズ比 （文献8より改変）

	サンプル数	年齢	APOE遺伝型（％）					
			$\varepsilon2*2$	$\varepsilon2*3$	$\varepsilon2*4$	$\varepsilon3*3$	$\varepsilon3*4$	$\varepsilon4*4$
アルツハイマー病	2,190	75.2±6.2	0.05%	2.9%	1.3%	44.8%	42.1%	8.9%
対照者	2,498	76.3±6.6	0.2%	8.1%	0.8%	75.7%	14.6%	0.5%
粗オッズ比（95％信頼区間）			0.32 (0.44-2.68)	0.61 (0.46-0.82)	2.7 (1.51-4.82)	1.00 (基準)	4.87 (4.22-5.63)	28.78 (16.33-50.74)

ト調査においても，79％の方がアルツハイマー病の発症を予測する遺伝子検査（APOEに限定せず）を受けることを前向きに考えている[15]。このように，自分自身の将来の人生設計に備え，アルツハイマー病の遺伝的リスクを知ることに意義を見出している方は予想以上に多い。

5. APOE開示が及ぼす心理的インパクト

APOE遺伝型開示が被検者に及ぼすインパクトを調べたREVEAL研究（risk evaluation and education for Alzheimer's disease）を紹介する。アルツハイマー病を親にもつ認知機能正常者162人を対象に，APOE遺伝型を開示する群と非開示群に分け，不安，抑うつ，検査に関連する苦悩をスコア化し，REVEAL研究では経時的な変化が調べられた[16]。開示後1年までの調査において，APOE遺伝型の開示群と非開示群の間で，不安，抑うつ，検査に関する苦悩スコアに，有意な差は認められなかった。開示群の中で，APOE ε4陽性と判明した群と陰性群で比較すると，陰性と判明した群では検査に関する苦悩が有意に軽減していた。この研究からはAPOE遺伝型の開示は被検者の大きな心理的な負担になりにくいことが示唆される。しかしながらREVEAL研究は，遺伝に関する教育や遺伝カウンセリングを全例に提供しており，また重い心理的ストレスを抱えている方は研究対象から除外していることから，実臨床のクライエントにREVEAL研究の結果をそのまま当てはめることはできない。

IV. 症例呈示

52歳の男性が遺伝子診療部を受診した（図❸）。同居している現在75歳の父親が5年前から認知症の診断を受け，近医に通院中で薬物療法を受けている。介護保険制度を利用するなど療養体制を整え，在宅療養に特に大きな問題は生じていない。インターネットを調べたところ，認知症は遺伝することがあるという。父親を除けば家族内に認知症と診断されている方はいない。本人も最近，物忘れが気になりはじめ，将来，父親と同じ認知症になるのではと心配している。病気になることが前もってわかる遺伝子検査があれば受けておき，将来に向けて様々な対策を立てたいと思っている。

認知症の専門外来では，上記のような相談を受けることがある。遺伝カウンセリングまで実際に進むケース数はいまだ多くないと思われるが，このクライエントに対する対応について考えてみたい。

1. 診断名をめぐる問題

本ケースでは父親が認知症と診断されている。一般の方の中には「認知症」と「アルツハイマー病」を区別せずに理解している方がいるので，注意が必要である。薬物療法を受けていることからアルツハイマー病である可能性が高いが，認知症にはレビー小体型認知症，前頭側頭型認知症，脳血管性認知症などの病型があり，それぞれの病型に特徴的な遺伝要因が存在する。遺伝カウンセリングの対象とする認知症の病型診断を正確に把握することは，最初のステップとして重要である。本稿では父親の診断がアルツハイマー病であるとの前提で話を進める。

2. 単一遺伝子疾患による家族性アルツハイマー病との区別

単一遺伝子疾患による家族性アルツハイマー病は常染色体優性遺伝形式をとる。原因遺伝子はAPP，PSEN1，PSEN2の3つの遺伝子である。

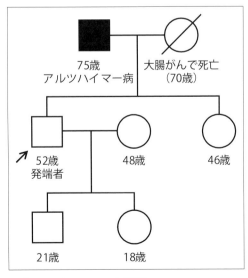

図❸ クライエントの家系図

これらの遺伝子変異を伴う家族性アルツハイマー病は非常に稀であり（アルツハイマー病全体の1％以下）（図❶），発症年齢は40〜50歳代にほとんどが分布する[17]。浸透率はほぼ100％とされており，親の発症年齢とほぼ同じ年齢で発症する。クライエントの父親は70歳前後の発症であり，家族内発症もないため単一遺伝子疾患による家族性アルツハイマー病である可能性は低いと考えられる。

3. 親がアルツハイマー病と診断された場合の子供への発症リスク

アルツハイマー病の家族歴は，加齢についでアルツハイマー病の強い発症リスクとなる。一等親内の近親者が同病と診断されている場合，アルツハイマー病の発症率が2〜4倍高まる[18]。発症者の発症年齢が若いほど，近親者の発症リスクが高まることが報告されている[19]。APOE ε4アレルは家族内発症の大きな要因になるが，ε4陰性であっても家族歴は近親者のアルツハイマー病の発症リスクを上昇させる[18]。クライエントの場合，一等親の父親がアルツハイマー病と診断されているので，家族内発症がない方よりもアルツハイマー病を発症するリスクは高いと考えられる。

4. 遺伝子検査を考慮する際の留意点

父親のアルツハイマー病は多因子疾患として理解され，その発症には遺伝的要因と環境要因が関与している。遺伝的要因も複数の遺伝子の影響が想定され，単一項目の遺伝子検査でクライエントの将来の発症を予測することは難しい。

遺伝的リスクとしてのAPOE多型については，クライエントが希望すれば情報提供を考慮する。APOE ε4がリスクとなり，ε2は防御的に作用することが知られているが，APOE多型情報のみでアルツハイマー病の発症を精度よく予見することはできない。言い換えれば，APOE多型を調べることはアルツハイマー病の発症前診断には相当せず，将来の発症リスクを推定する易罹患性・遺伝子検査という位置づけになる。表❷にアルツハイマー病（多因子疾患）とハンチントン病（単一遺伝子疾患）の遺伝子検査の比較を記した。

父親がAPOE ε4保因者であれば，クライエントがAPOE ε4保因者である確率は高まる。日本人健常者の15％がAPOE ε4保因者であることを考慮すると（表❶），父親が非保因者であっても，クライエントがAPOE ε4保因者となる可能性は否定できない。

APOE ε4保因者であることが判明した場合に，発症リスクを軽減する方策という観点から，クライエントにどのような助言が提供できるか考えてみたい。発症を予防できる薬剤は現時点では存在しない（治験は進行中）。発症予防に有効とされる非薬物アプローチはいくつか報告されている。認知機能正常な高齢者（平均76.1歳）を対象とした研究では，読書などの知的活動の頻度が高いAPOE ε4保因者は脳内アミロイド蓄積が非保因者と同程度であった[20]。認知症のない地域在住高齢者393例を2.5年間追跡した研究では[21]，教育年数が14年以上のAPOE ε4保因者の中で，中年期の知的活動が活発であった群は不活発な群よりもアミロイド蓄積が有意に抑制されていた。また，教育年数が14年以上の群では，APOE ε4の有無は脳の糖代謝に影響を与えなかった。この

表❷ アルツハイマー病の易罹患性・遺伝子検査とハンチントン病の発症前診断・遺伝子検査の比較

	アルツハイマー病	ハンチントン病
遺伝形式	多因子遺伝	メンデル遺伝形式
疾患の頻度	多い	稀
生活習慣の発症への関与	あり	少ない
遺伝子検査：陽性の解釈	易罹患性が高まるが，発症は不確実	将来発症する可能性が高い
陰性の解釈	易罹患性は低いが，発症は否定できない	将来発症する可能性は極めて低い
遺伝子検査の留意点	検査結果の正しい解釈	検査前後の心理サポート
検査結果の開示による抑うつ	比較的少ない	少なくない
発症の予防方法	限定的（非薬物アプローチ）	確立していない

ように APOE ε4 を有していても，中年期の知的活動を活発に行うことによりアルツハイマー病の脳内病変の進展を防ぐことが可能である。

一方で，これらの予防策により将来に発症する確率を軽減することはできても，リスクを完全になくすことはできない。また，これらの予防策は遺伝子検査を行わなくとも実行可能であり，APOE ε4 保因者の方のみに推奨されるものではない。

おわりに

アルツハイマー病の感受性遺伝子としての APOE の役割に加え，大規模な臨床研究により APOE 多型が臨床・検査所見に及ぼす詳細な様々な影響についての知見が蓄積している。リスクの高い未病の方にエビデンスのある予防法を届けるという予防医学の本質を考えると，APOE の遺伝情報を有効かつ慎重に活用する方策に取り組む必要がある。一部の direct-to-consumer 検査では APOE 多型を調べるサービスがすでに提供されているが，易罹患性を調べる遺伝子検査の正確な説明，遺伝子検査の品質保証，結果の説明とエビデンスに基づいた対応策の提供など解決すべき課題が多い。APOE の遺伝子検査を希望するクライエントに対して，専門家を通じて遺伝子検査の説明や結果開示の方法を整備することが求められている。欧米では遺伝的リスクを有する未発症者（APOE ε4 ホモ接合体など）を対象とし，発症前に疾患修飾薬を用い予防介入を行う治験が始まっている。個々人のアルツハイマー病の発症リスクを遺伝的要因により予測し，そのリスクに応じた予防法・治療法を提供するプレシジョン医療の実現がアルツハイマー病に対して期待されている。

参考文献

1) Ruitenberg A, Ott A, et al : Neurobiol Aging 22, 575-580, 2001.
2) 池内 健 : 神経内科 86, 647-653, 2017.
3) Gatz M, et al : Arch Gen Psychiatry 63, 168-174, 2006.
4) Coon KD, Myers AJ, et al : J Clin Psychiatry 68, 613-618, 2007.
5) Lambert JC, Ibrahim-Verbaas CA, et al : Nat Genet 45, 1452-1458, 2013.
6) Cuyvers E, Sleegers K : Lancet Neurol 15, 857-868, 2016.
7) Corder EH, Saunders AM, et al : Science 261, 921-923, 1993.
8) 宮下哲典，原 範和，他 : 老年精医誌 28, 754-765, 2017.
9) ガイドライン作成委員会編集 : 認知症疾患診療ガイドライン 2017, 医学書院, 2017.
10) Goldman JS, Hahn SE, et al : Genet Med 13, 579-605, 2011.
11) Morris JC, Roe CM, et al : Ann Neurol 67, 122-131, 2010.
12) Shaw LM, Vanderstichele H, et al : Ann Neurol 65, 403-413, 2009.
13) 徳武孝允，春日健作，他 : BRAIN NERVE 68, 703-712, 2016.
14) Ott BR, Pelosi MA, et al : Alzheimers Dement (NY) 2, 23-29, 2016.
15) Neumann PJ, Hammitt JK, et al : Health Affairs 20, 252-264, 2001.
16) Green RC, Robert JS, et al : N Engl J Med 361, 245-254, 2009.
17) Kasuga K, Kikuchi M, et al : J Hum Genet 60, 281-283, 2015.
18) Lautenschlager NT, Cupples LA, et al : Neurology 46, 641-650, 1996.
19) Silverman JM, Smith CJ, et al : Arch Gen Psychiatry 60, 190-197, 2003.
20) Wirth M, Villeneuve S, et al : J Neurosci 34, 8612-8617, 2014.
21) Vemuri P, Lesnick TG, et al : Neurology 86, 1128-1135, 2016.

池内 健	
1991 年	新潟大学医学部卒業
2000 年	同大学院医学科博士課程修了
	シカゴ大学神経生物センター博士研究員
2003 年	新潟大学医歯学総合病院助手
2004 年	同脳研究所助手
2011 年	同研究推進機構准教授
2013 年	同脳研究所教授

第4章 多因子疾患の遺伝カウンセリングの実際（ケーススタディ）

7．DTC遺伝子検査

福田　令

　近年，インターネットなどを通じて直接消費者に提供されるDTC遺伝子検査は，一般市民にも広く知られるところとなっている。しかしDTC遺伝子検査は，検査の妥当性が乏しかったり，遺伝的な知識を有する専門家を介さず提供されるため，消費者に誤解を与える可能性などの問題がある。今後，医療者が市民や患者からDTCに関する相談を受ける機会が増えることも十分考えられる。医療関係者は質問や相談に対して，適切に情報提供できる最低限の遺伝学的な知識を身につけておく必要がある。

はじめに

　近年，消費者の遺伝子情報を調べるDTC遺伝子検査ビジネスが拡大しており，一般市民も自身の遺伝情報を知る機会が増えている。そういった中，医療者が市民や患者からDTCに関する相談や問い合わせを受けることも十分考えられる。医療者は質問や相談に対して，適切に情報提供できる最低限の遺伝学的な知識を身につけておく必要があるが，医療者における遺伝医学の知識は十分でないことが課題とされている[1]。提供販売される検査項目は様々であるが，本稿では主に多因子疾患の発症リスクを調べるDTC遺伝子検査について留意すべきポイントや検査結果の解釈を求められた場合の対応などについて整理する。

Ⅰ．DTC遺伝子検査について

1．DTC遺伝子検査とは何か

　一般消費者に直接提供販売される，いわゆるdirect-to-consumer（DTC）遺伝子検査は，医療機関へ行かなくてもインターネットなどを通じて手軽に誰でも購入できる。扱われているのは疾患の発症リスクや体質など幅広く，肥満，高血圧，糖尿病，アルツハイマー病，がん，アレルギー疾患などを対象にした検査が例として挙げられる。検査にかかる費用は，数項目を検査するタイプのものであれば5,000〜1万円前後，数百種類の疾患リスクや体質などを一気に調べるものであれば数万〜5万円前後のものが多い。また一部のDTC遺伝子検査は，企業が消費者に直接販売するのではなく，提携医療機関を通じて提供している。多くは爪や綿棒で採取した口腔粘膜などを直接検査機関に郵送し，検査機関では発症リスクに関わるとされる遺伝子の一塩基多型（single nucleotide polymorphism：SNP）を調べ，その結果を直接消費者もしくは提携医療機関に送る。さらに，検査結果に基づいたダイエット食やサプリメントの販売，エクササイズなどのサポートサービスを提供していることも多い。

2．DTC検査でわかること

　DTC遺伝子検査で提供されている発症リスクの対象となる疾患は，複数の遺伝子同士の相互作用や，遺伝子と環境の相互作用などにより発症する多因子疾患である。影響するこれらの遺伝子

■ ***Key Words***
DTC遺伝子検査，direct-to-consumer，多因子疾患

は「疾患感受性遺伝子」と呼ばれており[2]、主にゲノムワイド関連解析（GWAS）によって同定されたものである[3]。DTC遺伝子検査では、一部の疾患感受性遺伝子における高リスクアレル（罹患者群でより頻度が高いアレル）をもつ場合での特定の疾患の起こりやすさをオッズ比を用いて表し、発症リスクが高いか低いかを分類して、結果を返却している[4]。あくまで検査した遺伝子内に存在するSNPの違いの範囲で、それぞれの群の平均値を比べたものであり、リスクが高い群と低い群とではオーバーラップも大きい[3]。実際の検査結果は、同じ遺伝型をもつ群の疾患リスク分布を、そうでない群の疾患リスク分布と比べた際のリスクの平均値を示しているのであり、受検者自身がどの程度疾患を発症するかを示すものではない[3]。なお、疾患感受性遺伝子を有する場合での疾患の起こりやすさを示す相対リスクは、ほとんどが1.1～1.4倍程度と低いものである[5]。また、会社によって用いるアルゴリズムなどが違うことで、結果のリスク判定に大きなばらつきがあることが日本人のサンプルを含め諸外国で報告されている[1]。そして、その解釈のアルゴリズムはほとんど公開されていない。

また、1つの遺伝子が大きく発症に関与する単一遺伝子疾患とは異なり、多因子疾患では感受性遺伝子の個々の遺伝子が発症に及ぼす影響は少なく、多くの遺伝要因や環境要因が関与する。少数の遺伝子を調べるだけで発症リスクがわかるものではない[2]。検査の結果だけで将来的に疾患を発症するかを予測することは困難であり、遺伝要因よりも環境要因による発症リスクが高い疾患も少なくない。さらに、仮に発症リスクが高い遺伝型を有していることがわかったとしても、それぞれの遺伝型に基づいた予防的介入や治療戦略が現時点では存在しない[7]。したがって、例えば肥満関連遺伝子の場合は、どのような結果であっても提供できるアドバイスは適切な食生活と適度な運動ということにならざるをえない[3]。

多因子疾患の遺伝要因の解明が進められているが、現時点でこうした検査の臨床的妥当性や臨床的有用性を保証する根拠は示されておらず、科学的根拠が曖昧である。したがって、多くの多因子疾患の遺伝子関連検査についてはまだ研究途上の段階であり、臨床的な応用ができるには至っていないのが現状である。そのため、これらのDTC遺伝子検査は、あくまで同じ遺伝型をもつ集団における相対的な罹患の確率の情報を提供してくれるものであり、個人の発症リスクを診断することは困難であることを理解する必要がある[6]。

3. DTC遺伝子検査のメリット・問題点

検査で得られる情報の有用性は限られているとの限界があるものの、DTC遺伝子検査により自身の発症リスクについて知識を増やすことで、生活習慣の改善につながるなどの意見がある。具体的に、消費者は検査結果をどのように役立てられるのだろうか。遺伝専門家であるBellcrossらは、がんの発症リスクを調べるDTC遺伝子検査を受けた仮想事例を示し、起こりうるメリットと懸念事項を示している（表❶）[5]。事例1はDTC検査で得られた情報が早期の診断に役に立った例であり、事例2は、本来存在するリスクを見逃してしまう可能性があった例である。事例3では、乳がんの発症リスクが相対的に高リスクと判定されて、不安が生じたことにより病院へ受診した例であり、3例ともに遺伝専門家に紹介されて、適切な対応を受けている。実際にはこういう例は少数で、漠然とした健康への関心から検査を受ける人が思いがけなく高リスクと判定された時に、それに適切に対応する体制がないことや、被検者が不十分もしくは誤った理解のもとに不適切な健康行動に向かうのを防ぐことができないということが問題とされている[8]。

さらに個人の遺伝情報は、血縁者間で一部共有されており、その影響が個人にとどまらないという特徴から、検査結果が本人や家族に心理的影響などをもたらす可能性がある。また今後、検査結果をもとに保険の加入や雇用を拒否されるといった遺伝差別が生じる可能性もある。遺伝差別の問題に対しては、検査結果が差別につながることを禁止する法律や社会的な制度の整備の必要性について議論されているところである[6]。また未成年の子どもを対象にし、保護者の同意取得を得た場

表❶　DTC遺伝子検査を受けた仮想事例（文献5より）

事例1
35歳男性。インターネットでパーソナルゲノム検査キットを購入し，「前立腺がんのリスクが高い」との結果を得た。男性は両親に前立腺がんに罹患した人がいるか聴取し，結腸がんと診断された親戚がいることがわかった。その後，かかりつけ医を受診し，大腸がんと前立腺がんの関係性について相談したところ，遺伝専門家を紹介。遺伝カウンセリングにおいてリスク評価が行われ，最終的にリンチ症候群の原因遺伝子の病的バリアントを有した。

事例2
32歳女性。実姉が39歳時に乳がんと診断されている。自分自身の健診のために来院。医師は遺伝カウンセリングとマンモグラフィの予約を取った。次の受診前に，女性はインターネットで乳がんの発症リスクを調べる遺伝子検査キットを購入し，実施。「乳がんを発症する生涯リスクが7.2％」との結果を受けたことで，マンモグラフィなどの受診をキャンセルした。その後，左乳房のしこりが発覚し，最終的にはステージⅡBのトリプルネガティブの浸潤性乳管がんと診断された。家族歴聴取による評価などから，遺伝性乳がん卵巣がん症候群が疑われ遺伝学的検査を実施。診断に結びつくまで時間を要したが，BRCA1遺伝子の病的バリアントを有していることがわかった。

事例3
25歳女性。インターネットで200項目以上の疾患の遺伝的リスクを調べる検査キットを購入し，「乳がんのリスクが平均の女性より50％高い」との結果を得た。その後，マンモグラフィを実施。女性はDTC検査の結果により不安が募り，最終的にはバイオプシーを実施したが，その結果は陰性だった。

合に，検査を提供している会社も存在しており，子どもの人権保護についても十分な考慮が必要である。日本医学会は，検査結果により，すでに発症している疾患を診断する場合や予防・早期治療が可能となる場合を除き，「未成年のうちに遺伝学的検査を実施しないことの健康管理上のデメリットがない場合は，本人が成人し，自律的に判断できるようになるまで実施を延期すべき」とガイドラインで定めている[9]。

4. DTC遺伝子検査に関する国内外の規制・対応状況

DTC遺伝子検査については国際的にもガイドラインや声明が公表されており，法的規制により禁止・制限している国もある。米国では2013年にFDAが，米国でビジネス展開していた23andMe社に対し，同社が提供している健康に関わるDTC遺伝子検査サービスは法律上，医療機器として規制対応されるべきであること，検査の妥当性が乏しいことで得られた不正確な結果により，健康被害が生じる可能性があることを理由に販売を禁止した[10]。その後もFDAは，DTC遺伝子検査企業に対して，検査の妥当性の根拠や遺伝カウンセリングへのアクセスの確保を求めるなど，DTC遺伝子検査サービスのあり方について継続的な規制対応に取り組んでいる。現在，日本では直接的な規制対応はなく，実際には医療行為として行われるべき検査と紛らわしいものも存在しており，アカデミアを中心にその適切な規制について議論されている[6]。

Ⅱ．ケーススタディ

1. DTC遺伝子検査に関する留意すべき点の検討
（1）遺伝カウンセリング来談のきっかけ

> インターネットで肥満遺伝子検査キットを購入し，その結果により食事アドバイスを受けた知り合いから，高血圧，糖尿病などの生活習慣病の検査を簡単に受けられるのでどうかと勧められた。どうしたらよいかと50歳の女性が来院。

（2）遺伝カウンセリングのポイント

日本人類遺伝学会[11]や日本医学会[12]，欧米の遺伝関連学会[13)-16)]は声明などを公表し，DTC遺伝子検査の留意すべき点を示している。共通している部分を表❷に示すが，これらの留意点は，DTC遺伝子検査について問い合わせがあった際に，医療者が説明するうえで必要なポイントであると考える。

表❷　DTC 遺伝子検査の留意すべき点（文献 11 〜 16 を基に作成）

1. 遺伝子関連検査の科学的根拠，結果解釈，検査でわかること，わからないことについて，正確な情報が理解しやすい方法で消費者に伝えられているか？
2. 遺伝子関連検査の分析的妥当性，臨床的有用性の科学的根拠について，一般消費者が理解できる方法で示されており，サービスとして実施する意義があるか？
3. 遺伝子関連検査の精度に関する質的保証が適切になされているか？（検査施設は認証を受けているか，例えば米国 CLIA 認証など）
4. 使用後の試料などの取り扱い，個人遺伝情報の適切な保護，第三者への提供の可能性，検査結果のアクセス権など，プライバシーに関する事項に言及しているか？
5. 検査の依頼や結果解釈のプロセスに遺伝学的知識のある専門家が関与しているか？

　まず，消費者は検査を受けることによってわかること，わからないこと，結果の解釈の仕方について事前に十分に理解する必要があるということである。得られる結果はあくまで確率の情報であること，結果を受けて予期せぬ結果を得る可能性があること，検査結果が家族に影響する可能性など，受け取る可能性が高い情報については事前に理解しておくことが重要である。次に，検査の妥当性やその有用性については，科学的根拠とする研究論文などを企業が情報として提供しているか，最新の研究結果内容に合わせて結果内容が更新されるかも消費者は確認しておくほうがよい。

　さらに，検体の品質管理，および検査に使用された後の試料などの適切な処理，結果がどのように取り扱われているのかについても消費者に十分な情報提供がなされるべきである。また企業は，明らかにされた個人遺伝情報を適切に保護する必要があり，消費者に対しては，個人情報とともに個人遺伝情報の保護の方法についての説明責任がある。

　提供する際には，企業は検査の科学的根拠，結果解釈およびそれらの限界について，正確な情報をわかりやすく消費者に伝え，不安や疑問に応えることのできる体制を整備しておく必要がある。理想をいえば，検査を行うプロセスの中で，遺伝専門家が関与することで，不適切なインフォームドコンセントや消費者に誤解を与えないようにする必要がある。

2. 検査結果の解釈を求められた場面

(1) 遺伝カウンセリング来談のきっかけ

　インターネットで 200 項目以上の病気のなりやすさに関する遺伝子検査キットを購入。送られてきた検査結果により，その1つに前立腺がんのなりやすさが平均より 1.5 倍と書いてあったが，どう解釈すれば良いのかわからないと，検査結果の解釈を求めて 35 歳男性が来院。

(2) 遺伝カウンセリングのポイント

　この結果解釈としては，男性が前立腺がんになりやすいというのではなく，「同じ遺伝子型をもつ群の疾患リスク分布が，そうでない群の疾患リスク分布と比べて，リスクの平均値が 1.5 倍」という意味である。結果はあくまでも確率の情報であり，個人の発症リスクまでは判定できないことや，多因子疾患はその他の遺伝子や生活習慣の環境など，多くの要因によって発症することを説明する必要がある。必要に応じて既往歴や家族歴の聴取を行い，それらに照らし合わせて結果の解釈を行い，リスクアセスメントを検討する[13]。Bellcross らの仮想事例のように，遺伝カウンセリングを通じてリスク評価を行い，遺伝性疾患の診断に結びつく可能性も考えられるが，それ以外の場合は多因子疾患の遺伝的特徴に基づき，収集した家系内における実際の再発率を算出し，それを平均的な経験値として使用せざるをえない[17]。多因子疾患の発症機序には非遺伝要因の役割が大きいため，血縁者間で同じ SNP を共有していたとしても発症するとは限らない，といった限界点についても理解を深める必要がある[13]。また，

個人の社会的背景などを考慮しながら丁寧な対応が求められる。

おわりに

急速なゲノム解析技術の進歩と解析コストの低下により，今後DTC遺伝子検査市場はさらに拡大すると予想される。消費者が不利益を被ることがないよう，医療者の遺伝学的知識の向上に加えて，一般市民がDTC遺伝子検査について正しく知るための啓蒙活動の普及が必要である。また適正なビジネスとして運用していくという観点から，検査の質と消費者保護を担保する制度整備や遺伝カウンセリングへのアクセスの確保が望まれる。

参考文献

1) Covolo L, Rubinelli S, et al : J Med Internet Res 17, e279, 2015.
2) 福嶋義光 編集：遺伝カウンセリングハンドブック，66-67，メディカルドゥ，2011.
3) http://blogs.plos.org/dnascience/2016/03/10/need-help-interpreting-direct-to-consumer-dna-test-results-ask-a-genetic-counselor/
4) 櫻井晃洋：信州医誌 61, 233-235, 2013.
5) Bellcross CA, Page PZ, et al : Cancer J 18, 293-302, 2012.
6) http://dl.med.or.jp/dl-med/teireikaiken/20160323_6.pdf
7) https://blogs.cdc.gov/genomics/2017/04/18/direct-to-consumer-2/
8) https://www.acmg.net/docs/DTC%20Release%20Formatted_Final.pdf
9) http://jams.med.or.jp/guideline/genetics-diagnosis_qa.html
10) http://www.fda.gov/ICECI/EnforcementActions/WarningLetters/2013/ucm376296.htm.
11) http://jshg.jp/about/notice-reference/view-on-dtcgenetic-testing/
12) http://jams.med.or.jp/rinshobukai_ghs/pressconf_0301.html
13) ACMG Board of Directors : Genet Med 18, 207-208, 2016.
14) http://www.nsgc.org/p/bl/et/blogaid=5
15) American Society of Human Genetics : Am J Hum Genet 81, 635-637, 2007.
16) European Society of Human Genetics : Eur J Hum Genet 18, 1271-1273, 2010.
17) 福嶋義光 編集：遺伝カウンセリングハンドブック，96-97，メディカルドゥ，2011.

福田　令
2009年　米国カリフォルニア州立大学ノースリッジ校心理学部卒業
2013年　北里大学大学院医療系研究科修士課程（遺伝カウンセリング養成プログラム）修了
2018年　同博士課程修了
　　　　京都府立医科大学附属病院遺伝子診療部

第4章 多因子疾患の遺伝カウンセリングの実際（ケーススタディ）

8．全ゲノム（エクソーム）解析に伴う偶発的所見／二次的所見

相澤弥生・川目　裕

偶発的所見（incidental findings：IF）／二次的所見（secondary findings：SF）（以下 IF/SF と表記）を返却する際に求められる対応は，返却する疾患により大きく異なる。そのため，それぞれの状況に合わせて，返却しないという選択肢も含めた IF/SF の取り扱いに関する，検査実施前の施設における十分な検討，実施体制の整備が重要である。さらに実際に返却する際には，受検者に事前の説明をするとともに，検査目的の疾患の状況に合わせて返却やその後の対応を進めていく。わが国において，IF/SF に関する取り組みはまだ始まったばかりであるため，受検者への慎重な対応が求められるとともに，返却した際には継続的なフォローアップが必要である。

はじめに

多因子疾患に関する全ゲノム解析あるいは全エクソーム解析においても，単一遺伝性疾患に関する検索を目的とした場合と同様に，目的とする所見である一次的所見（primary findings）以外の偶発的所見（incidental findings：IF）／二次的所見（secondary findings：SF）のような所見も同時に明らかになる可能性がある。

しかし，IF/SF に関する取り組みはわが国においてもまだ少なく，多因子疾患を目的とした解析における取り組みについては世界的にもほとんど報告がない。したがって，以下将来的に考えうる架空の症例を提示し，遺伝カウンセリングのポイント，医療者の役割について考察する。

I．IF/SF とは

初めに，IF/SF に関する用語について整理しておく。IF/SF やそれに関する用語は複数のグループにより定義されているが，ここでは 2013 年 12 月に米国生命倫理問題研究に関する大統領諮問委員会（Presidential Commission for the Study of Bioethical Issues：PCSBI）に記載されている分類を示す[1]（表❶）。

また，米国臨床遺伝・ゲノム学会（ACMG）は 2013 年に臨床における網羅的ゲノム解析の状況における IF/SF の取り扱いに関する推奨を発表している[2]。この推奨では，臨床において網羅的ゲノム解析を用いた遺伝学的検査を行った際に同定された IF/SF に関して，検査者は主治医（受検者）に返却すべきであるとしている。また，この推奨では actionable な 56 遺伝子 24 疾患のミニマムリストを示し，対象が成人・小児にかかわらず，これらの疾患に関する病的バリアントを積極的に確認し，SF として返却することを推奨している（2016 年の改定により現在は 59 遺伝子 27

■ Key Words
全ゲノム解析，全エクソーム解析，一次的所見，偶発的所見，ACMG，二次的所見，actionable，actionablity，遺伝カウンセリング

表❶ 生命倫理委員会の医学的検査における個人の結果の分類

発見される結果の種類	説明	例
一次的所見（Primary Findings）	実施者はAを発見することを目的とし，かつ結果はAに関連する	ワクチン接種歴が不明の小児において，水痘の予防接種前に免疫の状態を確認するための検査を実施する
偶発的所見（Incidental Findings）：予期されるもの（Anticipatable）	実施者はAを発見することを目的とするが，検査や処置が行われた場合に関連が知られている結果，Bがわかる	生物学的な血縁関係にあると思われる生体腎移植のドナーとレシピエント候補者が検査を受ける中で，血縁関係にないことがわかる
偶発的所見（Incidental Findings）：予期されないもの（Unanticipatable）	実施者はAを発見することを目的とするが，検査や処置が行われた場合に関連は知られていない結果，Cがわかる	DTCの遺伝子検査会社が，検体採取時には知られていなかった新たに発見された遺伝的関連に基づく健康リスクを同定する場合
二次的所見（Secondary Findings）	実施者はAを発見することを目的とし，かつ専門家の推奨によるDも積極的に検索する	ACMGは，いかなる臨床的目的でも大規模な遺伝学的解析を行う検査者は，24の表現型形質の原因となるバリアントを検索すべきと推奨する
発見的所見（Discovery Findings）	広範な結果を検索するための検査または処置Zを用いて，実施者はAを発見することを目的とする	「ウェルネス・スキャン」という全身のCTは，全身のあらゆる異常所見を発見することを目的としている

疾患）[3]（表❷）。なおactionableとは，疾患のリスクが有意であり，その疾患が早期死亡・重篤・生殖に有意な影響があるが，確立された治療的・予防的介入が存在するとされている[4]。

わが国の現状として，臨床における遺伝学的検査のガイドラインはあるが[5]，次世代シークエンサーなどの網羅的解析を行った場合のIF/SFの取り扱いについての記載はない。また「ヒトゲノム・遺伝子解析研究における倫理指針」では，IFの開示に関する方針について検討しておくこと，またその方針について説明する必要性について記載されているが，実際の具体的なプロセスについては言及されていない[6]。そのため，IF/SFの取り扱いに関するガイドラインの必要性について指摘されており[7]，検討が始まっている。

Ⅱ．IF/SF返却に関する方針の検討・決定

> ある研究機関では，脂質異常症の新規の遺伝要因を検索することを目的とした全エクソーム解析による症例研究を行うことになった。対象者は脂質異常症を有する患者であり，循環器疾患を合併している症例もあることが予想されたため，関連する単一遺伝性疾患の病的変異に関するIF/SFの取り扱いについて検討することにした。

全ゲノム（エクソーム）解析を行う場合に現状では，保険診療，自費診療，研究のいずれかの枠組みで行われることが想定される。Ⅰで述べたような状況から，現状ではそれぞれの状況に合わせて，返却しないという選択肢も含めたIF/SFの取り扱いについて，検査実施前に施設内で十分に検討する必要がある。以下，特に遺伝カウンセリングに関わる部分を中心に検討しておくべき事項について示す。

1．どの疾患を返却対象とするのか

返却する疾患により求められる対応は多様であり，それぞれに専門性が必要となるため，どの疾患を返却対象とするのか，事前に十分に検討する必要がある。考慮すべき事項について以下に挙げる。

(1) バリアントの解釈

既存のデータベースを用いて病的バリアントの検出を行う際には，どのような判断基準で，どのバリアントの種類を検出対象とするのかを事前に検討しておく必要がある。その際，データベースのみによる判定の限界や，候補疾患に関する日本人を対象とする病的バリアントのデータベースの有無なども考慮に入れるべきだろう。

また，病的バリアントを実際に検出した際に，例えばデータベースや論文の情報をもとに議論す

表❷　ACMG の推奨で示された 59 遺伝子 27 疾患

疾患名	原因遺伝子
遺伝性乳がん / 卵巣がん（Hereditary breast and ovarian cancer）	*BRCA1*，*BRCA2*
Li-Fraumeni 症候群（Li-Fraumeni syndrome）	*TP53*
Peutz-Jeghers 症候群（Peutz-Jeghers syndrome）	*STK11*
Lynch 症候群（Lynch syndrome）	*MLH1*，*MSH2*，*MSH6*，*PMS2*
家族性大腸ポリポーシス（Familial adenomatous polyposis）	*APC*
MYH 関連ポリポーシス（MYH-associated polyposis）	*MUTYH*
若年性ポリポーシス（Juvenile polyposis）	*BMPR1A*，*SMAD4*
von Hippel-Lindau 症候群（von Hippel-Lindau syndrome）	*VHL*
多発性内分泌腫瘍症 1 型（Multiple endocrine neoplasia type 1）	*MEN1*
多発性内分泌腫瘍症 2 型（Multiple endocrine neoplasia type 2）	*RET*
家族性甲状腺髄様癌（Familial medullary thyroid cancer）	*RET*
PTEN 過誤腫症候群（*PTEN* hamartoma tumor syndrome）	*PTEN*
網膜芽細胞腫（Retinoblastoma）	*RB1*
遺伝性パラガングリオーマ・褐色細胞腫症候群（Hereditary paraganglioma-pheochromocytoma syndrome）	*SDHD*，*SDHAF2*，*SDHC*，*SDHB*
結節性硬化症（Tuberous sclerosis complex）	*TSC1*，*TSC2*
WT1 関連 Wilms 腫瘍（WT1-related Wilms tumor）	*WT1*
神経線維腫症 II 型（Nerofibromatosis type 2）	*NF2*
Ehlers-Danlos 症候群　血管型（Ehlers-Danlos syndrome，vascular type）	*COL3A1*
Marfan 症候群（Marfan syndrome） Loeys-Dietz 症候群（Loeys-Dietz syndrome） 家族性胸部大動脈瘤・解離（Familial thoracic aortic aneurysms and dissections）	*FBN1*，*TGFBR1*，*TGFBR2*，*SMAD3*，*FBN1*，*TGFBR*，*TGFBR*，*SMAD*，*ACTA*，*MYH11*
肥大型心筋症（Hypertrophic cardiomyopathy） 拡張型心筋症（Dilated cardiomyopathy）	*MYBPC3*，*MYH7*，*TNNT2*，*TNNI3*，*TPM1*，*MYL3*，*ACTC1*，*MYL2*，*PRKAG2*，*GLA*，*MYBPC3*，*MYH7*，*TNNT2*，*TPM1*，*ACTC1*，*LMNA*
カテコラミン誘発性多形性心室頻拍（Catecholaminergic polymorphic ventricular tachycardia）	*RYR2*
催不整脈性右室心筋症（Arrhythmogenic right ventricular cardiomyopathy）	*PKP2*，*DSP*，*DSC2*，*TMEM43*，*DSG2*
Romano-Ward 症候群（Romano-Ward syndrome） Brugada 症候群（Brugada syndrome）	*KCNQ1*，*KCNH2*，*SCN5A*，*SCN5A*
家族性高コレステロール血症（Familial hypercholesterolemia）	*LDLR*，*APOB*，*PCSK9*
Wilson 病（Wilson disease）	*ATP7B*
オルニチントランスカルバミラーゼ欠損症（Ornithine transcarbamylase deficiency）	*OTC*
悪性高熱症（Malignant hyperthermia susceptibility）	*RYR1*，*CACNA1S*

るためのバリアントの判定会議を設定する必要があるかどうかなど，検出された病的バリアントの解釈や判定の方法についても事前の検討項目の 1 つである．

(2) 分析的妥当性

　次世代シークエンサーの解析精度の限界，研究における解析の場合には匿名化による検体取り違いのリスクから，現状では病的バリアントの検出後，サンガー法などの既存の方法で確認検査を行うことは必須である．しかし，わが国の現状では，あらゆる遺伝性疾患の遺伝学的検査が容易に行えるとは言いがたい．また，確認検査にて確定診断がついた場合には，血縁者も検査を希望する可能性もあるため，その体制を確保しておく必要がある．これらの問題について，事前に方針を決めておく必要があるだろう．

(3) サーベイランス/マネージメント，遺伝カウンセリング

　疾患のactionabilityはその国の医療システム，地域や医療機関の体制によって状況が異なる。治療や予防に関して技術的にはactionabilityのある疾患だとしても，専門家のいる遠方の医療機関へ紹介が必要なものもあるだろう。返却後のフォローアップの体制を整えることのできる疾患を選択する必要がある。

　IF/SFを返却する際に注意して考えなければならないことは，返却する遺伝性疾患は未発症である可能性も十分にあり，返却される側が本当にその情報を必要としていたのか，役立てることができるのかについては，医療者も受検者も返却前にすべてを予測することはできないということである。すでに発症している疾患の状況，家族関係，受検者の理解度などの様々な要因により，予想外の反応は十分に起こりうる。IF/SFを返却するということは，こういった予想外の反応が起こった場合に，遺伝カウンセリングや日々の診療を通して臨機応変な対応を行うことも含むということを，方針の検討時より念頭に置かなければならない。

2. 誰にどのように返却するのか

　返却の対象者として，解析対象となった成人または小児，その血縁者が考えられるが，誰が返却の対象者となるのかというのも課題の1つである。特に小児の場合，または受検者が結果返却前に死亡した場合の取り扱いについて事前に方針を決めておくべきであろう。

　また，どのタイミングで誰が返却するのかということも考えておく必要がある。IF/SF返却の確認時期や回数，誰が検査前後の遺伝カウンセリングを担当するのかなどについて，結果返却までにかかる期間や流れに応じて検討する。受検者の重症度・予後なども考慮し，検査実施前にある程度の方針を決めたうえで，状況に合わせた対応が求められるであろう。

> 　協議の結果，ACMG59遺伝子のうち遺伝性循環器疾患について，研究参加者の希望があった場合には，返却する方針とした。
> 　Aさんは，50代女性。脂質異常症にて受診した際に担当医より研究について紹介され，興味があったため参加を希望し，担当者より研究について説明を受けることになった。

Ⅲ．検査前の遺伝カウンセリング

1. 情報提供

　検査前カウンセリングで提供される情報の中で，IF/SFに関する情報が占める部分はごく一部である。また，受検者の関心の対象が一次的所見に集中していることも十分に考えられる。受検者に理解してもらえるような，わかりやすい情報提供を行うことが重要である。返却の対象疾患が決定している場合には，その疾患の概要について伝えることになるが，一次的所見との関連性，疾患頻度，血縁者への影響などにより伝える情報量については調整する必要がある。また，一次的所見と同様に病的バリアントの検出には限界があること，IF/SFとして返却するバリアントの種類〔VUS（variants of unknown significance）の取り扱いなど〕についても伝え，理解してもらう必要がある。さらに，検査前に家族との情報共有が必要であれば遺伝カウンセリングでも対応可能であること，それぞれの同意が得られれば家族も同席のもと結果返却を受けるという選択肢もあることについても伝えておくとよいだろう。

　また，実際の事例は報告されていないが，わが国ではまだ遺伝差別を防止するための法律が整備されていないため，IF/SFが見つかり遺伝性疾患と診断されることで，予測できないような不利益が生じる可能性がないとはいえないということも伝えておくことが望ましい。

2. 返却の希望の確認

　事前に検討した方針に基づき，受検者の返却の希望の有無を確認する。一般的な遺伝学的検査と同様，なぜ結果を知りたいと思ったのか，結果を知ったらどのような反応をすると思うか，結果を家族と共有したいか，相談ができる身近な人はいるかなどを，一次的所見に関する考えと合わせて

8．全ゲノム（エクソーム）解析に伴う偶発的所見/二次的所見

3．既往歴・家族歴の聴取

　既往歴・家族歴の有無により，実際にIF/SFを返却する際の受検者の受け止め方は異なる。タイミングは検査前カウンセリングとは限らないが，検査目的となった疾患の家系図を聴取する際などに，IF/SFとしての返却対象疾患に関する情報も聴取しておくのかについては事前に検討が必要だろう。聴取する際，受検者が未発症の疾患や症状が比較的軽症の疾患については，受検者が家族歴をよく把握していない可能性があることを考慮に入れる必要がある。

4．IF/SF返却の流れの確認

　返却を希望する場合には，IF/SFが見つかった場合の連絡，返却の流れについて事前に説明しておく。IF/SFが見つかった場合にのみ連絡する場合には，連絡した時点で何らかの所見が見つかったことを受検者へ伝えることになる。その際の心理面への配慮も含めて流れを事前に検討しておく必要がある。

> 　Aさんは，研究参加に同意するとともに，結果の返却を希望することにした。
> 　解析の結果，肥大型心筋症の原因となるGLA遺伝子について病的変異が認められた。研究同意より6ヵ月後，脂質異常症のフォローアップにて受診した際，担当医より「研究で行った遺伝子解析の結果が出たようです。結果を聞きたいですか」と聞かれ，詳しい内容は思い出せなかったが，とりあえず結果を聞くことにした。後日，結果を聞くため研究を担当する医師の外来を受診した。

Ⅳ．IF/SF返却時の遺伝カウンセリング

1．「IF/SF」に関する確認

　前述したように，IF/SFに対する受検者の捉え方は様々である。IF/SFに関する結果を返却する際に，検査前に説明した事項について簡単な振り返りの時間を設けることが効果的な場合がある。受検者がそのことを思い出す機会となるだけではなく，医療者が受検者の理解度や考えを知ることにつながる。

　また，返却する前に再度返却の希望を確認するのかについては，事前に検討しておくべきであろう。

2．IF/SFが見つからなかった場合

　IF/SFが見つからなかった場合，受検者がその疾患には罹患していないと捉える可能性もある。疾患に罹患している可能性は低いが，検査の限界から完全に否定することはできないことを伝える。また，そのような曖昧な結果となったことに対して受検者が戸惑う可能性もあるため，理解できるよう支援を行う。

3．IF/SFが見つかった場合

　通常の遺伝学的検査の結果返却と同様に，遺伝学的検査の結果，疾患の概要，今後の精査等の流れ，血縁者への遺伝の可能性について情報提供を行う。そのうえで，受検者の結果に対する思いを伺い，今後の対応について相談を進めていく。受検者によっては，治療中の疾患の状況や未発症であることを理由に，精査のための受診など次の対応へ進むことを躊躇することも考えられる。その場合にも，結果報告書や疾患に関する資料を書面で渡すとともに，何かあれば連絡していただけるよう伝え，継続的なフォローアップを行う。また，IF/SFによって遺伝性疾患と診断されることはわが国の中ではまだ特殊な症例であることから，他診療科・医療機関への紹介となる場合には手続きが円滑に進むよう配慮することが望ましい。

4．先進的な取り組みであることの説明

　返却できる病的バリアントの限界があることに加え，IF/SFを返却するということが現状のわが国の医療においてはまだまだ先進的な取り組みであることについては，検査前後を通して，状況に応じて伝えておくことが望ましい。

　また，返却する疾患によっては診断基準において遺伝学的診断を行うことが必須となっていないものもある。現状の標準的な医療において，返却する疾患の遺伝学的診断がどのように取り扱われているのかについての情報を伝えることは，特に地域の医療機関で治療を継続していく際に，受検

者が疾患の理解を深めるうえで重要な情報となるだろう。

> 夫も同席し，遺伝カウンセリングが行われた。Aさんからの質問に答えながら，医師が疾患の概要，対応法などについて説明した。専門医への受診を希望されたため，その場で予約の手続きを行い，後日受診の予定となった。また，お子さんへの遺伝について心配されていたため，専門医への受診と並行し，遺伝カウンセリングを継続することになった。

おわりに

わが国においてIF/SFの返却に関する取り組みはまだ始まったばかりである。ガイドラインなど，様々な整備が十分ではない状況において，IF/SFを返却する場合には，通常の遺伝学的検査よりもより慎重な対応，それぞれの症例に合った遺伝カウンセリングが求められる。

参考文献

1) http://bioethics.gov/sites/default/files/FINALAnticipateCommunicate_PCSBI_0.pdf
2) Green RC, et al : Genet Med 15, 565-574, 2013.
3) Kalia SS, et al : Genet Med 19, 249-255, 2017.
4) Jarvik GP, et al : Am J Hum Genet 94, 818-826, 2014.
5) http://jams.med.or.jp/guideline/genetics-diagnosis.pdf
6) http://www.mhlw.go.jp/file/06-Seisakujouhou-10600000-Daijinkanboukouseikagakuka/sisin1.pdf
7) http://jshg.jp/resources/data/ngs_sf_if.pdf

相澤弥生

2003年	埼玉医科大学短期大学看護学科卒業
2015年	お茶の水女子大学大学院人間文化創成科学研究科ライフサイエンス専攻遺伝カウンセリングコース修了
2016年	東北大学東北メディカル・メガバンク機構遺伝子診療支援・遺伝カウンセリング分野
2018年	同広報渉外・企画分野

第 5 章

多因子疾患の遺伝情報と社会

第5章 多因子疾患の遺伝情報と社会

1. Precision Medicine Initiative とゲノム医療

福嶋義光

ゲノム科学研究の進展により，種々のヒトゲノム解析技術が開発され，これらの技術を医学研究に応用することにより，新しい診断法，治療法，予防法が生まれ，人類，社会にとって多大な貢献がなされるものと期待されている。米国では，2015年に Precision Medicine Initiative が開始されたが，わが国においてもゲノム医療実現推進が国策の1つとなり，様々な取り組みが開始されている。ゲノム医療で最も重要なことは，遺伝カウンセリングおよび遺伝学的検査・ゲノム解析を行う遺伝子医療部門などの横断的な組織を構築し充実させることと，それを支える人材育成（臨床遺伝専門医，臨床細胞遺伝学認定士，認定遺伝カウンセラー，ジェネティックエキスパートなど）を進めることである。

はじめに

2015年1月20日にオバマ前米国大統領が行った一般教書演説の中で，科学技術の施策の1つとして Precision Medicine Initiative という用語が用いられて以降，わが国においても precision medicine という言葉が頻繁に用いられるようになった。一般には「精密医療」と訳されることが多いが，この用語を用いる場合にはその根幹をなす思想を理解しておく必要がある。本稿では，Precision Medicine Initiative の基本的な考え方を示したのち，わが国で進められつつあるゲノム医療実現推進政策とそこに潜む留意点について，私見を交えて述べてみたい。

I. Precision Medicine Initiative[1]

Precision Medicine Initiative（PMI）は，従来から個別化医療（individualized medicine），オーダーメイド医療，あるいはテーラーメイド医療などと呼ばれていた個人のゲノム情報をよりよい医療につなげていこうとする取り組みをさらに進展させようとする研究計画である。現在のほとんどの医療は平均的な患者に対応するものであるが，これからの医療・ケアは一人一人のゲノム情報・生活環境・ライフスタイルの違いに基づくものにすべきであり，そのことにより，より精密な疾病予防・治療の提供が可能となることを想定し，PMIでは，次の5つの取り組みを行うとしている[1]。

① Genomics（ゲノム学）：参加者の全ゲノム解析を行う。

② Electric Health Records（EHRs）：電子カルテにとどまらない健康に関する生体情報を収集する。

③ Technologies：ウェアラブル機器をはじめとする様々な機器開発を行う。

④ Data Science：膨大な個人のデータを収集し解

■ **Key Words**

遺伝医療，ゲノム医療，遺伝カウンセリング，遺伝学的検査，臨床遺伝専門医，臨床細胞遺伝学認定士，認定遺伝カウンセラー，ジェネティックエキスパート，全国遺伝子医療部門連絡会議，precision medicine，ゲノム医療実現推進

釈する情報科学を発展させる。
⑤ Participant Partnerships：個人情報保護や倫理的問題の解決など研究参加者から理解を得るための様々な社会的取り組みを行う。

PMI には，多様な集団からの 100 万人の参加者，ゲノム情報および EHRs の情報を収集する中央データベース，生体試料を扱う中央バイオバンク，そして何よりもこれらの膨大な情報・試料を解析・解釈する科学者コミュニティの関与が必須である。

Ⅱ．わが国の取り組み

遺伝医学やゲノム医療についての取り組みが極めて不十分であったわが国においても PMI の公表とほぼ同時期に新たな取り組みが始められている。

内閣総理大臣が本部長を務める健康・医療戦略本部および関連省庁すべてが参画する健康・医療戦略推進会議において，2014 年 7 月に「健康・医療戦略」が閣議決定された。この中で，ゲノム医療の実現に向けた基盤整備や取り組みの推進が掲げられ，2015 年 1 月にはゲノム医療を実現するための取り組みを関係府省・関係機関が連携して推進するために，健康・医療戦略推進会議の下に「ゲノム医療実現推進協議会」が設置され，2015 年 6 月に「ゲノム医療実現に向けた診療・研究体制（概念図）案」を公表した（図❶）[2]。さらに，2017 年 5 月に「医療実装に資する課題への取組状況」[3] が報告され，下記の取り組みが開始されている。

1. 遺伝学的検査の品質・精度の確保

「医療法等の一部を改正する法律」で，検体検査の精度の確保の措置を講ずる（医政発 0614 第 6 号）。具体的には，ゲノム医療の実用化に向けた遺伝子関連検査の精度の確保などに取り組むため，検体検査の分類を柔軟に見直し，検体検査業務を行う際の精度管理の基準を明確化する。

2. ゲノム医療に関わる高い専門性を有する機関の整備

①厚生労働省健康局難病対策課では，難病領域においては，難病医療拠点病院などの指定要件を含めて，ゲノム医療の実現に必要な施設・設備などの要件がないことから，今後，難病の中でどの疾病に対するゲノム医療が可能となるのか，さらなる研究の推進が必要であるとしている。

②厚生労働省健康局がん・疾病対策課では，がんについては，遺伝学的検査の実施体制が十分ではないことから，がんゲノム医療を提供する体制が十分整った医療機関を「がんゲノム医療中核拠点病院（仮称）」[4] として指定する方向で検討を進めるとしている。

3. 保険収載の検査項目数の充実

海外で有効性および安全性が確立し広く実施可能であるにもかかわらず，国内では保険適用されていない遺伝子関連検査が存在することから，保険収載を検討すべき技術の整理を行い，中医協における議論を経て平成 30（2018）年 4 月の診療報酬改定に反映させる方針が示されている。特にがんについては，医学的意義のある遺伝子パネル検査を薬事承認し，一定の要件を満たす医療機関における保険診療を検討するとしたうえで，条件付き早期承認による既存薬の適応拡大などを含めた施策を推進するとともに，一人一人に最適な最先端のがん治療を公的医療保険で受けられるよう有効性・安全性などを確認したうえで保険適用を行うとしている。

4. 遺伝カウンセリング体制の整備，偶発所見などへの対応

ゲノム医療の実現を見据えて，結果回付方法，遺伝カウンセリングの手法やその体制，医療との連携などの課題に取り組むため，東北メディカル・メガバンクで，単一遺伝子疾患（家族性高コレステロール血症）の遺伝学的検査結果を回付するにあたっての有効性，心理社会的影響，精度管理，手続きの妥当性などに関するパイロット研究を行っている。また多因子疾患の遺伝情報回付については，今後基盤整備に向けたパイロット研究の実施を検討するとしている。

また偶発所見への対応については，現在進行中の AMED「ゲノム情報研究の医療への実利用を推進する研究 A-②：ゲノム情報患者還元課題」

● 第5章　多因子疾患の遺伝情報と社会

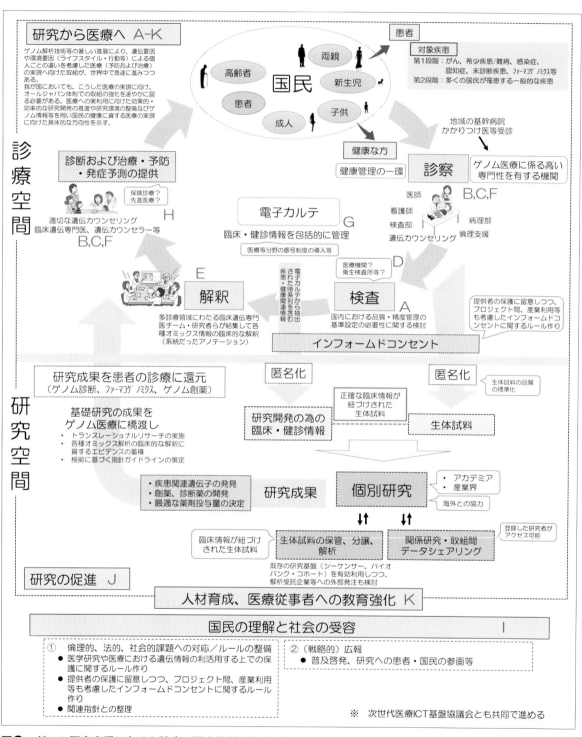

図❶　ゲノム医療実現に向けた診療・研究体制（概念図）案（文献2より）

（研究開発代表者 小杉眞司）の活動内容が紹介されている。

5．医療従事者に対する教育，啓発
（1）医師
　医師に対するゲノム教育・研修については，卒前教育のモデル・コア・カリキュラムの改訂（コラム参照），医師国家試験出題基準の改訂，医師臨床研修部会でのゲノム医療の取り扱いについての議論の開始など，かなり具体的な方策が実行に移されている。また，医師の認定資格として臨床遺伝専門医 <http://www.jbmg.jp>，またトレーニングコースとして，ともに筆者が運営に携わっている遺伝カウンセリングロールプレイ研修会 <https://gcrp2017.com> と「難病克服！ 次世代スーパードクターの育成」<http://www.ngsd-project.jp> が紹介されている。

（2）その他
　医師以外のゲノム医療を支える専門的人材としては，臨床細胞遺伝学認定士 <http://cytogen.jp>，ジェネティックエキスパート <http://www.congre.co.jp/gene/GE.html>，認定遺伝カウンセラー <http://plaza.umin.ac.jp/~GC/> などが紹介され，ゲノム医療を推進させていくためには，基礎研究段階，データ取得から医療まで多岐にわたる専門的人材の育成，確保，およびそのためのキャリアパスを創設する必要性が謳われている。

Ⅲ．今後の課題

1．確率情報の理解と表現方法
　生殖細胞系列のゲノム情報は生涯変化しないが，その意義・解釈は研究の進展とともに変化しうるものであり，また多くの場合，確率情報として表される。
　「病気になる・病気にならない」は黒か白，離散的な概念であり，「病気になりやすい・病気になりにくい」は黒に近いグレーか白に近いグレーかという連続的な概念である。日本語では，「数えるモノ」と「量るモノ」とを明確に区別する感覚が育ちにくい。すなわち，豆は「数えるモノ」であり，水は「量るモノ」である。英語では「a」をつけるか，つけないか，複数形があるかないかで，感覚的に理解されるが，日本語はそれらを表現する方法を持ち合わせていない。
　遺伝性疾患では，遺伝型（genotype）[用解1]と表現型（phenotype）の理解が重要である。浸透率（遺伝子変異を有している人のうち，発症する人の割合）が100％のメンデル遺伝病では，遺伝型と表現型は一致しており，黒か白かで考えることが可能であるが，メンデル遺伝病でも浸透率が100％ではない疾患や多因子遺伝病などほとんどの疾患では，連続的な概念が必要となる。
　よく「安全」と「安心」は一体のものとして語られているが，遺伝カウンセリングの場では，「安全」は客観的なリスク評価，すなわち再発率・発症率の推定であり，「安心」はその推定についてクライエントがどのように理解するかについての主観的な部分である。ゲノム医療を発展させていくためには，遺伝カウンセリングの普及と質的向上を図ることが必須である。

2．Precision Medicine は終わりのない取り組み
　precision medicine は，患者のみならず，健康人を含めたすべての人々のゲノム情報，医療情報，生活環境，ライフスタイルを収集し，層別化をはかる。そして，それぞれの群に最も適していると考えられる医療，予防法を提供しようとするものである。この取り組みに参加する人は，適切な医療を受けると同時に，さらに精密な医療を実現させるために自分自身のデータを供与する，すなわち，この壮大な研究に参加することとなる。わが国において precision medicine を推進させていくためには，日本人のデータベースを構築させることが必須であり，現在 AMED が中心となり臨床ゲノム情報統合データベース整備事業[5]が進められている。

3．全国遺伝子医療部門連絡会議
　全国遺伝子医療部門連絡会議は，遺伝子医療部門の存在する高度医療機関（大学病院，臨床遺伝専門医研修施設など）の代表者により構成され，わが国の遺伝子医療（遺伝学的検査および遺伝カウンセリングなど）の充実・発展のための活動を行っている。
　平成29（2017）年度現在，114の医療機関（80

すべての大学病院と34のその他の病院・教育機関）が加盟し，遺伝子医療が抱える種々の問題解決のための活動を行い，その成果を報告書およびホームページ上で公表している[6]。

厚生労働省では，ゲノム医療に関わる高い専門性を有する機関の整備として，がんゲノムはがん・疾病対策課で，また難病に関するゲノム医療は難病対策課において，別々に対策が講じられようとしているが，全国各地の大学病院を中心とする遺伝子医療部門の充実を支援することにより，がんにおいてもまた難病においてもゲノム医療を発展させることができると考えている。ゲノム医療を充実させるためのキーワードは臓器別・分野別ではなく「横断的取り組み」であることを再度強調したい。

コラム：「医学教育モデル・コア・カリキュラム」とゲノム医療

平成28（2016）年3月に改訂された「医学教育モデル・コア・カリキュラム」では，遺伝医学，ゲノム医療について大きな変更がなされている。

従来のモデル・コア・カリキュラムには，「遺伝と遺伝子」や「遺伝子異常と疾患・発生発達異常」などの項目はあったが，遺伝子の「変化」が「多様性」や「個体差」ではなく，疾患原因としてのみ捉えられ，「正常」と「異常」の対比という視点に傾いていることや，家系図作成や遺伝カウンセリングなどのキーワードがなく，遺伝情報を現場でどう収集し，どう扱うかという臨床遺伝の視点が不十分であった。

今回の改訂で最も大きく変わったのは，ゲノム医療の実践に最も重要な概念である「ゲノムの多様性に基づく個体の多様性を説明できる」が明確に記載されたことと，従来は感染症，腫瘍，免疫・アレルギーなどが記載されていた「全身におよぶ生理的変化，病態，診断，治療」の大項目に，新しく「遺伝医療・ゲノム医療」の項目が加えられたことである。「遺伝医療・ゲノム医療」のねらいとしては，「遺伝情報・ゲノム情報の特性を理解し，遺伝情報・ゲノム情報に基づいた診断と治療，未発症者を含む患者・家族の支援を学ぶ」と記載されており，家系図作成，遺伝学的検査や遺伝カウンセリングの意義，遺伝医療における倫理，遺伝情報に基づく治療など，ゲノム医療を実現していく際に医師に求められる項目が記載されている。特に「未発症者を含む患者・家族の支援を学ぶ」と記載されたことは，ゲノム医療の本質を端的に表したものであり，ゲノム医療は，患者だけではなく，未発症者，すなわち発症していないすべての人をも対象とした医療であることを示している。

用語解説

1. 遺伝型（genotype）：genotypeの日本語訳として，「遺伝子型」という表現が広く用いられてきたが，genotypeはgene（遺伝子）よりも古くから用いられていた用語であり，遺伝子領域以外の領域が含まれることもあることから，日本人類遺伝学会は2009年に，genotypeの日本語訳を「遺伝型」とすることとした。

参考文献

1) https://www.clinicalgenome.org/site/assets/files/2750/green_usprecisionmedicineinitiative.pdf
2) http://www.kantei.go.jp/jp/singi/kenkouiryou/genome/dai3/siryou05.pdf
3) http://www.kantei.go.jp/jp/singi/kenkouiryou/genome/dai8/siryou5.pdf
4) http://www.mhlw.go.jp/file/05-Shingikai-10901000-Kenkoukyoku-Soumuka/0000177033.pdf
5) http://www.amed.go.jp/koubo/040120160701_kettei.html
6) http://www.idenshiiryoubumon.org/

福嶋義光
1977 年　北海道大学医学部卒業
　　　　同医学部小児科学教室入局
1981 年　神奈川県立こども医療センター遺伝科
1985 年　埼玉県立小児医療センター遺伝科医長
1986 年　米国ニューヨーク州立ロズウェルパーク記
　　　　念研究所人類遺伝部留学
1988 年　埼玉県立小児医療センター遺伝科医長
1995 年　信州大学医学部教授
2000 年　同医学部附属病院遺伝子診療部部長（兼任）
2011 年　信州大学医学部長（2014 年まで）
2017 年　信州大学名誉教授

第5章 多因子疾患の遺伝情報と社会

2．ゲノム医療における多因子疾患の位置づけと国際的動向

加藤規弘

　ゲノムワイド関連解析（GWAS）で同定される多因子疾患・形質の遺伝的座位の数は増え続けているが，同手法による疾患感受性の全体像の解明には大きなハードルが存在することも判明してきた。多因子疾患・形質に関して，ゲノム／DNA情報単独で個別化医療に用いることは困難であり，大規模なサンプルを対象としたゲノム疫学コホートにおいて，環境要因を考慮した中長期的取り組みが必要である。ビッグデータ・サイエンスの観点から，GWASメタアナリシスを行うための国際的な多施設コンソーシアムが構築され，データシェアリングが進められている。

はじめに

　ゲノム科学の発展により，多因子疾患の研究において大きなパラダイムシフトが生じている。すなわち，ゲノム解析の技術革新は出発点（ないし着目点）を特に定めることなく，全ゲノムからの探索的アプローチを可能とした。その代表的な解析技術がゲノムワイド関連解析（genome-wide association study：GWAS）における大規模な一塩基多型（single nucleotide polymorphism：SNP）タイピングであり，GWASは多因子疾患の成因・病態に関するわれわれの理解を大きく変えつつある。本稿では，多因子疾患・形質に関するGWASの成果と意義，そしてゲノム医療[用解1]での多因子疾患の位置づけや国際的動向について述べる。

I．ゲノムDNAバリアント，エピジェネティクスと多因子疾患

1．ゲノムDNA，エピジェネティクス

　ゲノムDNAは安定した存在でなく，様々な遺伝的変化を受けている。DNA配列レベルの変化である多型や変異は，DNAの複製や修復時のミスとして生じることが多い。個体のDNAでは多くの変異が無作為な場所に生じうるが，そのうち生命活動に大きな影響をもたらすものは，ヒトゲノムの1.1％に相当するコード配列と，約4％のタンパク質をコードしない高度に保存された領域（転写調節配列などを含む）に偏在すると推定されている。GWASによってマッピングされた疾患関連SNPの大半は，ゲノムのタンパク質非コード領域に存在しているが，それらのDNAバリアントの機能的・機構的役割の確定は必ずしも容易でないことがわかってきた。

　エピジェネティクスは，一般的にDNA一次配

■ **Key Words**
ゲノム医療，多因子疾患，個別化医療，GWAS，SNP，エピジェネティクス，データシェアリング，データベース，バイオバンク，国際連携

列の変化を伴わずに生じる遺伝子発現の変化（エピジェネティック変化という）を指して使われる。エピジェネティック変化は，DNAメチル化，ヒストン修飾に伴うクロマチン構造の変化，non-coding (nc) RNAによる制御からなる。体細胞にエピジェネティック変化を生ずる環境曝露には，食事中の栄養素，化学物質，物理的刺激など様々なものが含まれる。親の世代に誘発されたエピジェネティック変化が，ゲノムインプリンティングやX染色体不活性化を生ずると推測されている。またエピジェネティクスは，体細胞に対する出生前の環境曝露が出生後の個体の表現形質に影響するという点で「後天的な修飾」といえるが，こうして生じたエピジェネティック変化が次の世代へと受け継がれていく可能性も示唆されている。

2. GWASの成果とmissing heritability

多因子疾患・形質の責任遺伝子を探索する手法としてGWASが本格的に実施されるようになったのは2007年頃からである。その後の数年間に，生活習慣病をはじめとする多因子疾患・形質の遺伝的座位が次々と新たに同定された。その結果判明したのは，比較的高頻度（一般集団中で5%以上）のSNPによるGWASでは，一部の例外はあるものの，個々には例えば疾患リスクとして10～50%程度の上昇効果（オッズ比1.1～1.5）を示す遺伝子が相当数（数十ヵ所以上）存在し，それらが「疾患感受性」の一部をなしていることであった。

GWASは非血縁者を対象にサンプル規模を順次拡大して検出力を高めることが可能なため，2009年頃からはメタアナリシスが行われるようになり，GWASで同定される遺伝的座位の数は増え続けている[1]。その一方で，GWASの手法による疾患感受性の全体像の解明には大きなハードルが存在することも次第に明らかとなってきた。すなわち比較的高頻度の疾患感受性多型だけでは，多因子疾患・形質の遺伝率（heritability：集団におけるフェノタイプのばらつきが個体間の遺伝要因の違いで決定されている割合）の多くの部分を説明できず，"何が見逃されているのか"（missing heritability）という命題が大いに注目されている[2]。このmissing heritabilityの要因の1つは，低頻度だが大きな遺伝的効果をもつ疾患感受性変異（群）-rare variant(s)-であろうと推定されている。その他には，エピジェネティクスや遺伝子間相互作用による影響，古典的な遺伝率推定法での遺伝率の過剰評価などの可能性が，missing heritabilityの要因として議論されている。

多因子疾患・形質と関連するrare variants探索のために大規模なメタアナリシスが行われており，その結果，一部の疾患形質（身長，血中脂質レベルなど）では実際に比較的大きな遺伝的効果をもつrare variantsが相当数見出されている。しかしながら現時点では，それらを加えても推定される遺伝率にははるかに及ばない。

II．ゲノム医療の研究開発と実装に関する国際的動向

ヒトゲノム計画によりヒトゲノム配列が解読され，2003年に完成版が公開されて以降，ゲノム解析技術や情報処理基盤は急速かつ著しく進展し，研究レベルにとどまらず医療実装への期待が年々高まっている。英国では10万人ゲノム計画が2013年から開始し，米国でも100万人かそれ以上のボランティアからなるPrecision Medicine Initiative Cohort Program (PMI-CP) が2016年に開始された。

ゲノム医療の診療としての本質は個別化医療・精密医療であるが，ゲノム医療の開発の過程は創薬にも貢献すること，および多因子疾患・形質に関してゲノム/DNA情報単独で診断に用いることは困難であるため，大規模なサンプルを対象としたゲノム疫学コホートにおいて，非遺伝（環境）要因をも考慮した，いわばゲノム医療の"応用問題"として中長期的に取り組む必要があることに留意せねばならない。こうした観点から米国PMI-CPでは，がんの体細胞変異，ファーマコゲノミクス[用解2]（pharmacogenomics：PGx）などの近い将来の目標と，生活習慣病をはじめとする多因子疾患などの遠い将来の目標とを区別して設定している。

GWASにより，多因子疾患と成因的に関連する遺伝的座位が数多く同定されるとともに，多因子疾患の一部は低頻度で遺伝的効果の強いバリアントによるものであることが判明しつつある。これは，多因子疾患というよりも"希少疾患タイプの亜型"とみなしうるものであるが，そのゲノム医療における臨床的意義は決して無視できない[3]。それゆえ，たとえ現状の研究レベルはいまだ不十分であるにせよ，一般の人々への影響力という観点から，ゲノム情報も組み入れた多因子疾患に関する効果的な予防・先制医療の開発，その臨床応用に向けた取り組みは不可欠と考えられている。

III. 米国・英国でのゲノム医療への取り組み

ゲノム医療の観点からは，多因子疾患は中長期的に取り組むべき対象とされているが，その臨床応用に関する議論での必要上，まずゲノム医療全般について概説する。

米国は，2020年頃までには個別化医療への取り組みが一層活発化するものと予測し[4]，National Institute of Health（NIH）のGenomic Medicine ProgramsやPrecision Medicine Initiativeが順次推進されてきた。Genomic Medicine Programsの柱は6つ（がんゲノム，PGx，Test Drive Program，新生児ゲノム，臨床ゲノム情報システム，超希少遺伝性疾患診断）であり，疾患としては特に"がん"と"希少遺伝性疾患"が取り上げられている（図❶）。これらの疾患については，社会的な影響が大きいこととともに，現状の医療に限界があり，それを打開する方策としてゲノム医療が期待されている。こうしたゲノム医療の実装に向けて，米国では"Test Drive（試運転）Program"が2011年より進行中である。また2015年1月に，100万人のボランティア・コホー

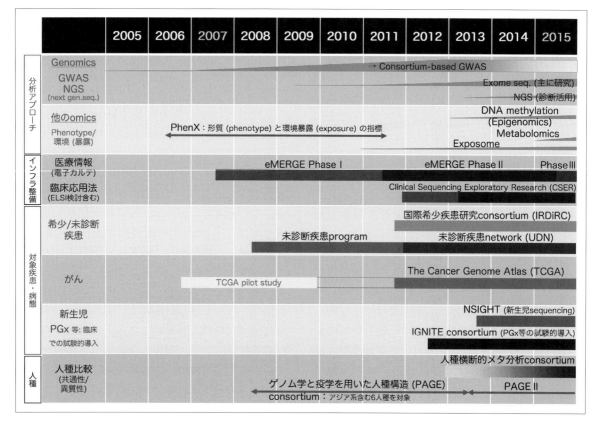

図❶　米国NIHが主導するゲノム医療実現に向けた取り組み例

ト整備計画を含む "Precision Medicine Initiative" が提唱された．同年9月にワーキンググループがコホート計画部分に関する報告書をまとめ，それに基づいて，2016年からパイロットスタディが開始されている．

米国と並び，ゲノム医療に精力的・戦略的に取り組んでいるのは英国である．英国では，米国と順序が異なり，まず一般住民50万人を対象としたコホート研究計画であるUKバイオバンクを2006年に立ち上げ，血液，尿，唾液などの生体試料と医療・健康情報の収集，および長期的な追跡調査を開始した．その後，2010年に "Stratified Medicine（層別化医療）計画" を立ち上げ，そのうえで2013年に100K Genomes Project（10万人ゲノム計画）[1]を立ち上げた．100K Genomes Projectは，がん（腫瘍組織の解析も含む），希少疾患，感染症の3つを主軸疾患と位置づけて，延べ10万人分のヒトゲノムをシークエンシングしようという計画である．目標は，医療・製薬，その他の関連企業と連携して，personalized care を医療/ヘルスケアシステムの本流に導入することであり，健康保険制度などの違いはあるにせよ，米国やわが国がめざすものと同様である．英国でも，多因子疾患・形質に関しては，主にUKバイオバンクなどのゲノム疫学コホートにて，GWASを主アプローチとしつつ，遺伝–環境相互作用などの検討も含めて中長期的に取り組まれている．

IV．わが国での動き

わが国では，2011（平成23）年度から，6つの国立高度専門医療研究センター（National Center：NC）が共同でナショナルセンター・バイオバンク・ネットワーク（National Center Biobank Network：NCBN）を組織し，ゲノム・再生医療技術の開発，創薬を推進するための研究基盤の整備を進めている．バイオバンクは，血液・組織などの生体試料と付随する医療・健康情報を系統的に収集・保管し，研究者に効率よく提供していくシステムであるが，基盤研究から橋渡し研究まで幅広く活用されうるものである．

NCBN以外に，「オーダーメイド医療の実現プログラム/バイオバンクジャパン」や東北メディカル・メガバンクなどの大規模バイオバンク事業も推進されており，さらにいくつかの大学などで疾患に注目したバイオバンクの整備が進められている．

当初，主に血液由来DNAを用いたGWASなどの探索的研究が行われたが，その後，多因子疾患の成因解明に際しては，多層的オミックス解析が必要になること，遺伝子発現制御の臓器・組織特異性があることなどが判明するにつれて，血液以外の患者組織検体もバイオバンクの重要な収集・管理対象となってきている．

米国・英国などで上述したようなゲノム医療実用化に向けた取り組みがなされる中，わが国では，2015年7月にゲノム医療実現推進協議会が中間とりまとめを行い[3]，それを踏まえて，ゲノム医療実用化に向けた取り組みが2016（平成28）年度から本格的に開始されることとなった．その1つゲノム医療実現推進プラットフォーム事業において，多因子疾患に関するリスク予測や予防，薬剤の選択・最適化などの確立に資する研究などが進められている．

V．ゲノム医療研究の国際連携

従来の医療技術とゲノム医療との大きな違いの1つは，研究（research）と医療実装（clinical practice）の区別が難しくなっている点だと思われる．これまでは，大まかに15年もの長い歳月を要していた，科学的発見から臨床応用までの過程とは全く異なる "学習する保健医療システム（learning healthcare system）" の整備の必要性が，ゲノム医療実現化において提唱されている[5]．こうしたパラダイムシフトの中で，近年，研究としての「施設間連携」から医療実装に向けた「国家間連携・競争」へと大きく推移しつつある．ビッグデータ・サイエンスの観点からは，大規模コンソーシアムとして施設・国を超えて協同する必要性が年々高まり，多因子疾患・形質に関しても，GWASメタアナリシスを行うための国際的な多施設コンソーシアムが構築されている．各々のコ

表❶ 生活習慣病に関する主な GWAS コンソーシアムとデータベース

コンソーシアム名	多因子疾患・形質	Website
GIANT（Genetic Investigation of ANthropometric Traits）	身長，肥満関連指標など	http://portals.broadinstitute.org/collaboration/giant/index.php/GIANT_consortium_data_files
AMP（Accelerating Medicines Partnership）T2D Consortium	2型糖尿病と合併症	http://www.type2diabetesgenetics.org/home/portalHome
MAGIC（the Meta-Analyses of Glucose and Insulin-related traits Consortium）	血糖と代謝関連形質	https://www.magicinvestigators.org
ICBP（International Consortium for Blood Pressure）	高血圧／血圧値と関連形質	https://www.ncbi.nlm.nih.gov/projects/gap/cgi-bin/study.cgi?study_id=phs000585.v1.p1
CARDIoGRAMplusC4D（Coronary ARtery DIsease Genome wide Replication and Meta-analysis（CARDIoGRAM）plus The Coronary Artery Disease（C4D）Genetics）	冠動脈疾患と心筋梗塞	http://www.cardiogramplusc4d.org
Projects of the NCI Cohort Consortium	多彩な種類のがん	https://epi.grants.cancer.gov/Consortia/cohort_projects.html

多くの国際コンソーシアムは研究者（研究グループ）主導で構築されたものであり，そのほとんどは論文化がなされた時点で要約した統計量（summary statistics）を公開しているが，制限アクセスとしているものもある。Projects of the NCI Cohort Consortium は，National Cancer Institute（NCI）によって整備された，>50 の多彩な種類のがんのコホート研究コンソーシアムである。

ンソーシアム内では，構成メンバー同士が共同研究としてデータシェアリングを行うとともに，要約した統計量（関連解析での，各 SNP に対する p 値や効果量など）をデータベースとして非制限公開する方針も一般化しつつある。生活習慣病などの多因子疾患・形質に関する国際コンソーシアムの例を表❶に示す。

おわりに

ゲノム医学研究の進歩は，多因子疾患の治療法と予防法を改良してくれるものと期待されているが，果たして個々の多因子疾患にどれくらいの数の責任遺伝子が存在するのかは不明であり，責任遺伝子各々の効果は一般的に小さい。しかし，それらの遺伝情報を関連する医療・健康情報と組み合わせることによって，高リスク群を同定できる。そうすれば，高リスク群に集中した効率的な治療・予防戦略の策定に役立ち，結果として住民レベルでの保健医療にとって経済的メリットが少なからずもたらされる。ただし，臨床的に意味のあるレベルのリスク評価をするためには，環境要因との組み合わせの情報，および rare variant の情報や DNA メチル化などのオミックス解析情報を組み入れて，より高精度な識別力をもった「予測アルゴリズム」を開発せねばならず，一層の国際連携とデータシェアリングが必要とされている。

用語解説

1. **ゲノム医療**：ゲノム情報を網羅的に調べて，その結果をもとに，より効率的・効果的に病気の診断・治療などを行うこと。ゲノム検査を軸とし，探索した結果を，その時々の研究の進捗状況・成果に照らして診療に活用する。

2. **ファーマコゲノミクス**：ゲノム情報に基づいた投薬および創薬研究をめざすこと。特に臨床応用の観点からは，遺伝的特徴の差異と薬剤に対する有効性・安全性との関係を明らかにすることで，個別化医療に役立つ。

参考文献

1) Visscher PM, et al : Am J Hum Genet 90, 7-24, 2012.
2) Manolio TA, et al : Nature 461, 747-753, 2009.
3) Lee S, et al : Am J Hum Genet 95, 5-23, 2014.
4) Green ED, Guyer MS : Nature 470, 204-213, 2011.
5) Ginsburg GS, et al : Sci Transl Med 3, 101cm27, 2011.

参考ホームページ

- The 100,000 Genomes Project
  https://www.genomicsengland.co.uk/the-100000-genomes-project/
- The Precision Medicine Initiative
  https://www.whitehouse.gov/precision-medicine
- ゲノム医療実現推進協議会 中間とりまとめ
  http://www.kantei.go.jp/jp/singi/kenkouiryou/genome/pdf/h2707_torimatome.pdf

---

加藤規弘

1988 年	東京大学医学部卒業 虎の門病院（東京）研修医
1992 年	東京大学医学部第三内科
1993 年	Oxford 大学大学院臨床医学系博士課程
1997 年	京都大学大学院国際予防栄養医学講座（寄附講座）助手
1998 年	帝京大学内科学講座助手
1999 年	同講師
2000 年	国立国際医療センター研究所遺伝子診断治療開発研究部部長
2010 年	改組により国立国際医療研究センターメディカルゲノムセンター長（2015年より国立研究開発法人）

第5章　多因子疾患の遺伝情報と社会

3．網羅的ゲノム解析時代における倫理的法的社会的課題 – 遺伝情報に基づく差別に対する諸外国の法的規制の動向

高島響子

　ユネスコの「ヒトゲノムと人権に関する世界宣言」（1997年）に代表されるように，今日，遺伝的特徴や遺伝情報に基づいて人を差別してはならないことは世界共通の認識となっている。諸外国では，雇用や保険といった特定領域を対象に遺伝情報に基づく差別を禁止する法規制を設けたり，人権に関する法律において遺伝的特徴を差別の禁止対象に追加することにより広範な保護措置をとったり，業界団体と政府の間で遺伝情報の取り扱いに関する合意を結ぶなど，国民が遺伝情報に基づき不利益を被ることのないよう様々な対策がとられている。

はじめに

　人間の全塩基配列（ヒトゲノム）を明らかにするという大いなる目標をもったヒトゲノム計画は1990年に開始され，ワトソン・クリックによるDNAの二重らせん構造の発見から50年となる2003年に完了，ヒトゲノムの99％が明らかになった。ゲノム研究が急速に発展する中で，遺伝情報が人類社会にもたらす影響についても議論されるようになった。1997年，国際連合教育科学文化機関（ユネスコ）において採択された「ヒトゲノムと人権に関する世界宣言」では，ヒトゲノムは人類の遺産であること（第1条），誰もがその遺伝的特徴の如何を問わず尊厳と人権を尊重される権利を有しており，その尊厳ゆえに，個人をその遺伝的特徴に還元してはならず，また，その独自性及び多様性を尊重しなければならず（第2条），誰も遺伝的特徴に基づいて人権，基本的自由および人間の尊厳を侵害する意図または効果をもつ差別を受けることがあってはならない（第6条）とされた[1]。さらに，2003年に採択された「ヒト遺伝情報に関する国際宣言」では，「ヒト遺伝情報およびヒトプロテオーム情報は，個人の人権，基本的自由，人間の尊厳を侵害する意図，もしくは侵害する方法により差別する目的のために，あるいは個人，家族，集団もしくは共同体に烙印を押すことにつながる目的のために用いられないことを保証するあらゆる努力がなされるべきである」〔第7条（a）〕とされた[2]。

　このように，遺伝的特徴や遺伝情報に基づく差別が人権侵害にあたることは，すでに世界共通の認識となっている。こうした流れを受け，先進諸国の中には，法的規制を設けて個人の遺伝的特徴や遺伝情報を保護することを理念とし，それらに基づく差別から国民を守る措置をとっている国がある。他方わが国では，ヒトゲノム研究が盛んに実施され，また近年，DTC遺伝学的検査を実施する企業も出現している中，遺伝情報に基づく差

■ *Key Words*
　遺伝的特徴，遺伝学的検査，差別，人権，生命倫理，倫理的法的社会的課題（ELSI），米国，カナダ

別を禁止する法規制は現時点で存在しない。本稿では，諸外国における取り組みを紹介することとし，まず全体的なアプローチの在り方について概観し，続いて，約10年前より法的規制を設けている米国，2017年に法を可決したばかりのカナダの状況をそれぞれ紹介する[*1]。なお本稿では，「genetic information」を「遺伝情報」，「genetic characteristics」を「遺伝的特徴」，「genetic test」を「遺伝学的検査」と表記するが，国や法律によってそれらが指す具体的な内容が異なる場合もあることに留意されたい。紙幅の都合上，すべての場合に詳細な定義を加えることは難しいが，必要と考えられる場合には説明を付記する。

I. 遺伝情報に基づく差別に対する諸外国のアプローチ

2017年5月，カナダの研究者 Joly らは「genetic discrimination」を「個人やその親族（relatives）に対し，実際の，あるいは推定される遺伝的特徴に基づき行われる不利な取扱いやプロファイリングのこと」と定義したうえで，諸外国のアプローチ方法の比較分析を行った[3]。Joly らによるアプローチの8分類を表❶に示した[*2]。人権アプローチとは，各国に現存する人権に関する法律において，差別を行ってはならない対象の中に遺伝的特徴を含むことで，遺伝情報に基づく差別に対して人権に基づいた広い保護を与える方法である。欧州は，欧州連合基本権憲章（2012年），人権と生物医学条約（1997年）という2つの法的拘束力を有する措置が影響し，欧州各国内で人権アプローチによる対応が発展してきた。次に，領域的禁止アプローチで法的規制の主な対象に挙げられるのは，保険と雇用の分野である。代表的なのは米国である（次項で詳述）。近年，移民対応や入国審査における遺伝情報の利用についても問題提起されているが，本稿では取り扱わない。他方，モラトリアムアプローチをとるのは英国で，法的規制ではなく，政府と保険業界団体の間で保険における危険選択査定の際の遺伝学的検査の取り扱いに関する協定を締結している。期限付きの協定は定期的に見直せることから，法に比べてよりフレキシブルな対応を可能にする。ハイブリッドアプローチは，これらの複数のアプローチを組み合わせた対応である。

アジアに目を向けると，韓国は2004年に制定された「生命倫理法」において，遺伝子検査によって得られた遺伝情報をもとに教育・雇用・昇進・保険などにおいて人を差別すること，また遺伝子検査の強制や検査結果の提出を強制することを禁じている[4]。人権および領域的禁止と，遺伝子検査・結果提出に関する禁止のハイブリッドアプローチと言えよう。

II. 米国の状況

1. 遺伝情報差別禁止法（GINA）の概要

米国では，2008年に連邦法の Genetic Information Nondiscrimination Act（GINA）が可決，制定された。制定までには13年の歳月がかかった。GINA は，健康保険分野（Title I）および雇用分野（Title II）を対象に，主に以下の3点を原則的に禁止している。すなわち，①遺伝情報に基づく差別的取り扱い，②（健康保険に関連して）本人や家族（第1～4度近親者）に対して遺伝学的検査の受検を要望・要求すること，③本人や家族の遺伝情報を提供するよう要望・要求したり購入したりすること[5]。GINA 以前より，人種や体色，性別などに基づく差別や，雇用における年齢差別，障害に基づく差別を禁止する法律が複数存在していたが，これらでは遺伝情報に基づく不当な取り扱いを十分に扱えていなかった。GINA では，「遺伝情報」として，本人や家族の遺伝学的検査の結果，家族の病歴，本人や家族の遺伝サービスの利用・依頼，ならびに遺伝サービスを含む臨床研究への参加に関する情報が含まれる。

[*1] 本稿は，平成28年度厚生労働科学研究費補助金行政政策研究分野（厚生労働科学特別研究）「社会における個人遺伝情報利用の実態とゲノムリテラシーに関する調査研究」（研究代表者 武藤香織）の成果の一部に修正・加筆したものである。

[*2] 論文の補遺には，さらに詳細な各国の状況がまとめられている。

表❶ Jolyらによる遺伝情報に基づく差別に対する諸外国の規範的アプローチの分類（文献3より改変）

アプローチ	概要	例
人権	国の人権に関する法律の中に遺伝的特徴について追加する	アルバニア，Law No. 10 221 dated 4.2.2010 on protection from discrimination（2010）
遺伝子例外主義	遺伝情報について他の医療情報・個人情報と分けて特別かつより厳重な保護規制を設ける	エストニア，Human gene research act（2001，2010最終改訂）
領域的禁止	特定のステークホルダーによる遺伝情報の調査を防止するために，特定領域（雇用，移民，保険など）の法規制の中に禁止事項を設ける	米国，Genetic information nondiscrimination Act of 2008（2008）
倫理ガイドライン	法的拘束力のないガイドライン上に何らかの規定を盛り込む，規範の強さは各々の文脈によって異なる	シンガポール，Ethics guidelines for human biomedical research（2015）
自主規制	専門団体が，自分たちの領域における遺伝情報に基づく差別に対する自主的なガイダンス（方針や規則）を設けている	カナダ，Canadian life and health insurance association inc., Industry code: Genetic testing information for insurance underwriting（2017）
モラトリアム	政府と代表的な業界団体・専門団体との間で遺伝情報を使わないという合意を結ぶ	英国，Concordat and moratorium on genetics and insurance（2014最終更新）
現状維持	関係者間でまだ具体的な行動がなされていない。国内で，将来取り得る選択肢の検討や研究は行われている	特別な規範的保護が実施されていない（サウジアラビア，ロシア，ベトナムなど）
ハイブリッド	上記を組み合わせて独自の規制状況を構築している	ドイツ，Human genetic examination act（Untersuchungenbeimenschen）（2009）

GINAの制定に際し注目すべきは，遺伝情報に基づく差別的な事案が多数発生した，あるいは，社会的な問題となったから法が整備されたのではなく，予防的に法的基盤を構築したという点である。

2. GINAの課題

GINAにはいくつかの課題が指摘されている[5)6)]。まずGINAの保険に関する規制は，健康保険（日本でいうところの民間医療保険）を対象としており，生命保険，障害保険，長期ケアに関する保険は適用外である。また，15名未満の事業所，米軍など，雇用に関する規定が適用されない機関がある（これらには他の保護規制がある）。さらにGINAの保護対象は，いまだ罹患していない人に限定されている。その後オバマ大統領時代に制定されたPatient Protection and Affordable Care Act（ACA）において，保険者に対して遺伝学的検査の結果を含めて先在する症状に基づく差別が禁じられた。

GINAあるいはそれが規定する遺伝情報の保護に対する市民の理解も，課題の1つである。米国市民のGINAの認知度は2010年で20％未満[7)]，2014年でも21％（しかも多くは内容を十分に理解していなかった）[6)]と低い。全ゲノム解析を診療録に記録し患者を追跡するという医学研究の研究参加者を対象とした調査では，25％が保険における差別を懸念して研究参加を辞退したことがわかった[8)]。したがって，GINAが米国市民の遺伝情報に基づく差別に対する不安の軽減に貢献したとまでは，残念ながらまだ言えないだろう。

3. 差別の実態

このような課題はあるものの，遺伝学的検査の利用が急増している時代の中でも，GINAの制定以来，遺伝情報に基づく差別はあまり起きていない[6)]。米国の公正雇用機会委員会（Equal Employment Opportunity Commission：EEOC）によれば，2013年度，GINAに関連した雇用差別の告発は333件で，他の領域では90,000件以上であるのに対して少なく，さらに333件のうちほとんどはAmericans with Disabilities Act（ADA）に関連する請求だった。また先に述べたとおり，生命保険や障害保険，長期ケアに関する保険はGINAの対象外であるが，これらの保険を提供する企業が遺伝学的検査の結果を要望したり検査結果を保険支払いの際に利用したりしたことを示すエビデンスはほとんどない。GINAがもつ，強く象徴的なメッセージが業界全体に影響したとの見

方もある[6]。

4. ウェルネスプログラムとGINAの緊張関係

　近年，GINAに関し米国で高まっている懸念が，ウェルネスプログラム（wellness program）の励行との対立である。ウェルネスプログラムに明確な定義はないが，使用者が労働者に対して健康を増進するために提供する機会のことで，「適切な食事や運動，ストレスマネジメント，疾病予防を通じて高い水準のウェルビーイングを維持するためにデザインされた包括的な健康プログラム」[9]である。ACAでは，疾病予防と健康増進が医療費（保険料）を削減するという公衆衛生学的観点のもと，労働者に健康保険を提供している使用者に対し，労働者が使用者の提供するウェルネスプログラムを受け目標を達成するための実質的な誘因（報酬や罰則，保険料の引き下げを含む）を与えることが，保険料の30％を上限（1人あたり）に認められている。このような医療費を抑えるための圧力が，使用者に対し，予防的な健康管理のために労働者の健康情報（家族歴を含む）を収集するよう促し，遺伝情報に基づく差別から保護する規範との間で対立することが指摘されている[9]。2017年3月時点で米国議会にて審議中の法案〔Preserving Employee Wellness Programs Act (H. R. 1313)〕では，ウェルネスプログラムを提供し，その一環として遺伝学的検査を要求している使用者に対し，検査を拒否した労働者に検査を受けた労働者よりも高い保険料を課すことを認めている。この法案が成立すれば，GINAやADAによって定められてきた遺伝情報および医療情報に対するプライバシーならびにその他の保護を骨抜きにしてしまうとの懸念が示されている[10]。

　そもそもGINAでは，ウェルネスプログラムについて，使用者が労働者およびその家族の遺伝情報を要望・要求および購入してはならないとする規定の例外を，一定の要件の下に認めている。要件には，労働者が事前に任意の許諾を書面で与えており，かつ労働者（家族もサービス対象に含まれる場合は家族）と本サービスに関わる医療専門職および遺伝カウンセラーのみが個人を識別可能な結果を受け取ることができ，かつその結果が誰の情報であるかわかる形で使用者に開示されないこと，が含まれる。一見すると，労働者の「自発性」が認められている措置だが，参加しないことで被る不利益（保険料の増加）によって，ウェルネスプログラムへの参加や遺伝学的検査の受検，検査結果の提供を認めざるを得ない労働者が出ることが懸念されている。また，たとえ使用者の入手可能な遺伝情報が労働者を識別できない情報（名前などが除かれている）だとしても，特に労働者数が少ない事業所では誰の情報であるかわかってしまう可能性もある。米国人類遺伝学会（American Society of Human Genetics：ASHG）は，この法案が可決されればGINAとADAが規定するプライバシー条項が根本的に損なわれるとの見解を示し，反対している[11]。

Ⅲ．カナダの状況

1. カナダの遺伝差別に対する近年の取り組み

　カナダのAn Act to Prohibit and Prevent Genetic Discrimination（通称Genetic Non-Discrimination Act）は，2013年にJames Cowan上院議員（当時）によって最初に提出されて以来，審議されてきた。法案は2017年3月8日に議会で可決され，同5月4日裁可された。

　この法律では，「製品やサービスの提供，契約や協定の締結または継続，並びに，契約や協定における特定の取引条件の提示または継続」（☆）における条件として，個人に遺伝学的検査の受検や検査結果の開示を要求することが禁止された。また，個人が遺伝学的検査の受検や開示を拒否した場合に，当該人物に対して上記（☆）の行為を拒否することも禁止されている。違反すれば，最大で100万カナダドル以下の罰金または5年以下の懲役に課される。

　本法律の制定により，カナダ国内の他の法律も修正された。まず雇用に関する法律（Canada Labour Code）では，労働者は遺伝学的検査の受検や結果開示を強いられたり，それらを要求されたりしないこと，また使用者は労働者が遺伝学的検査の受検や結果開示を拒否したという事実や遺伝学的検査の結果に基づいて，労働者を解雇・停

職・休職・降格させたり罰金などの罰を付与したりなどをしてはならないことなどが加えられた。また人権に関する法律（Canadian Human Rights Act）では，人種や体色，宗教，年齢，性別，障害などの差別の禁止対象事項に，遺伝的特徴を追加する修正がなされた。

2. 法律への賛成・反対の声

Truduau 首相率いる内閣は，本法が，カナダの13の州および準州が有する規制に立ち入る内容であり違憲であるとして，法案に反対の立場を表明していた。Wilson-Raybould 法相も，通常は契約，および製品やサービスの提供に関する規制は州の管轄であり，またカナダでは一般的に差別に関する事案に刑事訴追や刑罰を付与しないことから，連邦と州の人権法の間で司法判断が異なりうるため，遺伝情報に基づく差別に対して刑法上の罰則を科す本法律は，州と連邦の憲法上のバランスを混乱させるとの懸念を示した。

人権団体や医療専門家などは本法律に賛成の意向を示している。賛成派は，保険者などに結果を使用される心配をせずに遺伝学的検査が受けられるようになるため，遺伝学的検査の利用が増えると期待している。また研究者・専門家団体は「遺伝学的検査の結果の医療活用が増し，研究者がかつてない規模でヒトゲノムの解析を行っている時代」にあって，「個人の遺伝情報がプライベートなものであるということ，さらには遺伝情報が個人に害をもたらすような使われ方ができないことを保証する法律が必要である」として，本法律を支持した[12]。

一方，主な反対派は保険業界である。法律が制定される以前からカナダの保険業界は自主規則を設けており，遺伝情報に基づく差別を規制する動きの高まりに対応してきた。しかし今回の法律は，自主規制より明らかに範囲が広く，対応にかかる多大なコストのために，結果的に保険料の引き上げが招かれることが懸念されている。

おわりに

本稿では，網羅的ゲノム解析時代に取り組むべき倫理的法的社会的課題（Ethical, Legal and Social Implications の頭文字を取って ELSI ともいわれる）として，遺伝情報に基づく差別に対する諸外国の法的規制の動向を紹介した。国によってアプローチ方法は異なるものの，ユネスコの宣言に代表される「遺伝的特徴や遺伝情報に基づく差別は人権侵害にあたる」という共通認識の下，差別事案が社会問題化する前から予防的に取りうる対応策を選択してきた点が共通しているといえよう。日本はいまだ法的規制も業界団体の公の取り組みもなく，取り残されてしまっている。

さらに，諸外国の中でも米国，カナダの近年の状況に焦点をあてた。米国の状況から，雇用や保険に限定した領域的禁止アプローチでは例外事項が生じるなど，差別からの保護が徹底されない可能性や，他の法律との衝突が生じた場合に保護規定が担保されないという懸念が生じることがわかった。一方，カナダの法律は種類を限定せずにサービスの提供や契約・協定を結ぶ際に遺伝学的検査の結果などを用いることを禁じていることから，米国で課題となっていた法の適用外となる保険の存在などは問題にならないと予想される。しかしながら，カナダの法律では対象が遺伝学的検査に限定されており，米国の GINA のように家族歴は保護の対象となっていない。これから実際に法が施行された後，どのような問題が生じるのか（あるいは生じないのか）注目されたい。

カナダが領域的禁止アプローチと併せて導入した人権アプローチは，具体的な禁止行為や処罰を定めるわけではないが，「遺伝的特徴は人種や性別等と同じように，他人を差別したり，自分が差別されたりする理由になってはならないものだ」という原則を，特定の領域に限定されることなく，全国民を対象に訴える点が優れていると考える。

今はまだ，遺伝子解析や遺伝学的検査の経験者の方が少数派であり，ゲノム解析が市民にとって十分に身近な存在ではない。しかし今後，ゲノム解析の費用や精度，効率がますます改善されることが予想され，将来的には，様々な多因子遺伝性疾患に関連する自身の遺伝情報を多くの国民が知ることになるだろう。そうなる前に，日本においても，遺伝的特徴は誰もが有するものであり，差

別の対象になってはならないということが広く理解され浸透するよう，何らかの措置がとられねばならないだろう。

参考文献

1) UNESCO. Universal Declaration on the Human Genome and Human Rights (1997)
2) UNESCO. International Declaration on Human Genetic Data (2003)
3) Joly Y, Feze IN, et al : Trends Genet 33, 299-302, 2017.
4) 栗原千絵子：臨床評価 40, 79-90, 2012.
5) http://www2.kobe-u.ac.jp/~emaruyam/medical/Lecture/slides/120311GINAarticle.pdf
6) Green RC, Lautenbach D, et al : N Engl J Med 372, 397-399, 2015.
7) Parkman AA, Foland J, et al : J Genet Couns 24, 512-521, 2015.
8) Vassy JL, Lautenbach DM, et al : Trials 15, 85-97, 2014.
9) Bard JS : J Law Med Ethics 39, 469-487, 2011.
10) https://www.statnews.com/2017/03/10/workplace-wellness-genetic-testing/
11) http://www.ashg.org/press/201703-HR1313.html
12) http://www.ashg.org/pdf/policy/ASHG_PS_May2016.pdf

高島響子
2009 年　東京大学医学部健康科学・看護学科卒業
2011 年　同大学院医学系研究科公共健康医学専攻（SPH）専門職学位課程修了
2014 年　同大学院医学系研究科健康科学・看護学科博士後期課程満期退学
　　　　東京大学医科学研究所公共政策研究分野特任研究員
2018 年　国立国際医療研究センターメディカルゲノムセンター上級研究員

第5章 多因子疾患の遺伝情報と社会

4．わが国の「遺伝子検査ビジネス」の現状と課題

高田史男

「遺伝子検査ビジネス」が勃興して20年以上を経，海外ではアカデミアや行政，メディアなどにより科学的根拠が希薄，解釈がわかりにくい，にもかかわらず遺伝カウンセリングへのアクセスが確保されていない，等々の問題が指摘されるようになり，欧米などでは事実上，多因子遺伝をはじめとした多くの「遺伝子検査ビジネス」事業が撤退するに至っている。しかし，わが国では法的規制も存在せず，問題の多い当該商品販売が野放しの状況にある。日本の「遺伝子検査ビジネス」の現状と国の対応状況について，その概要を示す。

はじめに

私的企業が遺伝学的検査を医療分野の外で商品ないしサービスとして有償販売する，いわゆる「遺伝子検査ビジネス」は，わが国においては米国や欧州などとほぼ同じ時期の1990年代後半あたりから勃興してきた。

2000年代に入り，米国や英国，欧州，豪州，韓国などにおいて，医療機関を介さずに消費者に直接提供販売され市場を拡大しつつあったこれら「DTC（direct-to-consumer）遺伝子検査ビジネス」商品に対し疑問を呈する声がアカデミア，消費者団体，保健医療衛生行政官庁，議会など多方面から出はじめた。そして，様々なレベルでの議論や研究・検討が行われるようになり，徐々に必要な規制などの対応をとる国も出てくるようになった。規制などの対応を主管するのは，いずれの国においても保健医療衛生行政を担う官庁であった。

翻ってわが国では，2005年の個人情報保護法の施行に合わせて，商業分野で提供される遺伝子関連検査に関しては「経済産業分野における個人遺伝情報保護」という立場から，世界でも唯一の例外と呼べる状況，すなわち保健衛生を所管する官庁ではなく産業・通商の振興を所管する官庁である経済産業省が関与を開始した。それ以降「遺伝子検査ビジネス」には同省が最も密接に関与し続けてきている。

しかし，アカデミアなどから人の健康や疾患に関係する検査については，ビジネスとしての事業への関与だけでは不十分で，そもそも規制よりも産業振興を省是とする経済産業省に，医療と同等のレベルで人の健康・安全の確保に，規制なしで対応するスタイルのみで完遂できるのかとの疑問が呈されるようになった。さらに，より専門的な見地からの対応に重点を置くべきであり，また疾患に関係するものであれば諸外国同様，保健医療衛生を所管する官庁である厚生労働省が関わるべきではないかという声が高まり，2016年度には厚生労働省も政府の健康・医療戦略推進本部，ゲノム医療実現推進協議会の下に設置された「ゲノム情報を用いた医療等の実用化推進タスクフォース」での議論を経て正式に関与していく方針に決まった。

■ **Key Words**

「遺伝子検査ビジネス」，DTC，ゲノム情報を用いた医療等の実用化推進タスクフォース

それを受けて同年度，厚生労働省では行政施策を図っていく目的で，厚生労働科学特別研究事業として「遺伝学的検査の市場化に伴う国民の健康・安全確保への課題抽出と法規制へ向けた遺伝医療政策学的研究」班（以下，研究班）を設置し，検討材料の収集を開始した。筆者は，その研究班の主任研究者として当該研究を主導してきた。以下に，そこから得られた知見概要をかいつまんで紹介する。

I．国内の「遺伝子検査ビジネス」の現状と課題

現在，国内で最も普及している体質遺伝学的検査ビジネス，いわゆる「体質遺伝子検査」の代表的商品に「肥満遺伝子検査」がある。3～4種類の遺伝子の各1ヵ所程度のSNPを調べ，その遺伝型をもって「肥満遺伝子型」なる類型を行い，各型が肥満のなりやすさや身体の部位別の脂肪のつき方と関連していると謳い，さらに各型に合わせた食事や運動など生活指導の文書を検査結果とともに顧客に郵送したり，サプリメントやレトルト食品などを追加販売したり，なかにはスポーツクラブで「遺伝子型に合わせた」と謳うダイエットプログラムや，エステティックサロンで同様のエステコースをはじめとした様々な有償サービスを提供する業者も散見される。

その他の「体質遺伝子検査」として，疾病易罹患性を調べる「遺伝子検査」商品がある。糖尿病，高血圧，心筋梗塞，脳梗塞，がん，骨粗鬆症，アルツハイマー病，アレルギー，膠原病などへの易罹患性を調べるというものである。ただ，これら疾患名のついた検査については，医療の範疇であり，法解釈上医師のみが行いうる医行為としての"診断"につながりうるという解釈から，診療所などの医療機関（医師）を介して販売をする業者も急増しつつあるが，一方で健康な一般市民を対象とする予測検査はあくまで健康維持・増進目的の検査であり，医療上の検査にはあたらないとして直接販売している業者も多数認められる。後者の例として，最近ではIT関連企業がこの分野に乗り出し，多数の遺伝子を「チェック」し「病気の発症リスクや体質を判定」するネット販売を展開するようになり話題となっている。疾患以外にも毛髪の性状（カール），禿頭，目の色，身長，アルコール代謝などといった身体的特徴や体質を謳う検査商品についても販売されるようになっている。

こうした「遺伝子検査」キットは，綿棒で頬の内側をこすったり，唾液を貯めたり，爪を切ったり，毛髪を抜くなどして会社に返送する。これらに共通して言えることは，採血などのように痛みを伴い医師や看護師，臨床検査技師などの医療職者のみに許可される侵襲的医行為を避け，顧客が1人で安全かつ苦痛なく容易に検体採取できる手法を採用しているという点である。

業者は顧客に対し「病院へ行く必要もなく，誰にも知られず，安心・安全，簡単・迅速に自分の調べたい検査が受けられる」というメリットを前面に押し出してテレビや新聞・雑誌などのメディアやインターネットなどで広告を打っているが，一方で薬局や百貨店の健康商品売り場など店頭でも販売している。また最近では，これら検査商品と同様の検査を，既述のとおり一部診療所などの医療機関（内科，美容外科，歯科など）を介して販売されるようにもなっている。

それら以外にも人間の才能がわかるという「遺伝子検査」を商品として販売する業者も出現している。記憶力や知能，運動能力，音楽や絵画の才能などを調べるというものである。主に子どもをもつ親をターゲットにネット販売戦略を展開している。

また，父子関係などの親子鑑定をはじめとしたDNA血縁鑑定や，さらには検査対象となる人物からのインフォームドコンセントを取得することなく実施される毛髪・体毛，月経血が浸透し乾燥した生理用ナプキン，精液が付着して乾燥したティッシュペーパーやタバコの吸い殻，歯ブラシなどを用いたDNA鑑定を扱うビジネスも出現している。さらには，妊婦から羊水穿刺で得た検体を用いて出生前DNA親子鑑定ビジネスを行う業者もいる。それに対し，日本産科婦人科学会倫理委員会は，羊水穿刺を行うのは産科医であ

ることから，同学会員に向け「法的措置の場合を除き，出生前親子鑑定など医療目的でない遺伝子解析・検査のために，羊水穿刺など侵襲的医療行為を行ってはならない」との会告を 2006 年 11 月に発出している．が，いまだに当該ビジネスは続けられている．しかも近年は，NIPT と同様の技術を用いた妊婦から採血した末梢血検体で出生前 DNA 親子鑑定を実施・販売する企業まで出現するに至り，日本産科婦人科学会の守備範囲を越える事態に至っている．

以上に掲げた「遺伝子検査ビジネス」商品の数々を，まずは「分析的妥当性」の視点から検討してみる．わが国には医療も含め 2017 年の時点で遺伝学的検査を含む臨床検査についての評価・審査・認証・施設免許制度などの質保証に関する国内法が存在しないために，検査会社で実際に質保証が担保されているかについて外部から客観的に把握する術は，ISO15189[用解1]，CAP 国際臨床検査成績評価プログラム（CAP サーベイ）[用解2]，CLIA[用解3] などの海外の認証制度を受けている場合を除いては極めて困難ということになる．国による早急な施策対応が求められるところである．

次に，検査の臨床的妥当性にあたる結果解釈の科学的根拠と信頼性についてだが，検査商品の種類が多様なため一概に言えるものではないが，上記「体質遺伝子検査」の対象の多くは環境因子をも含む多因子による表現型であり，疾患や易罹患性を含む多くの表現型の遺伝的背景としては，ゲノム中に広く存在する膨大な数の SNPs をはじめとする多型の総和により醸成されていると考えられている．これらを一定以上の信頼水準の精度で結果を導き出せるとすれば，それは大規模ゲノムコホート研究の成果を待たねばならない．この部分の具体的内容については，本書「第 5 章 5．DTC 遺伝学的検査の科学的検証」にその詳細が述べられているので，そちらを参照いただきたい．研究班が委託調査として行った「DTC 等の遺伝子関連検査の国内事業者・医療機関等に関する実態調査」（以後，実態調査と略す）によれば，現在，国内の「DTC 遺伝子検査」企業が提供している検査商品は，GWAS より得られた成果から，表現型ごとに有意差の大きそうな SNPs を文献情報などを元に選定し，その解析結果をもって体質判定を行っているものが多かった．一方，諸外国，例えば米国では FDA が，この手法では業者ごとに独自に選択する多型の箇所，選択数，統計解析方法などにより，同じ表現型にもかかわらず生み出される予測評価結果が業者ごとにばらつきの大きい点に疑問を呈したこと，そのような信頼度の低いものを検査ビジネスと称して提供するにもかかわらず，遺伝カウンセリングなどの face to face でしっかり顧客の疑問や混乱に対応できる提供体制を整えている業者はほとんどいなかった点などを指摘したことで，業者の撤退が相次ぎ，現在ではこの類の検査商品を販売する業者は皆無になっている．

臨床的有用性に関する事象となる検査結果に基づいて提供されるサービスについては，結果自体が科学的根拠の面で信頼性に欠けているため，その結果に基づく各遺伝型に合わせた予防，健康増進に関する商品・サービスの信頼性についても疑念が残ることになる．加えて，遺伝型に合わせて作られたというサプリメントやレトルト食品，運動プログラム，食事プログラム，エステなども多数販売されているが，これらが各遺伝型との間に医学・統計学的研究を経て明らかな有意性が認められたという医学論文などの報告はない．米国では既に 10 年以上前に会計検査院による報告，通称 GAO 報告で，肺がんの易罹患性を調べるという「DTC 遺伝子検査」商品を取り上げて調査を実施，結果的に検査結果など関係なく禁煙指導を行っていた実態を明らかにし，遺伝学的検査を行わなくても同じ生活指導となっていた検査商品の無効性に対して悪質なビジネスであると警鐘を鳴らした．米国や欧州では科学的根拠の面で問題が大きいということで販売されなくなっている「DTC 遺伝子検査」が，日本では何の規制もなく販売されているという実情がある．

「遺伝子検査ビジネス」に関する実態やそれに関わる諸問題については欧米を中心に調査研究が多数報告されている．こうした報告文献を集めて分析した Covolo らによると[1]，遺伝子検査ビジ

ネスの諸問題を次のように述べている。遺伝子検査ビジネスに対する一般市民の認知度は高くないこと、検査結果による健康のための行動変容はみられなかったこと、また受けた検査の結果を誤解するおそれから医師に相談したケースが報告されていることである。そういった状況の中で遺伝の専門家の意見としては、予測的検査を遺伝カウンセリングなしに提供してはならないとの意見が多く、特に検査実施の際の精神的ストレス、結果に対する誤解のおそれ、保険に入れないなどを懸念していた。また企業のHP調査により、企業の多くは消費者に検査の手法、限界点、起こりうる不利益に関する情報を公開していないことが浮き彫りになった。検査の臨床的有用性については、予測的価値は低く、臨床的妥当性と臨床的有用性については研究段階であると述べている。

またサービス企業は、検査を受けることによって、検査結果を知ることで自分のライフスタイルを変えるきっかけになりうると謳っているが、果たしてこうした「遺伝子検査ビジネス」に本当にメリットがあるのか懸念が残る。

Hollandsらの報告概要研究では[2]、多因子疾患のリスクを評価する遺伝子関連検査を受けることによって生活改善などの行動変容があったかを調査した18編の論文を選定し、記載されたデータを分析した。具体的には、18歳以上の集団において、遺伝子関連検査の結果に基づく疾患リスクを告げられた群と告げられていない群を比較し、疾患リスクを軽減するための行動変容があったかを検討した。その結果、調べた行動変化と告知した遺伝的リスクである①禁煙（食道がんなど）、②ビタミン剤の服薬（アルツハイマー病）、③アルコール摂取の減量（がん、心血管疾患など）、④日焼け予防（悪性黒色腫）、⑤ダイエット（2型糖尿病、肥満、家族性高コレステロール血症など）、⑥運動（2型糖尿病、肥満、家族性高コレステロール血症など）、⑦健診やサポートプログラムへの参加（2型糖尿病、大腸がん）について、いずれの場合の遺伝子関連検査に基づく遺伝的リスクを告げても行動変容につながる根拠や行動への動機づけが認められず、行動の改善は進まなかったと結論づけている。

おわりに

冒頭で触れた「ゲノム情報を用いた医療等の実用化推進タスクフォース」の意見取りまとめで、「遺伝子関連検査の品質・精度を確保するためには、遺伝子関連検査に特化した日本版ベストプラクティス・ガイドライン等、諸外国と同様の水準を満たすことが必要であり、厚生労働省においては関係者の意見等を踏まえつつ、法令上の措置を含め具体的な方策等を検討・策定していく必要がある」との記載があり、遺伝子関連検査の質を法的に担保するため、医療法および臨床検査技師法の改正案が先般、国会を通過した。こうした取り組みにより、医療として実施される遺伝子関連検査については、医療機関内で行われる検査および機関外（衛生検査所）で行われる検査も法的にその質が担保されることとなったが、「DTC遺伝子検査ビジネス」として行われる遺伝子関連検査がその範疇には含まれないとする明確な根拠はない。しかし、両法を所管する厚生労働省医政局は、あくまで医療に限定した部分が守備範囲であり、「遺伝子検査ビジネス」は自分達の所掌範囲には当たらず、すなわち当該改正法の対象として扱う姿勢を拒否している。この主張は、タスクフォースで厚生労働省が「遺伝子検査ビジネス」に関わると明記してある点と矛盾する。

その後、やむを得ず同省健康局が関与することになったということだが、2018年4月に至った時点でも、同局が何らかの行政施策を表明したなどの動きは聞こえてこない。

国民の健康と安全を守るという観点からも、遺伝子関連検査の質保証に医療とビジネスの間で違いを生じるダブルスタンダード化などあってはならない。医療と非医療という厚生労働省内でだけ異常なこだわりを示す議論より、遺伝子関連検査であれば原則的に1つの基準、1つの枠組みで質保証が担保される必要があり、早急な体制作りが完遂されなければならない。

用語解説

1. **ISO15189**：国際標準化機構（International Organization for Standardization：ISO）の臨床検査と体外診断検査システム（TC-212）技術委員会の中の体外診断検査システムに関する規格を作成する第1作業部会（WG-1）が担当した臨床検査室の品質マネジメントシステムにより作成された国際規格。
2. **CAP 国際臨床検査成績評価プログラム（CAP サーベイ）**：米国病理学会（College of American Pathologists：CAP）により実施される国際的臨床検査精度管理プログラム。
3. **CLIA**：米国臨床検査施設改善法（Clinical Laboratory Improvement Amendment：CLIA）に基づき，連邦政府機関であるメディケア・メディケイドサービスセンター（Centers for Medicare & Medicaid Services：CMS）が所管する臨床検査施設の認証・登録制度。

参考文献

1) Covolo L, et al：J Med Internet Res 17, e279, 2015.
2) Hollands G, et al：BMJ 352, i1102, 2016.

高田史男

1986年	北里大学医学部卒業 北里大学病院小児科研修医
1988年	神奈川県立こども医療センター遺伝科シニアレジデント
1996年	北里大学大学院医学研究科博士課程修了（医学博士） 三菱化学生命科学研究所特別研究員
1997年	ハーバード大学医学部小児科・ボストン小児病院遺伝科リサーチフェロー
2002年	北里大学大学院医療系研究科臨床遺伝医学助教授（2007年法改正で准教授）
2003年	北里大学大学院修士課程遺伝カウンセリング養成プログラム開設（本邦初）
2010年	北里大学大学院医療系研究科臨床遺伝医学教授，北里大学病院遺伝診療部長

第5章 多因子疾患の遺伝情報と社会

5．DTC遺伝学的検査の科学的検証

鎌谷洋一郎

多因子疾患・形質を対象とした現状のDTC遺伝学的検査には方法論的な問題があり，現時点では誤差とバイアスがあると思われる．GWAS結果について独立した前向きコホートで評価したリスク推定値を用いるべきであるし，環境因子を同等以上に合わせて評価するべきである．GWAS結果を用いたゲノム医療の構築に向けて，民間企業はアカデミアと協同して進めていかなければならない．

SNP[用解1]アレイを用いたGWAS（genome wide association study，ゲノムワイド関連解析）[用解2]や次世代シーケンサーによる解析により，21世紀に入ってから様々な疾患の感受性遺伝的変異もしくは原因変異がわかってきた．単一の原因遺伝的変異により主に優性・劣性のパターンで発症するような疾患（メンデル遺伝病）は，難病・希少疾患を含むが，この場合の原因遺伝子の検査は診断行為であり，医師法上医療機関において医師が医行為として行い，検査にあたっては遺伝的カウンセリングも行う必要がある．一方，多因子疾患[用解3]の場合，遺伝子検査を行っても発症リスクがわかるだけで，診断に結びつくわけではない．そこで，これは医行為ではないとして，民間企業が医師を介さず遺伝カウンセリングも行わずに提供する遺伝子検査サービスをDTC（direct to consumer）遺伝学的検査[用解4]と呼ぶ．

このように，DTC遺伝学的検査が対象とするのは疾患ならばほぼ多因子疾患であり，発症リスクを顧客に返却する．国外を見ると，米国FDAは2014年に疾患の発症についてのこのようなサービスを医師を介さず民間企業が行うことを禁止しており，仏・独なども規制しているが，英国・カナダや日本では特に規制はない現状で，先進国でも足並みが異なっている．米国は2017年に，特定の状況に限って解禁している．

その他に髪の毛の質などといったヒトの特徴も「多因子形質」として遺伝子検査を行うことがあるが，本稿では議論の散逸を防ぐために疾患を対象とした検査に絞って，その科学的妥当性について検討する．

I．DTC遺伝学的検査とはどういうものか

本邦のDTC遺伝学的検査会社が多因子疾患の発症予測を行う手法についてはほとんど公開されていないが，例外的に大手であるDeNAライフサイエンス社が販売する遺伝子検査サービスである"MYCODE"は発症予測の手法をインターネット上に公開していて（https://mycode.jp/benefits/basis.html，2017年2月2日閲覧），これを読むとGWAS論文に記載されたSNPのリスク推定値を用いて，各SNPを独立と仮定した相加的リスクを求め，疾患発症確率を直接計算していることがわかる．また，基本的に日本人やアジア人のGWASを優先するが，欧米人を含むその他集団

■ **Key Words**
ゲノムワイド関連解析，遺伝的リスクスコア

のGWAS結果も使用するようである。

　本稿では，これらDTC遺伝学的検査会社が利用していると考えられるSNPアレイによるGWAS論文の結果を利用した発症リスクモデルについて論じることにする。

II．SNPによる疾患発症予測とは

　多因子疾患の発症には，遺伝因子と環境因子の双方が関係すると既に述べた。しかも，その原因変異は非常に多く，少なくとも各形質[用解5]あたり数百以上ありそうだと推定されている[1]。原因変異はゲノム全体にばらばらに散らばっていると思われるが，ゲノムのもつ連鎖不平衡という相関構造を使用すると，たかだか数十万のマーカーSNPを用いるだけで，これらの原因変異を含めた全ゲノム情報を大まかに代表できているというのがGWASの論理である[2]。したがってSNPはマッピングに用いるマーカーであり，疾患と関連しているとしても生物学的な原因変異そのものだとは限らないので，生物学研究としてはその後，実際の原因変異を探索する研究（ファインマッピング）を行うことが多い。

　しかし情報学的には，原因変異のもつ情報量をSNPが十分反映していて，その情報量によって十分疾患発症を説明できるのなら，SNPだけでも発症予測モデルを構築可能であると考えられる。例えば互いに独立なm個のSNPを用いたGRS（genetic risk score，遺伝的リスクスコア）[用解6]は，通常重み付きの足し算として以下のように計算される[3]。

$$\hat{g} = \hat{b}_1 x_1 + \hat{b}_2 x_2 + \cdots + \hat{b}_m x_m = \sum_{i=1}^{m} \hat{b}_i x_i \cdots\cdots (1)$$

ここで$\hat{b}_i$はi番目のSNPの（対数オッズ比についての）リスク効果量，x_iはi番目のSNPにおけるリスクアレル数であり，$\hat{b}_i$はGWASにおいて通常以下のロジスティック回帰モデルにより推定される。

$$log\left(\frac{p}{1-p}\right) = a + b_i x_i$$

ここでpは疾患の発症確率。ここに示されるように，GWASでは1つのSNPについて1つのロジスティック回帰モデルを作成し，それをSNPの個数分（30万～数千万個）作成していることがわかる。しかし，多因子疾患は多数の遺伝的変異が組み合わさって起こるわけだから，こうやって判明した各SNPのリスク効果を足し合わせることで，総合的なリスク評価に用いようということである。SNPとしては，GWASで一定のP値基準（通常はゲノムワイド有意水準5×10^{-8}）を満たすものを選択し，また互いの連鎖不平衡係数が一定の閾値以下であるように選ぶ（各SNPが互いに独立であるように選ぶ）のが通常である。

　前述のMYCODE手法によれば，GWAS論文から$\hat{b}_i$を抽出しておき，顧客から送付された唾液サンプルなどに含まれるDNAについてSNPアレイによってゲノム情報を取得した後で，(1)式に従いGRSを計算し，そこから直接「疾患の発症確率」を得ているとみられた。これについて以下検討する。

1．GWAS論文に記載されたリスク効果に生じているバイアス

　前述したように，DTC遺伝学的検査ではGWAS論文に記載されたデータから直接各SNPのリスク効果（$\hat{b}_i$）を計算しているか，もしくは抽出していると考えられる。

　GWASには特有のバイアスが生じうることが知られており，①実験品質の症例・対照間における違い，②集団構造化，③隠れた近縁関係などが挙げられる。これらについて適切に対処したGWAS論文を使用していない場合，論文から抽出した各リスク効果の値自体にバイアスが生じていた可能性があって，それらの和として計算される(1)式の結果に大きなバイアスが生じる結果となるだろう。これを避けるためには，論文を精密に吟味し上記のバイアスを十分回避できているか評価しなければならない。

　また，GWASのサンプルサイズが小さい場合，統計学的に$\hat{b}_i$には大きな誤差が含まれる（真の値からの乖離が大きい可能性がある）ことになる。遺伝統計学の結果としては，本来リスク効果の推定値$\hat{b}_i$はその標準誤差$se(\hat{b}_i)$とともに評価されるべきものであるが，(1)式は点推定値$\hat{b}_i$だけを

利用しているため，この誤差要因が最終的なリスク判定に反映されていない。これを避けるにはいくつかの手段があると思われるが，例えば使用するGWASの最低サンプルサイズを設定するなどが挙げられるだろう。

次に，どれだけ正しくデザインされ，妥当な解析を行ったGWASでも逃れられないのが勝者の呪い（winner's curse）バイアスである[4]。これは検出力が不十分な統計学的仮説検定においては，有意差が生じた推定量だけを利用すると効果量をより高めに推定してしまうというバイアスが生じることを指している。筆者が個人的に行った簡単なシミュレーション結果を図❶に示した。図❶Bに挙げるように，サンプルサイズが小さいほど，また効果サイズが小さいほど，「有意である」として発見されたSNPの効果は，母集団のリスク効果よりも高い値を出してしまっている（上向きバイアスが生じている）。また，これらのバイアス要因についても，個々の$\hat{b}_i$に生じたバイアスを（1）式で足し合わせる形になるため，GWASそのものと比較してGRSによる疾患発症予測ではより大きなバイアスを生じている可能性が高い。

勝者の呪いについては避けようがなく，GWAS

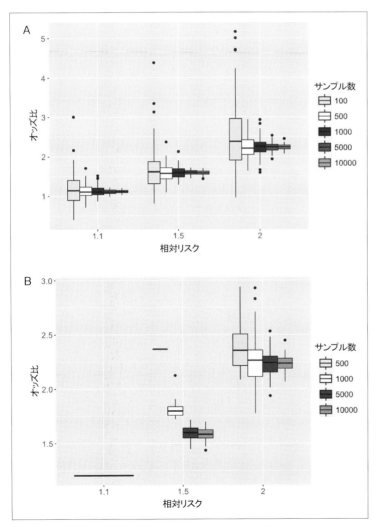

図❶ 勝者の呪いバイアスのシミュレーション結果

ハーディ・ワインベルク平衡に従う頻度10％のリスクアレルからなるSNP遺伝型と，相乗的モデルにおける相対危険度1.1/1.5/2.0のいずれかのリスクモデルについて有病率が10％となるように罹患の有無を二項分布により作成した1000万人からなる母集団をシミュレーションデータとして作成し，それぞれから100人から1万人まで段階的な数を各群について100回サンプリングした。そして各サンプルについてロジスティック回帰モデルにより推定したSNPのオッズ比の分布を箱ひげ図としてプロットしている。

A. 全データを箱ひげ図にプロットした。箱の色はサンプルサイズを表す。データの中央値が確かに仮定の相対危険度と近い値をとることがわかる（しかし症例対照研究のオッズ比であるため，母集団の相対危険度よりわずかに過大評価している）。また，サンプルサイズが大きいほど誤差が小さいことも図からはっきりとわかる。

B. そのうち，ワルド検定でゲノムワイド有意（$\alpha = 5 \times 10^{-8}$）を満たす結果のオッズ比のみプロットした。サンプル数100程度では，ゲノムワイド有意な結果を得られなかった。また相対危険度がとても小さいと，サンプルサイズが大きくても有意な結果を得ることは難しい（左端）。相対危険度が大きければ（右端），サンプルサイズにかかわらずだいたい同じような結果を得るが，母集団より過大評価する。さらに，相対危険度が中程度であると（中），サンプルサイズが小さいほどオッズ比を高めに過大評価してしまう。これは有意なSNPのみを抜き出した場合にのみ見られる現象であることが，Aとの比較からわかる。

論文に書かれたリスク効果量をそのまま発症確率の数値的予測に使わないということが必須である。標準的な方法としては，GWASによりGRSを構築して，GRS数値によってリスクグループ群に分ける。そのGRSリスクグループ各群についての発症予測効果を完全に独立で精密な疫学的前向きコホートで定量するということが推奨される[5]。さらに，正しくデザインされて妥当な解析を行い，サンプルサイズも十分で，かつ独立したサンプルで再測定し勝者の呪いを解決した発症確率であっても，そのリスク効果を算出した遺伝的集団が今リスク予測をしようとしている個体の属する集団と異なるとバイアスが生じてしまう[6]。ほとんどのGWASは欧州系集団サンプルについて行われているが，それを用いて構築したGRSを日本人や東アジア人の疾患発症予測に用いることには問題がある。

2. 非相加的効果が存在する可能性について

（1）式は重み付きリスクアレル個数の和（相加的効果）として遺伝的リスクを表している。それに対して非相加的効果とは，1 SNPについてリスクアレルの個数に比例しない効果（ドミナンス効果），または複数SNPが同時にリスクアレルをもった時に単純な和とは乖離したリスクを示す効果（エピスタシス効果），さらに特定のSNP遺伝型の状況でのみ環境因子のリスク効果が現れる場合（遺伝-環境交互作用）というように，足し算によっては表せないようなリスク効果を指し，実際にそれらが存在することを証明した報告もいくつかある[7,8]。（1）式は非相加的効果がないと仮定して作成されたモデルであるため，もしこれら非相加的効果が存在し十分大きな効果をもつとするなら，（1）式による計算は個人について誤ったリスクを算出してしまう危険性がある。

ただし，構築したGRSについて独立したサンプルで推定精度を評価した場合は，非相加的効果が存在しているなら構築データと比較して精度が思ったよりも劣るように評価されるだろうが，その独立サンプルで測定した精度自体に誤りがあるというわけではない。

3. 環境因子について

冒頭で述べたように多因子疾患は多数の遺伝因子のみならず環境要因も加わって起きる。実際にここまでの議論の背景にある多因子疾患のポリジェニックモデルとは $Y = G + E$ という遺伝統計学の式である。ここで Y は疾患発症などを表し，G は遺伝因子による効果，E は環境因子による効果を表す。G については（1）で定量を試みているが，本来 E も考慮すべきであり，それによってより予測性能は向上することが見込まれる。実際には環境要因による発症予測モデルのほうが先に診療レベルで実現化されているわけであり，Framingham Risk Score[9] などが挙げられるだろう。これらを遺伝因子と組み合わせて予測を行うことによって，個人にとってより正確な発症確率を予測できる。例えばGRSを低，中，高の3つに分けたとき，好ましい生活習慣なら冠動脈イベントの10年発症率が低で3.1%，高で5.8%であったところ，望ましくない生活習慣だと5.1%，10.7%であったとする報告があった。ほとんど同じ発症リスクである「GRS高：生活習慣良」と「GRS低：生活習慣悪」とにGRS検査だけで全く異なる発症確率を与えてしまうことになるだろう[10]。DTC遺伝学的検査会社が行っているようなSNPのみによる発症予測は多因子疾患の発症予測としては片手落ちであり，本来実現できる予測性能を毀損している状況である。

III. SNPを用いた疾患発症予測の精度上限

前述のように，多因子疾患の発症には遺伝因子と環境因子の双方が関係する。「遺伝率」とは，ある集団において疾患発症などのばらつきにおける遺伝因子の貢献度の高さを表す指標である。血縁関係情報と形質値があれば計算可能で，主に双生児研究の結果が知られている。これによって，例えば1型糖尿病なら90%，身長で80%，統合失調症で70〜80%，2型糖尿病で30〜60%，乳がんで30%のばらつきが遺伝因子によって説明できると計算され，これらが双生児研究による遺伝率である[11]。双生児研究遺伝率はSNPなど

の特定のゲノム情報を用いているわけではないから，究極的にすべてのゲノム情報を用いた発症予測精度の上限を知るための一種の指標であると捉えられる[12]。ただし，この遺伝率推定は非相加的効果が無視できるほど小さいと仮定している。

GWASが行われるようになると具体的に疾患発症に関わるSNPがわかってきたが，当初はそれらによる遺伝率は数％程度に過ぎず，双生児研究から判明する遺伝率と大きな乖離があった[13]。しかし，その差は徐々に埋まってきている。実際に身長は，数万人のGWASによる有意SNPでは数％しか説明できなかったのが，18万人に達すると10％を説明し[14]，25万人を超えると15％を超えるようになって[15]，70万人を超えたところで27％を超えた説明率を示した[16]。統合失調症も，3000人のGWASでは有意なSNPを検出することすらできなかったが[3]，3万5000人を超えると108の有意なSNPを同定したうえ，7％を説明した[17]。この状況は，今後GWASがよりサンプルサイズを増やしていくにつれ，今よりもSNPによる遺伝率が上昇していくのであり，まだまだ上限に達していないことを意味している。また10％の遺伝率という場合，10％分を説明する遺伝因子を使用して予測を立てても90％の誤差が生じるということを意味する。実際にはこれは分散の割合なので二乗スケールだから，個体に生じるばらつきは数字から受ける印象よりもっと大きい。GWASが進み遺伝率が上昇していくというのは，この推定誤差成分が小さくなっていくということを意味する。身長については27％の遺伝率になったということは，ばらつく成分が73％まで減少してきたということである。この減少傾向は，2017年現在ではまだまだ続いている。

IV．正しい発症予測モデル構築のために

ここまでをまとめると，GRS構築に用いるGWAS論文は手法やサンプルサイズを十分吟味して選択しなければならず，それでもなおバイアスは残るため，GWASにより構築したGRSの予測性能を独立したサンプルで求めなければならない。その際，GWASの背景遺伝集団は予測を行う個体と近いものである必要がある。非相加的効果についてはまだ不明な点が多いが，独立したサンプルでGRSを検証することで不正確な予測を行う危険性は回避できるだろう。ここに挙げたような方法で正確に構築したGRSであっても，現時点でわかっている有意なSNPだけでは集団における発症要因のうち数％～数十％しか説明できない。しかし，これは今後さらなる改善が見込まれている。

欧米系集団ではSNPから適切にGRSを構築し，独立集団で評価した検討は多数存在する。初期には，家族歴を含む既知のリスク因子にSNPを加えても，発症予測能の向上は非常に小さいことが相次いで報告されたが[18)-20]，最新の報告では50のSNPを用いることにより，独立した前向きコホートでGRS最高5分位に属すると，最低5分位と比較して冠動脈イベントの発症が1.91倍になると報告されており[10]，今後の医療実装の可能性が視野に入ってきた。この研究では50 SNPsのうち35 SNPsを194,000人からなる欧米人最大で高品質のGWAS[21]，残り12 SNPsをそれに次ぐGWAS[22]だけから選択するなど，かなり精選したGWASのみを使用しているところも参考になると思われる。

日本人集団あるいは東アジア人集団では，まだその遺伝的集団についてのGWASが多いとはいえないが，以前よりバイオバンクジャパンが成果を上げてきたところであり[23)-25]，増えつつある他のアジアのバイオバンクとも合わせて欧米と比肩するGWASが現れるだろう。正しくGRSを構築するには，十分なサンプルサイズをもつGWASで，バイアスを正しく回避した解析をしたかどうかを評価する必要がある。そうして構築したGRSについて，独立した日本人または東アジア人の疫学的前向きコホートで疾患発症リスクを推定する努力を行っていかなければならない。さらに疫学研究者と協力し，環境因子を発症予測モデルに導入することでより正確なリスク計算が可能となるだろう。さらには，今後は非相加的効果やレアバリアント・構造多型についても解明が進むと予想され，必要であれば予測モデルに組み

込まれるだろう。

　ここまで記してきたように，現時点で DTC 遺伝学的検査会社が行っているサービスは不十分であって妥当ではない。予測の実際の手法を公開しているのが 1 社しかないというのも嘆かわしい現状だ。しかし欧米からの報告にあるように，手順をきちんとすれば医療上の有効性を示すことも可能であることがわかっている。この分野は大きな研究予算が必要だから，将来的にはアカデミアだけで進めるのも無理があるだろう。アカデミアと民間企業が連携して，国民の健康に役立つことを示し，これら民間企業も参加したエコシステムが構築されて実地診療に活かされる時代が来るように，協力して進めていく必要があると筆者は考えている。

用語解説

1. **SNP**：single nucleotide polymorphism，一塩基多型。同じ生物種の中でゲノム配列に個体についての違いがある部位（遺伝的変異）のうち，個体間で一塩基のみが異なるような種類の変異（SNV，一塩基変異）の中でも特に集団内に 1％以上の頻度があるありふれたもの（多型）を指す。
2. **GWAS（genome wide association study，ゲノムワイド関連解析）**：多数のサンプルを集めて，全ゲノムの個々の遺伝的変異について遺伝的関連解析を行う遺伝統計学的解析手法。詳細は別稿に譲る。
3. **多因子疾患**：complex disorder。遺伝的な影響があるが，1 つの遺伝的変異によって発症が決まるわけではなく多数の遺伝的変異と環境因子が加わって発症すると考えられている疾患。具体的には 2 型糖尿病や心筋梗塞，気管支喘息や関節リウマチ，一般的ながんやアルツハイマー型痴呆，さらには B 型肝炎易罹患性などが含まれ，一般的にも馴染み深い疾患が多い。
4. **DTC 遺伝学的検査**：医師や医療機関を介さず，DNA サンプルを顧客から直接入手して SNP タイピングまたはシーケンス実験結果や解釈を返却するような民間サービス。
5. **形質**：trait。遺伝学においては，遺伝情報によって決定されたり遺伝情報の影響を受けるようなヒトなどの特徴を指す。例えば疾患の罹患状況や身長，血液学的検査，知能指数などはどれも形質である。
6. **GRS（genetic risk score，遺伝的リスクスコア）**：本文中で言及する GRS とは，各遺伝的変異（通常は SNP）のリスクアレルについて重み（通常は GWAS において回帰分析によって求められるリスク効果量）付けし，相加的に組み合わせて計算されるスコアを指す。

参考文献

1) Yang J, et al：Eur J Hum Genet 19, 807-812, 2011.
2) Chapman JM, Cooper JD, et al：Hum Hered 56, 18-31, 2003.
3) Purcell SM, et al：Nature 460, 748-752, 2009.
4) Garner C：Genet Epidemiol 31, 288-295, 2007.
5) Wray NR, et al：Nat Rev Genet 14, 894, 2013.
6) Martin AR, et al：Am J Hum Genet 100, 635-649, 2017.
7) Hemani G, et al：Nature 508, 249-253, 2014.
8) Joshi PK, et al：Nature 523, 459-462, 2015.
9) D'Agostino RB, et al：Circulation 117, 743-753, 2008.
10) Khera AV, et al：N Engl J Med 375, 2349-2358, 2016.
11) Visscher PM, Brown MA, et al：Am J Hum Genet 90, 7-24, 2012.
12) Tenesa A, Haley CS：Nat Rev Genet 14, 139-149, 2013.
13) Manolio TA, et al：Nature 461, 747-753, 2009.
14) Lango Allen H, et al：Nature 467, 832-838, 2010.
15) Wood AR, et al：Nat Genet 46, 1173-1186, 2014.
16) Marouli E, et al：Nature 542, 186-190, 2017.
17) Schizophrenia Working Group of the Psychiatric Genomics Consortium：Nature 511, 421-427, 2014.
18) Kathiresan S, et al：N Engl J Med 358, 1240-1249, 2008.
19) Meigs JB, et al：N Engl J Med 359, 2208-2219, 2008.
20) Lyssenko V, et al：N Engl J Med 359, 2220-2232, 2008.
21) Deloukas P, et al：Nat Genet 45, 25-33, 2013.
22) Schunkert H, et al：Nat Genet 43, 333-338, 2011.
23) Low S-K, et al：Nat Genet 49, 953-958, 2017.
24) Akiyama M, et al：Nat Genet 49, 1458-1467, 2017.
25) Kanai M, et al：Nat Genet 50, 390-400, 2018.

鎌谷洋一郎
2002 年　千葉大学医学部医学科卒業
2009 年　東京大学大学院新領域創成科学研究科博士課程修了
　　　　　Centre d'Étude du Polymorphisme Humain（CEPH，仏）
2012 年　同上級研究員
2013 年　理化学研究所統合生命医科学研究センター統計解析研究チーム
2015 年　同チームリーダー
2017 年　京都大学大学院医学系研究科ゲノム医学センター准教授

第5章 多因子疾患の遺伝情報と社会

6．社会における遺伝リテラシー向上

渡邉　淳

　誰もが医療において遺伝情報・ゲノム情報の活用や選択肢を検討する機会が増え，遺伝・ゲノムリテラシー向上が必要とされている。一般成人における遺伝・ゲノムリテラシー向上には，成人になる前に誰もが「ヒトの遺伝・ゲノム」を学ぶ機会があることが望ましい。しかし現状では，教養としての「ヒトの遺伝・ゲノム」に関する内容は成人前教育でほとんど行われていない。ゲノム（遺伝）について正しく理解し，学習者自身が主体的に考えることができるようになる遺伝・ゲノムリテラシーの向上に向けた課題や対策案について報告した。

はじめに

　人間の基礎的情報であるヒトゲノムの全配列が解明されてからのポストゲノム時代となったこの十数年のうちに，遺伝医療・ゲノム医療は一般化し医療の一部となりつつある。遺伝医療・ゲノム医療の対象となった遺伝性疾患は，誰にでもライフステージのどの年齢でも起こりうる（**表❶**）。これからは，誰もが医療において遺伝情報・ゲノム情報の活用や選択肢を検討する機会が増えてくる。

　従来，日本においては「遺伝」という語は稀な，特別な家系に限られる，治らないといった偏見，イメージの低さがあった。一方，「継承される」比喩として，「…の遺伝子」，「…の DNA」のように「遺伝子」，「DNA」という語が身近に用いられている。加えて，英語では異なる意味をもつ2つの語となっている inherit〔遺伝（継承）する（親から子に伝達される）〕と gene（遺伝子）は，日本語では同じ「遺伝」という語で使われている。このことが，「遺伝子異常で起きる疾患 genetic disease」を「遺伝する疾患 inherited disease」と混同し，「遺伝」に対する誤解をさらに生んでいる可能性がある[1]。

　遺伝医療・ゲノム医療では，遺伝情報・ゲノム情報を活用できる能力，すなわち最新の正しい「知識」を得るだけでなく，自らが情報や選択肢を「考える」，「判断」できる能力である遺伝・ゲノムリテラシーの育成が急務となってきた。

I．一般成人における遺伝・ゲノムリテラシーの現状

　一般成人における遺伝・ゲノムリテラシー向上には，成人になる前に誰もが「ヒトの遺伝・ゲノム」を学ぶ機会があることが望ましい。しかし現

表❶　遺伝性疾患の頻度（文献1より）

分類	頻度（1000人あたり）		
	診断年齢		計
	25歳まで	25歳以降	
単一遺伝子病	3.6	16.4	20
多因子病	46	600	646
染色体異常症	1.8	2	3.8
体細胞遺伝病		240	240
計	51.4	858.4	909.8

■ **Key Words**
遺伝・ゲノムリテラシー，ELSI，遺伝性疾患，ヒトの遺伝・ゲノム教育，ヘルスリテラシー

状では，教養としての「ヒトの遺伝・ゲノム」に関する内容は成人前教育でほとんど行われていない．中等（中学校・高等学校）教育において，遺伝現象はほとんど「生物」科目で教授されている．遺伝現象である遺伝の規則性・メンデルの法則は，中等教育の生物教科書では2012年に改定された現在の学習指導要綱において高等学校から中学校に移行し，高等学校ではほぼ全く教授される機会はなく，減数分裂との関連性からも分断されている．生物教科書では，「ヒトの遺伝」はほとんど扱われていない[1]．中学からの保健体育の教科書には病気の原因の1つが遺伝であると記載されている[2]（表❷）．一方，ヒトの遺伝情報・ゲノム情報が有するELSI（倫理的・法的・社会的課題）については社会（倫理，現代社会）で，生殖は保健体育でといった複数の教科で教授され，それぞれの教科間での連携はほとんど行われていない．

Ⅱ．医療者における遺伝リテラシーの現状

医療者になる教育課程では，受験時に生物を選択するものは少なく，高等学校での生物未履修者（未習者）の割合が高いことが課題の1つである[3]．医療職から患者や家族へ遺伝や遺伝子に関する説明を行うことに困難をきたすことも予測される．医療者をめざす学生への遺伝医学教育では，「遺伝」を習うことなく入学したことを前提としたプログラムが求められる．2013年にわが国のすべての医学部学生が卒業までに習得すべき遺伝医学・遺伝医療をまとめた「医学部卒前遺伝医学教育モデルカリキュラム」[4]が提示された．これを基に2017年3月改訂された医学教育モデル・コア・カリキュラム[5]では，遺伝医学・ゲノム医学領域が大幅に増え，新たに遺伝医療・ゲノム医療の項目が加わった（表❸）．医師の卒後教育においても，かかりつけ医や医師全体に向けた遺伝医療・ゲノム医療に対応できる知識を求めてきた[6)7)]．看護師，薬剤師，臨床検査技師といった医療職においても，卒前教育の教育内容として遺伝医学・ゲノム医学領域が増えつつある．これから，遺伝医学・ゲノム医学が加わった医療者養成が全国で展開されることにより，これからの医療者の遺伝・ゲノムリテラシー向上につながることが期待される．

Ⅲ．これからの遺伝医療・ゲノム医療に向けた準備・課題

遺伝医療・ゲノム医療は今後も大きく進歩する分野である．従来の遺伝医療の対象であった単一遺伝子病においても，難病対象疾患数が増加した．さらに遺伝医療の対象は広がり，ゲノム情報に基づいた薬剤や分子標的薬が選択され，多因子

表❷ 「病気」の原因における「遺伝」の捉え方（2017年現在）−学習時期による保健教科書の記載の違い

小学校5・6年	病気の多くは，病原体，体のていこう力，生活のしかた，環境などが，かかわり合って起こります．
中学校	健康や病気には自分自身（主体）の問題と，身のまわり（環境）の問題が関係しています．主体の要因と環境の要因は切り離せるものではなく，重なりあって健康に影響を与えます．主体には，大きく2つに分けられます．1つは，年齢，性，免疫，遺伝などのもともと備わっている要因（素因）であり，もう1つは，生まれたあとの生活に関係する要因で習慣や行動があげられます．もともと備わっている要因は簡単に変えられませんが，習慣や行動は自分で変えることができます．（＿＿は渡邉記載）
高校	本人にかかわる主体要因と，それを取り巻く環境要因の両方が，私たちの健康の成り立ちに関係しています．健康の成り立ちに関係する主体要因には，年齢，性別，遺伝，免疫などの人間の生物としての側面と，食事，運動，休養・睡眠，喫煙，飲酒などの生活習慣があります．（＿＿は渡邉記載）

表❸ 遺伝医学・ゲノム医学に関係する医学教育モデル・コア・カリキュラム（2010年度と2016年度の対比）

2010年度	2016年度[5]
染色体を概説し，減数分裂における染色体の挙動を説明できる	染色体の構造を概説し，ゲノムと染色体および遺伝子の構造と関係性，体細胞分裂および減数分裂における染色体の挙動を説明できる
遺伝子と染色体の構造を説明できる	
ゲノムと遺伝子の関係が説明できる	
性染色体による性の決定と伴性遺伝を説明できる	
DNAの複製過程と修復機構を説明できる	デオキシリボ核酸（deoxyribonucleic acid〈DNA〉）の複製と修復を概説できる
DNAの合成，複製と修復を説明できる	
セントラルドグマを説明できる	デオキシリボ核酸〈DNA〉からリボ核酸（ribonucleic acid〈RNA〉）への転写，タンパク質合成に至る翻訳を含む遺伝情報の発現および調節（セントラルドグマ）を説明できる
転写と翻訳の過程を説明できる	
DNAからRNAを経てタンパク質合成に至る遺伝情報の変換過程を説明できる	
プロモーター，転写因子等による遺伝子発現の調節を説明できる	
ゲノム解析に基づくDNAレベルの個人差を説明できる	ゲノムの多様性に基づく個体の多様性を説明できる
	集団遺伝学の基礎としてHardy-Weinbergの法則を概説できる
Mendel（メンデル）の法則を説明できる	Mendelの法則，ミトコンドリア遺伝，インプリンティング，および多因子遺伝を説明できる
	遺伝型と表現型の関係を説明できる
Mendel（メンデル）遺伝の3つの様式を説明でき，代表的な遺伝疾患を列挙できる	単一遺伝子疾患の遺伝様式を説明し，代表的な疾患を列挙できる
染色体異常による疾患の中で主なものを挙げ，概説できる	染色体異常による疾患の中で主なものを挙げ，概説できる
ミトコンドリア遺伝子の変異による疾患を例示できる	ミトコンドリア遺伝子の変異による疾患を概説できる
個体の発達異常における遺伝因子と環境因子の関係を概説できる	多因子疾患における遺伝要因と環境要因の関係を概説できる
多因子遺伝が病因となる疾患を列挙し，その特徴を説明できる	
胚〈生殖〉細胞と体細胞，それぞれにおける遺伝子異常が引き起こす疾患の相違点を説明できる	生殖細胞系列変異と体細胞変異の違いを説明でき，遺伝学的検査の目的と意義を概説できる
	エピゲノムの機序および関連する疾患を概説できる
	癌の原因や遺伝子変化を説明できる
	薬剤の有効性や安全性とゲノムの多様性との関係を概説できる
	遺伝情報の特性（不変性，予見性，共有性）を説明できる
	遺伝カウンセリングの意義と方法を説明できる
	家系図を作成，評価（Bayesの定理，リスク評価）できる
	遺伝医療における倫理的・法的・社会的配慮について説明できる
	遺伝医学関連情報にアクセスすることができる
	遺伝情報に基づく適切な治療法について概説できる
PCRの原理とその方法を説明できる	染色体分析・DNA配列決定を含むゲノム解析技術を概説できる
	染色体・遺伝子検査の目的と適応を説明し，結果を解釈できる

※項目の順番は基礎から臨床になるように著者が並び替えた。
2016年度での新規や大幅変更の項目は太字で示した。

病における易罹患性検査がDTCとして取り扱われ，母体血胎児染色体検査といった新しい遺伝学的検査が出現し，さらに全ゲノム情報を前提とした遺伝医療・ゲノム医療も現実化しつつある。一方，遺伝情報・ゲノム情報の利用時には，ときに保険や差別などに結びつくELSIも有している。最近，これまで日本において医療として対象となる機会が少なかった保因者診断がDTCとして扱

われると報道され，懸念があると考えられた[8]。全ゲノム情報を前提とした遺伝医療・ゲノム医療では，対象外の疾患についてのゲノム情報（偶発的所見・二次的所見）を予期せず知ることにつながることがある。

一方，現在多くの患者や家族が医療情報を得る手段として，医療者からではなく，最初にインターネットを利用することが多い。近年，医学的論拠の乏しいインターネット医療情報サイトが問題とされた。一般的に信頼性が高いと考えられているメディア情報でさえも必ずしも正しくはなく，誤解される表現が含まれることがある。さらに，得られた情報が本人に当てはまるかどうか，知りたいかどうかは情報の正確性とは全く別問題であり，受け止め方も様々である。最も重要なのは知りえた遺伝情報・ゲノム情報の医療情報としての活用であるが，遺伝カウンセリングを中心とした医療の窓口の存在を知る機会も求められる。

Ⅳ. 社会における遺伝・ゲノムリテラシーを向上するには

誰もが有するゲノムや遺伝はヒトの生命現象の1つである。ヒトの健康教育の場の中での遺伝・ゲノム教育が期待される。すなわち，「いのちの教育」，「ヘルスリテラシー」という観点からの「ヒトの遺伝」教育も1つのアプローチである。諸外国の教科書では，ヒトの生物学の中の1つの単元としてゲノム・遺伝が扱われている[9)10]。日本においても，昨今，国民の2人に1人が罹る「がん教育」を健康に関する国民の基礎的教養として身につけるべきとして，学校における在り方が文科省から提案された[11]。「がん教育」の目標として，①がんについて正しく理解することができるようにする，②健康と命の大切さについて主体的に考えることができるようにするとした2項目が挙げられている。この目標で「がん」を誰もが有する「遺伝・ゲノム」に置き換えると（表❹），成人前のヒトの遺伝・ゲノム教育を提案することは有用と考える。

さらに，われわれが実際に遺伝医療・ゲノム医療に直面した際の対応は，成人前に講義で得た知識では不十分である。直面した課題に対する情報や選択肢を「考える」・「判断する」・「選択する」ためには，状況（時代）に対応し自らが問題を解決する能力も必要となる。遺伝・ゲノムリテラシーの効果を上げるには，学習者自身が主体に学ぶ教育手法が検討される。学習・教育手法により知識の定着率は変わることが知られ（図❶），定着率が上昇する学習意識が能動的となるアクティブラーニングも取り入れることにより，より身近に感じ問題解決能力の向上につながることが期待される。

おわりに

これからの医療において，遺伝情報・ゲノム情報を活用できる能力，すなわち最新の正しい「知識」を得るだけでなく，自らが情報や選択肢を「考える」「判断」できる能力となる遺伝・ゲノムリテラシーを成人になるまでに身につけることが求められる。現在日本においては，初等教育，中

表❹ ヒトのゲノム（遺伝）教育の目標－「がん教育」の目標からの置き換え
（文献11より改変）

---
①ゲノム（遺伝）について正しく理解することができるようにする
　遺伝性疾患が身近な病気であることや，遺伝性疾患の予防，早期発見・検診等について関心をもち，正しい知識を身に付け，適切に対処できる実践力を育成する。また，遺伝性疾患を通じて様々な病気についても理解を深め，健康の保持増進に資する。
②健康と命の大切さについて主体的に考えることができるようにする
　われわれが誰もが有するゲノム（遺伝）について学ぶことや，遺伝性疾患と向き合う人々と触れ合うことを通じて，自他の健康と命の大切さに気付き，自己の在り方や生き方を考え，共に生きる社会づくりを目指す態度を育成する。

＿＿＿は，原文[11]から置き換えた箇所

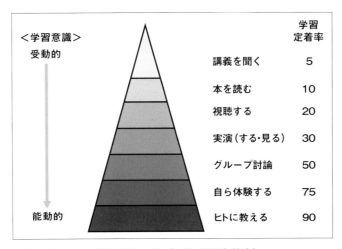

図❶ ラーニングピラミッド（平均学習定着率）
(National Training Laboratories)

表❺ 発達段階・各教育課程における「ヒトの遺伝・ゲノム」教育目標・テーマ（案）
〔ヒトゲノムが有する2つの特性（多様性と継承性）に基づいた〕

教育課程 時期	ゲノムの特性		行動内容
	多様性（個体差）	継承性（連続性）	
初等教育	誕生・いのち		気づく 身近な事象
	動物としてのヒト	親と子のつながり	
	自分と他人		
中等教育（中学）	DNA・遺伝子・染色体・ゲノム		知る 規則性 （一般化）
	生命・いのち	生殖・発生	
	形質	規則性（メンデル）	
	発現		
	正常と異常（病気）		
	病気（遺伝との関わり）		
	人種・民族		
中等教育（高校）	遺伝子の機能（セントラルドグマ）	遺伝情報・ゲノム情報	活用する メカニズム
	遺伝子変化による機能変化（変異）		
	病気と遺伝・ゲノム／遺伝子との関わり（遺伝性疾患）		
	がん		
	医療〔病気の診断・治療（薬）〕		
	進化	ELSI（倫理的・法的・社会的課題）	

等教育となる中学校・高等学校間，また教科間の連携が少ない．成人前のゲノム（遺伝）教育において，一個人が初等教育から成人になるまでに一貫性・連続性を有する教育目標の設定は1つのアプローチである．ヒトのゲノムには，多様性（個体差）variation と継承性（連続性）heredity とい う2つの基本的概念・視点がある．この2つの視点に基づいた教育課程に準じた教育目標・テーマ案を作成した（表❺）[12]．

成人前のゲノム（遺伝）教育実現に向けた今後の課題として，学校内・学校外の教員間や医療者との連携ネットワーク化が挙げられる．私たち誰

もがもつゲノムについて，誰もが罹る遺伝性疾患や遺伝情報・ゲノム情報に関するELSIまでを，健康に関する国民の基礎的教養として身につけるべきと捉えられる．成人になるまでに，ヒトの遺伝・ゲノムについて学ぶ機会を誰もが得られる時代になることを期待したい．

参考文献

1) 渡邉 淳：診療・研究にダイレクトにつながる遺伝医学，羊土社，2017．
2) 渡邉 淳：こどもと保健 95, 10-11, 2017．
3) 渡邉 淳，島田 隆：日本臨床 68 Suppl 8, 335-339, 2010．
4) 日本医学会，全国遺伝子医療部門連絡会議，日本人類遺伝学会，日本遺伝カウンセリング学会：医学部卒前遺伝医学教育モデルカリキュラム，2013．
5) モデル・コア・カリキュラム改訂に関する連絡調整委員会，モデル・コア・カリキュラム改訂に関する専門研究委員会：医学教育モデル・コア・カリキュラム（平成28年度改訂版），文部科学省，2017．
6) 日本医師会：かかりつけ医として知っておきたい 遺伝子検査，遺伝学的検査 Q&A 2016, 日本医師会，2016．
7) 日本医師会：医師の職業倫理指針（第3版）．日本医師会，2016．
8) 日本遺伝カウンセリング学会，日本遺伝子診療学会，日本家族性腫瘍学会，日本産科婦人科学会，日本小児遺伝学会，日本人類遺伝学会，日本臨床検査医学会，日本臨床検査標準協議会，日本衛生検査所協会：民間事業者が提供する非発症保因者診断を目的とした臨床研究「夫婦遺伝子スクリーニング検査」についての懸念．2017．
9) Mervi Holopainen（著），鈴木 誠（監訳），山川亜古（翻訳）：フィンランド理科教科書 生物編，化学同人，2014．
10) 趙 大衛（編集），松田良一（監修・監訳），王 静慧（訳）：高校で教わりたかった生物（大人のための科学），日本評論社，2017．
11) http://www.mext.go.jp/a_menu/kenko/hoken/__icsFiles/afieldfile/2016/04/22/1369993_1_1.pdf（2017.7.29確認）
12) 渡邉 淳，市石 博，他：生物の科学 遺伝 72, 86-92, 2018．

渡邉 淳

1988年	日本医科大学医学部医学科卒業
1995年	米国 NIH NIDCD（国立聴覚・コミュニケーション障害研究所）Visiting fellow
1996年	日本医科大学大学院医学研究科修了
2011年	日本医科大学生化学・分子生物学（分子遺伝学）准教授
2012年	独立行政法人国立がん研究センター東病院非常勤
2013年	日本医科大学付属病院遺伝診療科部長
2014年	同付属病院ゲノム先端医療部部長

索引

キーワードINDEX

数字

I型インターフェロン（type I IFN） ... 176
1型糖尿病 ... 225
1型糖尿病感受性遺伝子 ... 225
2型糖尿病 ... 225
2型糖尿病感受性遺伝子 ... 227
17q21 ... 70

英語

A
ACACB ... 120
ACMG ... 247
actionability ... 250
actionable ... 247
ADH1B ... 184
ALDH2 ... 184
ANCA関連血管炎 ... 174
APOE ... 237

C
Ca^{2+}/NFATパスウェイ ... 59
CD14 ... 75
CHRNA ... 160
CNV ... 89
common disease ... 109, 206
COPD ... 158
CTLA-4 ... 148
CYP2C19 ... 203

D
direct-to-consumer（DTC）... 242, 272
direct-to-consumer（DTC）遺伝子検査 ... 108, 242
DNAチップ ... 32

E
ELSI ... 270, 284
endotype ... 76
eQTL ... 64, 172

F
FTO ... 125

G
GRS ... 228
GWAS ... 27, 38, 63, 69, 100, 108, 127, 133, 138, 148, 150, 159, 165, 172, 185, 189, 260, 277

H
HLA ... 84, 147, 171, 175
HLA imputation法 ... 40
HLA遺伝子 ... 225
H. pylori ... 200

I
IgA腎症 ... 189
IHPS1 ... 96
IHPS2 ... 96
IHPS3 ... 97
IHPS4 ... 97
IHPS5 ... 97
IL-6 ... 201
IL-8 ... 201
IL-10 ... 202
IL-23 ... 167

K
KCNQ1 ... 118

L
LPS ... 75
LRP5 ... 139

M
missing heritability ... 23, 67
MTHFR ... 141
*MTHFR*遺伝子 ... 46
MUC5B ... 161

N
NOS1 ... 96

O
one carbon metabolism ... 46

P
P-CAB ... 203
PCSK9 ... 132
pleiotropy ... 64
PNPLA3 ... 127
PPI ... 201
precision medicine ... 254
PSCA ... 202
PTPN22 ... 176

R
rare variants ... 37
ROC-AUC ... 228

S
SERPINA1 ... 160
SNP ... 16, 131, 138, 150, 260
SNP imputation法 ... 39
SNV ... 89

T
TBC1D4 ... 120
TCF7L2 ... 117
TERC ... 162
TERT ... 162
TNF-α ... 201
TSH受容体 ... 145

W
Wntシグナル ... 139

日本語

あ
アディポネクチン ... 126
アトピー性皮膚炎 ... 63, 79
アトピー素因 ... 63
アポリポプロテインE ... 237
アミロイドβ ... 238
アルコール依存症 ... 184
アルツハイマー病 ... 236
アルブミン尿 ... 191
アレルギー疾患 ... 63
アレルギー性鼻炎 ... 69

い
閾値モデル ... 21
一塩基多型（SNP）... 100, 131, 150, 260
一塩基置換遺伝子多型（SNP）... 138
一次的所見 ... 247
遺伝医療 ... 258
遺伝カウンセリング ... 250, 255
遺伝学者の悪夢 ... 225
遺伝学的検査 ... 255, 267
遺伝・ゲノムリテラシー ... 283
遺伝子環境相互作用 ... 73
遺伝子共発現ネットワーク解析（WGCNA）... 128
遺伝子検査ビジネス ... 272
遺伝性疾患 ... 283
遺伝的特徴 ... 266
遺伝的リスクスコア ... 207, 278
遺伝要因 ... 26, 89, 214
遺伝率 ... 23, 79, 184, 219
易罹患性検査 ... 240
インスリン抵抗性 ... 226
インスリン分泌低下 ... 226
陰性的中率 ... 227

う
ウイルス感染 ... 76

キーワード INDEX

え
- エクソーム 35
- エクソーム解析 223
- エクソームシークエンス 156
- エピゲノム 31, 168
- エピジェネティクス 260
- 炎症性腸疾患 165

お
- オーダーメイド医療 233
- オートファジー 166

か
- カーター効果 97
- 外胚葉 44
- 潰瘍性大腸炎 165
- 家族集積性 22
- 家族性高カイロミクロン血症 132
- 家族性高コレステロール血症 131
- 家族内発現と性差 52
- カナダ 269
- 花粉症 69
- 加齢黄斑変性 106
- 川崎病 56
- 環境要因 26, 89, 214
- 間質性肺炎 159
- 感受性遺伝子 114, 160, 237
- 緩徐進行 1 型糖尿病 82
- 関節リウマチ 170, 232
- 感度 227
- 冠動脈瘤 56

き
- 急性発症 1 型糖尿病 82
- 虚血性心疾患（CAD） 150

く
- 偶発的所見 247
- クモ膜下出血 100
- クローン病 165

け
- 計画妊娠 226
- 経験的再発リスク 215
- 経験的再発率 46, 226
- 劇症 1 型糖尿病 82
- 血管炎 56
- ゲノム医療 258, 260
- ゲノム医療実現推進 255
- ゲノム情報を用いた医療等の実用化推進タスクフォース 272
- ゲノム多様性 16
- ゲノム網羅的解析 113
- ゲノムワイド関連（相関）解析（GWAS） 27, 38, 63, 69, 100, 108, 127, 133, 138, 150, 165, 185, 260, 277
- 健康行動モデル 211
- 健康保険 220

こ
- 口蓋裂 49
- 口腔先天異常 52
- 抗原特異的感作 66
- 口唇裂 49
- 高齢化 226
- 呼吸機能 160
- 国際連携 263
- コピー数多型（CNVs） 219
- 個別化遺伝医療 229
- 個別化医療 168, 261

さ
- 再発リスク 220
- サイログロブリン 148
- 差別 266

し
- ジェネティックエキスパート 257
- 子宮内膜症 194
- 自己免疫機序 225
- 自己免疫性甲状腺疾患 145
- 次世代シークエンサー（NGS） 18, 32, 39, 111, 150, 219
- 次世代シークエンス 127
- 疾患感受性遺伝子 84, 145
- 質的形質 21
- 自閉スペクトラム症（ASD） 219
- 修飾遺伝子 93
- 出生前検査 46
- 出生前相談 49
- 主要組織適合性遺伝子複合体（MHC） 175
- 状態不安 233
- 小児 56
- 食物アレルギー 78
- 心筋梗塞（myocardial infarction：MI） 150
- 神経管閉鎖不全 44
- 人権 266
- 深度（depth） 35
- 心理社会的支援 216

す
- 髄膜瘤・脊髄破裂 45
- スクレロスチン 140

せ
- 生活習慣 226
- 脆弱 X 症候群 221
- 精密医療 103
- 生命倫理 267
- 全エクソーム解析 40, 247
- 全エクソン解析 17
- 全ゲノム解析 17, 247
- 全ゲノム関連解析 79, 159
- 全ゲノムシークエンス 35
- 全ゲノムシークエンス解析 40
- 全国遺伝子医療部門連絡会議 257
- 染色体異常 220
- 染色体異常症 90
- 染色体微小欠失 90
- 全身性エリテマトーデス（SLE） 174
- 全身性強皮症（SSc） 174
- 喘息 69
- 先天性心疾患 89

そ
- 総 IgE 値 66
- 相加モデル 21
- 相関研究 184
- 双生児研究 20, 219

た
- ターゲットシークエンス 33, 223
- 胎児期子宮内膜症発生説 194
- 代謝性疾患 220
- 多因子閾値モデル 97
- 多因子遺伝 45, 225
- 多因子遺伝性疾患 56
- 多因子疾患 16, 26, 84, 89, 194, 232, 242, 260
- 単一遺伝子疾患 220

て
- データシェアリング 264
- データベース 264

と
- 糖鎖不全 IgA1 190
- 糖尿病神経障害 122
- 糖尿病腎症 120
- 糖尿病網膜症 122
- 特異度 227
- 特性不安 233
- 特発性肺線維症 160
- ドラッグリポジショニング 40

な
- 内臓脂肪 125

に
- 二次的所見 …… 247
- 二分脊椎 …… 44
- 尿路結石症 …… 192
- 認知症 …… 236
- 認定遺伝カウンセラー …… 257

ね
- ネフローゼ症候群 …… 191

の
- 脳血管障害 …… 100
- 脳梗塞 …… 100
- 脳出血 …… 100
- 脳動脈瘤 …… 100

は
- バイオバンク …… 263
- 肺線維症 …… 159
- ハイリスク群 …… 226
- 橋本病 …… 145
- バセドウ病 …… 145
- 発症率の性差 …… 97
- バリアント …… 26

ひ
- 非アルコール性脂肪肝疾患（NAFLD）…… 125
- 非症候性口唇口蓋裂 …… 214
- ビッグデータ …… 172
- ヒトゲノム計画 …… 20
- ヒト進化 …… 16
- ヒトの遺伝・ゲノム教育 …… 286
- 肥満 …… 125
- 表現型（endophenotype）…… 111
- 披裂パターンモデル …… 50

ふ
- フィラグリン …… 79
- 不確かさ …… 208
- プレシジョン医療 …… 241
- 噴水様嘔吐 …… 95

へ
- 米国 …… 267
- ヘルスリテラシー …… 286
- 変異 …… 35

ほ
- 補体 …… 175
- ボノプラザン …… 203
- 本態性高血圧 …… 113

ま
- マイクロアレイ染色体検査（CMA）…… 221
- 膜性腎症 …… 191
- 慢性腎臓病 …… 191

み
- ミトコンドリア異常症 …… 220

む
- 無脳児 …… 44

め
- メトホルミン …… 123
- メンデルランダム化解析 …… 136

や
- 薬理遺伝学的検査 …… 235

ゆ
- 有病率 …… 219

よ
- 葉酸 …… 44, 141
- 陽性的中率 …… 227

り
- リスク評価 …… 114
- 量的形質 …… 21, 28
- 緑内障 …… 109
- 臨床遺伝専門医 …… 257
- 臨床細胞遺伝学認定士 …… 257
- 臨床的有用性 …… 227
- 倫理的法的社会的課題（ELSI）…… 270, 284

れ
- レアバリアント …… 39, 237
- 連鎖研究 …… 184

好評発売中

遺伝子医学 MOOK 別冊

シリーズ：最新遺伝医学研究と遺伝カウンセリング

[シリーズ２]

最新 精神・神経遺伝医学研究と遺伝カウンセリング

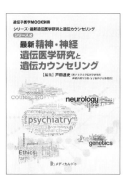

編集：戸田達史
　　　（東京大学大学院医学研究科神経内科学教授）

定価：6,804円（本体　6,300円＋税）、B5判、308頁

- 第1章　総論
- 第2章　精神・神経疾患の遺伝医学研究・診療各論
- 第3章　精神神経遺伝カウンセリング各論
- 第4章　倫理的・法的・社会的問題

遺伝子医学 MOOK 別冊

シリーズ：最新遺伝医学研究と遺伝カウンセリング

[シリーズ１]

最新 遺伝性腫瘍・家族性腫瘍研究と遺伝カウンセリング

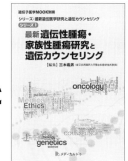

編集：三木義男（東京医科歯科大学難治疾患研究所教授）

定価：6,804円（本体　6,300円＋税）、336頁

- 第1章　総論
- 第2章　遺伝性腫瘍研究・診療各論
- 第3章　がん遺伝カウンセリング各論
- 第4章　倫理的・法的・社会的諸問題

お求めは医学書販売店、大学生協もしくは弊社購読係まで

発行／直接のご注文は

 株式会社 メディカルドゥ

〒550-0004
大阪市西区靭本町 1-6-6　大阪華東ビル 5F
TEL.06-6441-2231　FAX.06-6441-3227
E-mail　home@medicaldo.co.jp
URL　http://www.medicaldo.co.jp

トランスレーショナルリサーチを支援する

好評発売中

遺伝子医学MOOK・33号（ムック）

遺伝統計学と疾患ゲノムデータ解析
病態解明から個別化医療，ゲノム創薬まで

編集：岡田随象（大阪大学大学院医学系研究科遺伝統計学教授）
定価：5,778円（本体5,350円+税）、B5判、272頁

序文

● 第1章　遺伝統計学の基礎理論
1. 遺伝統計学の基礎知識
2. 統計遺伝学とヒト進化遺伝学
3. 双生児研究が紐解く遺伝と環境の関わり
4. 多彩なデータに取り組むために
5. 遺伝統計学のこれから

● 第2章　大規模ゲノムデータ解析の最先端
1. 大規模ゲノムワイド関連解析
2. メンデル遺伝病の原因診断における全エクソーム解析
3. 全ゲノムシークエンス解析
4. ゲノムコピー数変異
5. HLA・KIR遺伝子の次世代シークエンス解析
6. T細胞受容体レパトア解析
7. RNAシークエンス
8. エピゲノムシークエンス解析
9. メタゲノムシークエンス解析
10. GWASをトランスオミクスで読み解く

● 第3章　ゲノム情報の社会実装に向けて
1. ライフデータの統合解析によるヒト・バイオロジーの包括的理解のための地域コホート研究
2. 機械学習によるゲノムデータの解釈と予測
3. 機械学習によるメンデル遺伝病 Variant of Unknown Significanceの解釈
4. ゲノム情報を活用した臨床研究
5. 製薬企業におけるゲノム創薬への取り組み
6. AMEDにおけるゲノム医療実現に向けた新たなアプローチ
　ーデータシェアリングポリシーの策定とその舞台裏ー

● 第4章　開発者によるゲノムデータ解析手法紹介
1. ゲノム・エピゲノム解析
    1) HLA imputation法 - HLA遺伝子多型をスパコン上で推定 -
    2) 全ゲノムSNP情報に基づく疾患発症予測
    3) HDR法 - ハミング距離に基づく疾患感受性染色体領域の推定 -
    4) LAMPLINK - SNP間の高次の相乗効果を高速に検出 -
    5) MIGWAS - 疾患ゲノム情報を活用したmiRNAスクリーニング
    6) wPGSA法 - 公共ChIP-seqデータを用いて転写因子の影響を推定する -
    7) FANTOM5 - 広範な細胞種におけるプロモーター・エンハンサーアトラス -
2. がんゲノム解析
    1) がんゲノムにおける後天的変異の変異シグナチャーのモデリングと可視化について
    2) 多領域シークエンスとがんの進化シミュレーション -大腸がんの腫瘍内不均一性の解析を例に-
    3) 3D permutation法 - タンパク質3次元構造を考慮したがん遺伝子の同定 -
    4) CASTIN - トランスクリプトームデータからがん間質相互作用を解析 -
    5) phyC - がん進化を推定・分類するためのデータ駆動型数理アプローチ -
    6) Watson for Genomics : Moving Personalized Medicine Forward

● コラム
1. ゼロから始めるバイオインフォマティクス
2. NGS現場の会　第五回研究会
3. 遺伝統計学の学び方

お求めは医学書販売店、大学生協もしくは弊社購読係まで

発行／直接のご注文は

株式会社 メディカルドゥ

〒550-0004
大阪市西区靱本町1-6-6　大阪華東ビル5F
TEL.06-6441-2231　FAX.06-6441-3227
E-mail　home@medicaldo.co.jp
URL　http://www.medicaldo.co.jp

トランスレーショナルリサーチを支援する

遺伝子医学MOOK(ムック)・32号

難病研究 up-to-date
臨床病態解析と新たな診断・治療法開発をめざして

編集：松原洋一（国立成育医療研究センター研究所長／東北大学名誉教授）

定価：5,778円（本体5,350円+税）、B5判、288頁

好評発売中

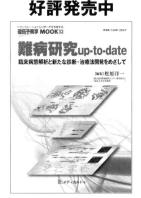

序文
序章：情報共有による難病研究の隘路解消をめざして

●第1章　難病の診断と病態解析
1. 未診断疾患イニシアチブ
2. エピゲノム
3. ヒトマイクロバイオームデータと病態診断
4. 大規模コホート調査とメタボローム解析が明らかにする日本人代謝プロファイル

●第2章　難病の病態モデル作製
1. ゼブラフィッシュ
2. 患者由来iPS細胞を用いた病態モデル作製
3. 疾患モデルマウス：家族性アミロイドポリニューロパチー
4. 小型霊長類マーモセットによる病態モデル

●第3章　難病の治療法（総論）
1. 遺伝子治療の現状と展望
2. 酵素補充療法の現状と今後の展開
3. 核酸医薬
4. 難治性神経変性疾患における治療開発
　　～疾患特異的iPS細胞を用いた神経疾患モデルの構築と治療薬の開発
5. 先天代謝異常症のタンパク質ミスフォールディングに対する治療：薬理学的シャペロンとタンパク質恒常性制御因子
6. 同種造血幹細胞移植
7. 再生医療 iPS ES
8. ゲノム編集

●第4章　難病の治療法（各論）
1. 遺伝子治療
　1) 慢性肉芽腫症
　2) AADC欠損症に対する遺伝子治療
2. タンパク質・酵素補充療法
　1) ライソゾーム病に対する酵素補充療法
　2) 筋萎縮性側索硬化症（ALS）に対するHGF
3. 核酸医薬
　1) デュシェンヌ型筋ジストロフィーの新規核酸医薬品開発をめざして
　　　- エクソン53スキップ薬開発の現状 -
　2) 福山型筋ジストロフィー
4. 薬剤の開発：低分子化合物，分子標的薬・抗体医薬
　1) 肺がんの新しい分子標的薬
　2) 関節リウマチ
　3) 脊髄性筋萎縮症（SMA）における新規治療
　4) PARP阻害薬開発の現状と展望
5. シャペロン
　1) リソソーム病の薬理シャペロン療法
6. 移植（骨髄移植，肝移植など）
　1) 副腎白質ジストロフィー（ALD）の造血幹細胞移植
　2) 先天代謝異常症に対する肝移植
7. 再生医療 iPS, ES
　1) 重症心不全に対する心筋再生治療法の開発
　2) iPS細胞を用いた筋萎縮性側索硬化症の疾患モデル
　3) ES細胞による再生医療
8. ゲノム編集
　1) ゲノム編集
　2) 疾患モデルマーモセット
9. トピック
　1) 炎症性腸疾患の治療総論

●第5章　難病研究今後の展開
1. 次々世代のゲノム解析
2. データシェアリングによる研究促進

お求めは医学書販売店、大学生協もしくは弊社購読係まで

発行／直接のご注文は

 株式会社 メディカルドゥ

〒550-0004
大阪市西区靱本町1-6-6　大阪華東ビル5F
TEL.06-6441-2231　FAX.06-6441-3227
E-mail　home@medicaldo.co.jp
URL　http://www.medicaldo.co.jp

トランスレーショナルリサーチを支援する

遺伝子医学MOOK・28号
ますます臨床利用が進む
遺伝子検査
－その現状と今後の展開そして課題－

編集：野村文夫（千葉大学医学部附属病院マススペクトロメトリー
　　　　　　　　検査診断学寄付研究部門客員教授）

定価：5,778円（本体 5,350円＋税）、B5判、268頁

好評発売中

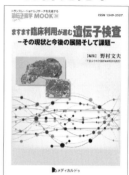

●**第1章　実用化に向かう次世代シークエンサーとその周辺**
1. 遺伝子検査に向けたDNAシークエンス技術の現状と今後の展望
2. がんを対象とした次世代シークエンサーによるゲノム解析と臨床応用
3. 遺伝性疾患の原因究明における次世代シークエンスの有用性
4. 次世代シークエンサーを利用した遺伝性疾患のパネル診断
5. 次世代シークエンサーにおけるIncidental findingsとその取り扱い
6. 遺伝子関連検査におけるネットの活用とその人材育成
7. 全自動遺伝子解析装置の最新情報
8. 遺伝子関連検査が保険収載されるまでの流れと質保証をめぐる諸問題

●**第2章　分子標的治療のための体細胞遺伝子検査の現況**
1. 肺がん
2. 乳がん
3. 大腸がんにおける分子標的治療と体細胞遺伝子検査
4. 造血器腫瘍の分子標的薬治療のための体細胞遺伝子検査
5. コンパニオン診断薬：現状と今後の課題

●**第3章　生殖細胞系列遺伝学的検査の臨床応用**
1. ファーマコゲノミクス検査の最前線
　1) 薬物代謝酵素・薬物トランスポーター多型診断の臨床的意義
　2) 生殖細胞系列遺伝子検査（遺伝学的検査）による薬剤の有害事象の予測
　3) ホストと感染因子の遺伝子関連検査を組み合わせた感染症の治療
　　①CV感染症とIL28B遺伝子多型
　　②ヘリコバクターピロリにおける遺伝学的検査の臨床応用測
2. 各種疾患における診療目的の遺伝学的検査
　1) 筋疾患の遺伝学的検査
　2) ミトコンドリア病とその包括的遺伝子解析
　3) 先天代謝異常症におけるタンデムマスと遺伝学的検査の併用
　4) 遺伝性乳がん・卵巣がん
　5) 大腸がん
　6) 多発性内分泌腫瘍症
　7) 遺伝性不整脈疾患
　8) 糖尿病
3. 出生前診断の現状と課題
　1) わが国における出生前診断の概要
　2) わが国における母体血胎児染色体検査の現状と課題
4. 生活習慣病の遺伝学的検査・DTC
　1) 生活習慣改善のための遺伝子検査サービスの可能性
　2) 多因子疾患の遺伝子多型告知による生活習慣改善動機づけの成果
　3) パーソナルゲノムサービスの科学的吟味義

●**第4章　遺伝カウンセリングとその周辺**
1. 遺伝学的検査を扱う際に知っておくべきガイドラインの概要
2. 遺伝学的検査と遺伝カウンセリング
　1) 遺伝学的検査における遺伝カウンセリング概論
　2) 神経内科領域の発症前診断と遺伝カウンセリング
　3) 遺伝性腫瘍症候群における遺伝カウンセリング
　4) 新型出生前検査における遺伝カウンセリング

お求めは医学書販売店、大学生協もしくは弊社購読係まで

発行／直接のご注文は

 株式会社 メディカルドゥ

〒550-0004
大阪市西区靭本町1-6-6　大阪華東ビル5F
TEL.06-6441-2231　FAX.06-6441-3227
E-mail　home@medicaldo.co.jp
URL　http://www.medicaldo.co.jp

トランスレーショナルリサーチを支援する

遺伝子医学MOOK・30号

今，着実に実り始めた遺伝子治療
－最新研究と今後の展開

好評発売中

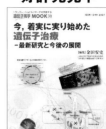

編集：金田安史（大阪大学大学院医学系研究科遺伝子治療学教授／日本遺伝子細胞治療学会理事長）

定価：5,778円（本体5,350円＋税）、B5判、308頁

- ●第1章　遺伝子治療の現状
- ●第2章　遺伝子治療革新技術
- ●第3章　単一遺伝子の異常による遺伝性疾患と遺伝子治療
- ●第4章　がんと遺伝子治療
- ●第5章　神経疾患と遺伝子治療
- ●第6章　循環器疾患／感染症と遺伝子治療
- ●第7章　遺伝子治療におけるレギュラトリーサイエンス

遺伝子医学MOOK・25号

エピジェネティクスと病気

好評発売中

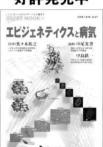

監修：佐々木裕之（九州大学生体防御医学研究所エピゲノム制御学分野教授）
編集：中尾　光善（熊本大学発生医学研究所細胞医学分野教授）
　　　中島　欽一（九州大学大学院医学研究院応用幹細胞医科学部門教授）

定価：5,760円（本体5,333円＋税）、B5判、288頁

- ●第1章　エピジェネティクスの基礎
- ●第2章　エピジェネティクスと病気
- ●第3章　エピジェネティクスの技術開発と創薬

お求めは医学書販売店、大学生協もしくは弊社購読係まで

発行／直接のご注文は

 株式会社 メディカルドゥ

〒550-0004
大阪市西区靭本町1-6-6　大阪華東ビル5F
TEL.06-6441-2231　FAX.06-6441-3227
E-mail　home@medicaldo.co.jp
URL　http://www.medicaldo.co.jp

■ 編集者プロフィール

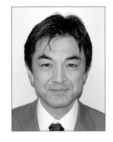

櫻井晃洋（さくらい　あきひろ）
札幌医科大学医学部遺伝医学　教授

＜経歴＞
1984 年　新潟大学医学部医学科卒業
　　　　同附属病院研修医
1985 年　信州大学医学部附属病院研修医
1987 年　シカゴ大学医学部甲状腺研究部研究員
1994 年　信州大学医学部附属病院老年科助手
2003 年　同医学部社会予防医学講座遺伝医学分野助教授
2013 年　札幌医科大学医学部遺伝医学教授
　　　　現在に至る

＜専門分野＞
臨床遺伝学，内分泌学

＜主な学会活動＞
日本内分泌学会（北海道支部長，幹事），日本人類遺伝学会（理事），日本遺伝カウンセリング学会（理事），日本遺伝子診療学会（理事），日本家族性腫瘍学会（評議員），米国内分泌学会，米国人類遺伝学会，欧州人類遺伝学会，日本学術会議連携会員

遺伝子医学MOOK 別冊
シリーズ：最新遺伝医学研究と遺伝カウンセリング
シリーズ3
最新 多因子遺伝性疾患研究と
遺伝カウンセリング

定　価：本体 6,300 円＋税
2018 年 6 月 25 日　第 1 版第 1 刷発行

編　集　櫻井晃洋
発行人　大上　均
発行所　株式会社 メディカル ドゥ

〒550-0004　大阪市西区靭本町 1-6-6 大阪華東ビル
TEL. 06-6441-2231/FAX. 06-6441-3227
E-mail：home@medicaldo.co.jp
URL：http://www.medicaldo.co.jp
振替口座　00990-2-104175
印　刷　モリモト印刷株式会社
©MEDICAL DO CO., LTD. 2018　Printed in Japan

・本書の複製権・上映権・譲渡権・公衆送信権（送信可能化権を含む）は株式会社メディカル ドゥが保有します。
・JCOPY ＜（社）出版者著作権管理機構 委託出版物＞
本書の無断複写は著作権法上での例外を除き禁じられています。複写される場合は、そのつど事前に、（社）出版者著作権管理機構（電話 03-3513-6969、FAX 03-3513-6979、e-mail: info@jcopy.or.jp）の許諾を得てください。

ISBN978-4-944157-26-6